"博学而笃志，切问而近思。"

《论语》

博晓古今，可立一家之说；
学贯中西，或成经国之才。

复旦博学·复旦博学·复旦博学·复旦博学·复旦博学·复旦博学

基础医学本科核心课程系列教材

总主编：汤其群

医学微生物学

Medical Microbiology

主　编　袁正宏

副主编　瞿　涤　谢幼华

编　者（按姓氏笔画排序）

王勇翔　牛　辰　龙健儿　叶　荣
白　丽　刘　晶　孙桂芹　严　杰
吴　旸　吴　健　应天雷　汪萱怡
张俊琪　陆　路　陈　力　武有聪
易志刚　赵　超　姜世勃　袁正宏
彭宜红　童舒平　谢幼华　蔡启良
戴建锋　瞿　涤

复旦大學 出版社

图书在版编目(CIP)数据

医学微生物学/袁正宏主编.—上海：复旦大学出版社，2016.3(2020.6 重印)
(复旦博学·基础医学本科核心课程系列教材)
ISBN 978-7-309-12096-7

Ⅰ.医…　Ⅱ.袁…　Ⅲ.医学微生物学-医学院校-教材　Ⅳ.R37

中国版本图书馆 CIP 数据核字(2016)第 020312 号

医学微生物学
袁正宏　主编
责任编辑/傅淑娟

复旦大学出版社有限公司出版发行
上海市国权路 579 号　邮编：200433
网址：fupnet@fudanpress.com　http://www.fudanpress.com
门市零售：86-21-65102580　　团体订购：86-21-65104505
外埠邮购：86-21-65642846　　出版部电话：86-21-65642845
江苏句容市排印厂

开本 787×1092　1/16　印张 24.75　字数 528 千
2020 年 6 月第 1 版第 4 次印刷

ISBN 978-7-309-12096-7/R · 1545
定价：85.00 元

基础医学本科核心课程系列教材
编写委员会名单

总主编　汤其群

顾　问　郭慕依　查锡良　鲁映青　左　伋　钱睿哲

编　委（按姓氏笔画排序）

王　锦　左　伋　孙凤艳　朱虹光　汤其群　张红旗

张志刚　李文生　沈忆文　陆利民　陈　红　陈思锋

周国民　袁正宏　钱睿哲　黄志力　储以微　程训佳

秘　书　曾文姣

序 一

医学是人类繁衍与社会发展的曙光，在社会发展的各个阶段具有重要的意义，尤其是在科学鼎新、重视公民生活质量和生存价值的今天，更能体现她的尊严与崇高。

医学的世界博大而精深，学科广泛，学理严谨；技术精致，关系密切。大凡医学院校必有基础医学的传承而显现特色。复旦大学基础医学院的前身分别为上海第一医学院基础医学部和上海医科大学基础医学院，诞生至今已整60年。沐浴历史沧桑，无论校名更迭，复旦大学基础医学素以"师资雄厚，基础扎实"的风范在国内外医学界树有声望，尤其是基础医学各二级学科自编重视基础理论和实验操作、密切联系临床医学的本科生教材，一直是基础医学院的特色传统。每当校友返校或相聚之时，回忆起在基础医学院所使用的教材及教师严谨、认真授课的情景，都印象深刻。这一传统为培养一批又一批视野开阔、基础理论扎实和实验技能过硬的医学本科生起到关键作用。

21世纪是一个知识爆炸、高度信息化的时代，互联网技术日益丰富，如何改革和精简课程，以适应新时代知识传授的特点和当代大学生学习模式的转变，日益成为当代医学教育关注的核心问题之一。复旦大学基础医学院自2014年起在全院范围内，通过聘请具有丰富教学经验和教材编写经验的全国知名教授为顾问、以各学科带头人和骨干教师为主编和编写人员，在全面审视和分析当代医学本科学生基础阶段必备的知识点、知识面的基础上，实施基础医学"主干课程建设"项目，其目的是传承和发扬基础医学院的特色传统，进一步提高基础医学教学的质量。

在保持传统特色、协调好基础医学各二级学科和部分临床学科的基础上，在全院范围内组织编写涵盖临床医学、基础医学、公共卫生、药学、护理学等专业学习的医学基础知识的教材，这在基础医学院历史上还是首次。我们对教材编写提出统一要求，即做到内容新颖、语言简练、结合临床；编写格式规范化，图表力求创新；去除陈旧的知识和概念，凡涉及临床学科的教材，如《系统解剖学》《病理学》《生理学》《病理生理学》《药理学》《法医学》等，须聘请相关临床专家进行审阅等。

由于编写时间匆促，这套系列教材一定会存在一些不足和遗憾，希望同道们不吝指教和批评，在使用过程中多提宝贵意见，以便再版时完善提高。

2015 年 8 月

序 二

　　微生物是全球无所不在，无所不为的一类微小的生物体。医学微生物学主要涵盖与人体的健康和疾病相关的多种微生物，其内容不仅涉及临床各学科，也与预防医学、药学、生命科学及突发新传染病、生物安全、抗灾、反恐相关。因此，医学微生物学具有内容广泛、更新速度快、作用机制复杂等特点。

　　然而，在同学们看来，医学微生物学课似乎是内容繁多，易于理解，但难以记忆。在基础医学阶段，脱离感染病学和流行病学学习医学微生物学的各论部分确有一定困难。因此，编写医学微生物学教材，必须精选内容、突出重点、逻辑思维、厘清条理，紧密联系实际而又恰当地展望未来。编写的指导思想是，力求做到教材不是为同学们提供应试的提纲与限制思考的枷锁，而是提供科学的基础知识，启迪同学们对本门科学的热忱与兴趣。希望同学们能在使用本教材时不断发现问题、提出问题，讨论问题。当然，在教材的基础上要上好一堂生动而又难以忘怀的医学微生物学课，还需每位教师的积极投入与创新性的努力。

　　本教材的编写是在我校上海医学院、基础医学院病原生物系老、中、青教师积极参与下的尝试，距离我们的目标尚有较大差距。希望教师们继续在教学中努力学习国外及国内院校的先进经验，通过不断实践与提高，为建设具有我国特色的医学微生物学教材而奋斗。

闻玉梅

2016 年 1 月

前　言

　　医学微生物学是一门古老而又现代的学科。早在 11 世纪就有文字记载微生物与人类疾病相关,伴随文明进步尤其是科学技术发展,人类对其认识不断深入,经历了经验和实验微生物学时期,到 20 世纪 50 年代由于分子生物学的发展而进入现代微生物学时期。医学微生物学的发展是一部人类不断创新的历史,无数的先驱们为解除人类受微生物感染之病痛,刻苦钻研,百折不挠,奉献出自己毕生的精力,做出了巨大的贡献。从 1901 年设立诺贝尔医学或生理学奖以来,共有数十位微生物学家获此殊荣;1890 年德国科学家贝林格(Behring)发明的白喉抗毒素血清,挽救了成千上万儿童的生命,因而成为第一个摘下该项桂冠的人。我国的科学家也做出了具有世界领先水平的开创性工作,在国际上了产生巨大的影响,如伍连德在 1910～1921 年间用近代微生物学知识对鼠疫和霍乱病原进行探索和防治;汤飞凡教授于 1956 年用鸡胚卵黄囊接种法在世界上首次分离出沙眼衣原体,从而揭开了沙眼病原的奥秘。

　　医学微生物学更是一门具有时代特征的学科,作为模式生物或工具性学科在工业、农业、生物工程和医疗卫生等领域或行业得到了大量的应用,在推动生命、医学等学科发展中发挥着不可替代的作用。由于新出现的微生物或突变的微生物不断侵犯人类引起传染病,对人类健康和社会及经济发展造成重大影响,现代医学微生物学正面临着新的发展机遇和挑战。因此,学习与掌握医学微生物学的基础理论知识和基本应用技能,研究与人类疾病有关的病原微生物的生物学特性、致病和免疫机制,以及特异性诊断、防治措施,将为控制和消灭病原微生物及与之相关的感染性疾病,从而达到保障和提高人类健康水平的目的,奠定坚实的基础。

　　复旦大学上海医学院病原生物学系前身为上海医科大学医学微生物学教研室和寄生虫学教研室,是国家首批博士学位授予点、国家重点学科,也是教育部"211 工程"和"985 工程"

重点建设学科。本学科在积极围绕国家需求和学科前沿开展医学微生物科学研究的同时，一直重视医学微生物学的教学工作，进行教材编写。20世纪90年代，闻玉梅院士组织国内外专家80多人编著了供医学生及研究生和广大医学微生物学、传染病学及流行病学等工作者使用的大型教学参考书《现代医学微生物学》，并选择其中的重点编辑出版了《精编现代医学微生物学》，受到了国内外同行的欢迎，被评为第十届全国优秀科技图书一等奖；钱利生教授等编著了针对本科生的教材《医学微生物学》（第一版/2000年，第二版/2003年），多年来应用于基础医学和临床医学生等的教学，得到学生和教师的好评。

为适应建设世界一流大学、培养高素质医学专门人才的需要，复旦大学基础医学院实施精品主干课程教材建设计划。为贯彻学院培养视野开阔、理论基础扎实和实践技能过硬医学人才的目标，我们组织了一批活跃在教学和科研第一线的医学微生物学工作者，包括国家千人计划获得者、优秀青年教师等，编写了新版《医学微生物学》。为了方便学生更好地掌握医学微生物学的基础理论知识和基本技术原理，我们尝试以新的思路和手法编写本教材，部分内容采用了以"问题式"涵盖知识点的编写模式，以便更好地引发学生的学习兴趣；通过基础知识与临床案例密切结合，更有利于学生学习和教师授课。全书仍保持细菌学篇、病毒学篇和真菌学篇的基本框架，以保持本科生教材理论的系统性，但会在遵循要求掌握基本理论和知识的原则下，压缩一些关联性不强的内容，使重点更突出。考虑到新发和再发传染病的不断出现，我们将有关内容以表格的形式总结，可供临床实践时参考。希望本教材能成为临床相关专业本科生学习与掌握医学微生物学基础理论知识和应用技能的必备参考书，深化启发研究生从事医学微生物相关研究的重要资源，以及相关学科工作者了解和学习医学微生物学的重要工具书。

各位编者，尤其是瞿涤和谢幼华老师作为副主编为本教材的出版付出了大量心血，浙江大学的严杰教授、北京大学的彭宜红教授、苏州大学的戴建锋教授和我系的青年教师张俊琪、吴旸、赵超等对教材的编写等提出了宝贵的意见并积极参与做了大量细致工作，在此一并致谢！

由于时间短及水平有限等多种原因，编写的内容难免有遗漏或错误之处，望读者给予批评指正，以便不断改进和提高。

袁正宏

2016年1月

目 录

第一篇　细菌学

第二篇　真菌学

第三篇　病毒学

绪　　论

概　述

作为《医学微生物学》的启始篇,绪论将首先通过讲述微生物的特征和分类,使对医学微生物学的研究对象"微生物"有清晰的概念,并通过了解微生物与人类的关系以明确"为何学"医学微生物学;通过回顾医学微生物学的发展简史,了解学科发展的来龙去脉,鼓励从历史的角度去主动思考,去发现问题,并尝试解决问题,帮助形成正确、严谨的科研态度,学会"如何学";最后通过介绍医学微生物学面临的挑战和展望,期望了解当代医学微生物学与临床医学的关系及其任务,明确学好医学微生物学的重要意义,激发大家学习医学微生物学的兴趣,解决好"学什么"这个问题。

第一节　微生物及与人类的关系

微生物(microorganism)是存在于自然界的一大群体形微小、结构简单,必须借助光学显微镜或电子显微镜放大数百倍、数千倍,甚至数万倍方能观察到的微小生物。实际上,微生物不是一个正式的学术名词(即分类学名词),而是对所有形体微小、单细胞或个体结构较为简单的多细胞,或没有细胞结构的低等生物的通称。其种类繁多、与人类关系密切。

一、微生物的种类与特征

微生物体积微小,根据有无细胞基本结构、分化程度、化学组成等,基本可分成三型八大类(表绪-1)。

> 微生物的主要种类和特征

1. **非细胞型微生物（noncellular microbe）**　最小的一类微生物,无典型的细胞结构,只能在活细胞内生长繁殖,核酸类型为 DNA 或 RNA。病毒(virus)即为此类微生物,如第一个被发现的病毒——烟草花叶病毒,给人类带来最多死亡的流行性感冒病毒及致死率最高的狂犬病病毒等。

2. **原核细胞型微生物（prokaryotic microbe）**　细胞核分化较低,仅有原始核,无核膜和核仁。细胞器不完善,只有核糖体。DNA 和 RNA 同时存在。这类微生物众多,包括细菌、放线菌、支原体、衣原体、立克次体和螺旋体等。

3. 真核细胞型微生物（eukaryotic microbe） 细胞核分化程度高,有核膜、核仁和染色体,细胞器完整,行有丝分裂,如真菌。

表绪-1　微生物的种类与特征

	非细胞型微生物	原核细胞型微生物	真核细胞型微生物
区别特征	无细胞结构,无产生能量酶,一种核酸	拟核,无核仁、核膜,只有核糖体	细胞核,有核仁、核膜,细胞器完整
种类	病毒	细菌,放线菌,支原体,衣原体,螺旋体,立克次体	真菌

在自然界普遍存在的微生物具有以下 4 方面的共同特点。

微生物的共同特点

1. 体积小,面积大 微生物体积微小,一般以微米（μm）或纳米（nm）来衡量。尽管如此,微生物可以形成大的面积,如大肠埃希菌（*Escherichia coli*，*E. coli*）平均长度 2 μm、宽 0.5 μm,1 500 个大肠埃希菌头尾相连可相当于一粒 3 mm 长的芝麻;120 个大肠埃希菌肩并肩,等于一根头发宽（60 μm）。极端突出的小体积加上细菌形成的大表面积使得细菌具有一个相对巨大的营养物吸收面、代谢废物排泄面及环境信息的接受面,有利于与外界交流。

2. 吸收多,繁殖快 微生物具有极快的生长和繁殖速度,如细菌一般每 20 min 繁殖一代,24 h 可产生重达 4 722 吨的细胞。所以,代谢能力特别强,如大肠埃希菌每小时消耗其细胞重量 2 000 倍的糖,而发酵乳糖的细菌在 1 h 内则可分解其自重 1 000～10 000 倍的乳糖,同时微生物可产生大量的代谢产物,如产朊假丝酵母（*Candida utilis*）合成蛋白质的能力比大豆强 100 倍,比食用牛强 10 万倍。微生物的高速生长繁殖和合成大量代谢产物提供了充分的物质基础,从而使微生物能在自然界和人类实践中更好地发挥其超小型"活的化工厂"的作用。

3. 适应强,易变异 微生物如细菌可编码 20 万～30 万个蛋白质分子包括大量的诱导酶,其中 2 000～3 000 种执行不同生理功能的蛋白质,所以微生物具有极其灵活的适应性或代谢调节机制。其对极端环境的惊人适应力堪称世界之最,如具有抵抗热、寒、干燥、酸、碱、高盐、缺氧、高压、辐射、有毒物质等不利因素的能力。微生物的个体一般为单细胞、简单多细胞或非细胞,由于具有繁殖快、数量多以及与外界环境直接接触等特点,即使其变异频率不高（一般为 10^{-5}～10^{-10}）,但在短时间内也可产生大量的变异后代。通过变异可使微生物产生人类所需要的代谢产物。如 1943 年时,每毫升青霉素产生菌产黄青霉的发酵液中只分泌约 20 单位的青霉素,通过世界各国微生物遗传育种工作者的不懈努力,该菌产量变异逐渐累积,其发酵水平每毫升已超过 5 万单位,甚至接近 10 万单位。但是,变异也可对人类不利,如细菌通过变异对抗生素的敏感性降低、或出现新型病原菌。

4. 分布广,种类多 微生物在自然界分布广泛,在地球上可以说是无所不在、无孔不入,人体的皮肤、口腔、肠胃道等都有许多微生物;8.5 万米的高空、11 公里深的海底、2 000米深的地层有微生物;近 100℃的温泉、零下 250℃的极寒环境也有微生物的存在。为适应不同环境的生存,微生物通过变异、繁殖迅速等特点,呈现出生理代谢类型的多样性（万能分解者、多样的产能方式、固氮、次级代谢、生物转化、分解污染物、抵抗极端环境等),从而形成了能适应不同环境、能利用、转化各种物质(含人造污染物)的不同微生物类群,使之成为巨大的微生物资源。据估计,微生物的总数在 50 万~600 万种,其中已记载过的仅约 20 万种。

二、 微生物与人类的关系

微生物与人类的关系源远流长,从未间断。须指出的是,自然界中绝大多数微生物对人和动植物的生存是有益的,甚至是必需的。在正常情况下,定居在人类和动物口、鼻、消化道等中的微生物是无害的,有的还能拮抗病原微生物的入侵,统称为正常菌群。如定居在肠道黏膜表面的大量共生菌通过与病原体竞争空间和营养,阻止病原体在肠道定居;同时还可产生抗菌物质抑制相关病原微生物生长,参与构成机体的生物学屏障。此外,定植于肠道中的大肠埃希菌等还能通过向宿主提供必需的维生素如维生素 B_1、B_{12} 和 K 等保持机体处于正常状态。

微生物对人类的利和弊

根据微生物的"四大共同特点"加上易培养、易操作的特点,人类逐渐摸索找到了一些将其为我所用、转化成生产力的方法。在工业方面,微生物被应用于自然发酵与食品、饮料的酿造,酒罐头保藏,厌氧纯种发酵技术,抗生素、有机酸和酶制剂等发酵工业。在当代农业生产方面,微生物的应用也十分广泛,包括以菌治害虫、以菌治植病、以菌治草的生物防治技术;以菌增肥效和以菌促生长(如赤霉产生赤霉素等)的微生物增产技术;以菌作饲(饵)料、以菌当药物(药用真菌)和以菌当蔬菜(各种食用菌)的单细胞蛋白和食用菌生产技术;以及以菌产沼气等生物能源技术等。以微生物技术为基础的生物工程学又名生物技术(biotechnology),包括五大工程,即遗传工程、细胞工程、微生物工程、酶工程和生物反应器工程的兴起极大地推动了传统生物产业的升级换代,促进了社会和经济的发展,同时在生命科学研究和医疗卫生行业得到了大量的应用,如分子生物学实验中常用的限制性内切酶、DNA 聚合酶、反转录酶和 DNA 连接酶等也多来源于细菌,利用微生物作为各种不同生物有关目的基因的受体可生产各种生化药物和试剂,如疫苗(病毒衣壳蛋白、细菌组分疫苗等)、抗体、干扰素、胰岛素、激素以及其他各种多肽类药物等。此外,微生物还作为环境污染和监测的重要指示生物在环保等领域发挥着不可替代的作用。

尽管如此,必须看到有些微生物虽在正常情况下不致病,但在特定的情况下可引发疾病,如临床大量应用抗生素使菌群失调;或机体固有免疫缺陷可致非致病菌过度生长或发生移位(translocation)等,这类微生物称为机会致病性微生物。极少数微生物具有致病性,可引起人类及动物、植物的病害,这些微生物则称为病原微生物(pathogenic microbes)。

进入 21 世纪,由重要病原微生物引起的持续性感染、耐药病原微生物感染、不明原因或新发感染等传染病仍然是我国以及全球卫生领域中的重点和难点问题,受到世界各国的高度重视。以病毒性肝炎、艾滋病、肺结核等为代表的重大传染病在我国每年传染病的发病数和死亡数统计中都占据极其显著的位置,其中乙型肝炎的发病率与艾滋病的死亡率一直位居我国甲乙类传染病的发病率与死亡率的首位,而目前对这些病原微生物感染还缺乏有效的预防性措施;临床治疗中,现有药物大多无法清除病原微生物,使患者被迫长期用药,甚至终身用药。不仅加重了医疗资源和患者的负担,而且不可避免地带来副作用和耐药性问题。而新发传染病对人类的威胁和挑战尤其严峻,由于人类对新发传染病的病原缺乏认识,还没有掌握其防治方法,又无天然免疫力,一旦出现对人身体健康造成严重危害,同时给社会经济带来极大损失。如自 1981 年以来发现的艾滋病曾被列为"世纪瘟疫",以惊人的速度向全球传播,目前全球已有 6 000 多万人感染了人类免疫缺陷病毒(HIV);埃博拉病毒引起的出血热在非洲以其极强的传染性、极高的死亡率而被称为"死亡天使";在英国出现的疯牛病导致约 20 万头牛受到感染,特别是与疯牛病相关的高死亡率的人类新型克雅病的出现,触发了全球性危机,引起了国际社会的震撼;禽流感曾在一些国家和地区发生较大规模的暴发或流行,造成了严重的危害;最近发现寨卡病毒与新生儿小头症相关。可以说,由病原微生物引起的传染病依然是新世纪人类所面临的最大的威胁与挑战之一,必须重视和加强对病原微生物的了解、提升对重要病原微生物所致疾病的认识、加强对新发和传统传染病的预防和控制。

第二节　医学微生物学及其发展简史

一、 微生物学和医学微生物学

微生物由于与人类关系密切并且与社会生产实践和稳定发展紧密相关,人们自从发现微生物以来就不断对其进行了探索和研究,已就此形成了一门专门以微生物的类型、分布、形态、结构、代谢、生长繁殖、遗传、进化,以及与人类、动物、植物等相互关系为研究对象的学科——微生物学(microbiology)。微生物学是生命科学的一个重要且充满活力的分支,其在生命科学基础理论和研究发展过程中起到了重要作用。20 世纪生命科学发展四大里程碑——DNA 功能的阐明、中心法则的提出、遗传工程的成功和人类基因组计划的实施中,微生物发挥了至关重要的作用。以微生物作为研究对象解决了生物学上的许多重大问题,如基因工程的开创聚合酶链反应(PCR)技术的建立等,获诺贝尔生理学或医学奖的近半数的研究均与微生物学有关。

微生物学在近现代发展迅速,根据研究的侧重面和层次不同,逐渐形成了不同分支。注重研究微生物学基本问题的有微生物分类学、微生物生理学、微生态学和细胞微生物学等;按照研究对象,微生物学可分成细菌学、病毒学和真菌学等;按照研究领域,微生物学则可分为食品微生物学、农业微生物学、工业微生物学、兽医微生物学和医学微生物学(medical microbiology)等。其中,医学微生物学主要研究与人类疾病有关的病原微生物的生物学特性、致病和免疫机制,以及特异性诊断、防治措施,旨在控制和消灭病原微生物及与之相关的感染性疾病从而达到保障和提高人类健康水平的目的,是微生物学中与人类直接相关的一个重要分支。学习与掌握医学微生物学的基础理论知识和基本应用技能,将为感染性疾病的临床诊治及其预防控制奠定基础。

二、 医学微生物学的发展过程

医学微生物学是人类在探索传染性疾病的病因、流行病学规律及研究防治对策中随微生物学的发展而建立起来的。由于微生物个体小、与其他生物杂居等原因，人类对微生物的认识及其与人类疾病关系的了解长期存在障碍，经历了漫长时期的发展。医学微生物学的发展史实际是一部人类逐步克服认识微生物障碍（如显微镜的发明，灭菌技术的应用，纯种分离和培养技术的建立等）、不断探究它们的生命活动规律，并开发利用有益微生物和控制、消灭有害微生物的历史。了解这段历史，将有助于认知本学科的发展规律，培养科学创新思维。

根据时间先后及认识阶段，医学微生物学的发展大致分为经验微生物、实验微生物学和现代微生物学3个时期。

微生物学发展史上的主要阶段及其主要特点

（一）经验微生物学时期（17世纪中叶前）

可以追溯到11世纪我国北宋刘真人提出肺痨由小虫引起，16世纪意大利人Fracastro提出传染生物学说，一直到我国明隆庆年间采用人痘预防天花，但均未能对病因等进行讨论。

（二）实验微生物学时期（17世纪中叶到20世纪中叶）

开始于1676年列文虎克（Antonie van Leeuwenhoek，1632～1723；微生物学的先驱）用自制显微镜探索"微观"世界的时代，可以分为初创期、奠基期和发展期。

1. 初创期主要属形态学发展阶段（17世纪中叶～18世纪中叶）　　1676年荷兰人列文虎克利用自己制造的简单显微镜观察并描述了细菌、酵母，找到了微生物存在的直接证据。

2. 奠基期主要为生理学发展阶段（18世纪中叶～19世纪末）　　此期的特点为建立了一系列研究微生物的独特方法和技术；开创了寻找病原微生物的黄金时期；把微生物研究从形态描述推进到了生理学研究。典型代表人物有法国的巴斯德（Louis Pasteur，1822～1895）和德国的罗伯特•科赫（R. Koch，1843～1910）。

巴斯德为法国微生物学家和化学家，微生物学的奠基人。19世纪60年代，由于法国酿酒工业出现酒味变酸等问题，他主要从事发酵及酒类变质问题，发现有机物质的发酵和腐败是由微生物引起，而酒类

微生物学发展奠基人

变质是因污染杂菌所致，证实了其中微生物的作用，提出了加热灭菌的防腐方法——巴氏消毒法。他用鹅颈瓶实验否定了微生物的"自然发生说"，并注意到微生物在疾病发生中的作用，在他的启发下，外科医生李斯特（Joseph Lister，1827～1912）发明了用苯酚喷洒手术室和煮沸手术用具以防止术后感染的外科消毒法，为防腐、消毒和无菌操作奠定了基础。19世纪后期，他转向研究疾病的控制和预防，1879年偶然发现鸡接种久置的鸡霍乱菌不复致病，且可诱发抵抗力，便开始寻找制备减毒菌株的方法，1881年研制成功炭疽菌苗，1885年制成狂犬病疫苗。减毒疫苗的发明，为实验免疫学奠定了基础。巴斯德的主要成就主要包括：通过曲颈瓶（Swan neck bottle）实验否定了生物自生说，建立了胚种说/种子说；建立发酵的微生物原说：证实发酵由微生物引起；建立传染病的微生物原说：提出传染病由微生物引起，因微生物传播而传染；制备简单疫苗（加热病原菌制成减毒的灭活疫苗）用于预防鸡霍乱、牛炭疽、人狂犬病；发明巴氏消毒法（低温消毒法，65℃ 30 min）杀灭绝大多数病原微生物而不改

变食品的风味。

微生物的另一奠基人为罗伯特·科赫,德国细菌学家,世界病原细菌学的奠基人和开拓者。1866 年在德国格丁根大学毕业(获医学博士学位)后到东普鲁士一个小乡村当外科医生,并在没有科研设备,也无法与图书馆联系,更无法与其他科研人员接触情况下开始研究炭疽病。1876 年,科赫证明炭疽芽胞杆菌是炭疽的病因,揭示了该菌从杆菌→芽胞→杆菌的生活史,芽胞可放置较长时间而仍然存活。科赫提出每种传染病是由特定的病原菌所致,纠正了当时认为所有细菌都是一个物种的观点。1881 年,他创立了固体培养基划线分离纯种法。利用该方法,相继发现了许多重要病原菌。此后,他转向结核病的病原学研究,通过改进染色方法,发现了当时未能获得的纯种结核分枝杆菌。为了大量培养出纯种的结核杆分枝菌,他改进了培养基,并将培养出的纯结核分枝杆菌制成悬液,注射豚鼠腹腔进行感染实验,4~6 周后豚鼠即死于结核样病,并试验证明结核分枝杆菌不论来自猴、牛或人均有相同症状,并进而阐明了结核病的传染途径。1882 年 3 月 24 日科赫在德国柏林生理学会上宣布结核分枝杆菌是结核病的病原菌。1884 年,他根据对炭疽芽胞杆菌的研究,提出了著名的科赫法则(Koch's postulates)。同时,他还发现了阿米巴痢疾和两种结膜炎的病原体。1890 年他提出用结核菌素预防并可治疗结核病,虽然后来证明是错误的,后来则利用他所发现纯化结核菌素进行皮试,以判断是否曾经感染过结核分枝杆菌。1891~1899 年,他还在埃及、印度等地研究了鼠疫、疟疾、回归热、锥虫病和非洲海岸病等。

科赫不仅发现了许多病原体,而且有许多细菌学研究的基本原则和技术都是他奠定的。1905 年科赫因发现结核荣获了诺贝尔生理学和医学奖。科赫的主要贡献包括:发明固体培养基并用其纯化微生物、划线法分离获得单菌落等一系列研究方法的创立;证实炭疽的病因——炭疽芽胞杆菌;发现结核病的病原菌——结核分枝杆菌;提出证明病原微生物的金科玉律——科赫法则:此种病原物是从患者身上分离到;能人工培养得到纯培养物(纯种微生物细胞的集合体,即纯菌落);用纯培养物人工感染易感动物,能出现与患者相似的症状;从上述人工接种的动物中又能分离得到同种病原。如此,方能确证某种疾病是由某种病原微生物引起。

因此,巴斯德和科赫的研究进一步肯定了微生物在自然界的客观存在及其与人类疾病的关系,至此建立了微生物学。

3. 实验微生物学时期的发展期(19 世纪末—20 世纪中期)

实验微生物学期的重大成果

在此时期对微生物的认识进入了生理代谢、机体水平研究和转化应用阶段,掀起了微生物学发展的第二个黄金时期,重大成果包括免疫学的兴起、化学治疗制剂和抗生素的发明和应用及病毒学建立。

免疫学兴起

免疫学兴起,可追溯到 18 世纪末英国琴纳(Edward Jenner,1749~1823)。他开创用牛痘预防天花,奠定了微生物免疫学的基本理论,为疫苗及预防医学建立打下了坚实的基础。随后,巴斯德研制出狂犬病疫苗(灭活疫苗)、炭疽疫苗(减毒活疫苗)。1906 年,卡默德(Leon Calmette)和介兰(Camile Guerin)尝试减毒活疫苗。将毒性强的牛型结核分枝杆菌接种在含胆汁马铃薯培养基上,每隔 3 个星期将新鲜菌苔转种到新鲜培养基上。经过 13 年 230 多代的传代,结核分枝杆菌的毒力大大减弱,终于制成了减毒活疫苗——卡介苗(Bacillus Calmette‐Guérin,BCG)。1891 年德国科学家贝林格(Behring)用含白喉抗毒素的动物免疫血清成功治愈一名白喉患儿,开创了被动免疫治疗先例(1901 年成为第一个诺贝尔生理学或医学奖获得者),促使科学家从血清中寻找杀菌和抗毒的物质,促进了血清治疗学的发展,直至 2015 年美国等科学家用康复和基因工程特异性抗体治愈埃博拉患者。

化学治疗制剂和抗生素的发明,起始于艾利希(Paul Ehrlich),他在 1909 年合成治疗梅毒的砷凡纳明(编号 606),发现能杀死梅毒螺旋体而不伤及人体,开创了感染性疾病的化学治疗时代。1935 年多马克(Domagk)发现磺胺药物百浪多息(prontosil)可以治疗致病性球菌感染,1939 获诺贝尔生理学或医学奖。1929 年弗莱明(Fleming)发现青霉菌产生的青霉素能抑制葡萄球菌生长,1940 年弗洛里(Flory)等将青霉的培养液提炼获得可供临床使用的青霉素,1945 年,弗莱明与弗洛里和钱恩 3 人共同获得诺贝尔医学与生理学奖。1944 年,瓦克斯曼发现链霉素可治愈结核,1952 年获诺贝尔生理学或医学奖。一系列化学治疗制剂和抗生素的相继发明和应用,使得许多由细菌引起的感染性和传染性疾病得到控制和治愈,为人类健康作出了巨大贡献。

化学治疗制剂和抗生素发明

对病毒的认识始于俄国科学家伊万诺夫斯基,1892 年他在研究烟草花叶病时发现感受花叶病的叶汁即使经过 Chamberland 烛形滤器

病毒学建立

的过滤也仍具有传染的性质,提示存在一种比以前所知的任何一种都小的病原。但他不敢突破巴斯德的细菌致病说,仍认为该病是由产生毒素的细菌引起。1898 年,荷兰科学家贝杰林克(Beijerinck)在重复伊万诺夫斯基实验结果的基础上,将汁液置于琼脂凝胶块的表面时,发现侵染性物质在凝胶中以适当的速度扩散,而细菌仍滞留于琼脂的表面。因此,他认为这种侵染性物要比通常的细菌小,用“病毒”(virus)命名这种微小病原体。由此,病毒学诞生。几乎与此同时,德国细菌学家莱夫勒和弗罗施证明动物的口蹄疫病也是由病毒引起的,这是当时所知的第一种由病毒引起的动物病例。他们还提出其他一些感染性疾病,如天花、麻疹、猩红热、牛痘、牛瘟等产生的原因,也都可追溯到那些非常微小的病毒。1901 年,细菌学家里德领导的美国黄热病委员会勇敢地闯入黄热病高发区——古巴研究黄热病的病因,证实了黄热病的传染因子是病毒。该病与疟疾一样由昆虫传播,从而人类第一次认识了虫媒病毒。1915 年,细菌学家托特报道了他对某些葡萄球菌培养的观察,又发现了一类既不侵染植物、也不侵染动物,而只侵染细菌的新病毒。两年后,细菌学家代列耳也发现了专门侵染细菌的新病毒,并首先命名它们为“噬菌体”。到 20 世纪 30 年代中期,已有很多动、植物病害被证实是由病毒引起的。1935 年,美国生化学家斯坦利(Stainly)第一次获得了烟草花叶病毒(TMV)的结晶,并证实它的主要成分是蛋白质和核酸。1939 年,德国科学家考施(Kausche)第一次在电子显微镜下观察到烟草花叶病毒的形状和结构。自此,病毒学取得了长足进展,并在生物医学和分子生物学研究中占据了独特的地位。

(三) 现代微生物学时期(20 世纪中期~至今)

20 世纪中期以来,由于免疫学的形成、发展和独立,微生物学与细胞生物学、分子生物

学的交叉融合,尤其以分子生物学奠基人沃森(J. D. Waston)和克里克(H. F. C. Crick)1953 年发表 DNA 双螺旋模型为标志的分子生物学技术的发展,病原微生物学检测手段日趋现代化,微生物基因组计划的实施更大力推动了微生物学的发展,微生物学发展进入史上的第 3 个黄金时期。该时期显著的特点是微生物成为生物学研究中的最主要对象之一,微生物学引起的感染与免疫方面的研究成为十分热门的前沿基础学科,微生物学发展为人类控制疾病尤其传染病作出了重大贡献。

1. 微生物基因组学与后基因组学研究飞速发展 由于微生物相对于其他生物体而言结构简单、基因组较小,因此研究周期短、进展迅速。世界各国普遍参与并关注该领域的发展。目前病毒基因组研究已全面进入功能基因的研究阶段;细菌基因组研究全面展开,在大量测序工作进行的同时,功能基因组的研究也已在进行之中;部分真菌和小型原虫的基因组研究也逐渐展开。

我国科学家在微生物基因组研究中作出了重要贡献。2002 年完成福氏志贺菌 2a 全基因组序列分析。2003 年在国际上首先独立完成了两个重要的人类病原微生物——钩端螺旋体(*Leptospira*)和表皮葡萄球菌(*Staphylococcus epidermidis*)的全基因组测序,为深入研究它们的致病机制和筛选更有效的抗感染药物的靶标设计奠定了基础。此外,滕冲嗜热菌及黄单胞菌等的全基因组序列测定也先后完成,后续的功能基因组研究正在进展之中。

微生物全基因组序列的获得并不是研究的结束,而是工作的开始。以微生物结构基因组为基础,应用生物信息学、比较基因组学理论和技术,对基因组序列进行高通量数据的对比、分析;同时结合实验科学研究手段,开展功能基因组学、细胞微生物学等研究,以发现未知新基因或已知基因的新功能,以及各基因功能间的相互作用,从而了解微生物的生物学、生理学特征及与细胞和机体的相互作用。这些就是微生物后基因组学的工作,也是当前最有挑战性的领域。基于微生物基因组学、后基因组学的研究成果,可为新的病原体的鉴定、微生物感染性疾病的诊断试剂、疫苗、抗生素和新药研发奠定基础。

2. 基因组时代的新科赫法则确立与新病原微生物的发现 20 世纪 70 年代以后,科学家们遵循罗伯特·科赫提出的科赫法则,经过不懈地努力,发现了一些重要的病原体,如埃博拉病毒、HIV、大肠埃希菌 O157:H7、嗜肺军团菌、朊病毒。但也发现到一些情况,如有些病原体不能培养,或尚无易感、有效的动物模型,经典的科赫法则不能适用。

进入基因组时代以后,人们纷纷应用以核酸序列测定为基础的分子生物学结合血清学技术,发现和鉴定各种新发病原微生物,主要新技术有:表达 cDNA 文库,代表性差异分析(representational difference analysis,RDA),序列非依赖的单引物扩增(sequence independent single primer amplification,SISPA),随机 PCR(random PCR)结合深度测序技术等。代表性成果包括通过建立表达 cDNA 文库、应用抗血清筛选阳性克隆发现丙型肝炎病毒(HCV)、应用代表性差异分析的方法发现卡波氏肉瘤相关疱疹病毒(KSHV)及利用结合兼并引物的 PCR 技术发现庚型肝炎病毒(HGV)和新型汉坦病毒等。为此,美国斯坦福大学戴维·雷尔曼(David Relman)等提出基因组时代的发现和确定病原的新科赫法则:①属于假定病原体的核酸序列应该出现在特定传染病的大多数病例中。在已知的患病器官或明显的解剖学部位,应能发现该微生物的核酸,而在与相应疾病无关的器官中则不会发现。②随着疾病的缓解,与病原体相关的核酸序列的拷贝数应减少或检测不到。如果临床上有复发,则应该发生相反的情况。③从现有序列推断出的微生物特性应符合该生物类群的已知生物学特性。④应在细胞水平进行探求患病组织与微生物的关系:用原位杂交来显示发生了病理变化的特定区域,以证明微生物的存在,或显示微生物应该存在的区域。这些以序列分析为基础获得的上述证据应当是可重复获得的。现代分子生物学技术为病原的发现与确立确实提供一个无与伦比的机会。但是,我们必须认识到血清学技术一直都在病原的发现和确立中起到十分有效和基本的作用。任何一种技术都不可能单独确定一种病原与病因关系,应该合理应用现代分子生物学技术、传统的血清分离及培养技术等,使其在病原学研究中发挥愈来愈大的作用。

近年来,我国科学家在新发病原的发现方面作出了重要贡献:2011 年在国际上首次发现新型布尼亚病毒以及 2013 年首次鉴定出 H7N9 人感染禽流感病毒,是继 SARS 冠状病毒发现以来全球在病原学研究领域中的重大突破,表明我国病原学及新发传染病的研究达到一个更高水平。

3. 感染免疫学和新型疫苗的研究持续深入进展　20 世纪 80 年代后,随着新技术和动物模型的应用,感染与免疫成为生命科学的研究重点和热点。天然免疫方面的突破性进展来自 Bruce A. Beutler,Jules A. Hoffman,Ralph M. Steinman 3 位科学家在天然免疫领域中对 TLR4 和树突状细胞研究的重要贡献,获 2011 年诺贝尔生理学或医学奖。随着天然免疫研究领域 TLRs、RLRs、NLRs 等多条信号通路被发现,人类对病原体分子模式 PAMPs 的识别、炎症细胞因子产生及加工释放,干扰素诱生及功能发挥等诸多环节的调控机制的认识也越来越深入。在获得性免疫方面,近年来发现了以 PD1 等为代表的与 T 细胞功能耗竭相关的调节分子;T 细胞分化亚群的认识也更加丰富,除了经典的 Th1、Th2,还鉴定出了与中性粒细胞炎症相关的 Th17 亚群,发挥调节性功能的 Treg 亚群,辅助 B 细胞抗体产生的功能 Tfh 亚群等。这些新的免疫学基础认识被广泛用于病原微生物感染免疫或致病机制研究,以及免疫治疗措施的研发。

在微生物基因组学以及感染免疫学的推动下,微生物疫苗研制也不断取得突破,不断有新的疫苗如细菌毒素基因工程疫苗、病毒基因工程疫苗等新型疫苗开始进行临床试验并推广应用,包括我国科学家研制的基于病毒样颗粒的戊型肝炎病毒疫苗。而且,除了传统的预防性疫苗,治疗性疫苗也成为开发的重点。

通过疫苗接种,病原微生物引起传染病的发病率明显下降,如在我国随着免疫规划的扩大,疫苗种类从 1975 年开始的 5 种到 2002 年的 6 种再到 2007 年的 17 种,多种传染病得到有效控制。以乙型肝炎为例,我国 5 岁以下儿童的 HBsAg 携带率已经降至<1%,已经提前达到 WHO 西太地区的要求,为保证人民健康作出了巨大的贡献。

4. 治疗药物和方法取得突破性进展　随着对病原致病机制的深入研究,在治疗微生物感染的新型抗生素、抗病毒药物研发方面,近年来也取得突破性进展。如 2014 年美国 FDA 批准了 HCV 药物两个有效的复方制剂新药,分别是吉利德的 Harvoni(sofosbuvir/

ledipasvir)和艾伯维的 Viekira Pak（Pakombitasvir/paritaprevir/dasabuvir），可在不需要联合注射药物干扰素或利巴韦林的情况下实现治愈丙型肝炎的目标。

近年来随着人源化基因工程技术的进展，抗体作为抗微生物药物重新引起了重视，人源化单克隆抗体 Zmapp 在治愈埃博拉病毒感染中的成功应用将进一步推动传染病治疗新抗体的研究和开发。

三、 医学微生物学与诺贝尔奖及其启示

自 19 世纪巴斯德发现微生物在自然界所起的重要作用及确定传染病的微生物原之后，对微生物的研究从简单的形态描述过渡至微生物的生理学方面研究，并不断开辟出许多新的研究领域。诺贝尔奖设立以来的 100 多年正是实验微生物学和现代微生物学蓬勃发展的阶段，从 1901 年德国学者贝林因发明了治疗白喉的血清疗法而获得首届诺贝尔生理学奖或医学奖开始，已有 70 多人（30 多项奖）因在微生物学理论研究和应用方面的突出贡献而获得诺贝尔奖（表绪-2）。在这至高无上的荣誉背后，他们艰辛曲折的科研经历和为科学发展而献身的精神更令人崇敬。在此介绍现代微生物学发展进程中的几位里程碑式的诺贝尔奖获得者以及他们各自所作出的杰出贡献。

表绪-2 微生物相关研究与诺贝尔奖

年份	获奖者	国籍	获奖成果
1901 年	埃米尔·阿道夫·冯·贝林（Emil Adolf von Behring）	德国	对血清疗法的研究，特别是在治疗白喉应用方面的贡献，由此开辟了医学领域研究的新途径，也因此使得医生手中有了对抗疾病和死亡的有力武器
1902 年	罗纳德·罗斯（Ronald Ross）	英国	在疟疾研究方面的工作，由此显示了疟疾如何进入生物体，也因此为成功地研究这一疾病以及对抗这一疾病的方法奠定了基础
1905 年	罗伯特·科赫（Robert Koch）	德国	对结核病的相关研究和发现
1907 年化学奖	爱德华·比希纳（Eduard Buchner）	德国	生物化学研究中的工作和发现无细胞发酵
1908 年	伊拉·伊里奇·梅契尼科夫（Ilya Ilyich Mechnikov）	俄罗斯	在免疫性研究方面的工作
	保罗·埃尔利希（Paul Ehrlich）	德国	
1913 年	夏尔·罗伯尔·里歇（Charles Robert Richet）	法国	在过敏反应研究方面的工作
1919 年	朱尔·博尔代（Jules Bordet）	比利时	免疫性方面的发现
1928 年	查尔斯·尼柯尔（Charles Jules Henri Nicolle）	法国	在斑疹伤寒研究方面的工作
1929 年	克里斯蒂安·艾克曼（Christiaan Eijkman）	荷兰	发现抗神经炎的维生素
	弗雷德里克·霍普金斯（Christiaan Eijkman）	英国	发现刺激生长的维生素
1930 年	卡尔·兰德施泰纳（Karl Landsteiner）	奥地利	发现人类的血型
1939 年	格哈德·多马克（Gerhard Johannes Paul Domagk）	德国	发现百浪多息（一种磺胺类药物）的抗菌效果
1945 年	亚历山大·弗莱明（Alexander Fleming）	英国	发现青霉素及其对各种传染病的疗效
	恩斯特·伯利斯·柴恩（Ernst Boris Chain）	英国	
	霍华德·弗洛里（Howard W. Florey）	澳大利亚	
1946 年化学奖	詹姆斯·B·萨姆纳（James Batcheller Sumner）	美国	发现了酶可以结晶

年份	获奖者	国籍	获奖成果
	约翰·霍华德·诺思罗普（John Howard Northrop）	美国	制备了高纯度的酶和病毒蛋白
	温德尔·梅雷迪思·斯坦利（Wendell Meredith Stanley）	美国	
1951 年	马克斯·泰勒（Max Theiler）	南非	黄热病及其治疗方法的发现
1952 年	赛尔曼·A·瓦克斯曼（Selman Abraham Waksman）	美国	发现链霉素，第一个有效对抗结核病的抗生素
1954 年	约翰·富兰克林·恩德斯（John Franklin Enders）	美国	发现脊髓灰质炎病毒在各种组织培养基中的生长能力
	弗雷德里克·查普曼·罗宾斯（Frederick Chapman Robbins）	美国	
	托马斯·哈克尔·韦勒（Thomas Huckle Weller）	美国	
1958 年	乔治·韦尔斯·比德尔（George Wells Beadle）	美国	发现基因功能受到特定化学过程的调控
	爱德华·劳里·塔特姆（Edward Lawrie Tatum）	美国	
	乔舒亚·莱德伯格（Joshua Lederberg）	美国	发现细菌遗传物质的基因重组和组织
1962 年	佛朗西斯·克里克（Francis Harry Compton Crick）	英国	发现核酸的分子结构及其对生物中信息传递的重要性
	詹姆斯·杜威·沃森（James Dewey Watson）	美国	
	莫里斯·威尔金斯（Maurice Hugh Frederick Wilkins）	新西兰 英国	
1965 年	方斯华·贾克柏（François Jacob）	法国	在酶和病毒合成的遗传控制中的发现
	安德列·利沃夫（André Michel Lwoff）	法国	
	贾克·莫诺（Jacques Lucien Monod）	法国	
1966 年	裴顿·劳斯（Peyton Rous）	美国	发现诱导肿瘤的病毒
	查尔斯·布兰顿·哈金斯（Charles Brenton Huggins）	美国	发现前列腺癌的激素疗法
1969 年	马克斯·德尔布吕克（Max Delbrück）	美国	发现病毒的复制机理和遗传结构
	阿弗雷德·赫希（Alfred Day Hershey）	美国	
	萨尔瓦多·卢瑞亚（Salvador Edward Luria）	美国	
1974 年	阿尔伯特·克劳德（Albert Claude）	比利时	细胞的结构和功能组织方面的发现
	克里斯汀·德·迪夫（Christian de Duve）	比利时	
	乔治·帕拉德（George Palade）	美国	
1975 年	戴维·巴尔的摩（David Baltimore）	美国	发现肿瘤病毒和细胞的遗传物质之间的相互作用
	罗纳托·杜尔贝科（Renato Dulbecco）	美国	
	霍华德·马丁·特明（Howard M. Temin）	美国	
1976 年	巴鲁克·塞缪尔·布隆伯格（Baruch Samuel Blumberg）	美国	发现传染病产生和传播的新机制
	丹尼尔·卡里顿·盖达塞克（Daniel Carleton Gajdusek）	美国	
1978 年	沃纳·亚伯（Werner Arber）	瑞士	发现限制性内切酶及其在分子遗传学方面的应用
	丹尼尔·那森斯（Daniel Nathans）	美国	
	汉弥尔顿·史密斯（Hamilton Smith）	美国	
1980 年化学奖	保罗·伯格（Paul Berg）	美国	对核酸的生物化学研究，特别是对重组 DNA 的研究

年份	获奖者	国籍	获奖成果
	沃特·吉尔伯特(Walter Gilber)	美国	对核酸中 DNA 碱基序列的确定方法
	弗雷德里克·桑格(Frederick Sanger)	英国	
1987 年	利根川进(Tonegawa Susumu)	日本	发现抗体多样性产生的遗传学原理
1989 年	迈克尔·毕晓普(M. Bishop)	美国	发现逆转录病毒致癌基因的细胞来源
	哈罗德·瓦慕斯(Harold Elliot Varmus)	美国	
1989 年化学奖	悉尼·奥尔特曼(Sidney Altman)	加拿大	发现了 RNA 的催化性质
	托马斯·切赫(Thomas Robert Ceeh)	美国	
1993 年化学奖	凯利·穆利斯(Kary B. Mullis)	美国	发展了以 DNA 为基础的化学研究方法,开发了聚合酶链锁反应(PCR),对建立寡聚核苷酸为基础的定点突变及其对蛋白质研究的发展的基础贡献
	迈克尔·史密斯(Michael Smith)	加拿大	
1993 年	理察·罗伯茨(Richard John Roberts)	英国	发现断裂基因
	菲利普·夏普(Phillip Allen Sharp)	美国	
1996 年	彼得·杜赫提(Peter C. Doherty)	澳大利亚	发现细胞介导的免疫防御特性
	罗夫·辛克纳吉(Rolf M. Zinkernagel)	瑞士	
1997 年	史坦利·布鲁希纳(Stanley Prusiner)	美国	发现朊病毒——传染的一种新的生物学原理
2005 年	巴里·马歇尔(Barry J. Marshall)	澳大利亚	发现幽门螺杆菌及其在胃炎和胃溃疡中所起的作用
	罗宾·沃伦(J. Robin Warren)	澳大利亚	
2008 年	哈拉尔德·楚尔·豪森(Harald zur Hausen)	德国	发现了导致子宫颈癌的人乳头瘤病毒
	弗朗索瓦丝·巴尔-西诺西(Francoise Barre-Sinoussi)	法国	发现人类免疫缺陷病毒(即艾滋病病毒)
	吕克·蒙塔尼(Luc Montagnier)	法国	

1. 合理设计,迎难而上,追寻真相 乔舒亚·莱德伯格(Joshua Lederberg)发现细菌的遗传重组(1958 年获诺贝尔奖)。莱德伯格是被誉为"细菌遗传学之父"的美国科学家,奠定了整个微生物遗传学的基础。1946 年,莱德伯格将 2 种双突变大肠埃希菌 K12(*E. coli* K12)菌株(一株是生物素和亮氨酸的营养缺陷型,另一株是苏氨酸和脯氨酸的营养缺陷型)混合培养在选择培养基(缺乏以上 4 种营养因子)进行筛选观察,发现这 2 种菌株都能生长,即营养缺陷型菌株转变成了野生型菌株,而单一菌株则不能转变。这一结果证明了细菌之间可以杂交并发生遗传重组,从本质上推翻了当时以细菌的简单无性生殖为主流的微生物学说。1952 年,莱德伯格与学生津德(N. Zinder)以鼠伤寒沙门菌(*Salmonella typhimurium*)作为研究材料,利用特制的 U 型管继续进行原有的结合实验,发现 2 种突变株并未相互接触,但却同样出现了重组子。进一步研究发现,导致这一现象出现的原因是由于噬菌体介导了沙门菌的 DNA 转移。1953 年后,通过更为系统的研究细菌的重组,莱德伯格又发现了 F 致育因子的存在,细菌有了"性"的区分,证明细菌的基因的传递过程是遗传物质的单向传递,更加深入地解释了基因重组的本质。由于这一系列的研究和发现,1958 年莱德伯格与比德尔、泰特姆共同获得了该年度的诺贝尔生理学或医学奖,当时他年仅 33 岁。莱德伯格这一系列奠基性的贡献使细菌作为遗传学和分子生物学的研究模型直至今天仍被广泛应用,并成为若干年后 DNA 重组技术和基因工程的先导,是微生物学研究深入到分子水

平研究的跨越式发展。

2. 不懈努力，交叉融合，合作共赢 沃纳·阿尔伯（Werner Arber）、汉密尔顿·史密斯（Hamilton Smith）、丹尼尔·内森斯（Daniel Nathans）发现限制性核酸内切酶并应用于分子遗传学（1978 年获诺贝尔奖）。阿尔伯，瑞士遗传学家，有关限制性内切酶理论的创建者。早在 19 世纪 50 年代初，卢里亚（S. Luria）就发现，在某一种菌株中生长的噬菌体不能有效地侵染另一种菌株，只有少数能存活于其中，而再用这些少量噬菌体的后代去侵染原菌株时，却也无法很好地生长，这种现象令阿尔伯深陷思考。1960 年，阿尔伯开始对 λ-噬菌体的寄主控制修饰现象进行研究，经过长达 6 年的实验证明了细菌中存在 2 种酶，一种是可以降解外源 DNA 的酶，以此保护自身遗传物质不受外来 DNA 的干扰，另一种则是可通过甲基化的方式修饰自身 DNA 免受降解的修饰酶，2 种酶协调作用形成"限制-修饰系统"。这是以微生物作为研究基础在分子生物学领域的一大创新。尽管阿尔伯提出了这一独特的系统理论，但并未在有关细菌微生物材料上找到特异的酶切位点。直到 1968 年美国微生物学家史密斯在流感嗜血杆菌（*Haemophilus influenzae*）Rd株回收噬菌体 P22 的标记 DNA 时发现该噬菌体的 DNA 居然降解了。由此他应用阿尔伯的理论基础及黏度计测定技术，于 1970 年确定了流感嗜血杆菌内核酸酶的特异识别序列，并命名为 *Hind* Ⅱ酶。此后不久，另一位美国微生物学家内森斯首次尝试将 *Hind* Ⅱ酶应用于分子生物学中，成功地将肿瘤病毒 SV40 的 DNA 切成片段，并用聚丙烯酰胺凝胶电泳进行了分离和分析。阿尔伯、卢里亚、史密斯的开创性研究工作使得微生物学和分子生物学继续飞速发展，很好地实现了这两个生物学领域间的交叉融合，为生物技术及基因工程的开拓应用奠定了基础。3 位科学家因此共同荣获 1978 年的诺贝尔生理学或医学奖。

3. 献身科学，细致观察，坚持求真 丹尼尔·卡里顿·盖达塞克（D. C. Gajdusek）和斯坦利·普鲁辛纳（Stanley B. Prusiner）发现新型病原微生物"朊病毒"及其致病机制（分别于 1976 年和 1997 年获诺贝尔奖）。为了研究新几内亚库鲁病的"元凶"，盖达塞克深入该病流行地区，与土著人同吃同住，长期观察，最终发现该病在当地的流行可能与"食尸"风俗有关；随后他以大猩猩作为实验模型研究该病，发现了一种不具有核酸特性且可以无限繁殖扩大传染的致病因子，认为可能是蛋白质。这一结论虽没有为相关疾病的致病原因做出明确解释，但为朊病毒的发现指明了方向，也使他获得了 1976 年的诺贝尔生理学或医学奖。1982 年，美国病毒学和生物化学教授普鲁辛纳通过长达八年的不懈努力，终于从用于研究羊瘙痒症的实验模型仓鼠中分离到了这种蛋白质因子，并且发现采用核酸灭活法对其致病性并无影响，而使用蛋白质变性剂却可以导致症状消失。普鲁辛纳首次为这种不含核酸的蛋白质病毒颗粒取名为朊病毒。随后普鲁辛纳又深入研究提出"蛋白质构象致病假说"，经过多次验证明确阐述了朊病毒这种独特的致病机制，即患病动物体细胞内含有正常的 PrPc 和致病的 PrPsc 两种 PrP 蛋白，两者可以通过折叠旋转等方式改变其构象而进行转化，特别是 PrPsc 可以独立地将机体中正常的 PrP 蛋白转变成致病型因子。这一困扰人类 300 多年的重大难题终被突破。普鲁辛纳也成为科学史上第 2 位研究海绵样脑病变的诺贝尔生理学或医学奖的获得者。朊病毒的发现是对核酸作为各种病原体的传染性基础的理论意义上的重大挑战,而且对揭示相关疾病的致病机制、进行有效的诊断和治疗具有重要作用,对生物学遗传法则的完善和补充、探索生命的本质和生物的进化极具参考价值,是微生物病毒发展史上的又一大跨越。

4. 挑战权威,大胆假设,仔细求证 巴里·马歇尔(Barry J. Marshall)和罗宾·沃伦(J. Robin Warren)发现幽门螺杆菌及在胃炎和胃溃疡中的作用(2005 年获诺贝尔奖)。1979年,时年 42 岁的珀斯皇家医院病理学家沃伦在检测胃活检样本时观察到,约 50% 的患者的胃窦部都存在一种以前从未报道过的弯曲状细菌,并且炎症总是存在于邻近这种细菌的胃黏膜,因而意识到这种细菌可能与慢性胃炎等疾病之间存在密不可分的关联。然而,他的发现一公布,立即遭到了医学界的质疑:没有细菌可以在酸性如此强的胃液中存活。在旁人的质疑声中,沃伦独自研究了两年。虽然对自己所见深信不疑,但没有来自临床的帮助,他无法开展进一步研究,因为得不到更多更好的临床活检样本以证实临床表现与病理表现之间的关联。1981 年,年仅 30 岁的马歇尔开始了与沃伦的合作。他们以 100 例接受胃镜检查及活检的胃病患者为对象进行研究,再次证实了沃伦两年前的结论——这种细菌的存在与胃炎相关。此外,他们还发现,这种细菌还存在于所有十二指肠溃疡患者、大多数胃溃疡患者和约半数胃癌患者的胃黏膜中。1982 年,马歇尔成功地从数份活检样本中培养出了一种此前从未报道过的新细菌,其形态类似于弯曲杆菌,这就是我们今天所熟知的幽门螺杆菌(*Helicobacter pylori*,Hp)。马歇尔与沃伦由此提出:Hp 感染可导致胃炎,并进一步引起溃疡。医学界对该理论的反应与对沃伦初次发现的反应毫无二致,而且这种不屑一顾的态度一直持续了很多年。尽管如此,马歇尔和沃伦仍然坚持不懈地寻找证据来支持他们的理论,处于极度无奈之中的马歇尔甚至冒险"以身试菌"。随着时间的过去,Hp 感染与胃炎和消化性溃疡病之间的相关性被越来越多的人类志愿者研究、抗生素治疗性研究和流行病学研究所证实,这一发现已被誉为是消化病学研究领域的里程碑式的革命。23 年后他们因此获得了诺贝尔生理学或医学奖。

诺贝尔生理医学奖的启示 纵观微生物学发展历史和这一个个重大成果的诞生过程,我们不难发现,问题和兴趣是学科发展的源泉和动力:几乎所有的获奖者都对自己的研究对象有着浓厚的兴趣和强烈的好奇,他们总是不放过观察到的偶然现象,尤其对那些意料之外的现象他们更是充满了强烈的好奇心,敢于迎着艰难和繁琐不断追寻下去,这样他们才获得了常人看不到或者忽视的重大发现;基础理论的突破是学科飞跃发展的基石,技术方法改革与创新是学科发展的重要支撑:不少人发现了一些现象,提出了一些假说,直到过了几十年,基础理论的突破和技术方法的改进才使得他们的成果得到证实、应用和广泛认可。成功的科学工作者需要一定的幸运,更需要扎实的理论、丰富的经验、睿智的实验设计、大胆的推测演绎,紧密的基础与临床合作,善于与其他不同学科的交流,以及敢于挑战权威的勇气和坚持不懈的努力。

第三节　医学微生物学面临的挑战和任务

微生物虽小,但由其所导致的众多感染性疾病始终威胁着人类的健康安全并与整个人类社会的发展密切相关。医学微生物学正是一门以与人类疾病密切相关的病原微生物为主要研究对象的学科,其为认识微生物所致疾病及相关诊治和防控策略的发展奠定了基础,与人类健康水平和民生经济发展有着紧密联系。在医学微生物学的发展历程中,采用疫苗进行免疫预防感染性疾病与抗生素的发现及应用可谓两座丰碑,两者在很大程度上遏制了感染性疾病包括传染病给人类带来的危害。尽管如此,由于微生物具有天文数字般的多样性和复杂性,必须清醒地认识到医学微生物学领域仍充满着极大的未知数和众多的挑战,比如新发和再现传染病的相继出现、抗生素滥用所导致的耐药问题、尚缺乏有效的针对某些感染所致慢性病及针对某些微生物变异的防控治疗手段等。值得欣喜的是,随着细胞生物学和分子免疫学的进一步发展及生物信息学、系统生物学、基因工程等学科技术的兴起与发展,医学微生物学正面临着新的快速发展机遇。为此,准确把握医学微生物学所面临的问题,确立学科的发展方向和任务,将有助于加快医学微生物学的发展,进而提升人类的健康安全水平。

一、医学微生物学面临的挑战

1. 新发和再现传染病不断发生　传染性疾病是病原微生物感染所致疾病的一种特殊类型,传染源携带的病原体,通过一定的传播途径进行播散,严重危害着人类健康和社会稳定。随着疫苗用于免疫预防传染病,早在 20 世纪 70 年代,人类已基本从地球上消灭了天花,麻疹和小儿脊髓灰质炎的消灭也指日可待,人们由此曾一度乐观地认为凭借疫苗和抗生素,人类将不再惧怕传染病甚至可以逐一消灭危害人类健康的病原体。然而,之后的几十年中人们却逐渐发现,病原微生物及其相关的传染病并非少了,反而逐年增多,据不完全统计,在近 30 年间人们鉴定了 40 余种"新发"传染病,包括艾滋病、肠出血性大肠埃希菌 O157∶H7 感染、军团病、空肠弯曲菌腹泻、莱姆病、产单核细胞李斯特菌引起的食物中毒、小肠结肠炎耶尔森菌感染、汉坦病毒肾综合征出血热、肺炎衣原体感染、人类克雅病(俗称疯牛病)、埃博拉出血热、重症急性呼吸综合征(SARS)、新型甲型流感病毒感染、H5N1 及 H7N9 等禽流感病毒感染、拉沙热和手足口病等。另有一些过去曾基本消灭或得到控制的传染病如结核和霍乱由于变异耐药等又卷土重来,人们称之为"再现"传染病。这些"新发"和"再现"传染病的出现有其必然性,其一方面与微生物本身繁殖速度快、容易发生变异的特点相关,另一方面与现代社会一些容易加速感染性疾病出现和传播的因素有关,包括人员跨区域流动增加易造成病原微生物的跨区域传播,血相关制品的广泛使用和不安全性行为易导致血源和性传播病原微生物的传播,城市化加剧、工程建设所致生态环境改变可能致某个地域内出现新的病原体,不规范的家畜饲养和宠

医学微生物学面临的挑战

物饲养易导致一些原本在动物体内生存的微生物有更多机会进入并适应人体,全球气候变化可能会改变某些虫媒的地域分布进而导致人类社会出现新的病原微生物等。

由此可见,"新发"和"再现"感染性疾病的接连出现除了由微生物本身特性所决定外,同时也有着社会的因素。它一方面成为医学问题,同时也可造成不同程度的社会危害。因此,加强对已知病原微生物的基本性状、变异特点、致病机制、快速筛查及防治手段的研究和开发对未知病原微生物的检测鉴定方法有着显著的科学意义和社会意义。

2. 抗生素滥用导致耐药性菌株的出现　在抗生素没有被发现以前,感染性疾病一直是人类的头号杀手。医院外科手术感染的病死率高达 50% 以上,产妇感染的病死率更高,结核病是不治之症,鼠疫杆菌、痢疾杆菌感染曾导致成千上万人死亡。随着 20 世纪上半叶以青霉素为代表的抗生素陆续被发现和应用于临床,开创了人类对抗细菌的新局面,许多全身感染性疾病得以控制,人类的平均寿命也因此延长了 20 年以上。但是,近几十年来由于抗生素类药物及制剂广泛及不合理的应用,耐药菌株不断涌现,且其耐药性又常以多重耐药为特点,以致严重感染应用抗生素时治疗效果差,耐药菌株在人群中播散和医院内感染率增加等问题相继出现。举例来说,异烟肼的发现和应用曾一度使得肺结核病例大大降低,但是当前结核病又呈现出上升趋势,究其原因即是出现了因抗生素滥用或使用不当所产生的耐药突变菌株;金黄色葡萄球菌通常存在于医院中,感染免疫功能较差的患者,引起败血症和肺炎,近年分离得到的许多金黄色葡萄球菌菌株对甲氧西林、苯唑西林、青霉素、阿莫西林都具有耐药性,甚至已出现对万古霉素也有耐药性的"超级"金黄色葡萄球菌。为此,确保抗生素的合理使用,防止抗生素尤其是广谱抗生素的滥用,加强对医生和公众普及抗生素耐药等相关知识将有助于控制耐药性问题的继续发展。

3. 一些病原体致病和免疫机制有待进一步阐明　病原微生物全基因组序列的测定使得人们获得了病原微生物完整的遗传背景图谱。然而,在致病过程中发挥实质性作用的病原微生物来源基因、蛋白质和代谢产物及相关作用机制仍有待阐明。同时,病原微生物感染是一个由病原微生物和宿主两方面参与完成的过程。因此,加强对病原微生物与宿主的相互作用机制的研究,深入了解病原体对宿主相关免疫反应及细胞信号转导的干扰和调控机制及宿主对病原体入侵的识别、抗感染免疫及部分免疫病理性损伤机制,将加深对感染性疾病建立及维持与致病传播机制的认识。

此外值得注意的是,目前已知许多新发感染性疾病病原体是人畜共患病原微生物,其中部分病原体对不同物种的感染性和致病性存在很大差异。因此,开展人畜共患病原微生物的跨物种传播途径、对不同物种致病性和所致免疫反应异同的分子机制、动物源性病原微生物变异重组及其对人类致病性相关的研究,将为人们有效应对新发感染性疾病提供依据。

4. 某些病原微生物感染所致慢性病的防治问题　在众多引起感染性疾病的病原微生物中,乙肝病毒(HBV)、HCV、艾滋病毒、结核分枝杆菌和幽门螺杆菌等所引起的慢性感染及相关慢性疾病严重危害着人类健康并给社会造成了沉重的经济负担。然而,目前对于这些病原体及相关慢性病的防治依然存在很多局限:慢性 HBV 感染目前尚无特异性靶向 HBV 或诱发宿主抗乙型肝炎特异性免疫的药物,故尚无法根治,同时,临床转归及经慢性肝炎向肝纤维化和肝细胞癌病程发展的监测手段和标志物也还在研究之中；HCV 尚无特异性疫苗，新型抗 HCV 药物具有非常好的临床抗病毒效果，但价格尚十分昂贵，有待进一步普及，同时，如何监控和逆转慢性丙型肝炎所致纤维化和肝细胞癌仍有待研究；由于艾滋病毒具有高度变异性，目前尚无针对性的有效疫苗，且抗病毒治疗仅能延缓病程的进展但无法根治艾滋病，全世界正投入巨大的人力和物力进一步研究艾滋病相关的问题，包括艾滋病感染的病程进展相关因素、致病和免疫保护机制、免疫重建治疗、艾滋病毒特异性抗体的研究等；结核病和多重耐药结核病的监测和防治依然是难题，加强对结核病分子标志、诊断技术、流行模式、免疫保护机制、治疗新制剂和疫苗等的研究将有助于控制传染源及遏制结核病疫情。

5. **某些病原微生物所具有的高度变异性给疫苗设计和治疗造成了很大障碍**　作为自然界一种微小的生物，微生物尤其是病毒所具有的基因组非常小，复制过程极易发生突变进而导致编码蛋白的特性改变，这与微生物不断适应宿主环境、逃避药物治疗或产生高致病性菌毒株密切相关。以流感病毒为例，其每一次基因组的微小突变都可能会引起其病毒表面蛋白血凝素和神经氨酸酶抗原性的变化，而此种抗原漂移(drift)现象累积一段时间后便会使病毒获得抵抗多数人原有免疫力的能力，从而造成新病毒的流行；更严重的是，当不同种属间的流感病毒发生重组，例如，人和禽流感病毒重组，则会使流感病毒抗原性发生根本型转变(shift)，此种情况下，由于人群对新病毒完全无免疫力，更易造成大范围的流感流行。由于每年流行的流感病毒株型别不尽相同，故每年都需研制生产新的疫苗以对抗次年的季节性流感，但当前疫苗生产周期较长且成本较高，尤其是在面对传播迅速的大流行流感时几乎无法组织及时的生产，为此目前针对流感保守区抗原的疫苗正在开发研制中，旨在对多种流感病毒亚型起到免疫保护作用。相较流感病毒的高变异性，艾滋病毒的高变异性不仅为疫苗的设计带来了巨大困难，还可导致原本具特异性抗病毒功能的抗体的失效及对抗病毒治疗药物产生耐药性。结核分枝杆菌的耐药变异也是结核病治疗过程中的巨大挑战。

6. **生物安全问题**　当前世界生物技术已较为广泛的普及，近来基因编辑技术的逐渐成熟更使得人类有可能随心所欲创造出各种高致病性高传播性的病原微生物。在此种情况下，人们将面临如何预防致病性微生物等生物因子从实验室或医院等流入社会人群中的技术和伦理等问题。同时，一旦恐怖主义利用某些高致病性病原生物如炭疽芽胞杆菌发动生物攻击，将严重威胁人们健康安全。

二、　医学微生物学面临的主要任务和发展趋势

为应对挑战，医学微生物学的主要任务和发展趋势应包括以下 3 个方面。

医学微生物学面临的任务

第一，在病原微生物感染的鉴定诊断方面，近几十年来，病原微生物快速检验诊断方法如 ELISA 快速检测抗原及抗体技术、PCR 和定量 PCR 和免疫荧光技术等已较为成熟，已可做到不经培养而快速鉴定病原微生物。尽管如此，如何针对新发和再现感染性疾病尤其是一些具有严重危害的传染病及一些未知病原体和未明原因的传染性疾病创建灵敏快速经济的诊断、筛查、甄别方法仍将是未来的课题。同时，建立区域和全球性

的传染性疾病监测网络是有效防控新发和再现感染性疾病的重要方法。目前我国已加入WHO全球流感监测网络,已有经验证明其可有效提供流行趋势和疫苗组分遴选等信息。政府各部门、医院和科研院所之间需进一步协同以加强对公共突发卫生事件的响应能力。

第二,在病原微生物感染的预防方面,人类已研制了针对众多病原菌和病毒的疫苗用以人工主动免疫。各种疫苗的广泛接种,依然是对付许多传染病最有效和经济的手段。未来的趋势是研制新疫苗和改进原有疫苗,以应对微生物变异;同时进一步深入研究病原微生物有效抗原分子及其决定簇、抗原呈递机制及机体抗感染免疫应答特点及调控机制,以有针对性地优化疫苗设计、佐剂及投递方式,最终达到提高保护效果的目的。相信随着基因组学,系统生物学等现代研究手段的应用,人们将进一步提升对病原体的基因组认识,包括变异情况及各亚型分布比例等,这些都将有助于开发和优化针对重要病原微生物如艾滋病毒的疫苗。

第三,在病原微生物感染的治疗方面,新的抗生素被不断地被制造出来,有效控制了细菌性疾病的流行,同时细菌和真菌繁殖过程中的一些关键基因和代谢过程的新型靶点及相关调节分子正逐渐被揭示,其是否可预防和逆转耐药性及作为新型抗菌药物有待观察实践。在抗病毒药物的研究方面,近年来应用细胞因子治疗某些病毒性疾病已取得一定成效。另外,单克隆抗体、RNAi、基因治疗和免疫治疗等手段在病毒感染疾病治疗中的应用研究也日益广泛和深入。此外,加强微生物感染的致病和免疫机制的基础研究,寻找或人工合成能调动和提高机体防御功能的非特异性和特异性物质,将为开发新型靶向治疗药物和开发治疗性疫苗等提供基础。

我国政府一直十分重视病原微生物尤其是一些重要传染病的基础及防治应用研究,国务院于2005年公布《国家中长期科学和技术发展纲要(2006~2020)》的同时已启动了传染病重大专项,极大地推动了对于传染病监测、诊断、治疗和预防的研究力度和深度,促进了医学微生物学领域的技术平台建设和能力建设。

总之,医学微生物学要根据所面临的挑战和问题,结合免疫学、生物化学、遗传学、细胞生物学、组织病理学和流行病学等医学学科以及物理、化学、信息学和社会学等其他学科的最新前沿技术和理论,不断推进病原微生物的生物学性状和致病免疫研究,并且建立特异快速、早期监测诊断方法,开发特异性治疗方法和有效监测病程的手段。我们相信医学微生物学的发展将为保障人类的健康安全,促进社会经济的发展做出新的更大贡献。

(袁正宏)

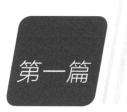

第一篇 细菌学 Bacteriology

第一章 细菌的形态与结构

概　述

- 细菌是单细胞生物,广义上包括各类原核细胞型微生物,如细菌、放线菌、支原体、衣原体、立克次体、螺旋体,狭义则专指细菌。
- 细菌形体微小,以微米为测量单位,结构简单、代谢多样、繁殖迅速。细菌细胞基本结构由细胞壁、细胞膜、核质、70S核糖体等组成;某些细菌具有特殊结构如荚膜、鞭毛、菌毛和芽胞。
- 根据革兰染色,细菌可分为革兰阳性菌和革兰阴性菌,是临床鉴别细菌最重要的依据之一。
- 革兰阳性菌的细胞壁由肽聚糖和磷壁酸组成;革兰阴性菌的细胞壁由外膜和肽聚糖组成,是抗菌药物的重要作用靶点之一。
- 细菌结构在鉴别细菌、诊断和防治细菌性感染以及原核细胞研究中具有重要的理论和实际意义。

　　各种细菌在一定条件下,具有相对特定的形态与结构,在细菌分类、染色性、致病性、免疫性、细菌鉴别诊断等方面具有重要意义。

第一节　细菌大小与形态

细菌的测量单位:μm

　　细菌的形体微小,以微米(μm)为测量单位,用光学显微镜观察。不同种类的细菌大小不一。

　　在营养丰富的悬浮培养条件下,浮游细菌(planktonic bacteria)的形态主要可分为球菌、杆菌和螺形菌三大类(图1-1)。

一、球菌

　　多数球菌(coccus, cocci)直径约为1 μm,外观呈圆球形或近似球形。繁殖时,细菌分裂平面不同,分裂后菌体之间相互黏附情况不一,可形成不同的排列方式,对某些球菌的鉴别

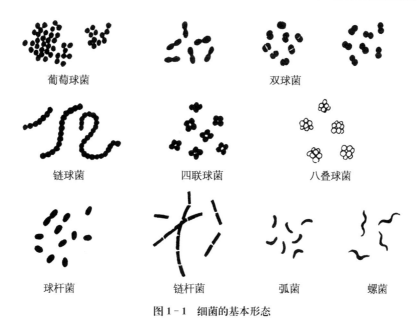

葡萄球菌　　　　双球菌

链球菌　　　　四联球菌　　　　八叠球菌

球杆菌　　　　链杆菌　　　　弧菌　　　　螺菌

图 1 - 1　细菌的基本形态

引自:钱利生.医学微生物学.第二版.复旦大学出版社,2003

具有意义,例如:双球菌(diplococcus)在分裂后两个菌体成对排列,如脑膜炎奈瑟菌、肺炎链球菌。链球菌(streptococcus)在分裂后多个菌体呈链状,如溶血性链球菌。多个平面分裂,菌体无一定规则呈葡萄串状,如金黄色葡萄球菌。其他排列方式:四联球菌(tetrad coccus)(如四联加夫基菌),八叠球菌(sarcina coccus)(如藤黄八叠球菌)等。

在标本或培养物中,各类球菌除具有上述典型排列方式外,还可以呈现分散的单个菌体。

二、杆菌

不同杆菌(bacillus,bacilli)的大小、长短、粗细各不相同:大杆菌如炭疽芽胞杆菌长 3～10 μm;中杆菌如大肠埃希菌长 2～3 μm;小杆菌如布鲁菌仅长 0.6～1.5 μm。杆菌多呈分散存在,也有呈链状排列如链杆菌(streptobacillus)。

杆菌形态多数呈直杆状,少数微弯,菌体两端多呈钝圆形,少数杆菌两端平齐(如炭疽芽胞杆菌)或两端尖细(如梭杆菌)。有的杆菌末端膨大成棒状,称为棒状杆菌(corynebacterium),如白喉棒状杆菌;有的菌体短小,近于椭圆形,称为球杆菌(coccobacillus);有的呈分枝生长,称为分枝杆菌(mycobacterium),如结核分枝杆菌。

三、螺形菌

螺形菌(spiral bacterium)的菌体弯曲,有的菌体长 2～3 μm,只有一个弯曲,呈弧形或逗点状,称为弧菌(vibrio),如霍乱弧菌;有的菌体长 3～6 μm,有数个弯曲,称为螺菌(spirillum),如鼠咬热螺菌;也有的菌体细长,弯曲呈弧形或螺旋形,称为螺杆菌(helicobacterium),如幽门螺杆菌。

不同条件下,细菌形态可发生改变

在适宜的生长条件下并处于对数生长期时,细菌形态比较典型。然而,细菌的形态可因其生长环境不同而发生变化,如温度、酸碱度、化学药物、抗生素、细菌自身的代谢产物、免疫血清、射线,以及菌龄老化等因素,表现为不规则的多形性(polymorphism),称为衰退型(involution form)。因此,观察细菌的大小和形态,应选择适宜生长条件下的对数生长期为宜。

在自然界及人和动物体内,绝大多数细菌是黏附在有生命或无生命物体的表面,以生物膜(biofilm)的形式存在(见第二章)。

第二节　细菌的结构

细菌的结构包括基本结构和特殊结构。所有细菌均具有的结构为基本结构,包括细胞壁、细胞膜、细胞质和核质等(图1-2);某些细菌具有特殊的结构,如荚膜、鞭毛、菌毛、芽胞等(表1-1)。

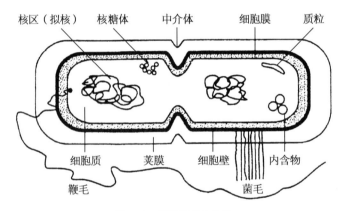

图1-2　细菌的基本结构

引自:钱利生. 医学微生物学. 第二版. 复旦大学出版社,2003

表1-1　细菌的结构或成分及其主要功能和临床意义

结构	化学组成	主要功能和临床意义
细胞壁		
肽聚糖	聚糖骨架:N-乙酰葡糖胺和N-乙酰胞壁酸,经β-1,4糖苷键连接 G^+菌:肽聚糖骨架+四肽侧链+五肽交联桥 G^-菌:肽聚糖骨架+四肽侧链	1. 聚糖骨架+四肽糖苷键是溶菌酶的作用靶点,从而破坏肽聚糖骨架,导致细菌裂解 2. 结构坚韧,维持细菌形态,保护菌体抵抗低渗压力 3. 细胞壁合成中的酶(转肽酶)是青霉素及头孢菌素等抗生素的作用靶点
G^+菌细胞壁特殊成分	磷壁酸	抗原性,黏附素活性
G^-菌细胞壁特殊成分(LPS)	脂质A 核心多糖 特异性多糖	内毒素的主要毒性部分,无种属特异性 属特异性 G^-菌的菌体抗原(O抗原),具有种特异性,常用于菌体分型

结构	化学组成	主要功能和临床意义
细胞膜	脂质双层(不对称,无固醇类结构)	氧化酶和转运酶的载体,主要功能包括: 物质转运;呼吸和分泌;生物合成;细菌分裂
核糖体	50S 和 30S	蛋白质合成;氨基糖苷类抗生素作用靶点
拟核	DNA	遗传物质
质粒	DNA	细菌染色体外遗传物质 细菌生命非必需的基因包括耐药基因、毒素基因等,有些质粒可水平传递
中介体	细胞膜内陷形成	参与细菌分裂和分泌
周浆间隙	位于 G^- 菌细胞膜与外膜之间	含有多种水解酶,包括 β-内酰胺酶等
荚膜	多糖	抵抗吞噬、补体、抗体的作用
鞭毛	蛋白质	1. 细菌运动,可用于菌种鉴别 2. 鞭毛抗原(如 H 抗原),用于细菌分型
菌毛	糖蛋白	普通菌毛-黏附素活性;性菌毛-水平传递遗传物质,致育性
芽胞	角质样蛋白 吡啶二羧酸钙	1. 抵抗力强,耐干燥、热、放射线和化学消毒剂等; 2. 作为高压蒸汽灭菌效果评价的指标

G^+:革兰阳性;G^-:革兰阴性。

一、 细菌的基本结构

(一) 细胞壁

细菌细胞壁直接与宿主和外界环境接触。细胞壁(cell wall)位于菌细胞的最外层,包绕在细胞膜的周围,质地坚韧而有弹性,保护细菌抵抗外界不利环境的压力。细胞壁化学组成复杂,并随细菌不同而异。革兰染色法(Gram staining)可将细菌分为两大类:革兰阳性菌和革兰阴性菌。虽然两类细菌细胞壁各自具有特殊组分,但均含有肽聚糖。

1. 肽聚糖(peptidoglycan) 肽聚糖是细菌细胞壁中的主要组分,为原核细胞所特有,亦称黏肽(mucopeptide)、糖肽(glycopeptide)或胞壁质(murein)。革兰阳性菌和革兰阴性菌的细胞壁均具有肽聚糖,只是含量多少、肽链组成和连接方式有差别:革兰阳性菌的肽聚糖由聚糖骨架(backbone)、四肽侧链(tetrapeptide side chain)和五肽交联桥(peptide cross-bridge)3 个部分组成;而革兰阴性菌的肽聚糖则由聚糖骨架和四肽侧链两部分组成。不同种类的细菌聚糖骨架均相同,而四肽侧链和五肽交联桥的组成和连接方式随菌种而异。

(1) 聚糖骨架:肽聚糖的聚糖骨架由 N-乙酰葡糖胺(N-acetyl glucosamine)和 N-乙酰胞壁酸(N-acetylmuramic acid)交替间隔排列,经 β-1,4 糖苷键连接而成。各种细菌细胞壁的聚糖骨架均相同(图 1-3)。

细胞壁的主要成分:肽聚糖及其结构

(2) 四肽侧链:四肽侧链由 4 种氨基酸组成,与聚糖骨架上的 N-乙酰胞壁酸相连,各菌种间共有的特征:首位的氨基酸多为 L-丙氨酸,通过酰胺键与胞壁酸相连;第二位和第四位多为 D-丙氨酸;而第三位变化较大,革兰阳性菌可为 L-赖氨酸或其他 L-氨基酸,革兰阴性菌则多为二氨基庚二酸(diaminopimelic acid,DAP)。

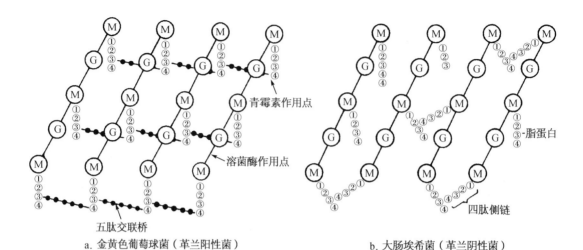

a. 金黄色葡萄球菌（革兰阳性菌）　　　　　　b. 大肠埃希菌（革兰阴性菌）

图 1-3　革兰阳性菌和革兰阴性菌的肽聚糖骨架

引自：钱利生. 医学微生物学. 第二版. 复旦大学出版社,2003

革兰阳性菌肽聚糖与革兰阴性菌的不同之处

（3）五肽交联桥：五肽交联桥由 5 个甘氨酸组成,仅见于 G^+ 菌。如金黄色葡萄球菌,由转肽酶将甘氨酸五肽与邻近聚糖链的四肽侧链第四位 D-丙氨酸相连,构成坚韧的三维结构（图 1-4）;而革兰阴性菌（如大肠埃希菌）无五肽交联桥,由四肽侧链第三位的 DAP 与相邻聚糖链四肽侧链第四位的 D-丙氨酸直接相联,形成较为疏松的二维结构（见图 1-3b）。

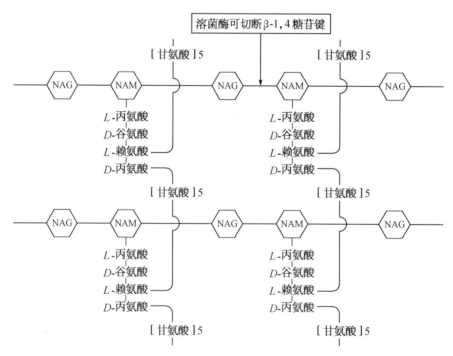

图 1-4　革兰阳性菌肽聚糖骨架

引自：钱利生. 医学微生物学. 第二版. 复旦大学出版社,2003

细胞壁是抗菌药物的靶点:肽聚糖网状结构坚韧而富弹性,可维持细菌外形,保护细菌,使其能在比菌体内渗透压低得多的外界环境中生长,因此,凡能破坏肽聚糖结构或抑制其合成的药物均可使细菌死亡。

作用于细胞壁的药物:溶菌酶、青霉素等及其靶点

溶菌酶能切断 N-乙酰葡糖胺与 N-乙酰胞壁酸之间的 $\beta-1,4$ 糖苷键(图 1-4),从而破坏聚糖骨架,引起细菌裂解。青霉素则能抑制转肽酶的活性,干扰五肽交联桥甘氨酸与四肽侧链第四位 D-丙氨酸之间肽键的转肽反应,使细菌不能形成完整的细胞壁。

杆菌肽、头孢菌素 C、环丝氨酸、万古霉素等的抗菌作用也是从不同靶点抑制细菌细胞壁肽聚糖的合成。

2. 革兰阳性菌细胞壁特殊组分　革兰阳性菌的细胞壁较厚(20~80 nm),主要由肽聚糖(15~50 层)和磷壁酸(teichoic acid)或磷壁醛酸(teichuronic acid)组成(图 1-5)。

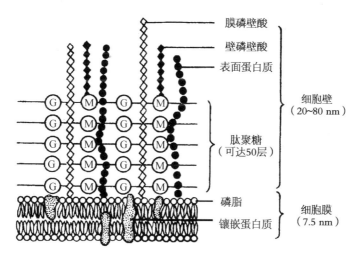

图 1-5　革兰阳性菌和革兰阴性菌的细胞壁结构

引自:钱利生. 医学微生物学. 第二版. 复旦大学出版社,2003

磷壁酸是革兰阳性菌特有的细胞壁成分,由核糖醇(ribitol)或甘油残基经磷酸二酯键连接而成,穿插于肽聚糖层中。磷壁酸位于细菌表面,构成革兰阳性菌的重要表面抗原。磷壁酸按其结合部位分为两种类型:与细胞壁相联的称为壁磷壁酸(wall teichoic acid,WTA),与细胞膜相联的称为膜磷壁酸或称脂磷壁酸(lipoteichoic acid,LTA)。脂磷壁酸与膜蛋白相联,具有黏附素活性,与细菌的致病有关。壁磷壁酸和脂磷壁酸带负电荷,使细菌细胞壁具有良好的弹性、通透性及静电性等特性,可选择性阻止有害物进入菌体。

磷壁酸是革兰阳性菌细胞壁的特有成分

3. 革兰阴性菌细胞壁特殊组分　革兰阴性菌细胞壁较薄(10~15 nm),但结构较复杂。除含有 1~2 层的肽聚糖结构外,还含有特殊组分:外膜(outer membrane)(图 1-6)。

(1)外膜:革兰阴性菌特有成分,为不对称脂质双层结构,由脂蛋白、脂质双层、脂多糖组成。

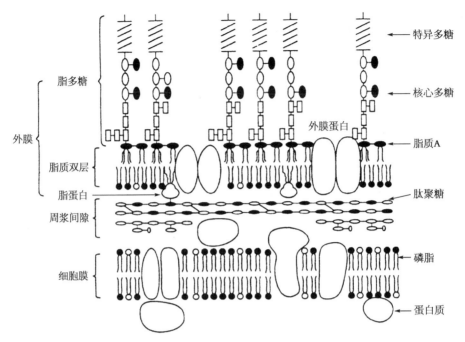

图 1-6　革兰阴性菌的细胞壁结构

引自：钱利生．医学微生物学．第二版．复旦大学出版社，2003

1）脂质双层(lipid bilayer)：革兰阴性菌外膜为磷脂双层结构，其内外层组成呈不对称性，内层结构类似细胞膜，而外层中则含有大量的脂多糖。在磷脂基质中镶嵌着多种蛋白质，称为外膜蛋白(outer membrane protein, OMP)，贯穿外膜形成通道，调控糖类、氨基酸、某些离子等小分子亲水性物质的出入，而对抗生素等大分子物质的扩散则有一定的屏障作用，因此，革兰阴性菌对许多抗生素的抵抗力强于革兰阳性菌。有些 OMP 还是噬菌体、性菌毛或细菌素的受体。

脂多糖（LPS）的组成

2）脂蛋白(lipoprotein)：位于肽聚糖层和外膜之间，蛋白质部分与肽聚糖侧链的二氨基庚二酸共价肽键结合，脂质成分与外膜非共价结合，使外膜和肽聚糖层构成一个整体，起着稳定外膜的作用。

3）脂多糖(lipopolysaccharide, LPS)：位于细胞壁最外层，通过疏水键附着于外膜上，是革兰阴性菌的内毒素(endotoxin)，可引起发热反应等，又称热原质(pyrogen)。LPS 由脂质 A、核心多糖和特异多糖三部分组成。脂质 A(lipid A)，嵌在外膜的外层，不同种属细菌的脂质 A 骨架基本一致，以磷酸葡糖胺二糖为单位，通过焦磷酸酯键连接的长链上结合有多种长链脂肪酸，其中 β-羟基豆蔻酸是肠道杆菌共有的结构。脂质 A 是革兰阴性菌内毒素的毒性主要组分，无种属特异性，故不同细菌的内毒素毒性作用相似。核心多糖（core polysaccharide），位于脂质 A 外侧，含 2 种特有的 2-酮基-3-脱氧辛酸(2-keto-3-deoxyoctonic acid, KDO)和庚糖。各种细菌含不同的多糖重复单位(repeat units)。核心多糖有属特异性，同属细菌的核心多糖相似。特异多糖(specific polysaccharide)，位于脂多糖的最外侧，由数个至数十个寡聚糖重复单位所构成的多糖链，是革兰阴性菌的菌体抗原(O 抗原）。不同种革兰阴性菌菌体抗原中因单糖的种类、位置、排列和空间构型各不相同,具有种或型特异性,可用于鉴别细菌。特异多糖的缺失,可使菌落由光滑(smooth, S)型变为粗糙(rough, R)型。

4) 脂寡糖(lipooligosaccharide,LOS)：少数革兰阴性菌(脑膜炎奈瑟菌、淋病奈瑟菌、流感嗜血杆菌等)的外膜糖脂含有相对短、多分枝状的糖苷,与粗糙型细菌的 LPS 截短体(O 抗原缺失)相似,称为脂寡糖。LOS 由脂质 A 和核心多糖组成,类似 LPS,具有内毒素功能。LOS 结构与哺乳动物细胞膜的鞘糖脂(glycosphingolipids)类似,可逃避宿主免疫细胞的识别,是重要的毒力因子。

(2) 周浆间隙(periplasmic space)：位于革兰阴性菌的细胞膜和外膜之间的空隙,含有多种蛋白质(结合蛋白、各类水解酶、毒力因子和 β-内酰胺酶等),在转运营养物质、降解有害物质毒性、抗药性等方面有重要作用。

革兰阳性菌和革兰阴性菌细胞壁结构差异较大(表 1-2),造成这两类细菌在染色性、致病性、抗原性、对药物的敏感性等方面的特性有明显的差别。

表 1-2　革兰阳性菌与革兰阴性菌细胞壁结构比较

细胞壁特征	革兰阳性菌	革兰阴性菌
强度	坚韧	疏松
厚度	20~80 nm	10~15 nm
肽聚糖层数	可多达 50 层	1~2 层
肽聚糖结构	聚糖骨架、四肽侧链、五肽交联桥	聚糖骨架、四肽侧链
肽聚糖含量	占细胞壁干重 50%~80%	占细胞壁干重 5%~20%
磷壁酸	+	—
外膜	—	+
脂蛋白	—	+
脂多糖	—	+
溶菌酶的作用	敏感	不敏感*
青霉素的作用	敏感	不敏感*

* 革兰阴性菌细胞壁的外膜可阻碍溶菌酶、抗生素、碱性染料、去污剂等较大分子进入。

4. **细胞壁的功能**　细胞壁坚韧而富有弹性,可维持细菌固有的形态。细菌胞质内蓄积高浓度的营养物质,胞内渗透压高达 5~25 个大气压。有了细胞壁的保护,才使细菌不变形、不破裂,并能在相对低渗的条件下生存。一旦失去细胞壁,各类细菌的形态均成球形。细胞壁有许多通道,部分水溶性小分子可通过,某些外膜蛋白还参与特殊物质的扩散过程。革兰阳性菌细胞壁的磷壁酸、革兰阴性菌的特异多糖均是重要表面抗原,与细菌的血清学分类有关。脂质 A 为内毒素的主要组分,脂磷壁酸(LTA)可介导细菌与宿主细胞的黏附,某些表面蛋白还具有抗吞噬作用等,均与细菌的致病有关。

带负电荷的 LPS 分子通过双价阳离子(如 Ca^{2+}, Mg^{2+})的非共价键桥连,可稳定膜结构并对疏水分子具有屏障作用。螯合剂去除双价阳离子,或用多聚阳离子抗生素如多黏菌素(polymyxins)和氨基糖苷类抗生素等可改变外膜的通透性。

5. 细菌细胞壁缺陷型（细菌 L 型） 当细菌肽聚糖受到理化或生物因素的直接破坏或合成被抑制,细胞壁受损的细菌在高渗环境下可存活,而在一般普通环境中不能耐受菌体内的高渗透压而胀裂死亡。细胞壁受损但仍能够生长和分裂的细菌称为细菌细胞壁缺陷型或 L 型(L form)。细菌 L 型的形态因缺失肽聚糖而呈高度多形性,大小不一,有球形、杆状和丝状等。细菌,成为 L 型后大多染成革兰阴性,着色不均。

(1) **细菌 L 型的命名**:1935 年 Klieneberger 在英国 Lister 研究院研究念珠状链杆菌时发现细胞壁缺陷型菌,菌落与形态类似于支原体,以该研究所的第一字母命名为 L 型细菌。现发现几乎所有的细菌、螺旋体和真菌均可产生 L 型。

革兰阳性菌细胞壁缺失后,称为原生质体(protoplast);革兰阴性菌肽聚糖层受损后尚有外膜保护,称为原生质球(spheroplast)。支原体是天然缺乏细胞壁的微生物。

(2) **细菌 L 型形成的主要影响因素**:细菌 L 型在体内或体外、人工诱导或自然情况下均可形成,诱发因素很多,如溶菌酶(lysozyme)和溶葡萄球菌素(lysostaphin)、胆汁、抗体、补体;或抑制细胞壁合成的药物如 β-内酰胺类抗生素等;或培养基中缺少合成细胞壁的成分。

(3) **细菌 L 型的培养**:很难培养,其营养要求基本与原菌相似,但需在含血清的软琼脂高渗培养基中生长(需加入 10%～20%人或马血清)。细菌 L 型生长繁殖缓慢,一般培养 2～7天,在软琼脂平板上形成中间较厚、四周较薄的荷包蛋样细小菌落,也呈颗粒状或丝状菌落。去除诱因后,有些 L 型菌可回复细胞壁合成能力,有些则不能回复。

> 细菌 L 型可引起慢性感染,治疗中应关注细菌 L 型的形成

L 型菌仍有一定的致病力,通常引起慢性感染(如尿路感染、骨髓炎、心内膜炎等),常在作用于细胞壁的抗菌药物(β-内酰胺类抗生素等)治疗过程中发生。临床上如遇有症状反复、感染迁延不愈者,且标本常规细菌培养阴性者,应考虑细菌 L 型感染的可能性,并更换抗菌药物。对此类感染,不宜继续使用抑制细胞壁合成的抗生素,需作 L 型细菌的专门分离培养。

（二）细胞膜

> 细菌细胞膜不同于真核细胞细胞膜之处

细胞膜(cell membrane 或 cytoplasmic membrane)位于细胞壁内侧,包裹细胞质,占细菌干重的 10%～30%。细菌细胞膜的结构与真核细胞者基本相似,但不含胆固醇。由于菌体结构简单,细胞膜在细菌重要的生命活动中发挥作用。

细胞膜的主要功能 ①物质转运,细胞膜形成疏水性屏障,水或水溶性小分子物质可通过被动扩散,选择性或主动转运进入或排出细胞。②呼吸电子传递和氧化磷酸化,有氧呼吸的细胞色素、呼吸链及三羧酸循环的酶等位于细胞膜。③分泌胞外水解酶和致病性蛋白,革兰阳性菌直接将水解酶排至菌体外,而革兰阴性菌则将其分泌至周浆间隙。细菌有 Ⅰ～Ⅵ型分泌系统,参与致病性分泌蛋白(蛋白酶、溶血素、毒素等)的分泌(见细菌生理)。④参与生物合成,细菌细胞膜含有多种生物合成酶类,参与大分子的生物合成如肽聚糖、磷脂、鞭毛、荚膜等。⑤参与细菌分裂,细菌细胞膜部分内陷形成囊状物,称为中介体(mesosome),使细胞膜有效面积扩大。中介体的一端连在细胞膜上,另一端与核质相连。在

细胞分裂时,中介体也一分为二,各携一套核质进入子代细胞。

细菌细胞膜还含有参与细菌的趋化和感应外界的信号等系统。

（三）细胞质

细胞质(cytoplasm)由水、蛋白质、脂类、核酸及少量糖和无机盐组成。细胞质中还含有多种重要结构。

1. **核糖体（ribosome）** 核糖体是细菌合成蛋白质的场所,其沉降系数为 70S,由 50S 和 30S 大小亚基组成(30S 小亚基含 16S rRNA；50S 大亚基含 23S 和 5S rRNA)。在生长活跃的细菌体内,几乎所有的核糖体都以多聚核糖体的形式存在。

> 细菌核糖体与真核细胞的不同,其 30S 和 50S 亚基是抗生素作用靶点

细菌核糖体是抗生素的作用靶点,如链霉素与 30S 亚基结合,而红霉素则与 50S 亚基结合,干扰细菌的蛋白质合成,从而抑制细菌的生长和增殖。这类药物对真核细胞的核糖体无作用,因为真核细胞核糖体是 80S,由 60S 和 40S 两个亚基组成。细菌 16S rRNA 的基因序列保守,可用于细菌的检测和鉴定。

2. **质粒（plasmid）** 质粒是细菌染色体外的遗传物质,为闭合环状的双链 DNA,存在于细胞质中。质粒携带的遗传信息控制细菌某些特定的遗传性状,但不是细菌生长所必需。失去质粒的细菌仍能正常存活和繁殖(详见细菌遗传和变异)。

3. **胞质颗粒** 细菌细胞质中含有多种颗粒,大多为贮藏的营养物质,包括糖原、淀粉等多糖、脂类、磷酸盐等。胞质颗粒不是恒定结构,随不同菌种、不同环境或不同生长期而异。用于白喉棒状杆菌鉴定的胞质颗粒主要含 RNA 和多偏磷酸盐(polymetaphosphate),嗜碱性强,用亚甲蓝染色时着色较深呈紫色,称为异染颗粒。

（四）核质

细菌无核膜、核仁。细菌的遗传物质集中位于细胞质,无成形核,称为核质(nuclear material)或拟核(nucleoid),由单一密闭环状 DNA 分子反复回旋卷曲盘绕组成松散网状结构,DNA 占 80% 以上,其余为 RNA 和蛋白质(RNA 聚合酶)。核质功能与真核细胞的染色体相似,故亦称为细菌染色体(chromosome)。

细菌染色体为单倍体,附着于中介体或细胞膜。

二、 细菌的特殊结构

（一）荚膜

许多细菌在自然环境中或宿主体内生长时可合成大量的黏液样胞外多聚物(extracellular polymer),包绕在细胞壁外,厚度≥0.2 μm,边界明显者称为荚膜(capsule)或大荚膜(macrocapsule)(图 1-7);厚度<0.2 μm 者称为微荚膜(microcapsule),如伤寒沙门菌的 Vi 抗原以及大肠埃希菌的 K 抗原等。若黏液性物质疏松地附着于菌细胞表面,边界不明显者称为黏液层(slime layer)。荚膜是细菌致病的重要毒力因

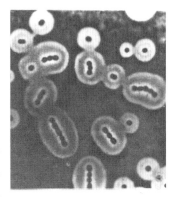

图 1-7 细菌荚膜

引自:钱利生. 医学微生物学. 第二版. 复旦大学出版社,2003

子,也是鉴别细菌的重要指标之一。

1. 荚膜的化学组成　为多糖或蛋白质。少数细菌如炭疽芽胞杆菌、鼠疫耶尔森菌等少数的荚膜为多肽;大多数细菌的荚膜化学组成是多糖,又称糖萼(glycocalyx),是荚膜-黏液层的通称。荚膜多糖为高度水合分子,与菌细胞表面的磷脂或脂质 A 共价结合。多糖分子组成和构型多样化,为细菌血清学分型的基础。

荚膜对一般碱性染料亲和力低,不易着色。普通染色后,可见被染色菌体的周围有未着色的透明圈;如用墨汁作负染色,则荚膜显现更为清楚;荚膜特殊染色法可将荚膜染成与菌体不同的颜色。在某些微生物感染中,荚膜染色具有临床诊断意义。

2. 荚膜的变异　荚膜的形成受遗传控制和环境条件的影响。在动物体内或含有血清或糖的培养基中容易形成荚膜,在普通培养基上或连续传代则易消失。含多糖荚膜的细菌可形成黏液(M)型或光滑(S)型菌落,失去荚膜后其菌落变为粗糙(R)型。含蛋白质荚膜细菌的菌落为 R 型,失去荚膜后则变为 S 型。

3. 荚膜的功能　①抗吞噬作用:荚膜具有抵抗宿主吞噬细胞的吞噬和消化的作用,增强细菌的侵袭力,因而荚膜是病原菌的重要毒力因子。如肺炎链球菌,其产荚膜菌株仅需数个菌即可使小鼠致死,而其无荚膜菌株则需高达上亿个菌才能使小鼠死亡。②黏附作用:荚膜多糖可使细菌黏附于宿主细胞表面,或参与细菌生物膜的形成,是引起感染的重要因素。③抵抗免疫清除:荚膜处于菌细胞的最外层,有保护菌体避免和减少受溶菌酶、补体、抗体、抗菌药物等物质对其的损伤作用。④鉴别细菌的依据。⑤荚膜多糖疫苗:肺炎链球菌疫苗和嗜血杆菌 B 型疫苗等。

(二) 鞭毛

许多细菌(包括弧菌、螺菌、杆菌和个别球菌)在菌体上附有细长、弯曲的丝状物,少仅 1~2 根,多者达数百根,称为鞭毛(flagellum, flagella),是细菌的运动器官(图 1-8)。鞭毛长 5~20 μm,直径 12~30 nm,经特殊染色法使鞭毛增粗后在普通光学显微镜下才可观察。

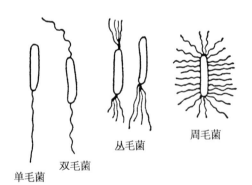

图 1-8　细菌的鞭毛

引自:钱利生. 医学微生物学. 第二版. 复旦大学出版社,2003

周毛菌

丛毛菌

双毛菌

单毛菌

根据鞭毛的数量和部位,可分成 4 类(图 1-8):①单毛菌(monotrichate):只有一根鞭毛,位于菌体一端,如霍乱弧菌;②双毛菌(amphitrichate):菌体两端各有一根鞭毛,如空肠弯曲菌;③丛毛菌(lophotrichate):菌体一端或两端有一丛鞭毛,如铜绿假单胞菌;④周毛菌(peritrichate):菌体周身遍布许多鞭毛,如伤寒沙门菌。

1. 鞭毛的结构　鞭毛自细胞膜伸出,一端游离于菌细胞外,鞭毛结构复杂,由多种蛋白质组成,其中鞭毛蛋白是一种弹性纤维蛋白,与骨骼肌中的肌动蛋白相似,与鞭毛的运动有关。各菌种的鞭毛蛋白结构不同,具有高度的抗原性,称为鞭毛抗原(H 抗原)。

鞭毛是从尖端生长,在菌体内形成的鞭毛蛋白分子不断地添加到鞭毛的末端。若用机械方法去除鞭毛,新的鞭毛很快合成,3～6 min 内恢复运动能力。

2. 鞭毛的功能 ①细菌的运动:有鞭毛的细菌在液体环境中能自由游动,运动迅速,如单鞭毛的霍乱弧菌每秒移动可达 55 μm。细菌运动有化学趋向性,"趋利避害",向营养物质处前进,而逃离有害物质。②细菌的致病性:有些细菌的鞭毛与致病性有关。如霍乱弧菌、空肠弯曲菌等通过活泼的鞭毛运动穿越覆盖小肠黏膜表面的黏液层,使菌体粘附于肠黏膜上皮细胞,产生毒素,引起病变。③细菌的鉴定和分类的依据:根据鞭毛菌的动力(motility)和鞭毛的抗原性,可用于鉴定细菌和进行细菌分类。

有鞭毛的细菌在软琼脂中可以运动,形成雾气样的扩散,德文为 hauch(H):"Breathing on glass";而无鞭毛的细菌无运动,称为 Ohne hauch(O)。

> 鞭毛抗原(H 抗原)
> 菌体抗原(O 抗原)

（三）菌毛

许多革兰阴性菌和少数革兰阳性菌菌体表面存在着比鞭毛更细、更短而直硬的丝状物,称为菌毛(pilus 或 fimbriae)。菌毛由菌毛蛋白(pilin)组成,新形成的菌毛蛋白分子插入菌毛的基底部。菌毛蛋白具有抗原性,其基因位于细菌的染色体或质粒上。菌毛必须用电子显微镜方可观察到。根据功能,菌毛可分为普通菌毛和性菌毛。

1. 普通菌毛（common pilus） 长 0.2～2 μm,直径 3～8 nm,遍布菌细胞表面,是细菌的黏附结构,可与宿主细胞表面的特异性受体结合。菌毛与受体结合的特异性决定了宿主的易感部位,因此菌毛在各细菌所致感染中起关键作用。引起上行性尿路感染的

> 普通菌毛的致病性;
> 性菌毛在基因水平
> 的传递

致肾盂肾炎大肠埃希菌(Uropathogenic *E. coli*,UPEC),其 P 菌毛(pyelonephritis-associated pili,P pili)可使 UPEC 黏附于肾脏的集合管和肾盏。有菌毛的菌株可抵抗肠蠕动或尿液的冲洗作用,有利于定居,一旦丧失菌毛,其致病力亦随之消失。因此,菌毛和细菌的致病性密切相关。

2. 性菌毛（sex pilus） 见于少数革兰阴性菌,一个菌只有 1～4 根,比普通菌毛长而粗,中空呈管状。性菌毛由致育因子质粒编码(fertility factor,F factor),故性菌毛又称 F 菌毛。带有性菌毛的细菌称为 F$^+$ 菌,无性菌毛者称为 F$^-$ 菌。通过性菌毛,F$^+$ 菌可将质粒或部分染色体传递给 F$^-$ 菌。因此,性菌毛是基因水平转移的途径之一。此外,性菌毛也是某些噬菌体吸附的受体。

（四）芽胞

某些细菌在一定的环境条件下,在菌体内部形成一个圆形或卵圆形小体,称为内芽胞(endospore),简称芽胞(spore),是细菌的休眠形式。产生芽胞的细菌都是革兰阳性菌,重要的有芽胞杆菌属(炭疽芽胞杆菌等)和梭菌属(破伤风梭菌等)。

1. 芽胞的形成与发芽 细菌芽胞的形成受遗传因素的控制和环境的影响。芽胞一般只是在动物体外对细菌不良的环境条件下形成,其形成条件因菌种而异。炭疽芽胞杆菌在有氧下形成,而破伤风梭菌则相反。

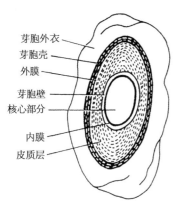

芽胞外衣
芽胞壳
外膜
芽胞壁
核心部分
内膜
皮质层

图1-9　细菌芽胞的结构

引自:钱利生.医学微生物学.第二版.复旦大学出版社,2003

成熟的芽胞具有多层膜结构(图1-9),核心为芽胞的原生质体,含有细菌原有的核质和核糖体、酶类等主要生命基质。核心的外层依次为内膜、芽胞壁、皮质层、外膜、芽胞壳和芽胞外衣,层层包裹为坚实的球体。芽胞带有完整的核质、酶系统和合成菌体组分的结构,能保存细菌的全部生命必需物质。

芽胞不是细菌的繁殖方式,而是细菌的休眠状态(dormancy)。在一定条件下,芽胞可发芽形成新的菌体。然而,一个细菌形成一个芽胞,而一个芽胞也只能生成一个繁殖体。相对芽胞而言,未形成芽胞而具有繁殖能力的菌体被称为繁殖体(vegetative form)。

> 抗生素对芽胞无作用

2. 芽胞在鉴别细菌中有重要价值　芽胞折光性强,壁厚,不易着色。染色时需经媒染、加热等处理。芽胞的大小、形状、位置等随菌种而异(图1-10)。例如,炭疽芽胞杆菌的芽胞为卵圆形、比菌体小,位于菌体中央;破伤风梭菌芽胞呈圆形,比菌体大,位于顶端,状如鼓槌;肉毒梭菌芽胞比菌体大,位于次极端(图1-10)。

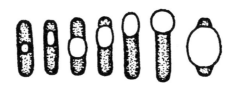

图1-10　细菌芽胞的形态和位置

引自:钱利生.医学微生物学.第二版.复旦大学出版社,2003

3. 芽胞在医学实践中的意义

(1) 芽胞的抵抗力强:细菌芽胞对热力、干燥、辐射、化学消毒剂等理化因素的抵抗力强。一般细菌繁殖体在80℃水中迅速死亡,而细菌芽胞可耐100℃数小时。在普通条件下,芽胞可存活几年至几十年,如炭疽芽胞杆菌芽胞污染的草原,传染性可保持50年以上。细菌芽胞具有特殊的结构和组成且代谢不活跃,所以对理化因素等不良环境的抵抗力强。芽胞含水量少(约为繁殖体的40%),芽胞具有多层致密厚膜,不易透水,理化因子不易进入;芽胞核心和皮质中含有吡啶二羧酸(dipicolinic acid,DPA),与钙结合可提高芽胞中酶的热稳定性。在发芽时,DPA从芽胞中渗出,耐热性随之失去。

(2) 灭菌效果指标　常用的消毒法不易杀死芽胞,高压蒸汽灭菌法是杀灭医疗用具、敷料、手术器械上污染芽胞的最可靠方法。在进行高压蒸汽灭菌时,应以细菌芽胞灭活作为指标,判断灭菌效果。

(3) 严重外源性感染病原　可引起人类严重疾病的芽胞细菌包括厌氧芽胞梭菌中的产气荚膜梭菌、破伤风梭菌和肉毒梭菌等,以及需氧芽胞杆菌中的炭疽芽胞杆菌,分别引起气性坏疽、破伤风、食物中毒和炭疽。芽胞进入机体后,发芽形成繁殖体,大量繁殖而致病。

第三节　细菌形态与结构检查法

一、显微镜观察法

细菌形体微小,必须借助显微镜放大后方能观察。

1. 普通光学显微镜(light microscope)　普通光学显微镜以可见光为光源,其分辨率为光波波长的一半(0.25 μm)。0.25 μm 的微粒(一般细菌均大于 0.25 μm)经油镜放大 1 000 倍(接物镜×100 倍,目镜×10 倍)。用普通光学显微镜观察时,需将细菌进行染色,增强对比度,以便观察。

2. 电子显微镜(electron microscope)　利用电子流代替可见光波,其放大倍数可达数十万倍,可分辨 1 nm 的微粒。电子显微镜包括投射电子显微镜(transmission electron microscope,TEM)和扫描电子显微镜(scanning electron microscope,SEM)。TEM 不仅可观察细菌的外形,也可观察细菌内部的超微结构。SEM 的分辨率较 TEM 低,但可观察物体的三维立体图像。电子显微镜标本的制备方法包括磷钨酸或钼酸铵负染、投影法(shadowing)、超薄切片、冰冻蚀刻法(freeze etching)等,但不能观察活的微生物。

此外,尚有暗视野显微镜(darkfield microscope)、相差显微镜(phase contrast microscope)、荧光显微镜(fluorescence microscope)和激光共聚焦显微镜(confocal microscope)及活细胞工作站(live cell imaging system)等,适用于观察不同情况下的细菌形态和结构等。

二、染色法

细菌体形小、半透明,经染色后方可在普通光学显微镜下观察。碱性染色剂中的有色分子带正电荷,易使带负电荷的细菌着色。经染色后的细菌细胞与背景形成鲜明对比,可清楚观察细菌的形态和结构。细菌染色法有多种,最常用的是革兰染色法(Gram stain)。

革兰染色法是细菌学中最常用的染色方法,在鉴别细菌、选择抗菌药物、研究细菌致病性等方面具有重要意义。革兰染色法由丹麦细菌学家 Hans Christian Gram 于 1884 年建立,使用至今。革兰染色法包括初染、媒染、脱色、复染等 4 个步骤:标本固定后,先用结晶紫初染;再加碘液媒染,使之形成结晶紫-碘复合物,此时细菌染成深紫色;然后用 95% 乙醇脱色(有些细菌会被脱色,有些则不能);最后用稀释复红或沙黄复染。不被 95% 乙醇脱色的细菌保留紫色者为革兰阳性菌,被乙醇脱色者复染后呈红色为革兰阴性菌。革兰染色法与细菌细胞壁结构密切相关,其染色机制尚不清楚。

有些医学上重要的细菌难以用革兰染色鉴别,如分枝杆菌、军团菌、支原体、螺旋体等不易被革兰染色液着色,而采用其他染色法(表 1 - 3)。此外,如细菌培养时间过长或老龄菌或

医学微生物学

操作不当,革兰阳性菌会被染成革兰阴性菌。

表 1-3　革兰染色不能鉴别的重要致病菌

微生物种类	原因	替代方法或显微镜观察法
分枝杆菌,包括结核分枝杆菌	细胞壁含有大量脂质,染料不用渗入菌体	抗酸染色
梅毒螺旋体	菌体细薄	暗视野显微镜观察,或荧光抗体染色法
军团菌	难以摄入复染液	吉姆萨染色或镀银染色法
肺炎支原体	无细胞壁	无
衣原体,包括沙眼衣原体	细胞内寄生,菌体细小	可观察到胞浆中的包涵体
立克次体	细胞内寄生,菌体细小	吉姆萨染色或其他组织染色法
革兰阳性菌染成革兰阴性菌	细菌培养过长的老龄菌	选取对数生长期的细菌
	培养基或标本中含有破坏/抑制细胞壁合成的药物操作不当	培养基中加入相应药物的抑制剂 正确操作

目前应用的细菌染色法还有单染法、抗酸染色法,以及荚膜、鞭毛、芽胞、核质等特殊染色法等。

（瞿　涤）

第二章　细菌生理学

概　述

- 细菌具有独特的生命活动规律,比表面积大,可不断地从环境中吸取营养物质,用于产能、合成菌体物质及调节代谢,保证细菌的快速生长繁殖。
- 细菌的生长曲线可划分为 4 个期:迟缓期、对数生长期、稳定期和衰亡期。
- 细菌的分解、合成的产物可用于鉴别菌种、临床诊断。
- 细菌在代谢过程中产生的多种代谢产物(如抗生素、维生素等),可为人类的生产和医疗实践所利用。
- 细菌可用于基因工程的科研和产业化。

细菌生理学主要研究细菌的营养、新陈代谢、生长繁殖等生理活动。

第一节　细菌的理化性状

一、细菌的化学组成

细菌与其他生物细胞相似,含有水、无机盐、糖类、蛋白质、脂质和核酸。水占细胞总量的 75%～90%。细菌含有原核细胞特有的化学成分:肽聚糖、磷壁酸、D 型氨基酸、二氨基庚二酸、吡啶二羧酸等。

二、细菌的物理性状

1. **半透明的光学性质**　细菌为半透明,菌悬液呈混浊状态,菌量越多浊度越大,可用比浊法或分光光度计粗略估计细菌数量,但无法区分死活细菌。

2. **比表面积大**　细菌体积小,比表面积大,外界进行物质交换频繁,有利于细菌的代谢和快速繁殖。

3. **带电荷**　革兰阳性菌的等电点为 pH2～3,革兰阴性菌为 pH4～5,在中性或弱碱性环境中,细菌带负电荷。菌体的带电现象与染色反应、凝集反应、抑菌和杀菌作用密切相关。

4. **半透性**　细菌的细胞壁和细胞膜均具有半透性,允许水及部分小分子通过。

5. **渗透压高** 菌细胞内含有高浓度的营养物质和无机盐,革兰阳性菌的渗透压高达20～25个大气压,革兰阴性菌为5～6个大气压。一般情况下,细菌所处环境均相对低渗,细胞壁可保护细胞不裂解;若细菌处于高于菌内渗透压的环境,菌体内水分逸出,细菌不能生长繁殖。高糖、高盐的高渗防腐作用常用于日常生活中。

第二节　细菌的生长繁殖

一、 细菌生长和繁殖的条件

细菌的生长指细菌在进行代谢活动的同时,体积增大;细菌的繁殖指生长到一定阶段后,细菌分裂,形成两个子代细胞。细菌生长繁殖的基本条件包括充足的营养物质、合适的酸碱度、适宜的温度和必要的气体环境。

（一）营养物质及其生理功能

细菌的生长繁殖过程必须从环境中获取各种营养物质。细菌生长繁殖所需的营养物质按其所提供的元素可分为碳源、氮源、水、无机盐和生长因子,在体外进行人工培养细菌时必须提供。

1. **碳源、氮源和水** 大多数病原菌以有机碳源为能量来源,以有机氮源(如蛋白胨和各种氨基酸)合成蛋白质、核酸及其他含氮物质。水参与细菌的新陈代谢及物质的吸收、渗透、分泌和排泄等;水的比热高,是良好的热导体,可迅速散发代谢过程中产生的热,有效控制胞内温度的变化。

2. **无机盐** 调节细胞渗透压、氢离子浓度、氧化还原电位等,并维持酶的活性或作为某些细菌的能源,如磷参与蛋白质、核酸、辅酶及高能磷酸键等的合成;硫参与含硫氨基酸的合成;钾、钠、钙、镁等可调节细胞内外的渗透压,或作为酶辅基;铁离子与细菌的致病作用密切相关,在宿主细胞内细菌与铁蛋白、乳铁蛋白、转铁蛋白等竞争铁,从而得以生长繁殖。

3. **生长因子** 指细菌本身不能合成,而其生长时不可缺少的微量有机物质,包括维生素、芳香族氨基酸、嘌呤、嘧啶等。少数细菌生长还必须添加特殊生长因子,如流感嗜血杆菌需X、V因子才能生长,X因子的性质与氧化高铁血红素相同,是细菌呼吸酶的辅基,V因子即辅酶Ⅰ或辅酶Ⅱ,均与菌细胞的呼吸有关。

细菌吸收营养物质主要依赖于细胞膜的功能。营养物质透过菌细胞壁和细胞膜的主要方式有被动扩散、促进扩散、主动运输和基团转位。主动运输是细菌吸收营养物质的主要方式,在通透酶(permease)参与下,可逆浓度梯度转运。通透酶在胞膜外表面与某种特定的营养物质发生可逆性结合,转运至膜内后构象变化释放营养物质。不同的营养物质需不同的通透酶。细菌可按代谢需要有选择地主动吸收某些营养物质。

各种细菌所含的酶系统不同,合成和分解的能力不同,因而对营养物质的需求也有所不同。根据细菌营养要求和能量来源的不同可将其分成两大类:①自养菌(autotroph),以无机物为碳源或氮源,合成菌体所需的复杂有机物质。自养菌均为非病原菌。②异养菌(heterotroph),以有机物质作为营养来源,多数利用糖类作为碳源,利用蛋白质、蛋白胨、氨基酸作为氮源。异养菌又分腐生菌和寄生菌。腐生菌(saprophyte)以无生命的有机物质(如动物尸体、腐败食品等)作为营养物质;寄生菌(parasite)寄生于活体内,从宿主的有机物质中获得营养。所有病原菌属异养菌,大部分是寄生菌。

(二) 酸碱度

大多数病原菌生长最适宜的酸碱度为 pH7.2~7.6,个别细菌需要在偏酸或偏碱的条件下生长。由于许多细菌在代谢过程中发酵糖类产酸,不利于细菌生长,因此在培养基中应适当加入缓冲物质。

(三) 温度

细菌生长的最适温度因菌种而异,多数病原菌为嗜温菌,在 15~40℃ 范围内均能生长,最适生长温度与人的体温相同,为 37℃。按对温度要求的不同可将细菌分为嗜冷菌、嗜温菌和嗜热菌。

(四) 气体

氧气是能量产生过程中的受氢体。提供充足的氧可增强大多数细菌的代谢和生长。根据对氧需求的不同,细菌可分为 4 类。

1. 专性需氧菌(obligate aerobe) 必须在有氧环境中生长,因其具有完整的呼吸酶系统,可将分子氧作为受氢体。如结核杆菌、霍乱弧菌。

2. 微需氧菌(microaerophilic bacterium) 适于在氧浓度较低的环境中生长,最适氧压条件为 5%~6%,氧压>10%对其有抑制作用。如幽门螺杆菌、空肠弯曲菌。

3. 兼性厌氧菌(facultative anaerobe) 在有氧或无氧环境均能生长,但有氧条件下生长较好,大多数病原菌属此类型。

4. 专性厌氧菌(obligate anaerobe) 缺乏完善的呼吸酶系统,只能在低氧分压或在无氧环境中进行发酵。专性厌氧菌缺乏分解有毒氧基团(O_2^-,H_2O_2,过氧化物等)的酶,包括过氧化氢酶($2H_2O_2 \longrightarrow 2H_2O + O_2$)、过氧化物酶和超氧化物歧化酶($2O_2 + 2H^+ \longrightarrow H_2O_2 + O_2$)以及细胞色素及细胞色素氧化酶。如破伤风梭菌、产气荚膜梭菌。

此外,多数细菌在代谢过程中可产生 CO_2 满足生长需要,但少数病原菌在培养时需要额外补充 CO_2,如脑膜炎奈瑟菌等。

二、 细菌的繁殖方式和生长曲线

细菌以二分裂法(binary fission)方式进行无性繁殖。细菌生长到一定时期后,在菌体中间形成横膈,一个菌细胞分裂成两个子细胞。

1. 细菌繁殖速率 在适宜条件下,多数细菌繁殖速度很快,分裂一次仅需 20~30 min,少数细菌如结核杆菌速度较慢,需 18~20 h 分裂一次。事实上,因营养物质的消耗,毒性代谢产物的积聚等原因,细菌不可能始终保持这样的繁殖速度,一段时间后细菌繁殖速度减慢,死亡速度加快。

2. 细菌生长曲线 将一定数量细菌接种于适宜的液体培养基中,定时取样检查菌数,细菌群体的生长繁殖过程呈现规律性:以培养时间为横坐标,培养液中细菌数的对数为纵坐标,可绘制出一条曲线,称为细菌的生长曲线(growth curve)(图2-1),可分为迟缓期、对数生长期、稳定期及衰亡期4个时期。

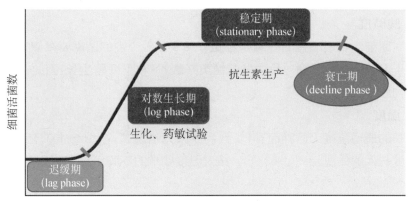

图2-1 细菌的生长曲线

细菌生长曲线在医学中的意义

(1) 迟缓期(lag phase) 为细菌适应环境的阶段,此期细菌体积增大,代谢活跃,菌数不增加。

(2) 对数生长期(logarithmic phase 或 exponential phase) 细菌生长迅速,菌数以几何级数增长,速率恒定。此期细菌的形态、染色性、生理活性等特性典型,对环境因素敏感,药敏试验或细菌生物学性状研究等多采用此期细菌。

(3) 稳定期(stationary phase) 细菌生长速率逐渐下降,死亡率渐增,细菌繁殖数与死亡数趋于平衡,活菌数保持相对稳定。因营养物质消耗、毒性代谢产物积聚,pH、氧化还原电位改变等因素的影响,细菌难以继续高速繁殖,部分细菌死亡。此期细菌可表现形态和生理的改变,如胞浆颗粒增多、染色性改变、芽胞形成等。由于代谢产物大量积聚,故提取抗生素、外毒素等细菌代谢产物多选用此期细菌。

(4) 衰亡期(decline phase) 细菌死亡数大于增殖数,活菌数急剧减少。细菌发生变形、肿胀、自溶等衰退表现,故陈旧培养的细菌较难鉴定。

细菌在宿主体内不会出现生长曲线

细菌的生长曲线虽然仅反映细菌在体外人工培养条件下生长的动态变化,但对研究细菌生理学及医疗工作、生产实践等均有重要的指导意义。

生物膜是细菌的一种生活方式

3. 细菌生物膜(bacterial biofilm) 相对单细胞的浮游菌(planktonic bacteria)状态而言,生物膜是细菌的另外一种生活方式,附着状态(即生物膜状态,sessil bacteria)。目前细菌生物膜的基本定义为:细菌黏附在有生命或无生命物体(医疗置入物)的表面、细胞间相互黏附和集聚、增殖成微菌落并分泌胞外多聚物(基质),细菌在基质中生存和繁殖。细菌与胞外多聚物形成具有三维结构(含有营养物交换通道)的细菌生物膜。在细菌生物膜可由一种或多种细菌形成,且细菌的生长状态呈异质性。一旦形成生物膜,细菌对外界理化因素(如消毒剂和抗生素等)的抵抗力明显增强。

第三节　细菌的新陈代谢

细菌的新陈代谢过程包括合成代谢和分解代谢,是细菌生命活动的基本过程。

一、 代谢能量产生的方式

细菌通过生物氧化作用获取能量,主要通过糖类的氧化释放能量,以脱氢和失去电子方式实现,并以高能磷酸键(ADP、ATP)的形式储存能量。细菌可在有氧或无氧条件下进行生物氧化,其氧化过程、代谢产物及产生能量的多少均有所不同。大多数病原菌通过呼吸或发酵产能。

1. **需氧呼吸**　以分子氧作为最终受氢(电子)体。细菌的呼吸链位于细胞膜上,不同细菌酶系统不同,呼吸链的组成也有所不同。1 克分子葡萄糖经过需氧呼吸,可产生 38 分子的 ATP。大多数病原菌可从需氧呼吸获取能量。

2. **发酵（fermentation）**　专性厌氧菌和兼性厌氧菌均能进行厌氧发酵获取能量。由于某些细菌的酶系统不完善,只能以有机基质的未彻底氧化的中间代谢产物作为最终受氢(电子)体,1 分子葡萄糖经发酵仅产生 2 分子 ATP。因为厌氧发酵产能有限,所以细菌只能通过加强其代谢活动,以获取足够的能量,工业生产上利用这一点可制造大量的发酵产品。由于不同细菌分解糖所积累的代谢产物不同,可用于鉴别细菌。根据代谢产物的不同,可将发酵分为不同类型。

二、 分解代谢过程

1. **糖的分解**　营养物质中的多糖类物质,先经细菌分泌的胞外酶作用,分解为单糖(葡萄糖),再被吸收利用。葡萄糖是许多细菌的良好碳源和能源,多糖→单糖→丙酮酸的分解过程各菌基本相同,但对丙酮酸的进一步代谢则因酶系、对氧的需求不同而异。需氧菌可将丙酮酸氧化脱羧后进入三羧酸循环,产生大量能量和多种中间代谢产物,为合成代谢提供必要的前体。厌氧菌则发酵丙酮酸,产生各种酸类、酮类、醛类、醇类等代谢产物。分解糖类的能力是鉴别细菌的指标之一。

2. **蛋白质的分解**　细菌分泌的胞外酶先将复杂的蛋白质分解为短肽,吸收入菌细胞,再由胞内酶将肽类分解为氨基酸。分解蛋白质的细菌少且蛋白酶的专一性强,因此分解蛋白质的能力是鉴别细菌的指标之一。能分解氨基酸的细菌较多,其分解能力也各不相同,主要通过脱氨、脱羧两种方式实现。

三、 分解代谢产物与细菌鉴定

由于细菌具有的酶系统各不相同,其分解代谢产物也不一样,可借以鉴别细菌。通过生化试验的方法检测细菌对各种基质的代谢作用及其代谢产物,从而鉴别细菌统称为细菌生化反应(bacterial biochemical reaction)。细菌的生化反应是鉴别细菌的重要手段,目前临床细菌学检验多采用微量生化反应板进行快速、准确的鉴定,以常见细菌生化反应举例说明如下。

1. 糖发酵试验 因细菌所含酶系不同,分解糖类的能力不同,一般以能否发酵某种糖,并产酸、产气的现象来区别。例如,大肠埃希菌能分解葡萄糖和乳糖,产酸产气;而伤寒沙门菌则不能分解乳糖,分解葡萄糖也只产酸不产气。因前者有甲酸解氢酶,可将糖分解产生的甲酸进一步分解为 CO_2 和 H_2,而后者无此酶。

2. 糖代谢产物鉴别试验 不同细菌分解糖代谢中间产物的能力不同,在培养基中加入不同的指示剂可用于鉴别细菌,如甲基红试验(methyl red test)和 VP 试验(Voges-Proskauer test),利用不同的成分作为指示剂判别细菌能否将丙酮酸脱羧生成中性的乙酰甲基甲醇,用于鉴别大肠埃希菌和产气杆菌。

3. 吲哚试验(indol test) 大肠埃希杆菌、变形杆菌、霍乱弧菌等含有色氨酸酶,可分解色氨酸生成吲哚,吲哚和对二甲基氨基苯甲醛作用,生成红色的玫瑰吲哚,为吲哚试验阳性。

4. 枸橼酸盐(citrate)利用试验 常用于鉴别产气杆菌和大肠埃希菌。产气杆菌能利用枸橼酸盐作为唯一碳源,分解枸橼酸盐生成碳酸盐,使培养基的酸碱度由原来的 pH<7.0 变为 pH>7.0,使指示剂溴麝香草酚蓝由淡绿色变为深蓝色,而大肠埃希菌不能利用枸橼酸盐。

5. 硫化氢试验 有些细菌能分解培养基中的胱氨酸、甲硫氨酸等含硫氨基酸,生成硫化氢,如遇培养基中的醋酸铅或硫酸亚铁则生成黑色的硫化铅或硫化亚铁。常用于区别不同种属的肠道杆菌,其中志贺菌属、大肠埃希菌、产气杆菌等为阴性,沙门菌属与变形杆菌属的部分菌(普通变形杆菌、乙型副伤寒沙门菌)为阳性。

四、 合成代谢产物及其医学意义

细菌利用分解代谢产生的能量及小分子前体物质合成菌体自身成分,如核酸、蛋白质、多糖和脂类等,以及一些在医学上有重要意义的代谢产物,有些与细菌的致病作用有关,有些可用于鉴别细菌或防治疾病。

1. 热原质(pyrogen) 细菌合成的物质,注入人体或动物体内能引起发热反应,故名热原质,是革兰阴性菌细胞壁中的脂多糖(LPS)。热原质耐高温,耐 121℃ 高压蒸气灭菌 20 min,250℃ 高温干烤才能破坏。临床上生理盐水、注射药剂等均应保证无热原质存在,可用活性炭吸附、超滤膜过滤或强碱性阴离子交换树脂等方法处理,以去除溶液中的热原质。

2. 毒素和侵袭性酶类 细菌产生的毒素分为内毒素(endotoxin)和外毒素(exotoxin):外毒素是细菌在生长繁殖过程中产生并分泌到菌体外的蛋白质;内毒素是革兰阴性菌细胞

壁的脂多糖,菌体崩解后释放出。有些细菌能合成具有侵袭性的酶类,能损伤组织,促使细菌侵袭和扩散,是病原菌的重要致病物质,如血浆凝固酶、透明质酸酶、链激酶等。

3. 色素 某些细菌在氧气充足、温度适宜、营养丰富的条件下能产生不同颜色的色素,有助于鉴别细菌。水溶性色素,可扩散于培养基中使其着色,如绿脓杆菌色素;脂溶性色素,仅局限在菌落上,如金黄色葡萄球菌色素。

4. 其他产物 ①抗生素(antibiotic),某些放线菌、真菌或细菌代谢过程中产生能抑制或杀灭某些病原微生物的物质。②细菌素(bacteriocin),为某些菌株产生的一类具有抗菌作用的蛋白质,其作用范围较窄,仅杀伤与产生菌株有近缘关系的细菌。利用该特性可进行细菌分型。③维生素,细菌可合成某些维生素,除供自身所需外,还能分泌至周围环境中,如人体肠道菌合成的 B 族维生素和维生素 K,可被人体吸收利用。医药工业上利用某些细菌制造维生素。

总之,细菌代谢不同于其他生物细胞之处,主要表现在代谢活跃、代谢类型和代谢产物多样化等,可使细菌适应不同环境条件而生长繁殖,并对人体造成危害,也可以借助其特点进行细菌鉴别或用于化合物生产。

第四节 细菌的人工培养

了解细菌对营养的需要及生长繁殖的规律,即可采用人工方法进行培养。人工培养需供给细菌生长适宜的培养基和选择合适的培养方法。然而,目前仍有些细菌无法人工培养。

一、 培养基种类

培养基(culture medium)是由适合于细菌生长繁殖的各种营养物质按一定比例配制而成,可供细菌生长繁殖。一般培养基的 pH 为 $7.2 \sim 7.6$,少数细菌需要偏酸或偏碱。培养基应无菌。

培养基按物理性状的不同可分为液体培养基、固体培养基和半固体培养基,三者的营养成分可完全相同,仅在液体培养基中加入不同浓度的琼脂,即可制成固体培养基(2%~3%琼脂)或半固体培养基(0.2%~0.5%琼脂)。

培养基按其用途的不同可分为以下 5 类。

1. 基础培养基(base medium) 含细菌生长繁殖所需的最基本营养物质,如牛肉膏、蛋白胨、氯化钠和水。

2. 营养培养基(enriched medium) 在基础培养基中添加特殊的营养物质(如葡萄糖、血液、血清、酵母浸膏、生长因子等),供营养要求较高的细菌生长,如血琼脂平板。

3. 选择培养基(selective medium) 利用细菌对某些化学物质的敏感性不同,在培养基中加入相应物质以抑制混杂细菌,筛选出目的菌。如分离肠道病原菌的培养基含胆酸盐,可抑制革兰阳性菌的生长,枸橼酸盐和煌绿能抑制大肠杆菌,有利于肠道病原菌(沙门菌属、志贺菌属)的分离。

4. 鉴别培养基(differential medium) 这是鉴别细菌生化反应的培养基,如在无糖基础培养基(蛋白胨水)中加入糖类和指示剂,可观察细菌对糖类的分解能力,用于鉴别菌种;醋酸铅培养基可用于检查细菌能否产生硫化氢。

5. 厌氧培养基(anaerobic medium) 在培养基中加入还原剂,以降低培养基的氧化还原电势,并将培养基表面用凡士林或石蜡封闭以隔绝空气,造成无氧环境。常用的厌氧培养基有疱肉培养基、牛心脑浸液培养基等。

二、 细菌在培养基中的生长情况

一般情况下,根据不同细菌的营养需求,选择合适的培养基,将细菌接种于培养基中,置于37℃培养箱内,培养18~24 h即可观察细菌的生长状况。

1. 在固体培养基上的生长情况 固体培养基用于分离纯化细菌。分离培养是检查、鉴定细菌的重要第一步。将细菌划线接种于固体培养基表面,孵育一段时间后,在培养基表面形成散在的、肉眼可见的细菌集团,称为菌落(colony)。一般情况下,一个菌落由单个细菌繁殖而成,挑取一个菌落转种到另一新鲜培养基中则可获得该菌的纯培养(pure culture)。不同细菌的菌落大小、颜色、透明度、表面与边缘情况、光滑或粗糙、湿润或干燥、溶血性等表现的不同,有助于识别和鉴定细菌。

此外,取一定量的标本或液体培养液均匀涂布在固体培养基上,可计菌落数,推算标本中的活菌数。菌落计数法(colony forming unit,CFU)常用于检测自来水、饮料、污水和临床标本中的活菌含量。

2. 在半固体培养基中的生长情况 半固体培养基用于观察细菌的动力及保存菌种。用穿刺针接种细菌于半固体培养基中,有鞭毛的细菌沿穿刺线扩散生长,可见整个培养基呈云雾状,穿刺线模糊不清;无鞭毛的细菌只能沿穿刺线生长,培养基外周仍透明,穿刺线清晰可见。

3. 在液体培养基中的生长情况 液体培养基用于大量繁殖细菌。多数细菌生长后使液体呈均匀混浊状态,链球菌等少数细菌可沉淀生长,专性需氧菌则多生长在液体表面,形成菌膜。液体培养基可用于研究细菌生长曲线,但无法获得纯的细菌。

三、 细菌培养在医学中的用途

1. 感染性疾病的诊断及治疗 临床上要确定感染性疾病的病原菌,需从患者体内分离培养出细菌并加以鉴定,才能明确诊断。同时,对细菌作药物敏感试验可为临床选择有效的抗菌药物提供参考。也可用于筛选新抗菌药物。

2. 细菌的研究和鉴定 通过分离培养细菌达一定数量,才能对其进行形态、代谢活动、生化反应、抗原性、致病性等生物学性状的研究或鉴定。

3. 生物制品的制备 用分离培养所得的纯菌制备诊断菌液、菌苗、类毒素等,可用于传染病的诊断和预防。用培养的细菌或类毒素免疫动物,制备免疫血清或抗毒素,可供治疗。

4. **基因工程技术中的应用** 由于细菌繁殖快,易培养,故在基因工程中常经改造后作为工程菌,生产基因工程产品,如胰岛素、干扰素、乙型肝炎疫苗等。

（瞿 涤）

第三章　消 毒 与 灭 菌

概　述

- 灭菌(sterilization)，指杀灭物体上的所有微生物，包括病原和非病原微生物以及细菌芽胞。
- 消毒(disinfection)，指杀灭病原微生物。用以消毒的化学药物称消毒剂。一般消毒剂在常用浓度下，只对细菌繁殖体有效，对芽胞则无效。
- 防腐(antisepsis)，抑制微生物的生长繁殖，以防止物品的腐败变质。
- 无菌(asepsis)，特指不含活菌。防止微生物进入人体或其他物品的操作，称为无菌操作，如外科手术、微生物实验等时，应注意防止微生物的污染。
- 噬菌体是感染细菌、放线菌、螺旋体、真菌等微生物的病毒，专性胞内寄生，具有严格宿主特异性。根据与宿主菌的关系，分为毒性噬菌体和温和性噬菌体。参与细菌基因的水平转移-转导，也是分子生物学重要的研究工具。

微生物广泛存在于自然界，不断受其周围环境中各种因素的影响。当营养充分、环境适合时，进行新陈代谢和生长繁殖；当环境改变剧烈时，可导致代谢障碍或菌体蛋白变性，使微生物的生长受抑制，甚至死亡。消毒与灭菌就是利用理化因素消灭微生物。此外，自然界中还存在生物因子——噬菌体可以影响微生物的生存。

第一节　物理消毒灭菌法

用于消毒灭菌的物理因素有热力、辐射、滤过等。

一、热力灭菌法

高温可使微生物的 DNA 断裂、核糖体解体、菌体蛋白变性凝固。高温灭菌分湿热法和干热法。

1. 湿热灭菌法　最常用。在同样温度和时间，湿热效果较干热好，其主要原理是：①湿热水分充足，湿热中蛋白质可迅速变性凝固；②湿热传导快、穿透力强，可使物品内部温度迅速上升;③蒸汽有潜热效应,即当蒸汽接触到物体凝结成水时,放出潜热(每克水蒸气可释放540卡热量),增强灭菌作用。

(1) 巴氏消毒法(pasteurization):61.1～62.8℃ 30 min 或 71.7℃ 15～30 s(目前后者常用),可杀死液体中的病原微生物,但不影响所含不耐热物质。主要用于酒类和牛乳的消毒。

(2) 煮沸法:在 1 个大气压下水的沸点为 100℃,5～10 min 可杀灭细菌繁殖体。若加入 1%～2% 碳酸氢钠,可提高沸点至 105℃,增强杀菌作用,且防止金属生锈。注射器、杯盘、剪刀和镊子等物品消毒可用此法。在高海拔沸点降低的地区,可按海拔升高 300 m,延长消毒时间 2 min,以达消毒效果。

(3) 高压蒸汽灭菌法:高压蒸汽灭菌器可使温度升高至 121℃,若维持 20 min 即可杀死芽胞,达到灭菌目的。适用于手术敷料、生理盐水和普通培养基等的灭菌。产气荚膜杆菌外伤感染者的更换的敷料应立即进行高压蒸汽灭菌处理。

(4) 流动蒸汽灭菌法:在无高压蒸汽灭菌器时,可利用 1 个大气压下 100℃ 的流动蒸汽消毒器进行消毒,15～30 min,即可杀死细菌繁殖体。Arnold 消毒器与我国蒸笼的原理相同。

2. 干热灭菌法 有热空气(干烤)灭菌法和焚烧。干烤加热至 160℃,经 1～2 h,即可达到灭菌的目的,适用于耐热和怕潮湿的物品,如玻璃器皿、粉剂、各种油类制剂等灭菌。焚烧是彻底灭菌的方法,适用于医疗废物和动物尸体处置。

3. 干燥与低温抑菌法 有些细菌的繁殖体在干燥空气中会很快死亡,如奈瑟菌,但有些细菌抗干燥的能力较强,如结核分枝杆菌在干痰中可存活数月。芽胞抗干燥的能力更强。可用干燥法保存食物,盐渍和高糖可使菌体脱水,造成生理性干燥,抑制细菌生长繁殖。

低温可抑制微生物的生长与繁殖。一般细菌在 4～10℃ 冰箱内可生存数月,但冰冻可使部分细菌死亡。冷冻真空干燥法(lyophilization)是在低温下迅速冷冻,再在真空条件下干燥,制备的菌种可保存数年之久。方法是将细菌悬于少量保护剂(血清、脱脂牛乳等)内,置 −40～−75℃ 下迅速冷冻,然后在高度真空下升华干燥、密封保存。

二、 辐射杀菌法

辐射有两种:一为非电离辐射,如可见光、日光、紫外线等;另为电离辐射,如 α、β、γ、χ 射线等。

1. 紫外线（ultraviolet ray, UV） 波长在 200～300 nm 的紫外光,均有杀菌作用,以 250～285 nm 波长的紫外线杀菌力最强,在 DNA 吸收光谱范围内,可使相邻的胸腺嘧啶以共价键结合,形成二聚体,干扰 DNA 的复制、转录,导致细菌突变或死亡。

紫外线穿透力较弱,可被普通玻璃、纸张、尘埃、水蒸气等阻挡,故只能用于物体表面及房间空气的消毒。紫外线照射消毒时,应考虑消毒空间大小和照射距离。一般照射距离为 30 cm～1 m,照射 30 min～1 h。紫外线对皮肤、眼有损伤,使用时应注意防护。

2. 电离辐射 主要包括 β 射线和 γ 射线。电离射线具有较高的能量穿透力,可产生极强的致死效应。电离辐射用于食品消毒而不破坏其营养成分,并可保鲜。电离辐射用于不耐热的医疗塑料制品如注射器、试管、吸管及导管等灭菌。

三、滤器除菌法

滤器除菌(filtration)是用物理阻留的方法去除液体或空气中的细菌或真菌,以达到无菌目的,但不能去除病毒、支原体和 L 型细菌。一般除菌滤膜的孔径为 $0.22~\mu m$。实验室常用的滤菌器有玻璃滤菌器(漏斗式)、石棉板滤菌器(蔡氏滤器)和滤膜滤菌器,主要用于对不能加热或不能用化学药品灭菌的血清、药液、毒素等制剂的消毒。高效空气颗粒过滤器(high efficiency particulate air filter,HEPA filter)可去除空气中小于 $0.3~\mu m$ 的颗粒,用于实验室、手术室、负压病房和生物安全柜的空气除菌。

第二节　化学消毒灭菌法

一、化学消毒剂的消毒原理

化学消毒剂的种类多,杀菌原理有差异,可概括为下列 3 个方面。

1. 微生物蛋白质变性与凝固　某些消毒剂如醇(乙醇)、酚(石炭酸)、重金属(升汞)等的作用能使菌体蛋白质变性凝固,致使细菌的代谢功能发生障碍而死亡。

2. 干扰微生物酶系统和代谢　巯基是许多酶的必要基团,若被氧化或与其他物质结合,则酶的活性消失,微生物不能进行正常代谢而死亡。例如,氧化剂(高锰酸钾、过氧化氢等)可以使酶的巯基氧化为二硫基,从而失去酶的活性。重金属(银、铜、汞等)能和巯基结合使酶失活。

3. 损伤细菌的细胞膜　细菌细胞膜是一种半渗透性膜,控制菌体与环境间物质的正常交换。苯扎溴铵(新洁尔灭)、肥皂等消毒剂损伤细菌的细胞膜,引起渗透性改变,从而导致细菌死亡。

应注意:化学消毒剂对人体组织有毒副作用,只能外用或环境消毒,对物体有腐蚀作用,且对环境有污染。因此,化学消毒剂使用时要适量,作用时间不可过长。

二、消毒剂的种类和用途

具有杀死微生物的化学药品颇多,国外称作用于无生命体的化学药品为消毒剂;作用于活体组织的称抗菌剂(antibacterial agent),目前我国将上述两类药品统称为消毒剂。

1. 根据消毒剂的杀菌效果可以分为 3 类（表 3-1）

(1) 高效消毒剂:可杀灭各类微生物,包括细菌芽胞和真菌孢子,主要用于不耐热的物品如内窥镜、外科用塑料器械等。

(2) 中效消毒剂:能灭除细菌芽胞以外的各种微生物,主要用于喉镜、胃镜、吸引器、阴道扩张器等物体的表面消毒。

(3) 低效消毒剂:只能杀灭细菌繁殖体和亲脂类病毒,对真菌有一定作用,主要用于血培养装置、心电图电极、听诊器等的消毒。

2. 消毒灭菌的应用　消毒灭菌应针对不同微生物污染的物品,选用不同的消毒灭菌方法。

表 3-1　常用消毒剂的使用

消毒剂	消毒程度	浓度	作用时间(min)	使用对象
含氯消毒剂				
漂白粉	高效	有效氯0.4%	≥30	饮用水
		10%～20%		地面、厕所和排泄物
次氯酸、二氯异氰酸 尿酸钠	高效	有效氯0.01%～0.1%	10～30	皮肤、物品表面、排泄物、污水
过氧乙酸	高效	0.1%～0.5%	10～30	皮肤、深部创伤、物品表面、空气
过氧化氢	高效	3%	30	皮肤、物品表面、空气
戊二醛	高效	2%	≥40	医疗器械、内窥镜、精密仪器
乙醇	中效	70%～75%	5～10	皮肤、体温计、医疗器械
碘酊	中效	2%碘(75%乙醇配制)	1～10	皮肤、黏膜、物体表面
碘伏	中效	0.3%～0.5%有效碘溶液	10～30	皮肤、黏膜、物体表面
苯扎溴铵(新洁尔灭)	低效	0.05%～0.1%	10～30	皮肤、黏膜、物体表面、器械浸泡
氯己定(洗必泰)	低效	0.02%～0.05%	10～30	皮肤、黏膜、阴道冲洗、物体表面
高锰酸钾	低效	0.1%	10～30	皮肤、黏膜、餐具、蔬菜、水果
生石灰		按1∶4～1∶8比例加水配制	数小时	地面、排泄物消毒

（1）医疗器具物品的消毒灭菌：消毒剂选用应根据相对危险性评估而定，即依据不同患者、器械及其应用分为：①高度风险器械物品，需进入无菌组织的物品，如外科器械、注射器、注射液、静脉导管、尿道插管、敷料等。此类物品必须灭菌，最好用高压蒸汽灭菌法，不耐热物品可使用高效消毒剂如戊二醛、环氧乙烷等。②中度风险器械物品，仅与黏膜接触的器械，如胃镜、吸引器、支气管镜、呼吸机等，此类物品不需灭菌，可用中、高效消毒剂处理。③低度风险，仅与皮肤接触，如尿壶、便盆、洗涤用具、引流器等器械物品，只需低效消毒剂清洗即可。

此外，加热 75～100℃ 30 min，亦具有高效消毒作用，故多数金属器械和非金属性耐热物体，均可通过煮沸消毒。

（2）室内空气消毒灭菌：可采用紫外线照射、过滤除菌、化学消毒剂喷雾和熏蒸。

（3）皮肤与黏膜表面消毒：该类消毒剂应对细胞无毒性作用，主要用于减少皮肤黏膜表面的微生物数量，常用的消毒剂：75%乙醇、碘伏、氯己定(洗必泰)、硫柳汞(0.1%)、苯扎溴铵、硝酸银(1%，常用作滴眼剂，预防淋球菌结膜炎)等。

此外，患者的粪、尿、脓、痰等排泄物，一般常用 50%石炭酸或 20%漂白粉作等量搅拌混匀，消毒 2 h 后倾去之；患者体温表常浸于 75%乙醇中消毒，用氯气消毒饮用水；用甲醛与高锰酸钾混合消毒空气等，均可有效杀死微生物，防止病原菌的播散。

3. 防腐剂　防腐剂主要用于生物制剂、制药、食品、饮品等。医药上常用的防腐剂多为低浓度的消毒剂，可抑制细菌生长，延长保存期。常有的防腐剂包括叠氮钠、硫柳汞、甲醛、苯酚、山梨醇和苯甲酸钠等，后两者多用于食品和饮品。

三、 影响化学消毒的主要因素

化学消毒剂作用的强弱，常受下列因素影响。

1. **消毒剂的性质、浓度与作用时间**   各种消毒剂的理化性质不同,对微生物的作用大小各异,应根据目标微生物选择相应的消毒剂。同一消毒剂的浓度不同,消毒效果也不同。绝大多数消毒剂在高浓度时杀菌作用大,同时对人体组织的刺激性也大。然而,乙醇在75%浓度时消毒效果最佳,如浓度过高可使菌体蛋白凝固,影响消毒剂的渗入,减低杀菌效果。氧化剂有较强杀菌能力,但对金属有腐蚀作用,应避免用于精密金属仪器的消毒。

2. **微生物的种类与数量**   对消毒剂的敏感性排序大致为真菌、细菌繁殖体、有包膜病毒、无包膜病毒、分枝杆菌、细菌芽胞。不同种类或同种不同株的微生物对化学消毒剂的敏感性不同。微生物的数量越多,消毒亦越困难,因此必须延长消毒剂作用时间或提高浓度以增强杀灭微生物效果。

3. **温度对消毒剂作用的影响**   温度升高可以增强消毒剂的消毒效果。

4. **酸碱度对消毒剂作用的影响**   按消毒剂性质而定:季铵盐类阳离子消毒剂(如苯扎溴铵),在碱性条件下杀菌作用增强;酚类等阴离子消毒剂,酸性条件则杀菌作用增强。

5. **有机物对消毒剂作用的影响**   消毒剂与有机物结合而减弱消毒剂的杀菌效能。因此,在消毒皮肤或器械时,需先洗净后再用药。对于痰、粪等的消毒,宜选用受有机物影响小的药物,如生石灰、漂白粉等。

第三节   噬 菌 体

噬菌体(phage)是感染细菌、放线菌、螺旋体等微生物的病毒。因可引起宿主菌的裂解,故称为噬菌体。噬菌体的基本特性:体积微小、无细胞结构;基因组仅含一种核酸(DNA或RNA),由蛋白质衣壳包裹核酸组成,只能在宿主菌内复制,宿主菌提供其生长繁殖所需的大分子物质、能量产生系统及合成场所。

噬菌体分布广,有细菌的场所就有相应噬菌体存在的可能性。在人和动物的肠道、排泄物、土壤、井水、河水中,常含有肠道菌的噬菌体。根据噬菌体可判断相应宿主菌的存在。

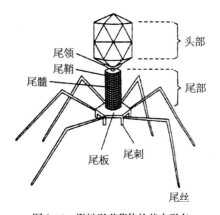

图 3-1   蝌蚪形噬菌体的基本形态

引自:钱利生.医学微生物学.第二版.复旦大学出版社,2003

一、 噬菌体的生物学性状

1. **噬菌体的形态与结构**   需用电子显微镜观察,有3种形态:蝌蚪形、微球形和细杆形。根据形态衣壳或核酸的结构特点可对噬菌体进行分类。国际病毒命名委员会(ICTV)将噬菌体的分为19个科。

大多数噬菌体呈蝌蚪形,由头部和尾部组成(图3-1)。噬菌体的头部呈二十面体立体对称,由衣壳按规则排列的蛋白质亚单位包绕核酸组成。尾部由不同于头部的蛋白质组成,呈中空的管状结构,中间为具有收缩功能的尾髓,外面由尾鞘包裹。尾髓可将头部的核酸注射入宿主细胞。有的噬菌体的尾部还有颈环、尾丝、尾板和尾刺。噬菌体的尾丝和尾刺可识别宿主菌表面的特异性受体并吸附于细胞;尾板含有裂解宿主菌细胞壁的溶菌酶;其他结构与噬菌体的装配有关。

2. **化学组成** 噬菌体主要有核酸和蛋白质组成。噬菌体的基因组的核酸类型为 DNA 或 RNA;ss RNA, ds RNA, ss DNA,或 ds DNA,大小为 $2\sim200$ kb。根据基因组的核酸类型可分为 DNA 噬菌体和 RNA 噬菌体。

3. **抗原性** 噬菌体具有抗原性,刺激机体产生的特异性抗体可抑制相应的噬菌体侵袭宿主菌。

4. **抵抗力** 噬菌体的抵抗力较细菌繁殖体强,耐 70℃ 30 min,抵抗乙醚、乙醇等,但对紫外线敏感。

二、噬菌体的复制周期

根据与宿主菌的相互关系,噬菌体可分为毒性噬菌体(virulent phage)和温和性噬菌体(temperate phage)。

毒性噬菌体
温和性噬菌
溶菌周期
溶原性周期

（一）毒性噬菌体

毒性噬菌体只具有 1 种生活周期,即溶菌周期(lytic cycle)。毒性噬菌体进入宿主菌后以复制的方式增殖,产生大量子代噬菌体,最终裂解宿主菌释放。其复制增殖过程如下。

1. **吸附** 噬菌体侵染宿主菌的第一步是"吸附",噬菌体的表面蛋白与宿主菌表面的受体发生特异性结合,如有些噬菌体仅吸附于细菌的性菌毛,因此仅感染 F^+ 菌。不同噬菌体的吸附方式不同,蝌蚪形噬菌体以尾丝和尾刺吸附于宿主菌。

2. **穿入** 有尾噬菌体吸附后,通过噬菌体编码的溶菌酶,在宿主菌的细胞壁打孔,尾鞘像肌动球蛋白样收缩,露出尾轴插入细胞壁,如注射器样将头部的核酸注入细胞,衣壳留在菌体外。无尾噬菌体的核酸可以脱衣壳的方式进入宿主菌。

3. **生物合成** 噬菌体的基因组进入宿主菌后,借助于宿主细胞的生物合成、能量代谢等系统进行蛋白质的转录翻译和核酸复制。

4. **装配成熟** 噬菌体的蛋白质和核酸在宿主菌内合成后,装配成成熟的噬菌体。

5. **释放** 子代噬菌体在宿主菌内到达一定数目时,由噬菌体编码的溶菌酶分解细菌肽聚糖,菌细胞裂解,释放出大量子代噬菌体,如 T2 噬菌体在 37℃ 条件下,仅需约 $40'$ 即可产生 $100\sim300$ 个子代噬菌体。子代噬菌体可感染新的宿主菌。某些丝状噬菌体可以出芽方式释放。

在液体培养基中,混浊菌液变为澄清时,提示有噬菌体存在,宿主菌被噬菌体裂解。在固体培养基上,将适量的噬菌体与宿主菌液混合后接种培养后,培养基表面出现透亮的溶菌空斑,称为噬斑(plaque)。每个噬斑由 1 个噬菌体复制增殖并裂解宿主菌后形成,称为噬斑形成单位(plaque forming units,pfu)。将噬菌体按一定倍数稀释,通过计算 pfu,可测知一定体积中噬菌体的量。不同噬菌体形成的噬斑大小及形态不同。

（二）温和噬菌体

温和噬菌体具有 2 种生活周期:溶菌周期和溶原性周期(lysogenic cycle),见图 3－2。如

前噬菌体
溶原菌

温和噬菌体进入裂解周期,其复制特点与毒性噬菌体相同;如其进入溶原性周期,其基因组整合至宿主菌的染色体中,随染色体复制而复制,不产生子代噬菌体,细菌不裂解,由此而命名。

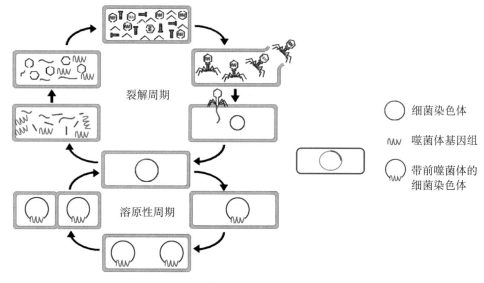

裂解周期

溶原性周期

○ 细菌染色体

∿ 噬菌体基因组

带前噬菌体的
细菌染色体

图 3-2 温和性噬菌体的生活周期

整合于宿主细胞染色体噬菌体基因组,称为前噬菌体(prophage)。前噬菌体随细菌染色复制,通过细菌分裂传给子代细菌。带有前噬菌体的细菌称为溶原性细菌(lysogen),因此温和噬菌体又称为溶原性噬菌体(lysogenic phage)。前噬菌体可自发或诱发从宿主菌染色体脱离,进入溶菌周期,产生子代噬菌体并裂解宿主菌。溶原性细菌具有抵抗同种或有亲缘关系噬菌体再感染的能力,使宿主菌处于对某些噬菌体"免疫"状态。

前噬菌体携带外源基因可在溶原菌种表达,从而改变细菌的某些生物学性状,称为溶原性转换(lysogenic conversion),如携带白喉毒素基因的 β-棒状杆菌噬菌体感染无毒白喉棒状杆菌后,可使后者获得产生白喉毒素的能力,成为有毒株(详见第四章细菌遗传与变异)。当溶原菌失去前噬菌体,将失去相应的生物学性状。

三、噬菌体的应用

1. 细菌的鉴定和分型　利用噬菌体裂解细菌有种或型的特异性,可进行细菌的鉴定。如霍乱弧菌、鼠疫耶尔森菌等的分型和鉴定。

2. 检测标本中的未知菌　根据噬菌体有严格的宿主特异性,并必须在活的宿主菌中复制的特点:①从标本中检测出某种噬菌体,提示有相应的细菌存在;②如将标本与一定量的已知噬菌体共培养,如噬菌体数量增加,提示有相应的细菌存在。

3. 耐药菌感染的治疗　由于噬菌体感染具有种的特异性,不易造成菌群失调,因此对耐药的金黄色葡萄球菌、铜绿假单胞菌及结核分枝杆菌感染的治疗具有潜在的应用价值。1958 年上海瑞金医院曾利用寻找到的特异性噬菌体控制了铜绿假单胞菌感染,挽救了 1 例大面积烧伤患者的生命。

4. 基因工程的工具 由于结构简单、基因数少,噬菌体已成为分子生物学研究的有效工具,在外源性基因的载体、表达载体、噬菌体展示技术等方面具有应用。

（瞿　涤）

第四章 细菌遗传与变异

概　述

- 遗传(heredity)和变异(variation)是细菌的基本属性。遗传是指亲代的特性可通过遗传物质传递给子代。基因(gene)是遗传的基本单位。
- 细菌基因组(genome)包括细菌染色体和(或)外源性DNA(质粒、噬菌体的部分或全部的基因组),以及可移动元件(mobile elements)。
- 细菌基因组中可移动元件包括插入序列、转座子和前噬菌体等。
- 细菌的变异可分为遗传变异(genetic variation)与表型变异(phenotypic variation)两类。表型变异不能遗传。
- 细菌遗传物质的水平转移(horizontal gene transfer)方式:转化、接合、转导。

　　细菌是单倍体原核细胞型生物,一旦基因发生变异,表型很快显现。细菌的生长繁殖迅速(在条件合适的情况下,一般细菌20 min可分裂一次),在短期内可见其生物特性改变。随着细菌基因组不断的解密及功能基因组的深入研究,对细菌遗传变异的认识在不断深入,推动了细菌致病机制、耐药机制、快速诊断、疫苗研发及防治新策略的研究。了解细菌遗传与变异的基本规律有重要意义。

第一节　细 菌 基 因 组

　　细菌的遗传物质是DNA。细菌基因组组成包括染色体、质粒和整合入染色体的噬菌体基因组。

一、细菌基因组的主要组成

　　1. 细菌的染色体（bacterial chromosome）　　细菌的染色体无核膜包绕,呈环状或线状等,大多数(>90%)细菌的染色体为一条环状双螺旋双链DNA(580～5220 kb),附着在横膈中介体或细胞膜上。少数细菌染色体(如霍乱弧菌、问号钩端螺旋体等)由两条环状

细菌基因组组成:染色体、质粒、前噬菌体

dsDNA 分子组成；疏螺旋体属(*Borrella*)的染色体则为线性 dsDNA 分子。

细菌基因组的主要特点：①非编码序列较少，基因数与基因组的大小成正相关；②多数基因为单拷贝，但 rRNA 基因为多拷贝，有利于大量核糖体的快速组装以满足细菌迅速生长繁殖；③功能相关的基因往往成串排列，由一个共同的调控区或调控基因进行转录的控制，形成操纵子(operon)；④细菌的基因结构中无内含子(intron)，转录的 RNA 无需剪接加工。

不同细菌染色体的 G＋C 含量不同，可用于分析细菌种属关系或基因来源。基因组序列分析显示：细菌种内和种间存在着广泛的遗传物质交换。在细菌基因组中可发现一些外源 DNA 片段(1～200 kb)，其 G＋C 百分比和密码子使用偏向性与细菌染色体有明显差异，两侧往往含有重复序列、插入序列或 tRNA，提示经水平基因转移获得，所携带基因与细菌的耐药性、致病性、毒力或某些代谢有关，称之为耐药岛、致病岛(pathogenic island，PAI)/毒力岛或代谢岛。

细菌染色体中具有各种功能的识别区域，如复制起始区 OriC、复制终止区 TerC、转录启动区和终止区等。

2. 质粒（plasmid） 质粒是细菌染色体外遗传物质，环状闭合或线性 dsDNA，存在于细胞质中。质粒为具有独立复制能力的复制子(replicon)。质粒携带的遗传信息可赋予宿主菌某些特定生物学性状，如致育性、耐药性、致病性等，但不是生命活动所必需。质粒可自行丢失或通过人工处理消除(如高温、吖啶橙、溴化乙啶等处理)。质粒的丢失可导致其编码的生物学性状随之消失。有些质粒的宿主范围广(broad-host range plasmids)，而有些质粒则存在于有限的宿主菌中。

细菌中存在不同种类的质粒，根据不同特性可进行以下分类：

（1）根据接合传递分类：可分为接合性质粒(conjugative plasmid)和非接合性质粒(non-conjugative plasmid)。接合性质粒可通过接合方式传递，质粒携带与接合传递有关的基因，分子量较大(40～100 kb)，如 F 质粒、R 质粒等；非接合性质粒不能通过接合方式进行传递，分子量小(长度为<15 kb)，但也有例外，如志贺菌毒力质粒达 220 kb。

（2）根据宿主菌内拷贝数分类：可分为严紧型质粒(stringent plasmid)和松弛型质粒(relaxed plasmid)。严紧型质粒的复制与染色体同步，拷贝数低，仅为数个；松弛型质粒的复制与染色体的复制不同步，每个细胞可含有 20～60 或更多拷贝。

（3）根据质粒间相容性分类：可分为不相容性与相容性质粒。结构相似且密切相关的质粒不能稳定地共存于一个宿主菌的现象称为不相容性(incompatibility)；反之则为相容性。质粒不相容性与质粒的宿主范围、复制部位、复制调控机制等有关。利用质粒的不相容性可将细菌分组，如肠杆菌科中分离的质粒已划分 30 余个不相容组，常用于流行病学调查。

（4）根据携带基因的生物学性状分类：①致育质粒或称 F 质粒(fertility plasmid)，编码性菌毛，介导细菌间质粒的接合传递。②耐药性质粒(resistance plasmid)：与多种抗菌药物和重金属的抗性相关。③毒力质粒(virulence plasmid)，编码与细菌致病性相关的毒力因子，如肠产毒素大肠埃希菌中的 ST 质粒编码耐热性肠毒素。④细菌素质粒：编码各类细菌素，如 Col 质粒(Colicinogenic plasmid)编码大肠埃希菌的大肠菌素。⑤代谢质粒:编码与代谢相关的酶类,如沙门菌发酵乳糖的能力通常由质粒决定。

3. 前噬菌体　温和性噬菌体的基因组可整合于细菌染色体,为前噬菌体(prophage),其所携带的遗传信息可赋予宿主菌某些生物学性状。前噬菌体也可与宿主菌染色体脱离(见第三章)。噬菌体的这种特性,亦可介导细菌基因的水平转移(见转导)。

二、细菌基因组中的转座元件

> 转座元件:插入序列(IS)、转座子(Tn)、整合子(In)

　　在细菌基因组中存在一些不依赖于同源重组即可改变自身位置的独特 DNA 序列,如插入序列和转座子等转座元件(transposable element)。可移动遗传元件(mobile genetic element)包括转座元件、质粒和噬菌体基因组等。绝大多数生物基因组中均存在转座元件,可能来自远祖,可以跨界(cross-kindoms)水平转移。

　　转座元件的存在可导致基因的不稳定性和高突变率。转座元件的发现,证明基因组不仅仅是静态的集合体,而是在不断改变组成的动态有机体。McClintock 于 20 世纪 40 年代因发现可移动的遗传元件,1983 年荣获诺贝尔生理或医学奖。转座元件的转移可发生在同一染色体上,也可发生在染色体、质粒之间,或质粒与质粒之间。已证实所有生物均有可转移遗传元件,转位作用主要依赖其自身编码的特异性转座酶(transposonase)。

　　转座元件可通过位置移动改变遗传物质的核苷酸序列,产生插入突变、基因重排、或插入位点附近基因转录表达的改变。因此,转座元件在促进细菌生物学性状改变及进化过程中发挥重要作用。转座元件主要为插入序列和转座子等,广泛存在于革兰阴性和革兰阳性细菌中。

　　1. 插入序列(insertion sequence, IS)　插入序列为最简单的一类可移动元件,长度为数百个至两千个碱基对,相当于1～2 基因的编码量,仅携带与转位功能有关的基因(转座酶),见图 4-1。细菌染色体、质粒和噬菌体基因组中均含有 IS。

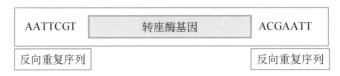

图 4-1　插入序列

　　IS 的特征为:两侧末端有反向重复序列(inverted repeat,IR)、编码转座酶及与转录有关的调节蛋白的基因。IS 编码的转座酶,识别反向重复序列,催化转座元件自基因组中解离,参与基因的转移。IS 可正向或反向整合到基因组上。

　　在细菌染色体和质粒中含有多种IS,每种 IS 还可有多个拷贝,是基因发生重组的条件之一。IS 的命名方式:一般在 IS 后加上阿拉伯数,如 IS1、IS2 等。IS 也可成为转座子的一部分。

2. 转座子 (transposon，Tn)　转座子结构比插入序列复杂，较大（2 000～25 000 bp），除了两端的 IS 和携带的与转移作用有关基因外，还携带其他基因（耐药性基因、抗重金属基因、糖发酵基因、毒力基因等，图 4-2），可随 Tn 转移。

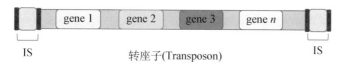

转座子(Transposon)

图 4-2　转座子模式图

根据转座子的转位特性分为：保留性转位（conservative transposition）和复制性转位（replicative transposition）。保留性转位是通过转座酶将转座元件切割下来，插入至其他位点（cut and paste）；在复制性转位时，转座元件的一个拷贝保留在原位，而另一个拷贝则插入到新位点。

转座子可分为复合型转座子、Tn3 系转座子和接合性转座子。①复合型转座子的中间序列为抗生素抗性基因，两端各有 1 个相同的 IS。复合型转座子可将携带的抗性基因在细菌染色体、质粒和噬菌体基因组之间转移，是自然界细菌耐药性产生的重要原因之一（表 4-1）。②Tn3 系转座子的两末端无 IS，但含有末端正向或反向的重复序列，中间部分为与转座功能相关的基因和抗生素抗性相关基因。③接合性转座子可在细菌间通过结合作用进行转移的转座子，代表是 Tn916，末端无重复序列。

表 4-1　常见的转座子

转座子	插入的识别序列	耐药基因或毒素基因
Tn1 Tn2 Tn3	IS1	AP(氨苄青霉素)抗性基因(β-内酰胺酶)
Tn4	IS2	AP、Sm(链霉素)、Su(磺胺)等抗性基因
Tn5	IS50L，ISR	Km(卡那霉素)、BLM(博莱霉素)、Sm 等抗性基因
Tn6	IS4	Km 等抗性基因
Tn7	Tn7R，Tn7L 为位点识别序列	TMP(甲氧苄氨嘧啶)、Sm、壮观霉素等抗性基因，含有整合子
Tn9	IS1	Cm(氯霉素)抗性基因
Tn10	IS10-R	Tc(四环素)抗性、重金属抗性、氧化应激等基因
Tn551	IS2	Em(红霉素)抗性基因
Tn1681	IS1	大肠埃希菌耐热肠毒素(ST)
Tn903	ISR1	Km 抗性基因

在哺乳细胞中存在有反转录转座子"retrotransposon"，细菌中是否存在尚无定论。

3. 整合子（integron，In）　整合子是一种可移动的 DNA 分子，具有独特结构，可捕获和整合多个外源性基因，使之转变成为功能性表达单位，可通过转座子或接合性质粒，使多种耐药基因在细菌中进行水平传播。1989 年 Strokes 和 Hall 首次提出整合子的概念。整合子存在于许多细菌中，定位于染色体和质粒或转座子上，可捕获外源性基因，导致细菌适应性增强。

整合子的基本结构含有 3 个功能元件（图 4-3）：整合酶基因、特异性重组位点和启动子,均位于整合子 5′保守末端。整合子的两侧末端为保守区,中间为可变区。可变序列含有一个或多个基因盒,是整合子的非必需组分。基因盒由一个结构基因(多为耐药基因)以及 57～141 个碱基对组成(特异性整合序列,可与整合子中的重组位点序列相配),但无启动子。整合酶催化基因盒的整合及切除,整合子的启动子启动整合子基因的表达。根据其整合酶基因序列的不同可进行分类,目前发现至少有 6 类整合酶。

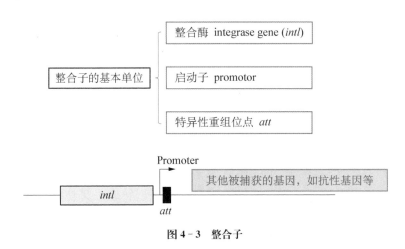

图 4-3　整合子

第二节　细菌基因突变

基因突变是指 DNA 碱基对的置换、插入或缺失所致的基因结构的变化,可分点突变、插入或缺失突变、多点突变。碱基置换后可以出现沉默突变、错义突变和无义突变。插入或缺失突变可导致移码突变。多点突变见于染色体重排、倒位(inversion)、重复(duplication)或缺失。

细菌突变可以是自发的(突变频率低),亦可通过理化因子诱发突变(突变频率高)。

一、自发突变

细菌在生长繁殖过程中,可自然发生突变,细胞编码的错配修复酶可减少突变发生的概率,自发突变率为 $10^{-10} \sim 10^{-6}$。

1943 年,Luria 与 Delbruck 首次证明细菌的自发突变(彷徨试验 fluctuation test,图 4-4):将对噬菌体敏感的大肠埃希菌分装至数个试管(10^3/ml),培养后细菌达 5×10^9/ml 时,自各管取一定量的菌液,分别接种于含有噬菌体的琼脂平板。培养后,统计噬菌体抗性菌落数。假设(hypothesis):①如抗性突变发生在细菌接触噬菌体之后,不同试管菌液所含的抗性菌落数应基本相似;②如抗性突变发生在细菌接触噬菌体之前,不同试管菌液所含抗性菌落数则会有明显差别。结果显示:同一试管几次取出的菌液,在各个琼脂平板上的抗性菌落数相似;而不同试管取出的菌液所含抗性菌落相差悬殊,表示突变发生在接触噬菌体之前,而噬菌体对突变仅起筛选作用,而不是起诱导作用。

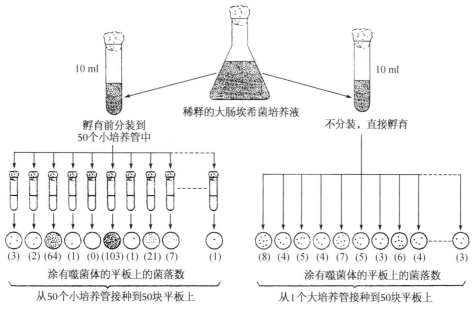

图4-4　细菌自然突变的试验——彷徨试验(fluctuation test)

引自:钱利生.医学微生物学.第二版.复旦大学出版社,2003

二、突变与选择

突变是随机的,仅个别细菌发生突变可用彷徨试验证明。须提供有利于突变菌生长而不利于其他菌生长的条件,才能从菌群中将突变株选择出来。

为了进一步证明突变的自发性,1952 年,Lederberg 等设计了影印培养试验(replica plating)。先将抗生素敏感细菌接种在不含抗生素的琼脂平板上,待长出单个菌落后,取一块包有无菌丝绒的压模,在琼脂平板表面轻轻按印,使压模丝绒表面黏附细菌菌落印迹,再将此菌落印迹平行按压到含有抗生素的琼脂平板上(图4-5)。经培养后,含有抗生素平板上仅有耐药菌生长形成

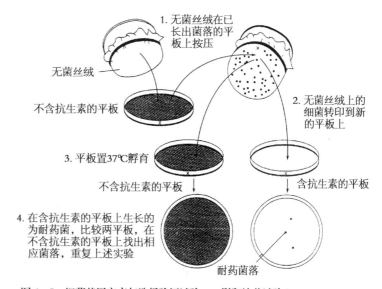

图4-5　细菌基因突变与选择验证试验——影印培养试验(replica plating)

引自:钱利生.医学微生物学.第二版.复旦大学出版社,2003

菌落,而敏感菌被抑制。然后,在无抗生素平板上挑取耐药菌的相应菌落,移种到含抗生素的肉汤中培养,可见细菌生长。在整个实验过程中,该细菌未接触过抗生素,但已具有对抗生素的抗性。

影印培养试验再次证明突变是自发的、随机的,突变是细菌在接触抗生素之前已经发生,抗生素仅起筛选抗性突变株的作用。

三、 诱发突变

突变可经人工诱导产生。诱发突变发生率比自发突变率高 $10\sim1\,000$ 倍,达到 $10^{-6}\sim10^{-4}$。许多理化因子如 X 线、紫外线、电离辐射、亚硝酸盐、烷化剂及吖啶橙染料等都具有诱变活性,直接损伤 DNA 分子,激活保真度低的 SOS 修复系统,导致突变率升高。对动物有致癌作用的化学因子或被动物组织转化后的代谢产物如丝裂霉素、黄曲霉素 B1 等,对细菌都有诱变作用。细菌诱变试验可作为检测环境因子对人类致癌作用的筛选方法(见 Ames 试验)。

四、 回复突变与抑制突变

从自然界分离的菌株称为野生型(wild type);相对于野生型菌株发生某一性状的改变,称为突变型(mutant type)。有时突变株经过第二次突变可恢复野生型的性状,称为回复突变(reverse mutation)。野生型 DNA 序列的回复突变(genotypic reversion)概率很低,往往是表型回复突变(phenotypic reversion),即第二次突变没有改变突变的 DNA 序列,只是在另一位点发生突变,抑制了第一次突变效应,称为抑制突变(suppressor mutation),使突变株重现野生型的表型。回复突变可以是自发性突变,也可以人工诱变。

第三节　细菌基因的水平转移和重组

细菌间基因的转移与重组是发生遗传性变异的重要原因之一。重组有两种方式:同源重组(homologous recombination)和非同源重组。同源重组发生在具有共同起源(common ancestry)的基因之间,如在细菌 rec 基因编码的重组酶催化序列相同或相近的供体和受体 DNA 片段之间的重组。非同源重组不需要 DNA 片段间的同源性,在位点专一重组酶的作用下,将缺失或插入的 DNA 重新联结,如转座子或前噬菌体基因组的插入,均依靠自身编码的位点专一重组酶,完成与宿主菌染色体之间的重组。

基因的水平转移:转化、接合、转导

DNA 片段可以从一种生物转递至另一生物,整合至染色体,改变其遗传信息的组成,这类基因转移的方式称之为水平基因转移,或侧向基因转移(lateral gene transfer),可发生在亲缘、远缘,甚至无亲缘关系的生物之间。基因的水平转移打破了亲缘关系的界限,可使物种获得更多遗传多样性。根据 DNA 片段的来源及交换方式等

转化-细菌感受态

不同,基因转移和重组分为转化、转导、接合和溶原性转换等方式,可导致耐药基因、毒力因子等基因的水平转移(表4-2)。

表4-2 细菌基因水平转移方式的比较

基因转移方式	DNA 传递过程	转移 DNA 的特性
转化	细菌(感受态)直接摄入 DNA 片段	具有同源性 DNA 片段
接合	DNA 通过性菌毛从 F⁺ 细菌传递给 F⁻ 细菌	染色体或质粒
转导		
普遍性转导	DNA 片段通过毒性噬菌体和/或温和噬菌体传递	任何 DNA 片段
局限性转导	DNA 片段通过温和噬菌体传递	前噬菌体两侧的 DNA 片段
溶原性转导	DNA 片段通过温和噬菌体传递	仅某些噬菌体携带的基因

一、转化

受体菌直接摄取供体菌的 DNA 片段,重组后受体菌获得新遗传性状的过程称为转化(transformation)。DNA 片段进入细胞内与受体菌的染色体发生同源重组后,可稳定遗传。如果与受体菌无同源性,摄入的 DNA 片段则发生降解。转化的 DNA 片段称为转化因子。

1928 年 Griffith 在研究肺炎链球菌毒力时首先发现了细菌转化的现象。背景:有荚膜的肺炎链球菌为Ⅲ型光滑型菌落(ⅢS型,有毒力株),体内注射可致小鼠死亡;无荚膜的肺炎链球菌为Ⅱ型粗糙型菌落(ⅡR型,无毒力株),对小鼠无致死作用。Griffith's 试验:ⅢS型活菌注射,小鼠死亡(心血中分离到ⅢS型菌);ⅡR型活菌或加热灭活的ⅢS型菌注射,小鼠存活;若将灭活的ⅢS型菌与ⅡR型活菌混合后注射,则小鼠死亡(心血中可分离到ⅢS型菌)(图4-6)。Avery's 试验(1944年):ⅢS型菌 DNA 代替灭活的ⅢS型菌与ⅡR型活菌混合,获得同样结果。结果证实:ⅡR型活菌可从灭活的ⅢS型菌获得编码荚膜的遗传物质,转化为ⅢS型菌。

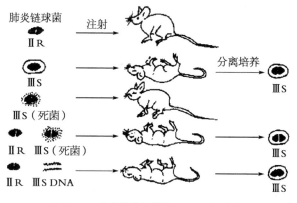

图4-6 链球菌毒力转化(Griffith's)试验

引自:钱利生.医学微生物学.第二版.复旦大学出版社,2003

受体菌直接摄取环境中细菌裂解的 DNA 片段时,取决于受体菌对转化的感受态。仅少数菌属可自然地呈现感受态(competence),如肺炎链球菌、流感嗜血杆菌、淋病奈瑟菌和脑膜炎奈瑟菌等。某些菌在生长周期的特定期间,方可摄取转化因子,发生转化(图4-7)。转化的基本过程为转化因子吸附于受体细胞上,其 dsDNA 中的一条链被降解消化,另一条互补链进入细胞,进入的单链 DNA 片段与受体菌染色体的同源部位发生重组,形成异源双链区。随着染色体复制、细胞分裂后产生两个子细胞,一个保持原受体菌的性状,另一个则成为带有供体菌性状的转化型细菌。

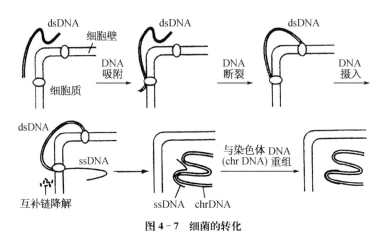

图4-7 细菌的转化

引自:钱利生. 医学微生物学. 第二版. 复旦大学出版社,2003

影响转化的因素:①供、受体菌基因的同源性,两菌的亲缘关系愈近,转化率愈高;DNA 片段的分子量小于 1×10^7,最多不超过 10~20 个基因。②受体菌的生理状态,在转化过程中只有生理状态处于感受态的受体菌才能摄入转化因子。感受态细菌表面带正电荷且细胞膜通透性增高等,有利于细菌对转化因子的摄取。③环境因素,Ca^{2+}、Mg^{2+}、cAMP 等可维持 DNA 的稳定性,促进转化作用。如将生长期的大肠埃希菌用低渗的氯化钙溶液处理,然后移至 42℃,短暂激活,可促进细菌对外源性 DNA 的吸收。

细菌转化是遗传分子生物学研究中最常用的技术之一。

二、接合

接合-性菌毛:F 质粒、R 质粒、高频重组株(Hfr)

细菌间通过性菌毛连接沟通,将遗传物质从供体菌转给受体菌的方式称为接合(conjugation)。可通过接合方式转移的质粒称为接合性质粒,如 F 质粒、R 质粒等,通过接合可以转递的主要基因包括毒力相关基因、代谢性基因、耐药基因等。

细菌接合过程复杂,接合性质粒携带 tra 基因簇(tra and trb locus),33 kb,编码约 40 个基因,参与 F 质粒接合转移。

1. F 质粒(fertility plasmid) 又称致育因子(fertility factor),编码性菌毛(F^+)。接合时,F^+菌株作为供体菌(相当于雄性菌);无性菌毛的(F^-)菌株(相当于雌性菌),作为受体菌。将 F^+菌和 F^-菌混合培养,F^+菌性菌毛与 F^-菌表面受体接合,两菌之间形成通道,F 质粒 DNA 的传递自起始转移位点(oriT)双链断成单链开始,缺口链在 5′端的引导下通过性菌毛接合桥进入 F⁻ 菌内,在两菌内的单链 DNA 以滚环式进行复制,各自形成完整的双链 F 质粒,整个过程仅需 1 min。受体菌获得 F 质粒后即成为 F⁺ 菌(图 4 - 8a),长出性菌毛。

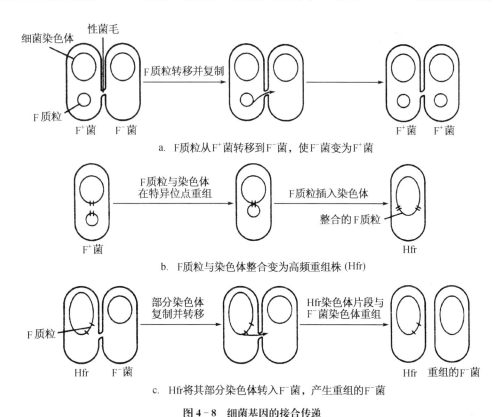

a. F质粒从F⁺菌转移到F⁻菌,使F⁻菌变为F⁺菌

b. F质粒与染色体整合变为高频重组株 (Hfr)

c. Hfr将其部分染色体转入F⁻菌,产生重组的F⁻菌

图 4 - 8 细菌基因的接合传递

引自:钱利生.医学微生物学.第二版.复旦大学出版社,2003

F 质粒可游离在细胞质中,亦可整合到细菌的染色体上。整合的 F 质粒可引发宿主菌染色体发生高频转移,称为高频重组株(high frequency recombinant,Hfr)。Hfr 也有性菌毛,当与 F⁻ 菌接合时,Hfr 的染色体起始转移位点双链断成单链,引导染色体经性菌毛接合桥进入 F⁻ 菌,F 质粒位于转移的染色体之后,全部染色体转移需 100 min。细菌间的接合桥不稳定,接合过程随时会中断。故在 Hfr 菌接合转移中,可见不同长度的供体菌染色体片段进入受体菌。位于先进入的基因呈高频转移,位于其后基因的转移频率逐渐降低。由于 F 质粒片段位于染色体链转移的末端,因此受体菌获得 Hfr 菌的 F 质粒的概率很低(图 4 - 8b,c)。F 质粒在 Hfr 菌中的整合是可逆的,有时会从 Hfr 菌的染色体上脱离,终止 Hfr 状态。从染色体上脱离的 F 质粒有时还会携带相邻的染色体 DNA 片段,称为 F′质粒。如 F′lac 质粒,在自细菌染色体分离时 F 质粒获得 lac 基因,进而可通过接合方式转移到不发酵乳糖的菌株中,使后者获得发酵乳糖的性状。

有些接合性质粒还可介导非接合性质粒或部分染色体的传递(mobilization)。

2. R 质粒 接合性耐药质粒在细菌耐药性转递中作用受到关注。R 质粒(resistant plasmid)由耐药传递因子(resistance transfer factor,RTF)和耐药决定子(resistance

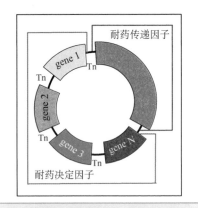

耐药传递因子：性菌毛基因和传递相关基因
耐药决定因子：耐药基因，转座子

图 4-9 R 质粒

deteminant，r-det)组成。RTF 的功能与 F 质粒相似，编码性菌毛，决定质粒的复制、接合和转移；r-det携带耐药基因。RTF 和 r-det 可整合在一起，也可单独存在，但单独存在时无接合传递耐药基因的功能。r-det 可带有多个不同耐药基因的转座子，如 Tn9、Tn4 和 Tn5 组成的 r-det，携带氯霉素、氨苄青霉素、链霉素、磺胺、卡那霉素、博来霉素和链霉素等耐药基因(图 4-9)，从而使细菌呈现多重耐药。

1959 年，日本学者将具有多重耐药性的大肠埃希菌与敏感的志贺菌混合培养，发现多重耐药性可由大肠埃希菌传给志贺菌，首次证明了 R 质粒的接合性传递功能。在健康人中分离到的大肠埃希菌，含 R 质粒菌株占 30%～50%，而致病性大肠埃希菌则高达 90%。

接合性耐药质粒(R 质粒)可在同种属或不同种属间传递；R 质粒还可以诱导非接合性耐药质粒的传递，从而导致细菌耐药性的迅速传播，因此 R 质粒又被称为传染性耐药因子。

三、转导

经噬菌体介导，将供体菌的 DNA 片段传递给受体菌，重组后使受体菌获得供体菌的部分遗传性状，称为转导(transduction)。转导可分为普遍性转导和局限性转导(图 4-10)。

1. 普遍性转导 毒性噬菌体和温和噬菌体均可介导普遍性转导(general transduction)。在噬菌体装配过程中，因装配错误，误将宿主(供体菌)染色体片段或质粒包装入噬菌体内，产生一个转导噬菌体(transducing phage)。当其感染其他细菌时，便将供体菌 DNA 转入受体菌。每 $10^5 \sim 10^7$ 次装配中会发生一次错误，且包装的 DNA 片段是随机

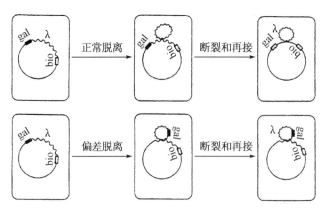

图 4-10 噬菌体介导的细菌基因水平传递-局限性转导

引自：钱利生. 医学微生物学. 第二版. 复旦大学出版社, 2003

的,供体菌的任何 DNA 片段均可能被误装入噬菌体内,故称为普遍性转导。普遍性转导可产生两种结果:一种是供体菌 DNA 片段通过同源重组整合至受体菌染色体,随染色体复制而稳定遗传,称为完全转导。另一种是供体菌的 DNA 游离在细胞质中,不能自身复制,也不能传代,称为流产转导(abortive transduction)。

普遍性转导是金黄色葡萄球菌中耐药传递的主要方式,由于噬菌体有宿主特异性,故耐药性转导发生在同种细菌之间。

2. 局限性转导(restricted transduction) 由温和噬菌体介导。噬菌体 DNA 整合在细菌染色体上形成前噬菌体,前噬菌体从宿主菌染色体上脱离时发生偏差,脱落的前噬菌体带有宿主菌染色体基因,经复制装配成转导噬菌体,再感染受体菌时,可将供体菌基因带入受体菌。例如,λ 温和噬菌体可整合在大肠埃希菌染色体的半乳糖苷酶基因(gal)与生物素基因(bio)之间,在脱离时约有 10^6 概率可能发生偏差,带走其两侧的 gal 或 bio 基因,并转入受体菌(图 4-10)。由于被转导的基因只限于前噬菌体整合部位的两侧基因,故称局限性转导。因噬菌体有宿主特异性,故转导现象仅发生在同种细菌之间。

3. 溶原性转换(lysogenic conversion) 也是局限性转导的一种形式。宿主菌在温和噬菌体感染后,以前噬菌体形式与细菌基因组整合,使宿主菌成为溶原性细菌,从而获得由噬菌体基因编码的某些性状。例如,β 棒状杆菌噬菌体携带白喉毒素基因 tox,白喉杆菌无毒株后感染该噬菌体后成为溶原性细菌,便可获得产生白喉毒素的能力。若 β 噬菌体消除,白喉杆菌的产毒能力随之消失。同样,A 群链球菌的红疹毒素、金黄色葡萄球菌的 α 溶血毒素和肠毒素 A、肉毒梭菌的 C、D 毒素等均来自溶原性转换。

第四节　细菌遗传变异在医学中的意义

在细菌遗传学的研究中,基因生物学功能的研究仍依赖细菌突变体的分离和生物学特性的鉴定。基因突变细菌,可通过表型改变进行鉴定。对细菌遗传变异的了解,有助于感染性疾病的诊断、疫苗研发及防控。

1. 细菌形态结构的变异与细菌学诊断 细菌的形态和结构受外界环境因素影响或基因突变可发生变异,可失去典型特性,出现菌落形态、鞭毛、抗原性等改变。鞭毛变异:伤寒患者中分离出的伤寒沙门菌,约 10% 的菌株因变异而失去鞭毛(H-O 变异),细菌学检查时无动力,患者血清中无抗鞭毛抗体。细菌 L 型变异:在 β-内酰胺类抗生素、抗体、补体和溶菌酶等作用下,细菌会失去细胞壁变为 L 型,必须用含血清的高渗培养基进行分离培养。发酵突变:乳糖分解变异,分解乳糖的基因转移至伤寒沙门菌,呈分解乳糖阳性,按常规细菌鉴定易被忽视;发酵阴性突变,细菌突变造成某种酶的缺陷,失去发酵某种糖的能力,如乳糖发酵阴性突变细菌(Lac^-)。因此,需充分了解细菌的变异现象和规律,才能正确诊断细菌性感染疾病。

对于不易培养或生长缓慢细菌的鉴定,可选取细菌保守、具有种特异性的基因组片段,利用 PCR 和测序等快速诊断方法进行细菌鉴定和基因突变的检测。

2. 细菌的耐药变异与控制　由于耐药变异及耐药基因的水平传递,加之临床使用抗生素的筛选作用,耐药性细菌不断增加,且出现耐多种抗菌药物的菌株。细菌的耐药性变异和播散给临床治疗带来很大的困难。例如,临床分离的金黄色葡萄球菌中对青霉素、磺胺类药等的耐药菌株高达 90％以上。为了提高抗菌药物的疗效,防止耐药菌株的扩散,常用药物敏感试验选择敏感抗生素。临床上通过耐药监测,分析耐药谱的变化和研究耐药机制,将有利于指导临床上抗菌药物的选择和合理使用,以降低耐药性变异和防止耐药菌的扩散。

3. 细菌毒力变异与疾病控制　细菌的变异包括毒力的增强与减弱。在细菌鉴定时,也应考虑细菌毒力或毒力因子表达等检测。

(1) 细菌毒力变异与减毒活疫苗研制:通过筛选毒力减弱而保留免疫原性的菌株,制备疫苗,用于细菌性疾病的预防。如炭疽芽胞杆菌的减毒活疫苗已用于炭疽病的预防;卡介苗(Bacillus of Calmette Güerin, BCG)用于结核病的预防。随着细菌全基因组测序工作的推进,通过比较基因组学分析,将可进行定点突变,靶向性地降低细菌毒力而保留其免疫原性,且回避毒力回复突变的可能性,研制出更理想的有效疫苗。

(2) 条件致死性突变株与疫苗研发:细菌生长所必需的基因发生突变,基因产物仅在特定培养条件下才具有活性,突变体在该条件下可以存活,称为条件致死性突变株。常见的是温度敏感突变株(temperature sensitive mutant, ts),如大肠埃希菌的 ts 株在 30℃ 条件下可以存活,但在 42℃ 不能生存,其原因是错义突变产生的蛋白质只能在较低温度下保持活性。温度敏感突变株,在疫苗株筛选中具有价值。

4. 流行病学研究中的应用　将分子生物学的分析方法应用于分子流行病学调查,从追踪传染源或相关基因的转移和播散,具有独特的优势。核酸分析法方法包括脉冲场凝胶电泳(pulsed-field gel electrophoresis, PFGE)、质粒谱分析、PCR 产物-限制性片段多态性分析(RFLP)、多位点序列分型(Multilocus sequence typing, MLST)、核酸序列分析等,有助于确定感染流行菌株或基因的来源,或调查医院内耐药质粒在不同细菌中的播散情况等。

5. 潜在致癌物物质检测的应用　基因突变可由化学诱变剂引起,凡能诱导细菌突变的物质也具有诱发人体细胞的突变的可能性,为潜在的致癌物质,因此细菌可用于筛选可疑致癌物。Ames 试验(图 4 - 11)利用鼠伤寒沙门菌的组氨酸营养缺陷型(his⁻)作为试验菌,测试可疑诱变剂:his⁻ 菌在组氨酸缺乏的培养基上不能生长,在诱变剂作用下可回复突变为 his⁺ 菌,能在无组氨酸的培养基上生长。比较含有可疑诱变剂平板与不含无诱变剂平板上的菌落数,使试验平板的诱导菌落数高出对照组一倍时(突变率提高),即为 Ames 试验阳性,证明被检物有诱变致癌的潜能。

6. 基因工程的应用　利用质粒或噬菌体的特性,将目的基因与载体重组,转染至受体细菌或细胞,使其表达出目的基因的性状。目前,许多不易从天然生物体内大量获取的生物活性物质,如胰岛素、白介素、干扰素、生长激素、凝血因子等都可采用基因工程大量生产。基因工程疫苗的研制也获得进展,对疾病的特异性防治起积极的推动作用。

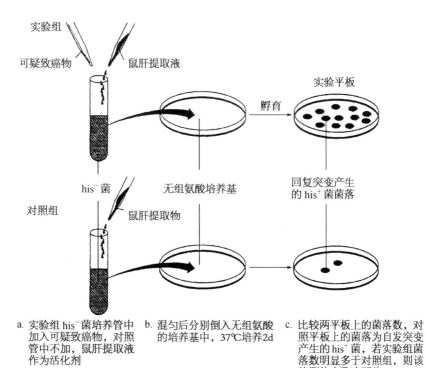

a. 实验组 his⁻ 菌培养管中加入可疑致癌物，对照管中不加，鼠肝提取液作为活化剂

b. 混匀后分别倒入无组氨酸的培养基中，37℃培养2d

c. 比较两平板上的菌落数，对照平板上的菌落为自发突变产生的his⁺菌，若实验组菌落数明显多于对照组，则该待测物有致癌可能

图 4-11　Ames 试验

引自：钱利生. 医学微生物学. 第二版. 复旦大学出版社，2003

（瞿　涤）

第五章 细菌的致病机制及抗菌免疫

概 述

- 正常菌群:定植于正常人体的绝大多数微生物,包括细菌、真菌等,对宿主无害或有利的微生物群,称为正常微生物群,常称正常菌群。
- 机会致病菌:在一定条件下,正常菌群之间的相互制约失衡,可引起感染。
- 细菌的致病性和毒力:病原菌突破宿主机体防御,引起感染疾病的能力称致病性,具有菌种特异性及感染宿主特异性。病原菌致病性的强弱称为毒力,毒力因子包括细菌侵袭力和毒素。
- 侵袭力:细菌突破宿主生理屏障进入组织,并在体内定植、繁殖和扩散的能力,包括细菌的黏附素、侵袭酶、细胞内存活相关因子和免疫逃逸等。
- 毒素:分为外毒素和内毒素。
- 医院感染的发生和控制。
- 抗菌免疫:抗胞外菌免疫、抗胞内菌免疫。
- 名词:外毒素、类毒素、抗毒素、内毒素。
- 菌血症、毒血症、败血症、脓毒血症。

细菌进入机体,表现为短暂停留、永久性定植或引起疾病。能引起疾病的细菌为致病菌(pathogenic bacterium);多数定植菌为非致病菌(non pathogenic bacterium),组成人体的正常微生物群(normal flora),但在某些特定条件下可致病,称条件致病菌(condition pathogen)或机会致病菌(opportunistic pathogen)。细菌进入宿主后,繁殖释放毒性物质,引起不同的病理过程,成为感染(infection)。病原菌的致病机制包括传播力、侵袭力和毒力,以及逃逸宿主免疫系统的能力等。

第一节 正常菌群和机会致病菌

一、正常菌群

在母体内胎儿是无菌的,出生后与周围环境密切接触,微生物快速定居。正常情况下,

定植于正常人体的绝大多数微生物包括细菌、真菌等对宿主无害或
有利,形成相互制约的生态平衡的特定微生物群,称为正常微生物
群,常称正常菌群。正常菌群的组成是动态的,受环境、宿主习惯和

正常菌群
有菌部位和无菌部位

行为、疾病及药物治疗等因素影响。在正常机体体表或与外界相通的腔道表面(口腔、鼻咽
部、肠道、泌尿生殖道等),寄居微生物的种类组成及各类菌的含量不同(表5-1)。机体的有
菌部位如下。

表5-1　人体有菌部位及正常菌群中重要的成员

部位	重要菌类[1]	常见菌类[2]
皮肤	表皮葡萄球菌	金黄色葡萄球菌、类白喉棒状杆菌、各类链球菌、铜绿假单胞菌、非致病性分枝杆菌、丙酸杆菌、白假丝酵母菌等
鼻腔	金黄色葡萄球菌	表皮葡萄球菌、类白喉棒状杆菌、各类链球菌等
口腔	草绿色链球菌	各类链球菌、侵蚀艾肯菌属
牙齿菌斑	变异链球菌	牙龈卟啉单胞菌、中间普雷沃菌
牙龈	厌氧菌,如类杆菌、梭菌、链球菌、放线菌等	
咽喉	草绿色链球菌	各类链球菌(肺炎链球菌、化脓性链球菌等)、奈瑟菌、流感嗜血杆菌、表皮葡萄球菌等
结肠	脆弱类杆菌、大肠埃希菌	双歧杆菌、真细菌、梭菌、乳杆菌、各类需氧革兰阴性杆菌链球菌、屎肠链球菌和其他链球菌、艰难梭菌、白假丝酵母菌等
阴道	乳杆菌、大肠埃希菌[3]、B群链球菌[3]	各类链球菌、各类革兰阳性杆菌、脆弱类杆菌、类白喉棒状杆菌、白假丝酵母菌等
外尿道		表皮葡萄球菌、类白喉棒状杆菌、各种链球菌、各类革兰阴性杆菌如大肠埃希菌等[3]

　　1 具有重要医学意义,或在该部位大量存在;2 具有医学意义,或在该部位存在量较少;3 在此部位不属于正常菌群,但
是重要定居的微生物。

　　1. **呼吸道**　上呼吸道包括口腔、口咽部和鼻咽部,细菌短暂停留,一般下呼吸道无细菌
定植。

　　2. **消化道**　微生物在食道短暂停留,不会永久定植;胃含胃酸,仅有少量耐酸性细菌存
在;小肠有消化链球菌、卟啉单胞菌等厌氧菌;大肠含有大量微生物,每克粪便细菌数可达
10^{11},厌氧菌高于其他菌>1 000 倍以上,大肠埃希菌仅占菌群的<1%。正常情况下,消化道
的菌群比较稳定,互相间保持一定的平衡。

　　3. **泌尿生殖道**　前尿道和阴道有乳杆菌、B组链球菌和凝固酶阴性葡萄球菌等。肠道杆
菌较易侵犯尿道引起尿路感染。膀胱因尿液的冲洗和尿道上皮细胞的作用,细菌被很快清除。

　　4. **皮肤**　皮肤表面有多种微生物定植,主要有凝固酶阴性葡萄球菌、类白喉杆菌、丙酸
杆菌等。皮肤比较干燥,一般不适应革兰阴性杆菌的定植。

二、 正常菌群的生理作用

　　1. **生物拮抗作用**　寄居在宿主体内的正常菌群可以发挥生物拮抗作用(biological
antagonism),抵抗病原菌的入侵与繁殖,起着保护作用,其作用机制:①屏障作用,正常菌群
在上皮细胞表面生长繁殖形成生物屏障,阻碍或抑制外来病原菌的定植;②产生不利病原菌

的代谢产物,正常菌群在代谢过程中产生大量挥发性脂肪酸和乳酸,降低肠道内的 pH,可抑制病原菌的繁殖;③营养竞争,如 10^5 鼠伤寒沙门菌感染小鼠可致死亡,若先口服链霉素,正常菌群被抑,则 10 个活菌即可引起小鼠死亡。

2. 营养作用 微生物的酶可将分解大分子物质,有利于人体的吸收和利用;菌群的酸性代谢产物可刺激肠蠕动;肠道内脆弱类杆菌和大肠埃希菌等可合成维生素 B 与 K,乳杆菌和双歧杆菌能合成烟酸、叶酸、B 族维生素,供宿主使用。在抗生素使用过程中,由于抑制某些肠道菌的生长,患者可出现维生素 B 与 K 的缺乏。

3. 免疫作用 正常菌群可激发免疫应答,促进宿主免疫系统的发育和成熟。诱生的免疫物质对具有交叉抗原的病原菌有一定程度的抑制或杀灭作用。如无菌鸡小肠集合淋巴结仅为普通鸡的 40%。若将无菌动物暴露于普通条件下饲养,使其建立正常菌群,2 周后免疫系统发育正常,其功能与普通动物相似。

正常菌群还与机体抗肿瘤、抗衰老相关。总之,维持正常的微生态环境对人体健康有益。

三、 机会致病菌

机会致病菌及其致病的条件菌群失调

在一定条件下,宿主体内正常菌群之间的相互制约平衡被打破,正常菌群亦可引起疾病,称为机会致病菌或条件致病菌。正常菌群致病的主要条件如下。

1. 寄居部位的改变 正常菌群离开定植部位,转移至其他部位时,可能致病。如入血,由上呼吸道细菌转移至下呼吸道,下消化道菌转移泌尿系统;泌尿道菌转移至肾;阴道菌转移至子宫等可引起相应部位的感染。例如,大肠埃希菌进入泌尿道,或因手术、外伤进入腹腔,分别引起尿路感染、腹膜炎等;在医疗置入物留置时,可能出现细菌生物膜感染。

2. 宿主免疫功能下降 因年老、某些慢性疾病、HIV 感染、肿瘤等时患者免疫功能低下,或因使用大量皮质激素、抗肿瘤药物、放射治疗等造成全身免疫功能下降等,致使某些正常菌群引起内源性感染(局部或全身性),严重者致败血症而死亡。

3. 菌群失调(dysbacteriosis) 指正常菌群间的比例失调。菌群失调严重者可导致临床疾病,称菌群失调症,又称微生态失衡(microdysbiosis)。例如,长期或大量使用广谱抗生素,体内正常菌群受到限制或被杀灭,而原处于数量劣势的耐药菌群(如艰难梭菌或金黄色葡萄球菌)乘机大量繁殖导致的感染,称二重感染(superinfection)。二重感染以耐药的艰难梭菌、金黄色葡萄球菌、革兰阴性杆菌和白假丝酵母菌为多见,临床表现有伪膜性肠炎、鹅口疮、肺炎、泌尿道感染或败血症。若发生二重感染,除立即停用正在使用的抗菌药物外,需根据临床标本中优势菌的药物敏感试验,选用敏感药物治疗;同时可使用微生态制剂,协助调整菌群。

四、 微生态平衡与微生态失衡

微生态学(microecology)是 20 世纪 70 年代出现的新兴学科,涉及众多领域,包括进化、生物多样性、生态学、太空生物学、生物修复等。在医学微生物学中所指的微生态

(microbiota)是在人体(健康者或患者)中存在的共栖、共生或机会致病性微生物组成的生态(ecology of microinhabitant)。在机体中,正常微生物群的种类和数量处于动态平衡中,不引起疾病,称为微生态平衡(microeubiosis)。如果宿主因素变化、正常微生物群种类、数量和位置改变或受外界环境理化因素的影响,微生态平衡被打破,导致微生态失衡(microdysbiosis),在临床上最常见的是菌群失调。

第二节　细菌的致病机制

病原菌(pathogen)突破宿主机体防御,引起感染疾病的能力称致病性(pathogenicity)。细菌的致病性具有菌种特异性及感染宿主特异性,如伤寒沙门菌引起人类伤寒,结核分枝杆菌引起结核病。

病原菌致病性的强弱称为毒力(virulence)。一般常采用半数致死量(lethal dose for 50% of the host,LD_{50})或半数感染量(infectious dose for 50% of the host,ID_{50})表示细菌的毒力指标。LD_{50}指在一定条件下,可导致50%实验动物死亡的细菌量或毒素量;ID_{50}指可引起50%实验动物感染的细菌量。利用半数测定方式,可比较菌种的毒力。细菌的毒力包括侵袭力和毒素。

病原菌细菌侵入宿主能否引起感染和疾病,主要取决于细菌的毒力,侵入的数量和部位,宿主的免疫力。此外,自然因素和社会因素等也会影响感染的发生和发展。

一、侵袭力

侵袭力(invasion)是指细菌突破宿主生理屏障进入组织,并在体内定植、繁殖和扩散的能力。

1. **黏附与定植(adhesion and colonization)**　病原菌进入体内,通过细菌表面分子(黏附素,adhesin)与宿主细胞表面的黏附受体(receptor)结合,以免被呼吸道的纤毛运动、肠蠕动、黏液分泌、尿液冲洗等清除。细菌只有在局部定植和繁殖,并产生毒性物质,才能继续侵入细胞和组织,导致感染。

侵袭力和侵袭因子

细菌黏附素分为非菌毛黏附素和菌毛,大多由糖蛋白、磷壁酸或脂蛋白组成。同种不同株细菌的黏附素结构亦会有差异。不同细菌作用于不同的黏附受体(表5-2)。黏附素与受体结合的特异性,决定了病原菌感染宿主的种属特异性及组织或细胞的嗜性。例如,致腹泻大肠埃希菌菌毛(Ⅰ型)的受体是人小肠上皮细胞表面的 D-甘露糖,尿道致病性大肠埃希菌 P 菌毛的受体为尿道上皮细胞表面的半乳糖-半乳糖残基,分别可导致肠道或尿道感染。

表 5-2 部分细菌的黏附素及其受体

细菌种类	黏附素	宿主细胞受体
菌毛黏附素		
致腹泻大肠埃希菌、志贺菌等	Ⅰ型菌毛(普通菌毛)	D-甘露糖
产毒性大肠埃希菌	定植因子抗原(Ⅰ，Ⅱ)	GM-神经节苷脂
尿道致病性大肠埃希菌	P菌毛	P血型糖脂
致肾盂肾炎大肠埃希菌	X-黏附素(S，M)	GM-神经节苷脂
淋病奈瑟菌	菌毛	GD1-神经节苷脂
铜绿假单胞菌	菌毛	
霍乱弧菌	Ⅳ型菌毛	岩藻糖，甘露糖
非菌毛黏附素		
淋病奈瑟菌	外膜蛋白Ⅱ	跨膜糖蛋白 CD46
铜绿假单胞菌	藻酸盐	黏蛋白
空肠弯曲菌	鞭毛、LPS	D-甘露糖，岩藻糖
金黄色葡萄球菌	脂磷壁酸	纤维粘连蛋白
A群溶血性链球菌	LTA-M蛋白复合体	纤维粘连蛋白
肺炎链球菌	表面蛋白	N-乙酰氨基己糖半乳糖
百日咳鲍特菌	丝状血凝素(FHA)	整合素，N-乙酰氨基葡糖、肝素、硫酸糖脂
梅毒螺旋体	P1、P2、P3	纤维粘连蛋白
衣原体	表面凝集素	N-乙酰葡糖胺
肺炎支原体	P1蛋白	唾液酸

2. 侵袭和胞内存活

(1) 侵入部位的局部感染：细菌黏附后，有些细菌仅在侵入部位引起局部皮肤黏膜感染或释放毒素(如霍乱、白喉棒状杆菌、肺炎支原体等)。

(2) 侵袭酶：有些细菌可产生胞外酶，分解组织成分，有利细菌扩散，如链球菌产生的透明质酸酶(hyaluronidase)和胶原酶(collagenase)，分别降解结缔组织中的透明质酸和胶元蛋白，使结缔组织变得疏松；链道酶可分解炎症组织中的 DNA 使脓液变稀，均有利于细菌扩散。

(3) 胞内存活：细菌进入细胞后，能在细胞内生长繁殖，称胞内菌(intracellular bacterium)，有些细菌在细胞内繁殖扩散至其他部位或全身。在吞噬细胞生存的胞内菌有结核分枝杆菌、麻风分枝杆菌、军团菌、布氏杆菌、李斯德菌及伤寒沙门菌等。

有些细菌能在非吞噬细胞内生存，经上皮细胞吞噬入胞，停留在囊泡内或溶解囊泡进入细胞质进行繁殖，导致细胞损伤并引起炎症反应。例如，志贺菌的 *inv* 基因编码的侵袭素(invasin)可介导细菌侵袭 M 细胞，溶解囊泡在细胞质中繁殖，并可侵入邻近细胞，造成细胞间扩散而逃逸免疫清除；淋病奈瑟菌侵入黏膜上皮细胞，再进入上皮细胞下的间隙引起感染。

3. 免疫逃逸 细菌在侵入机体后可通过不同机制抵抗或逃逸宿主的免疫清除(免疫逃逸，immune evasion)。

(1) 抗吞噬细胞的作用：病原菌通过荚膜或表面结构抵抗吞噬细胞和体液中抗菌物质的作用。荚膜在细菌的免疫逃逸中发挥重要作用，如肺炎链球菌和脑膜炎球菌的荚膜可有效地抵抗吞噬功能。类似荚膜作用的细菌表面结构有链球菌 M 蛋白,以及某些肠道杆菌的 K 抗原和 Vi 抗原等。金黄色葡萄球菌具有葡萄球菌 A 蛋白(SPA),可与 IgG 的 Fc 段发生非特异性结合,阻断抗体的调理活性。大多数的抗吞噬因子具有复杂的抗原性,如肺炎链球菌荚膜分 80 多型;大肠埃希杆菌有 100 多种 K 抗原;A 组链球菌 M 蛋白有 60 多型,机体产生的型特异性抗体,不能抵抗其他型细菌的感染。

此外,许多细菌在繁殖中可释放多种胞外酶,具有溶解细胞,有利于病原菌抗吞噬并向周围扩散等功能,如金黄色葡萄球菌和链球菌杀白细胞素、α 溶血素、链球菌溶素 O、炭疽毒素等可损伤中性粒细胞和巨噬细胞,使其释放溶酶体酶,引起组织细胞的损伤,促进炎症反应。有些胞内菌(如结核分枝杆菌、布氏菌、军团菌、志贺菌、伤寒沙门菌等)可以不同的方式抵抗吞噬细胞的杀伤作用,在吞噬细胞内存活和繁殖,其机制为:①抑制吞噬体与溶酶体的融合,避免溶酶体对细菌的作用;②抑制吞噬溶酶体的酸化作用,降低溶酶体酶的活性;③溶解吞噬体,使细菌进入细胞质;细胞质内无降解细菌的酶,有利于细菌生长。

(2) 产生 IgA1 蛋白酶:淋球奈瑟菌、脑膜炎奈瑟球菌、流感嗜血杆菌、肺炎链球菌等可产生 IgA1 蛋白酶,使黏膜的 sIgA 失活,从而降低局部黏膜免疫。

(3) 抗原变异:细菌可通过菌体表面抗原的修饰和变异逃逸宿主的免疫防御。如淋病奈瑟菌,在感染过程中细菌的保护性抗原外膜蛋白和菌毛可发生变异,导致原特异性抗体不能发挥作用。

(4) 其他:细菌超级抗原(superantigen)和 LPS 可激活多种免疫细胞,诱生大量细胞因子释放而导致机体功能紊乱;铜绿假单胞菌的弹性蛋白酶可灭活 C3a、C5a,抑制其调理和趋化作用;细菌生物膜也具有抵抗免疫清除的作用。

4. **细菌生物膜**　有些细菌具有很强的形成生物膜的能力,如表皮葡萄球菌、铜绿假单胞菌等。具有形成生物膜能力的细菌可黏附于高分子医疗材料植入物(人工心瓣膜、人工晶体、人工关节、静脉留置管等)和机体的黏膜上皮细胞的表面,进而形成生物膜。细菌可自生物膜脱落,扩散至其他部位,引起新的感染灶或败血症。一旦形成生物膜,细菌将抵抗抗菌药物的作用和机体免疫清除,目前清除细菌生物膜感染灶的唯一有效的方法是去除医疗植入物。

二、 细菌的毒素

根据来源、性质和作用方式不同,分外毒素(exotoxin)和内毒素(endotoxin),其主要区别见表 5 - 3。

细菌外毒素的特征

1. **外毒素**　细菌合成并分泌/释放的毒性蛋白,可由革兰阳性菌或革兰阴性菌产生,绝大多数细菌通过细菌的分泌系统向胞外分泌外毒素(志贺菌、沙门菌、产毒性大肠杆菌、耶尔森鼠疫菌利用Ⅲ型分泌系统分泌毒素);少数细菌是在菌体裂解时释放。外毒素基因可位于染色体或质粒/噬菌体,如破伤风毒素的基因位于质粒;白喉棒状杆菌和肉毒梭菌的毒素基因由温和噬菌体携带。

表 5 - 3　细菌外毒素和内毒素特性的比较

区别要点	外毒素	内毒素
来源	革兰阳性菌和革兰阴性菌	革兰阴性菌
分泌	活菌分泌,少数为菌体裂介释放	不分泌,细菌裂解后释放
化学成分	多肽	脂多糖(LPS)
毒性单位	A 亚单位具有毒素活性,B 亚单位与细胞受体结合	LPS 的脂质 A
稳定性	60℃,30 min,灭活(除金黄色葡萄球菌肠毒素外)	160℃,2～4 h,灭活
基因位点	质粒、噬菌体或染色体	染色体
毒性	强,微量致死(微克)	较弱(数百毫克)
毒素作用模式	有选择性地作用于靶组织,不同外毒素的毒性作用不同	各菌的 LPS 毒性效应相似,诱导 TNF、IL - 1 的释放等
临床表现	各不相同(见细菌各论)	发热、休克或 DIC 等
抗原性	强,可诱生特异性抗体(抗毒素)	较弱,不能诱生有效抗毒素
疫苗	甲醛处理脱毒为类毒素;B 亚单位可制为亚单位疫苗	无疫苗,不能脱毒成类毒素

(1) 外毒素的组成:大多数外毒素的化学性质为蛋白质。外毒素由 A、B 两个亚单位构成。A、B 亚单位可位于一个多肽分子,或两个多肽分子通过二硫键连接。A 亚单位为外毒素的活性单位(active subunit),决定其毒性效应;B 亚单位具有与宿主靶细胞表面特异性受体结合的功能,称为结合亚单位(binding subunit),其作用是介导 A 亚单位进入靶细胞,为非毒性单位。结构完整性是外毒素发挥毒性的必要条件,单独 A 或 B 亚单位对宿主细胞无致病作用。

(2) 毒性作用的高度选择性:外毒素与细胞表面受体的结合具有高度特异性,引起特殊的病变和临床表现。毒素-受体复合物由细胞内吞进入胞质发挥作用。根据外毒素的细胞嗜性和作用方式分为:①细胞毒(cytotoxin),如白喉外毒素抑制蛋白质合成,引起细胞死亡;②神经毒,如肉毒毒素、破伤风毒素均可干扰神经冲动的正常传递;③肠毒素(enterotoxin),使肠液分泌增加,引起腹泻,如霍乱弧菌(常见细菌外毒素及作用机制见表 5 - 4)。

(3) 毒性强:外毒素毒性极强,如肉毒毒素是目前已知的最强毒素,1 mg 纯品毒素可使约 10^8 只豚鼠致死。

(4) 不耐热:大多数外毒素的组成为蛋白质,对热不稳定,60℃ 加热 1～2 h 即被破坏,但葡萄球菌肠毒素 B 可耐受 100℃ 数分钟。

(5) 抗原性:外毒素的抗原性强,经 0.3%～0.4% 甲醛液脱毒处理后,成为无毒但保留抗原性的类毒素(toxoid),可用于免疫预防,刺激机体产生中和外毒素的抗体(抗毒素,antitoxin),产生保护作用。此外,B 亚单位的抗原性强,提纯后可制备亚单位疫苗。

2. 内毒素　内毒素是革兰阴性菌细胞壁的脂多糖(LPS),在细菌死亡后释放。

细菌内毒素的特征

(1) 内毒素的毒性成分:LPS 由 O -特异性多糖、核心多糖和脂质 A 组成(详见第一章的革兰阴性菌细胞壁特殊组分)。脂质 A 为内毒素的主要毒性成分,不同革兰阴性菌的脂质 A 化学组成虽有差异,但引起的生理病理效应相似。

(2) 耐热:LPS 较为稳定,于 160℃ 加热 2～4 h 才被破坏。

表 5-4　常见的细菌外毒素及其作用机制

细菌	外毒素作用机制	所致疾病	类毒素疫苗
革兰阳性杆菌			
白喉棒状杆菌	白喉毒素:灭活 EF-2,抑制蛋白质合成,导致细胞死亡。	白喉(心肌损伤、肾上腺出血、外周神经麻痹)	有
破伤风梭菌	痉挛毒素:阻断抑制性神经递质甘氨酸的释放	破伤风(骨骼肌强制性痉挛)	有
肉毒梭菌	肉毒毒素:抑制胆碱能运动神经末梢释放乙酰胆碱	肉毒中毒(肌肉松弛性麻痹)	有[a]
艰难梭菌	外毒素 A、B:灭活 GTP 酶	伪膜性肠炎	无
产气荚膜梭菌	α 毒素:为一种卵磷脂酶,可水解各类组织细胞;	气性坏疽	无
	肠毒素:超抗原	食物中毒	
炭疽芽胞杆菌	水肿因子:腺苷酸环化酶;	炭疽	无
	致死因子:蛋白酶		
革兰阳性球菌			
金黄色葡萄球菌	毒性休克综合征毒素-1:超抗原;	毒性休克综合征	无
	肠毒素:超抗原;作用于呕吐中枢	食物中毒	
	表皮剥脱毒素:谷氨酰特异的丝氨酸蛋白酶	烫伤样皮肤综合征	
链球菌	猩红热毒素:超抗原	猩红热	无
革兰阴性杆菌			
大肠埃希菌	不耐热肠毒素:刺激 cAMP 环化酶,使 cAMP 升高;耐热肠毒素:刺激 cGMP 环化酶,使 cGMP 升高	水样腹泻	无
	Vero 毒素:降解 28S 核糖体,肠道细胞毒性	血样便	
霍乱弧菌	肠毒素:刺激 cAMP 环化酶	霍乱(水样腹泻)	无

[a] 仅用于高危人群。

（3）抗原性较弱：LPS 抗原性弱，不能有效刺激机体产生抗毒素，不能制成类毒素。

（4）毒性作用较弱其无组织选择性：LPS 具有多种生物学功能，无特异性。LPS 可与许多细胞表面的 CD14/TLR4/MD2 受体复合物结合（特别是单核细胞、巨噬细胞、树突状细胞和 B 细胞等），诱导促炎因子释放（如 IL-1、TNF 等），激活补体和凝固系统等。LPS 的生物学功能与革兰阴性菌感染的临床表现相关：①发热，微量 LPS 可使人体温度升高。LPS 诱导释放的 IL-1 等细胞因子，刺激下丘脑温度调节中枢，引起发热反应。②白细胞反应，LPS 注射动物体内，在早期表现为白细胞下降（leukopenia），1~2 h 后白细胞数明显增高，与其刺激骨髓释放白细胞进入血流有关。然而，伤寒沙门菌内毒素例外，表现为外周血白细胞的持续下降。③内毒素血症与休克，LPS 入血形成内毒素血症，高浓度 LPS 诱导 TNF，IL-1 等细胞因子释放，损伤血管内皮细胞、刺激白细胞和血小板释放血管活性胺、活化补体和激肽系统等均可引起血管通透性增高、血压下降和休克的发生，最后导致弥散性血管内凝血（disseminated intravascular coagulation，DIC）。

（5）内毒素的检测：鲎试验（limulus test）可检测内毒素。鲎试剂取自于鲎（海洋节肢动物）的变形细胞裂解物，含凝固酶原和可凝固蛋白，接触微量内毒素，凝固酶原激活为凝固酶，使可凝固蛋白凝集成凝胶状。可检出 0.01~1 ng 内毒素，用于药物等 LPS 污染的检测。

鲎试验不能鉴别是何种细菌。

革兰阳性菌细胞壁的肽聚糖具有与 LPS 相似的活性,但活性相对较低,故革兰阳性菌感染亦可引起类似于革兰阴性菌感染所致的临床表现。

第三节 抗 菌 免 疫

抗菌免疫(anti-bacterial immunity),是指通过宿主固有免疫和获得性免疫识别及清除病原菌感染的能力。后天获得的特异性免疫包括以抗体作用为中心的体液免疫和致敏淋巴细胞及其产生的淋巴因子为中心的细胞免疫。

一、 固有免疫的抗菌作用

固有免疫的抗菌作用包括屏障系统、吞噬细胞和体液中的抗菌物质。

1. **屏障结构** 皮肤黏膜屏障、血脑屏障和胎盘屏障可防御病原菌的入侵。

(1)皮肤黏膜屏障:完整的健康皮肤与黏膜可有效地阻挡病原微生物的入侵。体表上皮细胞的脱落、更新;呼吸道黏膜上皮细胞的纤毛运动;口腔的吞咽;尿液的冲刷和肠的蠕动可使细菌难以定植。皮肤和黏膜可分泌多种局部抗菌物质:皮肤汗腺分泌的乳酸使汗液呈酸性,抑制细菌生长;皮脂腺分泌的脂肪酸有杀细菌和真菌作用;不同部位的黏膜可分泌不同的抗菌物质,如溶菌酶、抗菌肽、胃酸、蛋白酶等。

(2)血-脑屏障(blood-brain barrier):由软脑膜、脉络膜、脑毛细血管和星状胶质细胞组成,阻挡病原体进入脑组织或脑脊液。婴幼儿因血-脑屏障尚不完善,易发生中枢神经系统感染。

(3)胎盘屏障(placental barrier):由母体子宫内膜的基蜕膜和胎儿绒毛膜共同组成,可阻止母体内的病原体进入胎儿,保护胎儿。在妊娠早期 3 个月内,胎盘屏障尚未发育完善,若此时母体感染,病原微生物有可能经胎盘感染胎儿,影响胎儿的正常发育。

(4)正常菌群屏障:正常菌群构成的屏障是宿主抵抗外源性感染的重要防疫系统之一。可通过竞争黏附部位及其代谢产物抵御病原菌入侵。保持正常菌群的微生态平衡,在防止致病菌感染中非常重要。

2. **吞噬细胞** 中性粒细胞、单核细胞和组织中的巨噬细胞。吞噬细胞可在体内游走、趋化,识别、吞噬和消化病原菌。中性粒细胞的寿命短,仅 1~3 天但生成快,而单核细胞在血液中存留数天后迁移至组织,分化为游走或固定的巨噬细胞。在不同的细菌感染中,发挥不同的作用。

二、 抗菌免疫

根据病原菌感染特征的不同,可分为胞外菌感染和胞内菌感染两类,机体抵御不同类病原菌感染的免疫反应有差别。

（一）抗胞外菌免疫

胞外菌(extracellular bacterium)寄居在宿主细胞外,组织间隙、血液、淋巴液、组织中,产生内毒素或外毒素,并引起炎症反应,如葡萄球菌、链球菌、大肠埃希菌等大多数致病菌。

抗胞外菌和抗胞内菌免疫的异同

1. **中性粒细胞** 在抗胞外菌感染中,中性粒细胞的吞噬作用发挥重要的作用。通过吞噬杀灭,或释放溶酶体酶等发挥抗菌活性。由于感染时间短暂,特异性免疫在胞外菌初次感染的清除中作用不明显。

2. **抗菌抗体** 特异性 lgM 出现比较早,在感染早期可发挥作用;而特异性 IgG 在再次感染中发挥作用。局部 sIgA 抑制细菌黏附至易感细胞;鞭毛抗体抑制细菌运动;抑制细菌侵袭酶的作用;抗体(lgG、lgM)可通过 Fc 端发挥调理作用或经抗体-补体途径发挥吞噬调理作用;抗体(lgG、lgM)-补体可裂解革兰阴性菌。

3. **抗毒素抗体** 以外毒素致病的病原菌感染,如白喉、破伤风、气性坏疽及肉毒中毒等,免疫力主要依靠抗毒素(lgG)的中和作用。抗毒素与毒素结合后,可阻碍毒素与靶细胞(受体)的结合。抗毒素不能对已与受体结合的毒素发挥作用,因此采用抗毒素进行治疗或紧急预防时,要确保"早期足量"。预防外毒素性疾病,应用类毒素进行免疫接种。

（二）抗胞内菌免疫

胞内菌(intracellular bacterium)分为兼性(facultative)和专性(obligative)两类。前者可在细胞内繁殖,也可在体外无细胞培养基上生长繁殖,如结核分枝杆菌、沙门菌等;后者在体内、外均须在细胞内生长繁殖,如衣原体、立克次体等。胞内菌感染特点:胞内寄生、低细胞毒性、潜伏期长、病程缓慢,致病机制主要是病理性免疫损伤。持续性抗原刺激可在感染局部形成肉芽肿病变,如结核分枝杆菌感染引起的肺结核。

特异性抗体和中性粒细胞在抗胞内菌的感染中作用不大。抗胞内菌免疫中,固有免疫成分巨噬细胞、NK 细胞和 IL-12 在感染早期发挥重要的控制感染的作用;而清除感染主要依赖 T 细胞为主的细胞免疫应答:$CD4^+$ T_H1 细胞释放的细胞因子(IFN-γ,TNF-α,IL-1 等),IFN-γ 是巨噬细胞激活剂,可增强其吞噬杀菌功能。如果机体初次感染结核分枝杆菌,巨噬细胞虽能吞噬但不能有效杀灭细菌,因此细菌可随之在体内扩散。一旦特异性免疫应答产生,细胞因子激活巨噬细胞,吞噬消化功能增强,清除胞内寄生的细菌。

第四节 感染的发生与发展

一、感染源与传播途径

（一）感染源

1. **外源性感染** 感染源来自于宿主机体之外,病原菌的毒力较强。

（1）患者：为传染源的主要来源。患者在感染后，从潜伏期至恢复期均有可能排菌污染环境或传播给周围的接触者。一般在感染初期，传染性最强。因此，早期诊断对患者及时治疗，可有效控制外源性感染。

（2）带菌者：有些人感染后，不表现临床症状或症状很轻，成为带菌者（carrier）。有些传染病患者（伤寒、白喉、流行性脑膜炎）在恢复后一段时间内仍为带菌者，仍能排菌。因为带菌者无临床症状，不宜被察觉，是很重要的传染源，有时带菌者也需要进行治疗和隔离。

（3）病畜和带菌动物：见于人畜共患病，病畜或野外带菌动物可传给人，如鼠疫、炭疽、布病等。

2. 内源性感染　指病原菌来自于患者自身的细菌，多为条件致病菌。

（二）传播途径　病原菌感染的传播途径包括黏膜途径和非肠道途径。

1. 黏膜传播途径　呼吸道、消化道、泌尿生殖道的黏膜组织，多数病原菌能穿透黏膜引起感染。**呼吸道**：主要通过吸入含有病原菌的飞沫、气溶胶或尘埃引起感染，所致疾病有肺炎、肺结核、白喉、百日咳、普通感冒、军团病等；**消化道**：主要是食入病原菌污染的食物或水，或通过手等接触引起感染，如伤寒、菌痢、霍乱、食物中毒等疾病。**泌尿生殖道**：主要通过接触感染，较常见的疾病有淋病和梅毒等。

2. 非肠道传播途径　穿刺、注射、昆虫叮咬、创伤、手术、皲裂等可作为细菌的入侵途径。常见的创伤感染有破伤风、气性坏疽等；吸血昆虫叮咬感染，如人类鼠疫由鼠蚤传播，恙虫热由恙螨传播等。

有些细菌经多种传播途径感染，如结核分枝杆菌、炭疽芽胞杆菌等。

二、感染的发生

接触病原菌后，是否发生感染，取决于 3 个要素。①机体的免疫状态。②致病菌的毒力、侵入数量和侵入途径，细菌的毒力强，感染需要致病菌的数量就少，如鼠疫耶尔森菌只需数个或数百个细菌即可引起感染，而沙门菌则需要摄入数亿个菌才能引起急性胃肠炎。细菌侵入特定门户与部位也很重要，如志贺菌经消化道感染才能引起痢疾；脑膜炎奈瑟菌经呼吸道感染才会致病；破伤风梭菌则需进入深部创伤，厌氧条件下繁殖，否则不会致病。③社会和环境因素，社会的经济状况、地理和气候的环境、人口的流动等均会影响感染性疾病的传播和控制。

三、感染类型

感染的结局取决于细菌毒力与宿主免疫力相互作用的结果，常见类型如下。

1. 隐性感染　机体免疫力较强，病原菌毒力弱，侵入数量少，感染后对机体损害轻，不出现明显临床表现称隐性感染。隐性感染可使机体获得特异性免疫力，亦可成为病原菌携带者，成为重要传染源。

2. 潜伏感染　机体与病原菌相互作用过程中保持相对平衡，病原菌潜伏在病灶内，在分泌物或排泄物中检测不到病原。一旦抵抗力下降，病原菌大量繁殖而致病，如结核分枝杆菌可引起潜伏感染。

3. 显性感染 当机体免疫力较弱,病原菌入侵数量多且毒力强时,组织细胞受损严重,发生病理改变,出现临床症状和体征。可分急性感染、慢性感染、局部感染和全身感染。

全身感染指病原菌及其毒性代谢产物向全身播散引起全身性症状的一种感染类型,临床上分为以下5种。

(1) 毒血症(toxemia):病原菌在入侵的局部组织生长繁殖,产生的外毒素入血,病原菌不入血。外毒素经血液循环到达易感的组织和细胞,引起特殊的毒性症状,如白喉、破伤风等。

(2) 内毒素血症(endotoxemia):革兰阴性菌侵入血流,大量繁殖,菌体崩解后释放大量的内毒素,也可因病灶内大量革兰阴性菌所致。

(3) 菌血症(bacteremia):病原菌由局部入血,不在血中增殖且存在时间短暂,但可通过血循环到达机体的适宜部位进行繁殖,如伤寒早期的菌血症期。

(4) 败血症(septicemia):病原菌入血并大量繁殖,产生毒性代谢产物,引起严重的全身中毒症状,如高热,皮肤和黏膜瘀斑、肝脾肿大等。鼠疫杆菌、炭疽杆菌等可引起败血症。

(5) 脓毒血症(pyemia):化脓性细菌入血并大量繁殖,通过血流扩散至其他组织或器官,产生新的化脓性病灶。例如,金黄色葡萄球菌的脓毒血症,常导致多发性肝脓肿、皮下脓肿和肾脓肿等。

4. 带菌状态 病原菌在显性或隐性感染后未被消灭,而在体内继续留存一定时间,为带菌状态(见前带菌者),成为重要传染源。

第五节 医 院 感 染

医院感染(nosocomial infection)又称医院获得性感染,指患者或医务人员在医院环境中发生的感染,分内源性感染及外源性医院感染。易发生医院内感染者主要有:①免疫力较低的婴幼儿和老年人;②糖尿病等慢性疾病患者;③免疫抑制剂治疗或脾切除等病人所致的免疫低下者;④接受手术、导管或内窥镜等医疗器械使用者。医院感染常见的微生物见表5-5。

表5-5 医院感染的常见微生物

感染类型	医院感染的常见微生物
呼吸道感染	流感嗜血杆菌、肺炎链球菌、金黄色葡萄球菌、肠道杆菌、鲍曼不动杆菌、分枝杆菌、呼吸道病毒等
胃肠道感染	沙门菌、志贺菌、病毒等
伤口和皮肤感染	金黄色葡萄球菌、链球菌、变形杆菌、厌氧菌、凝固酶阴性葡萄球菌
泌尿生殖道感染	大肠埃希菌、克雷伯杆菌、沙雷菌、变形杆菌、肠球菌、铜绿假单胞菌、白假丝酵母菌
败血症	大肠埃希菌、变形杆菌、厌氧菌、肠球菌、凝固酶阴性葡萄球菌

一、 医院感染的分类

1. **内源性医院感染** 患者在医院因某种原因,自身的正常菌群或潜伏的致病菌引起的感染,如患者鼻咽部的葡萄球菌移位至伤口引起的感染。

2. **外源性医院感染** 由身外微生物侵入引起的感染。

(1) 交叉感染(cross-infection) 由医务人员-患者或患者-患者间的直接或间接传播的而获得的感染,如咳嗽、交谈、手接触、生活用品等。

(2) 环境感染(enviromental infection) 吸入医院环境内空气,或接触医院内设备或医疗器械消毒不严而获得的感染,如手术后感染、内镜、导管使用所致的感染等。

二、 医院感染的预防和控制

根据引起医院感染的主要因素有易感人群、环境和病原微生物,针对相应的环节加以控制,预防医院感染的发生。

1. **无菌操作和消毒灭菌** 消毒灭菌的对象和操作内容:①医护人员的无菌操作;②医疗器械使用前后的消毒;③医院环境的消毒;④消毒效果的验证;⑤医护人员的手卫生(清洁和消毒);⑥医疗废物的处置(定点焚烧)。

2. **隔离预防** 切断传播途径,防止病原微生物从患者传给其他人群的有效保护性措施。

3. **合理使用抗菌药物** 抗菌药物使用不当是医院感染的重要原因,合理使用抗菌药物可有效降低医院感染率。

4. **医院感染的监测** 对医院的重点部门(急症室、重症监护室、婴儿室、手术室、检验科、供应科等)进行密切的监测和预报,是控制医院感染的重要措施。

（瞿　涤）

第六章　细菌学诊断与防治原则

概　述

- 临床标本送检的注意点：及时无菌采样、选择适当部位取样、尽快送检、双份血清、准确标记。
- 细菌学诊断包括传统检测、快速检测及 16SrRNA 测序分析。
- 细菌感染的预防措施：人工主动免疫及人工被动免疫。
- 细菌感染治疗：抗生素及其作用靶点。
- 细菌的耐药抑制及耐药控制措施。
- 细菌的分类与命名原则。

第一节　细菌学诊断

微生物学检验是协助感染性疾病临床诊断重要辅助手段。医生需根据患者的病史、症状和体征，选择不同的标本和检测方法进行实验室诊断。细菌学诊断（bacteriological diagnosis）主要是从患者的病灶或体液中分离与鉴定特异的病原菌，并进行药物敏感试验供选药参考；或检测细菌的特异抗原成分、代谢产物或核酸以确定病原菌。有时也可检测患者血清中的特异性抗体，进行血清学诊断（serological diagnosis），或毒力测定。细菌学分离鉴定有助于感染性疾病的病原学诊断、合理用药和观察疗效，也是传染病流行病学调研的可靠依据。

在采集感染性标本和进行检测时，应注意生物安全，操作人员应佩戴相应的个人防护用品（如口罩、手套、防护服等），不同病原体的培养和鉴定等应根据其危害等级在不同级别的生物安全实验室中进行。

一、临床标本的采集和运送原则

标本的正确采集和运送是病原菌检出的关键，如采样环节出现差错必然影响检测和诊断的结果，因此采样必须注意以下 6 项原则。

1. **感染早期采集标本**　尽可能在疾病早期、急性期、症状典型时。尽可能在抗菌药物使用前采集标本，如已用抗菌药物，应在检验申请单上注明已使用抗

采集感染性标本的注意点

菌药物,以便检验人员在必要时可在培养基中加入相应拮抗剂。

2. 无菌采集标本 采集标本要无菌操作,防止杂菌污染。

3. 采集适当部位的标本 临床医生需结合临床症状和患者体征及其他检查结果推断可能的感染,并根据感染病的不同病程取不同的标本,如伤寒患者在病程第1~2周取血液,第2~3周取粪、尿;流行性脑膜炎患者应取脑脊液、血液、出血瘀斑。尽可能采集病变明显部位的标本(病原菌数量较多的部分),如细菌性痢疾患者粪便的脓血部分。

4. 尽速送检 大多数菌的标本可冷藏运送,但不耐冷的脑膜炎奈瑟菌、淋病奈瑟菌等要注意保温,最好是床边接种以提高检查率。粪便标本含杂菌多,除尽速送检外,必要时加入甘油缓冲盐水保存液。含有病原菌或潜在病原菌的标本应放在不宜破碎的密闭容器中送检。

5. 注意采集双份血清 进行 IgG 检测时,应采集急性期和恢复期的双份血清。当恢复期血清抗体效价比急性期的≥4 倍以上时具有诊断价值。待检测的血清样本应保存在 −20℃以下的冰箱中。

6. 准确标记标本 标本容器应做好标记,在相应化验单上写清患者姓名、床号、检验目的、标本种类和临床诊断等项目,保证各环节准确无误。

二、 细菌的检测

目前,临床细菌检验包括传统细菌学方法、核酸快速诊断、血清学检测方法等。传统细菌学检查法包括:直接涂片染色镜检、分离培养、生化反应试验、血清学试验等,必要时需进行动物实验。

1. 细菌的形态学检查 根据菌体形态或染色特性,可基本判别标本中细菌的归属于哪类。细菌形态学检查包括标本直接涂片染色和不染色标本的观察。

标本直接涂片后可采用不同染色法检查,在显微镜下直接观察细菌形态、排列方式、染色特性等,有助于初步诊断。染色法包括革兰染色、负染、单染和抗酸染色。革兰染色是最常用的细菌分类鉴别染色法。抗酸染色是用于鉴别分枝杆菌属细菌的方法。利用特异性荧光抗体染色,可对标本中的细菌进行诊断。例如,脑脊液或淤血点中发现肾形成对排列的革兰阴性球菌,结合临床表现,可初步诊断为脑膜炎奈瑟菌感染。脑脊液负染后,若见有肥厚荚膜包绕的菌体,结合临床表现可诊断为新隐球菌感染。

不染色标本主要用于检查在生活状态下具有动力的细菌,常采用压滴法和悬滴法,可用暗视野显微镜或相差显微镜观察,主要用于疑似螺旋体标本的检测。如采用荧光抗体染色,在荧光显微镜下观察,发现带荧光的细菌团,即可诊断。

细菌形态学检查法较为简便、快速,特别是对尚不易进行人工培养或培养时间长的细菌。然而,对于形态和染色性无特征的细菌,无法用形态学检查法进行病原学诊断。

2. 细菌的分离与鉴定

传统细菌检测方法

(1)分离培养:大多数细菌的形态与染色并无显著特异性,需要分离培养,所需时间较长但阳性率高于直接涂片镜检,且比较可靠。通过分离培养获得的纯培养细菌,可进行药敏试验或毒力测定。

自无菌部位采取的标本(血液、脑脊液等),可直接接种至营养丰富的液体或固体培养基;自存在正常菌群部位采取的标本,应接种至选择或鉴别培养基。一般细菌需要培养 16~20 h 形成菌落;厌氧菌和微需氧菌需要 2~3 天;而结核分枝杆菌需要培养 3~4 周才可见菌落。由于细菌分离培养所需时间较长,在遇白喉、气性坏疽等急性感染时,可根据患者临床症状及直接镜检结果,得出初步诊断并及时治疗,以免贻误治疗时机。

根据不同细菌生长条件(如营养或气体要求)及生长特征(如菌落形态)可初步识别细菌,但确定病原菌所属种属尚须接种各种特殊培养基进行生化试验或确定其抗原性与致病力等。

(2) 生化试验:不同细菌具有不同的酶系,借此可对病原菌进行鉴别。例如,肠道杆菌均为革兰阴性杆菌,菌落形态亦相似,但不同细菌对糖和蛋白质的分解能力不同。因此,可利用其不同基质的代谢或代谢产物进行生化试验予以区别。目前,临床已普遍采用微量、快速、高通量的半自动或全自动的细菌生化鉴定和细菌药敏分析系统,缩短了检测时间并提高了检出率。

全自动微生物鉴定及药敏分析系统包括测试板、菌液接种器、培养和检测系统以及数据管理系统,一般可在 24 h 内完成细菌培养、鉴定和药敏,并自动监测和记录全过程直至打印,可准确鉴定医院常见的病原菌,适用于难以培养细菌的鉴定和药敏试验。然而,全自动仪器对于代谢慢、生化反应弱的细菌仍很难准确鉴定。因此,传统细菌学检测方法仍在临床微生物学检验中发挥重要作用。

(3) 血清学鉴定:可利用细菌所含的不同抗原成分(包括菌体抗原、鞭毛抗原、荚膜抗原等)进行鉴定。将已知特异性抗体血清与分离培养的细菌进行血清学反应,以确定病原菌的群、种或型。常用的方法包括凝集试验(玻片凝集试验、协同凝集试验、乳胶凝集试验等)、免疫荧光技术、酶联免疫吸附试验(ELISA)等。玻片凝集试验,即用已知免疫血清与未知细菌在玻片上作凝集反应,出现凝集菌团为阳性,如志贺菌、伤寒沙门菌等的玻片凝集反应。亦可用荚膜肿胀试验直接鉴定标本中的肺炎球菌、嗜血流感杆菌等。

(4) 药物敏感试验:细菌分离与纯化后,即可进行药物敏感试验(简称药敏试验),为临床选用抗菌药物或调整抗菌药物的种类与剂量提供参考。药物敏感试验包括纸片扩散法、(肉汤或琼脂)稀释法和 E-test。

(5) 动物实验:一般不作为临床标本的细菌学常规技术,但在需要确定细菌毒力或致病性时具有重要意义。根据实验目的,选择敏感动物进行疑难病原菌的分离或微生物学的研究。

3. 细菌感染的快速诊断

(1) 直接涂片染色镜检:简便和快速的方法之一。适合在少数情况下,也可利用免疫荧光标记抗体结合染色镜检方法进行快速诊断。

快速细菌检测方法

(2) 抗原检测:用已知抗体检测未知抗原作为快速诊断。近年来采用酶联免疫吸附试验等方法,直接从患者标本中检测细菌抗原作快速诊断。细菌抗原检测法的优点是:即使患者已用抗菌药物治疗,培养不成功,但特异抗原仍可被检出。

(3) 细菌核酸的检测:无需培养,通过检测的特异基因检测或序列分析即可进行细菌的鉴定。常用的方法包括聚合酶链反应、核酸杂交技术16S rRNA序列分析和基因芯片检测难以体外培养或不能培养、费用高、耗时长的病原诊断。

1) 聚合酶链反应(polymerase chain reaction, PCR):根据目标病原菌基因片段设计引物,以自标本抽提的DNA为模板,通过PCR反应扩增特异性片段。PCR技术具有快速、灵敏和特异性强等特点。在此基础上发展的实时荧光PCR技术(real-time PCR):可检测病原菌核酸的拷贝数。逆转录PCR(reverse transcription PCR, RT-PCR):可用于检测目标基因的转录(RNA)。该类方法均已用于感染性疾病的诊断。

2) 16S核糖体RNA(16S rRNA)序列分析:是细菌30S核糖体亚单位的组分。每个菌细胞中存在多个拷贝的16S rRNA基因。16S rRNA的进化速率慢,序列高度保守,不同菌种间序列不同,可用于菌种的分析以及构建进化树。针对16S rRNA保守区设计引物,获得PCR扩增片段后进行测序分析,可利用现有的多个公共数据库网站进行菌种分析(如http://eztaxon-e.ezbiocloud.net)。

三、 细菌感染的血清学诊断

利用已知的细菌或特异性抗原检测患者血清或其他体液中有无相应抗体或抗体效价的动态变化,可作为感染性疾病的辅助诊断。因大多检测血清中的抗体,故称为血清学诊断。血清学诊断主要适用于抗原性强的病原菌及病程较长的感染性疾病,亦适用于分离培养十分困难或培养尚未成功的病原菌感染的诊断。

在患者血清呈特异性IgM阳性抗体表示近期感染;IgG抗体阳性则提示曾感染过或接种过疫苗,因此抗体效价必须明显高于正常人的水平或随病程递增才有诊断价值。在血清学诊断中,最好采双份血清,分别取自于感染的急性期和恢复期(一般为2～6周后),当后者抗体效价高于前者≥4倍以上方有诊断价值。然而,血清抗体效价受多种因素影响,如患者在疾病早期使用抗菌药物或患者年老体弱、免疫功能低下等,感染后抗体效价可无明显升高,所以细菌学检查和血清学诊断在确定细菌感染时互为辅助。

细菌感染的血清学诊断方法有多种,应根据病原菌的种类进行选择。如玻片或试管凝集试验用于诊断伤寒、布氏菌病、钩端螺旋体病和立克次体病;中和试验(抗O试验)用于诊断链球菌感染后的变态反应性疾病;沉淀反应用于诊断梅毒等。ELISA具有简便、特异、灵敏、快速,且可自动化检测大量标本,已广泛应用于多种病原的诊断和流行病学调查。

第二节 细菌感染的特异性预防

为达到预防或治疗感染性疾病的目的,通过注射或服用相应的病原微生物抗原激发机体的特异性免疫应答,或给予特异性抗体及免疫因子等,称为人工免疫(artificial immunization),前者为人工主动免疫(artificial active immunity),后者为人工被动免疫(artificial passive immunity),见表6-1。

表 6-1 人工主动免疫和人工被动免疫的主要特点比较

区别要点	人工主动免疫	人工被动免疫
获得免疫的途径	疫苗接种	被动接受已产生的抗体
接种的免疫物质	抗原	抗体或细胞因子
免疫力来源	接种者自身产生	其他机体产生
免疫出现时间	慢(接种后数天至 4 周)	快(注射后立即出现)
免疫维持时间	长(数月至数年)	短(抗体:2~3 周)
		(细胞因子:1~2 天)
主要用于	预防	多用于治疗或紧急预防

一、人工主动免疫

灭活疫苗和活疫苗的优缺点

人工主动免疫是将疫苗(vaccine)或类毒素接种于人体,刺激机体产生特异性免疫应答,从而达到特异性预防的措施。人工主动免疫的方法通常称为预防接种(prophylactic inoculation)或疫苗接种(vaccination)。传统疫苗主要分为灭活疫苗、减毒活疫苗和类毒素。然而,对于抗原性弱并易发生变异的病原难以用传统方法研制疫苗,现代疫苗学借助于分子生物学技术研发新型疫苗,如基因工程疫苗、核酸疫苗等。

1. **灭活疫苗** 选用免疫原性强的强毒株,经大量培养后,用理化方法灭活但保留抗原性而制成的生物制品,称之为灭活疫苗(inactivated vaccine)。常用灭活疫苗有伤寒、霍乱、百日咳、钩端螺旋体病、斑疹伤寒、鼠疫等。经肌肉或皮下接种,诱生的免疫应答以体液免疫为主,不诱生黏膜免疫(sIgA)。

2. **活疫苗** 由自然界发现、或通过变异筛选到的减毒或无毒力活病原体制成。如牛痘疫苗病毒对人天然弱毒,卡介苗(BCG)是牛分枝杆菌经 13 年在人工培养基上移种 230 次后获得。活疫苗接种后,减毒或无毒的菌/毒株仍具有在宿主体内进行一定生长繁殖的能力,可诱生细胞免疫和体液免疫,若以自然感染途径接种,可诱生 SIgA 抗体的局部黏膜免疫。活疫苗与死疫苗优缺点的比较详见表 6-2。

表 6-2 活疫苗与死疫苗优缺点的比较

区别要点	活疫苗	死疫苗
疫苗株来源	减毒或无毒疫苗株	强度株
疫苗株的制备	自然减毒,或通过变异筛选获得	通过理化处理使毒株失灭活
接种者体内增殖	具有一定的生长和繁殖能力	无
接种剂量和次数	1 次,量小	2~3 次,量大
接种途径	注射,或模拟自然感染途径接种	注射
诱生的免疫应答	细胞免疫和体液免疫	体内免疫
黏膜免疫	模拟自然感染途径接种,可诱生局部 sIgA	无
免疫维持时间	1~5 年或更长	0.5~1 年
回复突变	有可能,对免疫缺陷者有危险	不可能,安全性好
疫苗的稳定性	相对不稳定(需要保持毒株的活力)	相对稳定
保存	需要冷链运输,4℃存活 2 周,真空冻干长期保存	易保存,4℃可保持 1 年以上

3. **类毒素** 纯化的细菌外毒素经 $0.3\%\sim0.4\%$ 甲醛液处理,其毒性消失但仍保持免疫原性的生物制剂,为蛋白质疫苗,具有死疫苗的特点。加入适量铝佐剂,就成为精制类毒素。佐剂可延缓类毒素的吸收、增强免疫应答的效果。常用的有白喉、破伤风等类毒素。白百破三联疫苗是将百日咳鲍特菌与白喉、破伤风两种类毒素混合而成,不仅可减少疫苗接种次数,且百日咳鲍特菌的细胞壁具有佐剂活性,可增强白喉和破伤风类毒素的免疫效果。

4. **亚单位疫苗** 利用病原菌主要保护性免疫原的组分制备疫苗,称为亚单位疫苗。例如,肺炎链球菌、脑膜炎奈瑟菌、流感嗜血杆菌是荚膜多糖,钩端螺旋体是外膜蛋白等。可自病原菌提取、纯化;亦可通过基因工程生产。亚单位疫苗抗原性弱,可通过与强免疫原结合成偶联疫苗(conjugated vaccine),以增强多糖免疫原的应答反应。

5. **基因工程疫苗** 利用基因重组技术将编码病原体保护性抗原的目的基因导入原核或真核表达系统或病毒载体中表达,纯化后制成的所需疫苗,实际上也是一种亚单位疫苗。例如乙肝疫苗、带有宋内志贺菌表面抗原质粒的伤寒沙门菌 Ty21a 重组疫苗等。

6. **核酸疫苗** 又称 DNA 疫苗、基因疫苗。将编码保护性抗原的基因重组至真核表达质粒载体,直接注射机体,外源性基因在细胞内表达产物,可刺激机体产生特异性细胞免疫和体液免疫应答,因此,核酸疫苗具有活疫苗的优点,而且因 DNA 稳定易于保存又具有死疫苗的优点。然而,核酸疫苗的临床应用,仍在研究中。

二、 人工被动免疫

人工被动免疫是注射含有特异性抗体的免疫血清或纯化免疫球蛋白抗体,或细胞因子等免疫制剂,使机体即刻获得特异性免疫力。为外源提供的免疫力,故维持时间短(表6-2),主要用于某些急性传染病的紧急预防和治疗。

1. **抗毒素** 将类毒素或外毒素多次免疫马或志愿者,产生高效价抗毒素后取血分离血清,提取其免疫球蛋白制成抗毒素制剂。抗毒素可中和相应外毒素,主要用于外毒素所致疾病的治疗和紧急预防。临床上常用的抗毒素有破伤风、白喉、肉毒抗毒素以及多价气性坏疽抗毒素等。在使用动物产生的抗毒素时应注意 I 型超敏反应的发生,使用前必须做皮试。

2. **高效价免疫球蛋白** 用特定抗原免疫志愿者,自血清中提取免疫球蛋白(丙种球蛋白),制成含有特异性高效价抗体的免疫球蛋白制剂。主要用于相应疾病的紧急预防和治疗,如乙型肝炎高效价免疫球蛋白(HBIg)。

3. **血清丙种球蛋白(serum gamma globulin)** 正常成人(志愿者)血清中提取的人血清丙种球蛋白(免疫球蛋白)制剂。胎盘球蛋白(placental gamma globulin)是从健康产妇的胎盘或婴儿脐带血中提制而成,主要含有丙种球蛋白。因为大多数成人经历过多种显性或隐性感染或接种过疫苗,其血清中含有抗多种微生物的特异性抗体。然而,这类制剂不是特异性地针对某病原体,故其免疫效果不如高效价特异免疫球蛋白。主要用于某些疾病的紧急预防、烧伤患者细菌感染的预防、丙种球蛋白缺乏症,以及长期化疗或放疗的患者。因源于人血清球蛋白,免疫原性较弱,一般不会引发超敏反应。

4. **细胞免疫制剂** 细胞免疫制剂在抗菌感染免疫中的应用不多;而主要试用于一些病

毒性疾病和肿瘤中,如转移因子(transfer factor,TF)、干扰素、IL-2等。

第三节　细菌感染的治疗原则

细菌感染主要采用抗菌药物治疗,正确合理使用抗菌药物是提高疗效、降低不良反应率和耐药发生率的关键。

一、抗菌药物作用靶点及作用机制

抗菌药物具有抑菌或杀菌活性,可用于预防和治疗细菌感染的药物,包括抗生素(antibiotics)和化学合成药物。抗生素是某些微生物在代谢过程中产生的抗菌物质,微量即可选择性地对其他微生物具有杀灭和抑制作用,有天然和人工半合成两类。根据对菌细胞的作用,抗菌药物可分为杀菌剂(bactericidal drug)即杀死菌细胞,以及抑菌剂(bacteriostatic drug)即细菌生长受抑但不死。抑菌剂作用的特点:①需要宿主抵御机制,如吞噬细胞协助杀伤和清除细菌;②一旦撤除药物,细菌生长恢复。因此,在细菌感染危及生命或白细胞低下时,应采用杀菌剂而不是抑菌剂。然而,杀菌剂作用细菌时,细菌死亡,释放细胞壁中LPS可能会加重病情,因此在治疗含有LPS细菌所致的败血症感染时,慎用抗生素杀菌剂。

抗菌药物主要通过抑制细胞壁、蛋白质、核酸和细胞膜等细菌特有的环节发挥作用(表6-3),了解抗菌药物的分类和作用机制有利于细菌耐药的防治。

表6-3　抗菌药物作用细菌的主要环节

抗菌药物作用的靶点	抗菌药物
抑制细胞壁的合成	
干扰肽聚糖合成(转肽酶)	青霉素、头孢菌素、万古霉素、氨曲南等(β-内酰胺类抗生素,均含有β-内酰胺环/β-lactam)、亚胺培南(碳青霉素烯类)
抑制细胞壁的合成	环丝氨酸、杆菌肽
抑制蛋白质合成	
作用于50S	氯霉素、红霉素、克林霉素、利奈唑胺
作用于30S	四环素、链霉素等氨基糖苷类
抑制核酸合成	
抑制核苷酸合成	磺胺类、甲氧苄氧嘧啶
抑制DNA合成	喹诺酮类
抑制mRNA合成	利福平
损伤细胞膜的功能	多黏菌素、达托霉素
其他抗菌机制	异烟肼、甲硝唑、乙胺丁醇、吡嗪酰胺

二、细菌的耐药机制

细菌的耐药包括固有耐药和获得性耐药:前者为种属特异性,代代相传;后者为细菌的DNA发生突变或获得新的耐药基因,由敏感菌表现出对抗菌药物的耐药性。细菌的耐药机制主要为产生钝化酶、药物作用靶点的改变、抗菌药物的渗透性、药物主动外排等,详见表6-4。

表 6-4　细菌耐药的主要机制

细菌耐药机制	作用点	抗菌药物
1. 产生钝化酶		
(1) β-内酰胺酶	可打开药物中的 β-内酰胺环,使药物失活	β-内酰胺类抗生素,如青霉素、头孢菌素等
(2) 氨基糖苷类钝化酶	修饰药物分子,使结构改变	氨基糖苷类抗生素
(3) 氯霉素乙酰转移酶	氯霉素乙酰化	氯霉素
2. 药物作用靶点的改变	作用靶蛋白结构和数量的改变	青霉素等
3. 抗菌药物的渗透性	细胞壁或细胞膜通透性改变	青霉素、氨基糖苷类、亚胺培南
4. 药物主动外排	细菌外排泵活性增强,使胞内药物浓度降低	四环素、磺胺类等

单耐药
多耐药
泛耐药

　　细菌耐药性可表现为单耐药(对单个抗菌药物耐药);多重耐药(multiple-drug resistant bacteria,MDR,对 3 类以上抗菌药物耐药)、泛耐药(Pan-drug resistant bacteria,PDR,对常规抗菌药物均耐药)。交叉耐药是指细菌对一种抗菌药物产生耐药后,对其他作用机制相似的抗菌药物也产生耐药。

　　目前,在临床上重要的耐药菌有:①耐甲氧西林金黄色葡萄球菌(MRSA);②耐万古霉素的肠球菌;③耐克林霉素和头孢菌素的厌氧菌;④耐药的流血嗜血杆菌、肺炎链球菌、奈瑟菌;⑤多重或泛耐药的结核分枝杆菌(MDR,PDR);⑥产 ESBL 大肠埃希菌和克雷伯菌;⑦产 AmpC 酶肠杆菌;⑧多重耐药非发酵菌:鲍曼不动杆菌、铜绿假单胞菌等。

　　然而,在临床上,还应考虑有数种非遗传因素影响药物对细菌的抑制作用:①脓肿的包裹影响抗菌药物的渗入;②细菌处于静止期或休眠状态对药物不敏感;③细菌 L 型的形成,对细胞壁抑制剂不敏感;④异物的存在,或生物膜形成等;⑤药物使用不当或不能到达感染部位。此外,患者服用抗菌药的依从也影响感染的治疗效果。

三、细菌耐药的控制

耐药的控制措施

　　1. 合理使用抗菌药物　严格掌握抗菌药物的适应证,抗菌药物治疗方案应综合考虑患者病情、菌种类、抗菌药物作用特点等因素;根据病原种类及药物敏感试验结果,正确选择抗菌药物和配伍;根据抗菌药物作用特点及体内代谢特点,选择抗菌药物,掌握药物剂量、疗程和给药方式。

　　2. 严格执行消毒隔离制度　防止医院感染和耐药菌的交叉感染。

　　3. 加强药政管理　加强细菌耐药的监测;执行凭处方购买抗菌药物的规定;农牧业避免使用临床应用的抗菌药物;耐药性产生后,停用有关药物,停用后敏感菌可逐步恢复。

　　4. 寻找和研制新型抗菌药物　可根据细菌耐药机制及抗菌药物的构效关系,寻找和研发新的对耐药菌具有活性的抗菌药物。

附录:细菌的分类与命名

一、细菌分类的方法

　　细菌分类学(bacterial taxonomy)是对细菌进行分类(classification)、鉴定

(identification)及命名(nomenclature)的一门学科。细菌的形态和生理生化分类法有传统分类法和数值分类法(numerical taxonomy);以细菌核酸、蛋白质结构的同源程度进行分类的称为种系分类(phylogenetic nomenclature)或自然分类。

19 世纪以来,以细菌形态和生理特征为依据的分类奠定了传统分类的基础。20 世纪 60 年代将数值分类法(numerical taxonomy)引入了细菌分类学,借助于计算将拟分类的细菌按其性状的相似度进行归类,以此划分种和属。由于对分类所用性状的选择和权重有一定的主观性,细菌的传统分类又称人工分类(artificial classification)。

20 世纪 70 年代以来,化学分析法和核酸分析法的引入,使细菌种群的划分建立在更客观的基础上。常用的分析法有:①DNA 碱基组成测定;②DNA 相关度测定;③核糖体 16S 核糖核酸(16S rRNA)相关度测定。其中以 16S rRNA 测定最为准确,原因是细菌 rRNA 在进化过程中比较保守、稳定、变异少,可鉴定细菌的属和种。通过比较细菌大分子(核酸、蛋白质)结构的同源程度进行分类,揭示了细菌进化的信息。这种以发育关系为基础的分类称为系统分类或种系分类,又称为自然分类(natural classification)。

自然分类法是细菌分类学的主要方向,但是这种分类法操作复杂,工作量极大,而且目前的分类结果与细菌的生长代谢、致病性等医学有关的重要性状缺乏相关性。因此,除研究工作特殊需要外,一般采用简单又实用的人工分类法,即选择一些较为稳定的生物学性状如菌体形态与结构、染色性、生化反应、抗原性等作为分类标记,分析各菌的相关程度与亲疏关系,然后将性状相同或相近的细菌归于一类,以此划分菌种和菌属。

二、细菌分类等级

细菌的分类等级与其他生物相同,也是界、门、纲、目、科、属、种。在医学细菌学中常用属和种。

界(kingdom)

门(phylum)

纲(class)

目(order)

科(family)

属(genus)

种(species)

种(species)是细菌分类的基本单位。生物学性状基本相同的细菌群体构成一个菌种;性状相近关系密切的若干菌种组成一个菌属(genus)。同一菌种的各个细菌如在某些方面有些差异,可进一步再分,如差异较明显的称亚种(subspecies, subsp.)或变种(variety, var.),差异小的则为型(type)。如噬菌体型(phage type)、细菌素型(lacterlocin type)、血清型(serotype/serovar)和生物型(biotype/biovar)。

不同来源的同一菌种称为菌株(strain),例如,从不同的白喉患者咽部分离出 5 个白喉杆菌,即为 5 株白喉杆菌。具有某种细菌典型特征的菌株,称为该菌的代表菌株即标准菌株(standard strain)。

三、 医学有关细菌的分类

国际上细菌分类体系影响较大是美国《伯杰(Bergey)细菌鉴定手册》；该手册现分两部，即《伯杰系统细菌学手册》和《伯杰鉴定细菌学手册》。第 9 版鉴定细菌学手册根据有无细胞壁、革兰染色性分为四大类，根据细菌形态、有无芽胞、需氧或厌氧生长等，把所有细菌列为 1~35 群(group)，下有 550 多个属。已命名的细菌有 2 500 多个种。附录表 6 - 1 仅列出与医学有关的主要菌属、菌群及相应菌所致疾病。

附录表 6 - 1　医学重要细菌的分类

性状	菌属	菌群	代表性疾病
Ⅰ．革兰阴性有细胞壁真细菌			
螺旋体	密螺旋体属	1 群	梅毒
	疏螺旋体属	1 群	莱姆病
	钩端螺旋体属	1 群	钩端螺旋体病
微需氧弯曲菌	弯曲菌属	2 群	肠炎
	幽门螺杆菌	2 群	胃溃疡
球菌	奈瑟菌属	4 群	脑膜炎、淋病
需氧杆菌	假单胞菌属	4 群	肺炎、尿路感染
兼性厌氧杆菌			
微小杆菌	鲍特菌属	4 群	百日咳
	军团菌	4 群	肺炎
	布鲁氏菌属	4 群	布鲁氏菌病
	弗郎西斯菌属	4 群	土拉丝菌病
	巴斯德菌属	5 群	蜂窝组织炎
	嗜血杆菌属	5 群	脑膜炎
肠道及相关细菌	埃希菌属	5 群	尿路感染、腹泻
	肠杆菌属	5 群	尿路感染
	克雷伯菌属	5 群	肺炎、尿路感染
	沙门菌属	5 群	肠热症
	志贺菌属	5 群	痢疾
	变形杆菌属	5 群	尿路感染
	耶尔森菌属	5 群	鼠疫
	弧菌属	5 群	霍乱
厌氧杆菌	拟杆菌属	6 群	腹膜炎
专性胞内菌	立克次体属	9 群	斑疹伤寒、Q 热
	衣原体属	9 群	沙眼、泌尿生殖道感染
Ⅱ．革兰阳性有细胞壁真细菌			
球菌	链球菌属	17 群	咽喉炎、肺炎
	葡萄球菌属	17 群	化脓性感染
需氧芽胞杆菌	芽胞杆菌属	18 群	炭疽
厌氧芽胞杆菌	梭菌属	18 群	破伤风、气性坏疽
形态规则无芽胞杆菌	李斯德菌属	19 群	脑膜炎
形态不规则无芽胞杆菌	棒状杆菌属	20 群	白喉
	放线菌属	20 群	放线菌病
分枝杆菌	分枝杆菌属	21 群	结核、麻风
放线菌	诺卡菌属	22~29 群	诺卡菌病
Ⅲ．无细胞壁真细菌	支原体属	30 群	肺炎
Ⅳ．古细菌		31~35 群	未见病原菌

注：真细菌即指比较常见的细菌；3、7、8、10、11~16 群尚未发现致病菌，未被列入表中。

1. **细菌命名法**　命名是指在分类基础上,给予每种细菌一个科学名称,用于在生产实践、临床实践和科学研究工作中的交流。

《国际细菌命名法典》(International Code of Nomenclature of Bacteria)1990 年修订本(1992 年 ASM 出版)为国际公认的命名法典,该法典确认了 1980 年 1 月 1 日后有国际系统细菌学杂志(IJSB)合法发表的细菌命名。

细菌的科学命名采用拉丁双名法,每个菌名由两个拉丁单词组成。前一单词为属名,用名词,首字母大写;后一单词为种名,用形容词,用小写;全名均用斜体表示。中文菌的命名次序与拉丁文相反,种名在前,属名在后。例如,*Staphylococcus aureus* 为金黄色葡萄球菌;*Klesbsiella pneumoniae* 为肺炎克雷伯菌。

细菌的拉丁属名可简写,由第一个字母加上一点表示,例如 *Streptococcus pneumoniae*,肺炎链球菌的简写是 *S. pneumoniae*。要注意的是,在文章中第一次出现细菌名称时,不能简写,以便检索,在第二次出现时要用简写。有些常见细菌也有俗名,如 tubercle bacillus,结核杆菌,其拉丁文命名及其中文译名是 *Mycobecterium tuberculosis* 结核分枝杆菌。如泛指某一属细菌,不特指其中某个菌种,则可在属名后加 sp.,如 *Streptolcoccus sp.* 表示链球菌属细菌。

根据命名法典规定,新细菌的命名应在《国际系统细菌学杂志》(*International Journal of Systematic Bacteriology*,IJSB)发表后,经国际细菌命名裁定委员会公布,菌名批准目录刊登后正式应用。

2. **细菌分类命名系统**　20 世纪 60 年代以前,国际上有一些不同的细菌分类系统,并产生过一定影响。70 年代后,伯杰(Bergey)分类系统逐渐得到公认,成为细菌分类鉴定的主要参考书。

临床上也采用 CDC 分类系统,该系统由美国疾病控制和预防中心(Center for Disease Control and Prevention,CDC)提出,使用核酸杂交和核酸序列分析结果编排,如肠杆菌科的 CDC 分类法。

新版《伯杰系统细菌学手册》,有 5 册,共 30 篇,主要根据细菌的 rRNA、DNA 及蛋白质序列进行分类:

第一册　古细菌、蓝绿细菌、光合作用和具分枝菌属

第二册　变形菌门

第三册　G＋C 值低的革兰阳性菌

第四册　G＋C 值高的革兰阳性菌

第五册　浮霉菌门(Planctomycetes)、螺旋体门(Spirochaetes)、纤维杆菌门(Fibrobacters)、拟杆菌属(Bacteroides)、梭杆菌门(Fusobacteria)

（瞿　涤,陈　力,孙桂芹）

第七章 球 菌

概 述

- 球菌(coccus)是一类球形或近似球形的细菌,种类多、分布广,对人致病的主要球菌包括葡萄球菌属、链球菌属、肠球菌属和奈瑟菌属。病原性球菌常引起机体的化脓性感染,称为化脓性球菌(pyrogenic coccus)。
- 葡萄球菌属,革兰阳性,其中金黄色葡萄球菌是主要致病菌,可引起局部或全身化脓性感染、食物中毒等,也可引起生物膜相关疾病;表皮葡萄球菌是条件致病菌,其致病性与生物膜形成有关。
- 链球菌属,革兰阳性,其中A群链球菌致病力最强,引起化脓性感染、猩红热等中毒性疾病,以及风湿热等超敏反应性疾病;肺炎链球菌为细菌性大叶性肺炎的主要病原菌;猪链球菌2型为人兽共感染,感染后可致死。
- 肠球菌属,革兰阳性,引起医院感染的重要机会致病菌,其中粪肠球菌和屎肠球菌为主要病原菌;其耐药现象严重。
- 奈瑟菌属,革兰阴性双球菌,其中脑膜炎奈瑟菌是流行性脑脊髓膜炎的病原、淋病奈瑟菌是淋病的病原,人是其唯一宿主。

第一节 葡萄球菌属

葡萄球菌属(*Staphylococcus*)在自然界分布广泛,存在于人和动物体表及与外界相通的腔道中。该属细菌种类>30种,大多数为不致病的腐生菌,金黄色葡萄球菌(*Staphylococcus aureus*)是临床上常见的病原体,表皮葡萄球菌(*Staphylococcus epidermidis*)属于人体正常菌群,为机会致病菌。

一、金黄色葡萄球菌

(一) 主要生物学性状

1. **形态与染色** 革兰染色阳性,球形,直径为$0.5 \sim 1 \, \mu m$,呈葡萄串状(图7-1),亦可见散在、成双或呈短链状存在,无芽胞、无鞭毛,体内可形成荚膜样黏液层(slime layer)。在细胞壁抑制剂(如青霉素)作用下,可形成 L 型细菌,或菌细胞裂解。在陈旧培养基或中性粒细胞内,菌体可染成革兰阴性。

2. 培养和生化反应的特性 营养要求低,普通培养基中生长良好。需氧或兼性厌氧,在 18℃～40℃均可生长。在普通琼脂平板培养 24 h,可形成圆形凸起、表面光滑湿润的不透明菌落。典型菌株产生脂溶性的金黄色色素而使菌落呈金黄色(图 7-2)。在血琼脂平板上,因金黄色葡萄球菌多产生溶素,在菌落周围形成明显的透明溶血环,称 β 溶血。

> 溶血现象与细菌产生的多种溶素有关,菌落周围可出现多重溶血环

多数金黄色葡萄球菌能分解葡萄糖、麦芽糖和蔗糖,产酸不产气。致病性菌株能分解甘露醇产酸。触酶(H_2O_2 酶)阳性,可用于区分链球菌。

> 葡萄球菌触酶阳性,可与链球菌鉴别

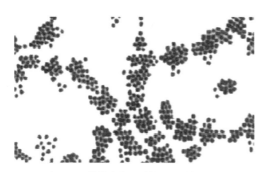

图 7-1 葡萄球菌革兰染色,油镜 100×

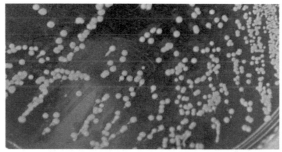

图 7-2 金黄色葡萄球菌的菌落(中等大小、光滑、凸起、不透明、产脂溶性金黄色色素)

3. 抗原结构 金黄色葡萄球菌的抗原种类多、结构复杂,超过 30 种,主要包括多糖抗原、蛋白质抗原、细胞壁成分抗原、外毒素等。

(1)葡萄球菌 A 蛋白(Staphylococcal Protein A,SPA):＞90% 金黄色葡萄球菌菌株的表面具有 SPA,能非特异性与人及多种哺乳动物的 IgG1、IgG2 及 IgG4 的 Fc 段结合,而 IgG Fab 段特异结合抗原的功能不受影响。SPA 与吞噬细胞争夺 Fc 段,降低抗体的调理作用。SPA-IgG 复合物具有抗吞噬、损伤血小板、促进细胞分裂、引发超敏反应等多种生物学活性,与其致病机制密切相关。

> 利用 SPA 的特性建立协同凝集试验(co-agglutination assay),可用于临床上多种微生物抗原的检测

(2)荚膜多糖:在宿主体内,大多数金黄色葡萄球菌可形成荚膜多糖抗原。荚膜多糖除具有抗吞噬作用外,还有利于细菌黏附到宿主细胞或植入性医疗材料的表面(如血管支架、人工心瓣膜、人工关节等)形成生物膜。

(3)磷壁酸:为半抗原,具有群特异性(A 群含 N-乙酰葡糖胺核糖醇残基,见于金黄色葡萄球菌;B 群含 N-乙酰葡糖胺甘油残基,见于表皮葡萄球菌)。磷壁酸能与细胞表面的纤连蛋白(fibronectin)结合,从而介导葡萄球菌对黏膜表面的黏附。磷壁酸抗原性弱,当与肽聚糖结合后,可引起机体的免疫应答;检测抗磷壁酸抗体,可用于诊断细菌性心内膜炎等全身

性葡萄球菌感染。

（4）肽聚糖　可刺激机体产生调理性抗体，促进单核细胞的吞噬功能；亦有诱导吞噬细胞产生 IL－1、吸引中性粒细胞和活化补体的功能。

4. **分类**　见表 7－1。

表 7－1　葡萄球菌属的分类

分类方法	分群和分型	意义
根据表型分类	根据色素、生化反应等分为 30 多个种	以金黄色葡萄球菌、表皮葡萄球菌和腐生葡萄球菌 3 个种，为致病菌、机会致病菌和非致病菌的代表
根据有无凝固酶分类	凝固酶阳性、阴性两大类	凝固酶阳性的葡萄球菌致病性强
根据噬菌体分型	分为 4 个噬菌体群和 23 个噬菌体型	在流行病学调查、传染源溯源等方面起重要作用
根据核酸分型	根据 16S rRNA 不同，分为 40 种和 24 个亚种	特异性比表型分类法高

5. **抵抗力**　葡萄球菌对外界理化因素抵抗力强。在干燥痰液或脓汁中可存活长达 3 月；耐热，60℃ 1 h 或 80℃ 30 min 才能被杀死；耐盐，在含 15% NaCl 的培养基中仍能生长，故可用高盐培养基分离菌种；对龙胆紫等碱性染料较敏感。易产生耐药性，通过产 β－内酰胺酶而对青霉素 G 等耐药；耐甲氧西林金黄色葡萄球菌（methicillin-resistant *S. aureus*，MRSA）已成为医院感染和社区获得性感染的重要病原菌之一。

（二）致病性与免疫性

金黄色葡萄球菌可产生多种酶和毒素等致病物质，引起疾病。

1. **致病物质**　金黄色葡萄球菌的毒力因子（表 7－2）包括：①细菌表面成分，如黏液层、磷壁酸和 SPA；②毒素，如细胞溶素（α，β，γ，δ）、肠毒素、毒性休克综合征毒素-1、表皮剥脱毒素等；③酶，如凝固酶等。

表 7－2　金黄色葡萄球菌的主要致病物质

	致病物质（毒力因子）	致病作用
表面结构	黏液层（类似荚膜）	抗吞噬，抑制单核细胞的增殖，促进细菌黏附
	肽聚糖	毒素样活性，能抑制机体炎性应答，抗吞噬
	磷壁酸	与纤连蛋白结合，介导细菌黏附
	SPA	抗吞噬、促进细胞分裂、引发超敏反应、损伤血小板
毒素	葡萄球菌溶素（α，β，γ，δ）	溶解红细胞，对白细胞、血小板等有细胞毒作用
	杀白细胞素（PVL）	攻击中性粒细胞和巨噬细胞，增强侵袭力
	肠毒素	超抗原，刺激呕吐中枢，引起呕吐等急性胃肠炎表现的食物中毒
	表皮剥脱毒素	引起烫伤样皮肤综合征
	毒性休克综合征毒素-1	超抗原作用，引起多器官、多系统功能紊乱
酶	血浆凝固酶	能使血浆凝固
	耐热核酸酶	降解 DNA/RNA，葡萄球菌致病性的重要指标之一
	透明质酸酶	扩散因子，溶解细胞间质中的透明质酸，利于细菌扩散
	纤维蛋白溶解酶（葡激酶）	激活纤维蛋白酶原为纤维蛋白酶，溶解血浆纤维蛋白，利于细菌扩散
	脂酶	分解脂肪和油脂，利于细菌入侵皮肤和皮下组织
	触酶	分解过氧化氢
	β－内酰胺酶（耐药菌株）	水解含有 β－内酰胺环结构的抗生素

（1）凝固酶（coagulase）：多数致病性金黄色葡萄球菌菌株产生凝固酶，可使加有抗凝剂的人或兔血浆凝固，作为鉴定致病性金黄色葡萄球菌的重要指标。凝固酶分 2 种：①游离凝固酶（free coagulase）：分泌至菌体外，可被人或兔血浆中的协同因子激活为葡萄球菌凝血酶（staphylothrombin），使纤维蛋白原变为纤维蛋白，导致血浆凝固；②结合凝固酶（bound coagulase）或凝聚因子（clumping factor）：位于菌体表面，能与纤维蛋白原结合，使纤维蛋白原变为纤维蛋白而引起细菌凝聚。游离凝固酶采用试管法检测，使血浆凝固成胶冻状者为阳性；结合凝固酶可用玻片法测定，细菌凝聚成颗粒状为阳性。

> 凝固酶是鉴别葡萄球菌致病性的重要指标

凝固酶可使血浆纤维蛋白包被在菌体表面，阻碍吞噬细胞的吞噬或消化作用，并可保护细菌免受血清杀菌物质的作用。同时，病灶周围有纤维蛋白的凝固和沉积，使细菌不易向外扩散，故葡萄球菌感染易局限化。

此外，金黄色葡萄球菌还具有其他酶类，如纤维蛋白溶酶（fibrinolysin）、耐热核酸酶（heat stable nuclease）、透明质酸酶（hyaluronidase）和脂酶（lipase），分别与细菌的扩散和组织的损伤有关，详见表 7 - 2。

（2）溶细胞毒素：为细胞膜损伤毒素，主要有葡萄球菌溶素和杀白细胞素。

1）葡萄球菌溶素（staphylolysin）：致病性葡萄球菌能产生 α、β、γ、δ 等多种溶素，对人致病的主要是 α 溶素，对多种哺乳动物红细胞有溶血作用，还对白细胞、血小板、肝细胞、成纤维细胞、血管平滑肌等均有毒性作用，可引起组织坏死。α 溶素为外毒素，经甲醛脱毒可制成类毒素。β 溶素为神经鞘磷脂酶 C（sphingomyelinase C），可水解细胞膜磷脂，损伤红细胞、白细胞、巨噬细胞和纤维细胞，也与组织坏死和脓肿形成有关。

2）杀白细胞素（leukocidin）：亦称 Panton-Valentine 杀白细胞素（PVL），可改变细胞膜的结构，使细胞通透性增加，细胞死亡。杀白细胞素只攻击中性粒细胞和巨噬细胞，死亡的细胞可以形成脓栓，加重组织的损伤。

（3）肠毒素（enterotoxin）：约 50% 的金黄色葡萄球菌临床分离株可产生肠毒素，分为 9 个血清型（A，B，C1，C2，C3，D，E，G 和 H），其基因大多由噬菌体携带。为热稳定性可溶性蛋白，100℃ 30 min 不被破坏，对胃肠液中蛋白酶的水解有抵抗作用。产毒株污染食物（牛奶、肉类等），20～30℃，8～10 h，即可产生大量肠毒素。食用含有肠毒素的食物后，毒素与肠道神经细胞受体作用，刺激呕吐中枢，引起呕吐等急性胃肠炎表现（食物中毒）。

葡萄球菌肠毒素是超抗原，可非特异性激活 T 细胞，释放过量的细胞因子（如 TNF，IL - 1，IFN - γ）而致病。葡萄球菌肠毒素可作为生物战剂。

（4）表皮剥脱毒素（exfoliatin）：外毒素，分两个血清型：A 型由前噬菌体编码，耐热；B 型由质粒编码，不耐热。具有丝氨酸蛋白酶功能，可裂解桥粒（desmosomes），破坏皮肤细胞间的连接，在婴幼儿和免疫力低下成人中引起烫伤样皮肤综合征（staphylococcal scalded skin syndrome，SSSS），又称剥脱性皮炎。

（5）毒性休克综合征毒素- 1（toxic shock syndrome toxin - 1，TSST - 1）：外毒素，超抗原，可引起毒性休克综合征（toxic shock syndrome，TSS）。

2. 所致疾病 金黄色葡萄球菌主要引起侵袭性和毒素性两类疾病。

(1) 侵袭性疾病(化脓性感染):金黄色葡萄球菌可通过多种途径侵入机体,引起局部组织、器官、或全身性化脓感染:①局部感染,主要表现为疖、痈、甲沟炎、麦粒肿、脓疱疮、伤口化脓等,表现为脓汁金黄而黏稠,病灶局限,界限清楚;②各器官感染,如肺炎、脓胸、中耳炎、脑膜炎、心包炎、心内膜炎、骨髓炎等;③全身感染,如败血症、脓毒血症等。

(2) 毒素性疾病:由细菌外毒素导致的中毒性疾病。

1) 食物中毒:摄入含肠毒素污染的食物 1~6 h 后,可出现头晕、恶心、呕吐、腹泻等急性胃肠炎症状。发病 1~2 天可自行恢复,预后良好。

2) 假膜性肠炎:由于使用抗生素等原因造成菌群失调,使少数耐药性金黄色葡萄球菌大量繁殖,产生肠毒素,使肠黏膜发生炎症,形成有炎性渗出物、肠黏膜坏死组织和细菌组成的一层膜状物(假膜)。假膜性肠炎主要表现为顽固性腹泻。

3) 烫伤样皮肤综合征:由表皮剥脱毒素引起。多见于新生儿及免疫功能低下者。患者皮肤呈弥漫性红斑,起皱,继而形成水疱,导致表皮脱落。

4) 毒性休克综合征:主要表现为高热、低血压、呕吐、腹泻、弥漫性红疹,严重者出现休克;部分见于使用月经栓的经期妇女;与 TSST - 1 有关。TSST - 1 可增加机体对内毒素的敏感性,导致机体多个器官系统的功能紊乱。葡萄球菌肠毒素等也与毒性休克综合征的发病有关。

人类对葡萄球菌有一定的天然免疫力。当皮肤黏膜受损后,或机体免疫力降低时,才易引起葡萄球菌感染。病后可获得一定的免疫力,但不足以预防再次感染。

(三) 微生物学检查

1. 标本采集 依据病变部位采集临床标本,如脓汁、分泌液、脑脊液、胸腹水、血液、骨髓穿刺液等。食物中毒则收取剩余食物或患者呕吐物。标本经直接涂片染色后镜检作初步诊断。

2. 病原学检查

(1) 分离培养:常用血琼脂平板,或经肉汤培养基增菌后接种血琼脂平板。根据菌落特点再作涂片染色检查、甘露醇发酵和血浆凝固酶试验等。葡萄球菌临床分离株应作药物敏感试验。

食物中毒患者的标本,可用 ELISA 检测肠毒素,方法简便敏感,可检测微量肠毒素。

(2) 核酸检测:检测方法包括核糖体分型、PCR 技术和脉冲场电泳等方法检测和分析细菌质粒和基因组,用于疾病诊断和流行病学调查。

(四) 防治原则

应注意个人卫生,对皮肤黏膜损伤应及时处理。医院内做好消毒隔离,防止医源性感染。对饮食服务业加强卫生管理,防止引起食物中毒。目前耐药菌株日益增多,要根据药敏试验结果选用适宜的抗菌药物。对慢性反复感染的患者,可试用自身菌苗疗法。

二、凝固酶阴性葡萄球菌

凝固酶阴性葡萄球菌(coagulase negative staphylococci,CNS)存在于健康人的皮肤、

口腔及肠道中,是医源性感染的重要病原菌,亦是创伤、尿道、中枢神经系统感染和败血症的常见病原菌。目前已发现的 CNS 中最常见的是表皮葡萄球菌(*S. epidermidis*),其余还包括腐生葡萄球菌(*S. saprophyticus*)、人葡萄球菌(*S. huminis*)、溶血葡萄球菌(*S. hemolyticus*)、头葡萄球菌(*S. capitis*)、华纳葡萄球菌(*S. warneri*)、模仿葡萄球菌(*S. simulans*)、木糖葡萄球菌(*S. xylosus*)、猿类葡萄球菌(*S. simians*)等30余种。

(一) 主要生物学性状

CNS 不产生血浆凝固酶、α溶素等毒性物质,不同于金黄色葡萄球菌(表7-3)。

表7-3 常见葡萄球菌的主要生物学性状

试验	金黄色葡萄球菌	表皮葡萄球菌	腐生葡萄球菌
菌落色素	金黄色或灰白色	白色	白色或柠檬色
血浆凝固酶	+	-	-
甘露醇发酵	+	-	-
分解葡萄糖	+	+	-
新生霉素	S(敏感)	S(敏感)	R(耐药)
SPA	+	-	-
生物膜	部分菌株形成	部分菌株形成,强于金黄色葡萄球菌	部分菌株形成

(二) 致病性

CNS 是人体皮肤和黏膜的正常菌群,当机体免疫功能降低或 CNS 寄居部位改变时,可引起机会感染。CNS 的致病性与生物膜形成有关。细菌黏附于细胞、高分子医疗材料等表面,菌体间粘连,形成生物膜,能保护细菌抵御中性粒细胞的吞噬和抗生素的杀伤。此外,腐生葡萄球菌能选择性地吸附于尿道上皮细胞,对定植及引起感染有一定作用;溶血葡萄球菌的溶血性也与其致病性有关。CNS 引起的感染主要有:①泌尿系统感染,仅次于大肠埃希菌;②细菌性心内膜炎;③败血症,特别是新生儿败血症,CNS 居败血症常见病原菌的第3位,仅次于大肠埃希菌和金黄色葡萄球菌;④术后及植入性医用器械感染,骨和关节修补术、器官移植、特别是心瓣膜术后的感染多为 CNS 引起,与生物膜形成有关。

> 凝固酶阴性葡萄球菌的致病性与生物膜形成密切相关

(三) 微生物检查

CNS 感染的诊断可依据血浆凝固酶、分解甘露醇、溶血及色素检查等,结合生化试验与金黄色葡萄球菌相鉴别。

(四) 防治原则

CNS 感染多为医院感染,手术伤口有可能被来自患者自身、医护人员及空气中的 CNS 感染。因此,选择对 CNS 敏感的消毒剂,加强术前、术后患者皮肤、医护人员的手及空气、环境等的消毒,对控制 CNS 引起的医院感染起到重要作用。此外,CNS 耐药率较高,治疗时因进行药敏实验选择敏感抗生素、并避免将某种抗生素长期广泛使用,CNS 对万古霉素、氟哌酸及丁胺卡那霉素耐药率低,适当时考虑联合用药。

第二节 链 球 菌 属

链球菌属(*Streptococcus*)细菌是革兰阳性球菌,呈长短不一的链状或成双排列。种类多、分布广,有些为人体正常菌群,有些为人类致病菌。对人类致病的主要是 A 群链球菌和肺炎链球菌等,引起各种化脓性炎症、猩红热及大叶性肺炎、脑膜炎等疾病。

链球菌的分类主要根据为抗原、溶血现象以及生化反应鉴定。

一、 链球菌的抗原及分类

1. 根据链球菌的主要分类抗原 链球菌细胞壁含有多糖抗原(C 抗原)、蛋白抗原(M、T、R、S 4 种)、核蛋白抗原(P 抗原)和肽聚糖。肺炎链球菌的荚膜中含荚膜多糖抗原。

> C 抗原-群特异性
> M 蛋白-型特异性

(1)C 多糖抗原:为群特异性抗原,抗原性由氨基糖决定。A 群链球菌为鼠李糖-N-乙酰葡糖胺,B 群为鼠李糖-葡糖胺多糖,C 群为鼠李糖-N-乙酰半乳糖胺,D 群为含有 D-丙氨酸和葡萄糖的甘油型胞壁酸。运用血清学方法,根据 C 多糖抗原的不同,可将链球菌分成 20 个群。对人类致病的 90%为 A 群,B、C、D、G 群偶见。

(2)M 蛋白:具有型特异性,为 A 群链球菌的主要毒力因子之一,可将其分为近 150 个血清型;亦发现于 C 和 G 群链球菌。M 蛋白是细胞壁上突起,能抵抗中性粒细胞的吞噬作用。M 蛋白亦是风湿热的重要致病因子,与人心肌有交叉反应,纯化 M 蛋白诱生的抗体能作用于人心肌组织。

(3)T 物质:多为共同抗原,可用于某些链球菌的分型,耐酸和热,与链球菌毒力无关。

2. 根据溶血现象分类 链球菌在血琼脂平板上生长繁殖后,菌落周围形成溶血环的情况,分为甲型(α - hemolytic streptococcus)和乙型溶血性链球菌(β - hemolytic streptococcus),以及不产生溶血环的丙型链球菌(γ - streptococcus),见表 7 - 4。

表 7 - 4 链球菌根据溶血现象分类

分类	溶血	现象	致病性	举例及常见疾病
甲型溶血性链球菌	甲型溶血(α 溶血)	菌落周围宽 1~2 mm 的草绿色溶血环,可能是细菌产生的 H_2O_2 使血红蛋白氧化为正铁血红蛋白所致	多为机会致病菌	变异链球菌:龋齿
乙型溶血性链球菌	乙型溶血(β 溶血)	菌落周围宽 2~4 mm,界限清楚、完全透明的溶血环	致病菌 致病力强,可引起多种疾病	化脓性链球菌:皮肤感染,风湿热,肾炎 无乳链球菌:新生儿败血症和脑膜炎
丙型链球菌	不溶血	无溶血环	一般不致病,偶尔引起泌尿系统感染或细菌性心内膜炎	牛链球菌:心内膜炎

3. **根据生化反应分类**　肺炎链球菌、某些 α 溶血性链球菌和非溶血性链球菌不具有群特异性抗原,须根据其生化反应等特性进行鉴定。表 7-5 列举了医学上重要的链球菌。

表 7-5　临床重要的链球菌

链球菌	血清群	溶血	与诊断有关的特性	常见的疾病
化脓性链球菌	A 群	β 溶血	杆菌肽敏感	咽炎,脓疱疮,风湿热,肾炎
无乳链球菌	B 群	β 溶血	杆菌肽不敏感,水解马尿酸盐	新生儿败血症和脑膜炎
粪肠球菌	D 群	α 溶血或不溶血	耐 6.5%NaCl	腹腔脓肿,尿道感染,心内膜炎
牛链球菌	D 群	不溶血	不耐 6.5%NaCl	心内膜炎,败血症,结肠癌相关
肺炎链球菌	—	α 溶血	对胆盐和 optochin 敏感	肺炎,脑膜炎,心内膜炎
草绿色链球菌	—	α 溶血或不溶血	对胆盐和 optochin 不敏感	龋齿,心内膜炎

二、 主要致病性链球菌

(一) A 群链球菌

A 群链球菌(group A streptococcus)是常见的链球菌,占人类链球菌感染的 90%,其中致病力最强的是化脓性链球菌(*Streptococcus pyogenes*)。

1. **主要生物学性状**　革兰阳性,球形或卵圆形,直径 0.6～1.0 μm,常排列成链状。在液体培养基中形成长链,在固体培养基为短链。无芽胞,无动力。培养早期可形成由透明质酸组成的荚膜,培养后期,随着细菌自身透明质酸酶的产生,荚膜逐渐消失。

兼性厌氧,营养要求较高,在含血液、血清、葡萄糖的培养基中才生长良好。在血清肉汤培养基中易形成长链,管底出现絮状沉淀。在血琼脂平板上,形成灰白色的细小菌落,直径 0.5～0.75 mm,边缘整齐、表面光滑。多数菌株菌落周围形成较宽的透明 β 溶血环。

分解葡萄糖,产酸不产气;不分解菊糖,不被胆汁溶解,触酶阴性。对杆菌肽敏感。

对外界理化因素的抵抗力不强,加热 60℃ 30 min 即可被杀死,在干燥尘埃中可存活数月。对常用消毒剂、多种抗生素敏感。

> 触酶阴性——区别于葡萄球菌;
> 不分解菊糖——区别于草绿色链球菌;
> 不被胆汁溶解——区别于肺炎链球菌

2. **致病性与免疫性**

(1) 致病物质:A 群链球菌的致病物质主要包括胞壁成分、外毒素和侵袭酶类等,其作用机制见表 7-6。

表 7-6　A 群链球菌的致病物质及作用

分类	成分	作用
胞壁成分	黏附素	链球菌脂磷壁酸(LTA)和 F 蛋白可与上皮细胞表面的纤连蛋白结合,有利于细菌定植
	M 蛋白	主要致病因子,具有抗吞噬及抵抗吞噬细胞内杀菌作用的能力;与心肌、肾小球基底膜有共同抗原,引起超敏反应性疾病
	肽聚糖	致热、溶解血小板、提高血管通透性
外毒素	致热外毒素(pyrogenic exotoxin),又称红疹毒素或猩红热毒素	引起人类猩红热的主要致病物质,可引起发热和皮疹等。基因位于温和噬菌体基因组,由携带温和噬菌体的 A 群链球菌产生。抗原性强,可刺激机体产生抗毒素。具有超抗原活性。

分类	成分	作用
侵袭酶类	链球菌溶素（streptolysin）	溶解红细胞、损伤白细胞和血小板。分为链球菌溶素 O（streptolysin O，SLO）和链球菌溶素 S（streptolysin S，SLS）两种，前者对中性粒细胞、心肌细胞、神经细胞等有毒性作用，抗原性强，可刺激机体产生抗 O 抗体，可作为风湿热辅助诊断；后者对 O_2 稳定，无抗原性，可引起 β 溶血，对白细胞和多种组织细胞有破坏作用
	透明质酸酶（hyaluronidase）	可分解细胞间质的透明质酸，促进细菌扩散
	链激酶（streptokinase，SK）	使血液中纤维蛋白酶原变成纤维蛋白酶，溶解血块，促进细菌扩散
	链道酶（streptodornase，SD）	链球菌 DNA 酶，降解脓液中高度黏稠性 DNA，使脓液变稀，促进细菌扩散。SK 和 SD 能致敏 T 细胞，用于皮肤试验，利用迟发型超敏反应原理检测细胞免疫功能，称 SK - SD 试验

> 链球菌引起的化脓性感染可在组织中扩散-与金黄色葡萄球菌的感染灶局限有所不同

（2）所致疾病：主要引起以下 3 类疾病。

1）化脓性感染：常引起局部感染，如咽炎、脓皮病、坏死性筋膜炎、链球菌毒性休克综合征、产褥热、肺炎等各组织系统的感染。细菌可在感染局部组织中扩散导致蜂窝组织炎，沿淋巴管和血管扩散易引起丹毒、淋巴管炎和扁桃体炎等。

2）毒素性疾病：引起猩红热、链球菌毒素休克综合征。猩红热是一种急性传染病，传染源为患者和带菌者，经呼吸道传播，潜伏期平均为 3 天，临床特征为发热、咽峡炎、全身弥漫性皮疹和疹退后皮肤脱屑。

3）超敏反应性疾病：风湿热和急性肾小球肾炎等，多见于儿童感染链球菌后，与 M 蛋白有关。①风湿热，5～12 岁的孩子较多见，感染咽峡炎后有 3% 的病孩发生风湿热，主要表现为多发性关节炎、心肌炎、心内膜炎、心包炎等。发病机制可能是免疫复合物沉积于心瓣膜或关节滑膜上所致；亦可能是 A 群链球菌的抗原与上述组织间存在共同抗原，由交叉免疫反应造成病理损伤。皮肤感染的链球菌通常不会引起风湿热。②急性肾小球肾炎，儿童中大多数急性肾炎属链球菌感染后的急性肾小球肾炎。引起咽峡炎和皮肤感染的链球菌都可发生急性肾小球肾炎，发病机制可能是链球菌的 M 蛋白与相应抗体结合后，在一定条件下形成中等大小的可溶性免疫复合物，沉积于肾小球基底膜，通过Ⅲ型变态反应机制造成炎症损伤；亦可能是某些链球菌菌株的抗原与肾小球基底膜有共同抗原成分，通过Ⅱ型变态反应损伤基底膜。病程 1 个月左右，多能自愈，很少转为慢性。

（3）免疫性：A 群链球菌感染后，机体可获得一定的免疫力；但因其型别多、各型之间无交叉保护作用，故可反复感染。感染猩红热后，具有抗同型链球菌再感染的免疫力，但对异型则无免疫力。

3. 微生物学检查

（1）涂片染色镜检和培养：脓液等标本可直接涂片，染色镜检，也可直接在血平板上分离培养。疑为败血症的血液标本，增菌后再分离培养。孵育后，有 β 溶血的菌落应与葡萄球菌鉴别；有 α 溶血的菌落需与肺炎球菌鉴别。

（2）血清学试验：抗链球菌溶素 O 试验（ASO test），简称抗 O 试验，是用 SLO 作为抗原检测患者血清中的抗 O 抗体，作为风湿热或急性肾小球肾炎的辅助诊断。一般抗 O 抗体效价在 1∶400 以上有诊断意义。

4. 防治原则 注意个人卫生，保护皮肤黏膜，防止化脓性感染。链球菌主要通过飞沫传播方式感染，除及时治疗患者外，还应注意对空气、器械和敷料等消毒。对猩红热患者，在治疗的同时应进行隔离。对患急性咽喉炎和扁桃体炎的儿童，应彻底治疗，以防止急性肾小球肾炎、风湿热及亚急性心内膜炎的发生。青霉素为治疗首选药物。

（二）肺炎链球菌

肺炎链球菌（*S. pneumoniae*），俗称肺炎球菌（pneumococcus），正常人呼吸道带菌率可达 40%～70%，多数不致病或致病力弱，仅少数菌株对人致病，引起大叶性肺炎和细菌性脑膜炎等。

1. 主要生物学性状 革兰阳性球菌，多成双排列，菌体呈矛头状，尖端向外。无鞭毛，无芽胞，在体内或含有血清的培养基中形成较厚的荚膜。

兼性厌氧，营养要求较高，需含血液培养基。在血平板上的肺炎球菌菌落与甲型溶血性链球菌相似，α 溶血。产生自溶酶，故若孵育时间>48 h，则菌体溶解，菌落中央下陷呈脐状。若在血清肉汤中孵育，初期呈混浊生长，稍久因菌自溶使培养液渐变澄清。该菌分解葡萄糖、乳糖、麦芽糖、蔗糖，产酸不产气，胆汁溶解试验阳性（胆汁可促进自溶酶激活，加速菌体自溶）。

抗原结构与分型：①荚膜多糖抗原：可将肺炎链球菌分为 90 多个血清型；②菌体 C 多糖抗原：存在于细胞壁中，种特异性，可被血清中 C 反应蛋白（C reaction protein，CRP）沉淀，临床上常用 C 多糖来测定 CRP，活动性风湿热等疾病的辅助诊断有意义；③M 蛋白：具型特异性。

> 肺炎链球菌荚膜多糖有型特异性，抗体具有型特异性保护作用；M 蛋白与毒力无关

抵抗力较弱，对一般消毒剂敏感。产荚膜菌株抗干燥能力较强，在干痰中能存活 1～2 个月。

2. 致病性与免疫性

（1）致病性：在机体免疫力低下时，肺炎链球菌可引起感染，主要诱发因素：①病毒或其他微生物感染损伤呼吸道表面细胞、黏液积聚妨碍吞噬细胞吞噬，或支气管阻塞等所致的呼吸道异常；②酒类或药物中毒抑制吞噬细胞和咳嗽反射功能，引起异物吸入；③心衰等循环系统异常；④其他，如营养不良、过度疲劳等。

该菌主要引起人类大叶性肺炎，其次是支气管炎。成人肺炎多数由 1、2、3 型肺炎球菌引起，儿童的大叶性肺炎以 14 型最常见。肺炎后可继发中耳炎、副鼻窦炎、乳突炎、肺脓肿、脑膜炎和败血症等。

其主要致病物质包括荚膜、肺炎链球菌溶素 O、脂磷壁酸、神经氨酸酶等，详见表 7-7。荚膜是肺炎球菌的主要毒力因子，细菌一旦失去荚膜即失去致病力。有荚膜的肺炎球菌只需数个即可致实验小鼠

> 肺炎链球菌的荚膜是其主要毒力因子

死亡,而无荚膜株则要高达上亿个菌才能杀死1只小鼠。感染后体液中出现抗肺炎球菌荚膜多糖的特异性抗体,可获得型特异性免疫。

表7-7 肺炎链球菌的主要致病物质

致病物质	作用机制
荚膜	抗吞噬作用,当有荚膜的光滑(S)型肺炎链球菌失去荚膜而成为粗糙(R)型时,其毒力减低或消失。
肺炎链球菌溶素O	溶解人、羊、兔、马等多种红细胞,能激活补体经典途径,引起炎症,对动物有皮肤坏死和致死作用。对氧敏感,在血平板上形成草绿色α溶血环。
脂磷壁酸	存在细胞壁表面,具有黏附功能,有利于细菌定植。
神经氨酸酶	降解细胞膜和糖酯的N-乙酰神经氨酸,有利于病菌在呼吸道的定植、繁殖和扩散,增强肺炎球菌向深部组织的侵入。

(2) 免疫性:肺炎链球菌感染后,机体产生的荚膜多糖型特异抗体有保护作用,可建立较牢固的型特异性免疫力。

3. 微生物学检查

(1) 标本采集及直接涂片镜检:根据病变发生部位采取脓液、痰液、血液等。镜下可发现典型的革兰阳性、具有荚膜的双球菌,可作出初步诊断。

(2) 分离培养与鉴定:增菌后,接种于血琼脂平板培养,可见菌落周围有草绿色α溶血环,需与甲型溶血性链球菌鉴别,常用的方法:胆汁溶菌试验(是鉴别肺炎球菌和甲型溶血性链球菌的可靠方法),Optochin试验或荚膜肿胀试验(quellung reaction),详见表7-8。

表7-8 肺炎链球菌与甲型溶血性链球菌的鉴别方法

鉴别试验	方法和原理	肺炎链球菌	甲型溶血性链球菌
1. 胆汁溶菌试验	胆汁可促进肺炎链球菌自溶酶激活,使菌体加速自溶	阳性	阴性
2. Optochin试验	类似药敏试验:将待试菌涂布血琼脂平板,放置含一定量Optochin的滤纸片,37℃48 h,观察抑菌圈大小	抑菌圈直径常大于20 mm	抑菌圈直径小于12 mm
3. 荚膜肿胀试验	在玻片上,将细菌与抗荚膜抗体混合,在显微镜下观察	可见荚膜明显肿胀,可快速诊断	无明显改变
4. 动物毒力试验	将细菌接种于小鼠腹腔,观察小鼠是否死亡	有荚膜的菌株毒力强,小鼠24 h内死亡	小鼠一般不死亡

4. 防治原则 肺炎链球菌感染治疗前作常规药敏试验,选用敏感药物,常用青霉素G治疗,对少数青霉素G、头孢菌素类耐药菌可选用万古霉素治疗。

肺炎链球菌荚膜多糖疫苗可用于高危人群

多价荚膜多糖菌苗是预防肺炎球菌感染的主要措施,如23价荚膜多糖疫苗,对预防老年、儿童、慢性病患者等高危人群的感染具有重要价值。

(三) 其他链球菌

1. 甲型溶血性链球菌 甲型溶血性链球菌亦称为草绿色链球菌(Viridans streptococci),包括变异链球菌(S. mutans)、唾液链球菌(S. salivarius)、米勒链球菌(S. milleri)、轻型链球菌(S. mitis)等。典型菌落为α溶血,在血平板上产生草绿色溶血环;与肺炎链球菌的鉴别见表 7-8。

甲型溶血性链球菌为人口腔及上呼吸道等腔道中的正常菌群。当拔牙或摘除扁桃体时,细菌可侵入血流引起一过性菌血症,一般情况下不会引起疾病,但若心瓣膜有病损或使用人工瓣膜者,细菌就黏附于心瓣膜并繁殖形成赘生物,引起亚急性细菌性心内膜炎。变异链球菌与龋齿密切相关:该菌不产毒素,但可产生葡糖基转移酶而分解蔗糖,产生高分子量、黏性大的不溶性葡聚糖以构成牙菌斑的基质,使口腔中大量细菌黏附于此,其中乳杆菌能发酵多种糖类产生大量酸,使 pH 降至 4.5 左右,导致牙釉质脱钙而造成龋损。

2. B 群链球菌 又称无乳链球菌($S.\ agalactiae$),该菌对杆菌肽不敏感,能水解马尿酸盐。无乳链球为上呼吸道正常菌群。正常妇女阴道和直肠带菌率达 30% 左右,是新生儿感染的主要传染来源之一,引起新生儿肺炎、败血症和脑膜炎。病死率高,且有神经后遗症,故已引起广泛关注。本菌对成人侵袭力弱,但机体防御功能低下时,也可引起皮肤感染、心内膜炎、产后感染、肾盂肾炎等。

3. D 群链球菌 包括牛链球菌($S.\ bovis$)、马肠链球菌($S.\ equinus$)等。牛链球菌不引起溶血,PYR 阴性,能耐受胆盐和水解七叶灵,但在含 6.5% NaCl 的培养基上不能生长。偶尔引起心肌炎和败血症。

4. 猪链球菌 猪链球菌($S.\ suis$)是一种重要的人畜共患病病原菌。根据其表面荚膜多糖的抗原性,可以分为 35 个血清型,其中 2 型的致病性最强,引起猪急性败血症、脑膜炎、关节炎、心内膜炎乃至急性大量死亡,并且可经伤口和呼吸道等传播而导致人感染发病和死亡,造成区域性流行,对养猪业从业人员均造成严重威胁。其致病与细菌的双组分信号转导系统(two-component signal transduction system,亦称二元信号系统)调控有关。

第三节 肠 球 菌 属

肠球菌属($Enterococcus$)为肠道正常菌群,因能与 D 群链球菌抗血清反应,故原归入 D 群链球菌,现归入肠杆菌科,包括 40 多个种和亚种,其中与人类疾病有关的主要是粪肠球菌($E.\ faecalis$)和屎肠球菌($E.\ faecium$)。

一、 主要生物学性状

肠球菌为革兰阳性菌,呈圆形或椭圆形,无芽胞和鞭毛。通常为非溶血性或偶见 α 溶血,触酶试验多为阴性。PYR(L-pyrrolidonyl-2-naphthylamide)阳性。水解七叶灵、耐受胆盐和 6.5% NaCl。

二、 致病性

肠球菌通常定居于胃肠道和泌尿生殖道,其毒力不强,在一定条件下(如免疫力低下、表皮黏膜破损及过度使用抗生素而引起菌群失调等),可引起血流感染、泌尿系感染、腹腔和盆腔感染、伤口感染和心内膜炎等。近年来,由于免疫抑制剂的广泛使用及侵入性治疗的增加,使肠球菌所致感染逐年增加,已成为医院感染的主要致病菌之一。

三、 耐药性

随着抗生素的广泛使用,肠球菌耐药现象日趋严重,甚至出现万古霉素耐药菌株(vancomycin resistant enterococcus,VRE)。通常屎肠球菌比粪肠球菌更易于耐药。部分耐药机制见表 7 - 9。

> 肠球菌的耐药现象严重,尤其是 VRE 的出现和传播,引起临床广泛关注

表 7 - 9 肠球菌的主要耐药机制

抗生素	肠球菌耐药机制
青霉素	①产生 β 内酰胺酶,水解青霉素;②产生低亲合青霉素结合蛋白,使青霉素与青霉素结合蛋白(PBP)亲和力降低
氨基糖苷类抗生素	①细胞壁坚厚使药物渗透发生障碍;②编码的氨基糖苷钝化酶修饰该类抗生素而使其灭活
万古霉素	部分菌株含 *vanA* 基因等而对万古霉素耐药,可水平转移至其他菌株
磺胺类抗生素	在体内可利用外源叶酸,使磺胺类药物失去作用

四、 防治原则

对一般肠球菌感染可选用敏感药物治疗;对血流感染、感染性心内膜炎等严重感染者可选用杀菌性抗生素联合治疗;对 VRE 感染根据药敏情况,选择多种药物联合用药,并根据治疗效果及时调整。

第四节 奈 瑟 菌 属

奈瑟菌属(*Neisseria*)是革兰阴性球菌,多数为无芽胞和鞭毛、有荚膜和菌毛的双球菌。奈瑟菌属细菌多为鼻、咽腔黏膜的正常菌群;人类是其自然宿主,对人致病的有淋病奈瑟菌(*N. gonorrhoeae*)和脑膜炎奈瑟菌(*N. meningitidis*)。

淋病奈瑟菌俗称淋球菌(gonococcus),是引起人类淋菌性尿道炎(淋病)的病原菌,是目前我国最常见的性传播疾病。脑膜炎奈瑟菌俗称脑膜炎球菌(meningococcus),是引起流行性脑脊髓膜炎(流脑)的病原菌。

一、 主要生物学性状

革兰阴性球菌,直径 $0.6 \sim 0.8~\mu m$,常成双排列,形似一对肾形或咖啡豆形。专性需氧,营养要求高。常用经 80℃ 以上加温的血琼脂平板(巧克力色培养基)进行培养,5% CO_2 条

件下生长佳。抵抗力弱,对热、冷、干燥和消毒剂极度敏感。仅分解葡萄糖,产酸不产气,产生氧化酶和触酶。

淋病奈瑟菌抗原结构,包括:①菌毛蛋白抗原;②脂寡糖抗原(lipooligosaccharide,LOS);重要毒力因子,与其他革兰阴性菌的脂多糖(LPS)生物学功能类似;③外膜蛋白抗原。

脑膜炎奈瑟菌抗原结构,包括:①荚膜多糖群特异性抗原;②脂寡糖抗原(LOS)是主要致病物质。

> 淋病奈瑟菌的菌毛抗原、脂寡糖抗原易发生变异。
> 脑膜炎奈瑟菌荚膜多糖抗原分群中,对人致病的多为 A、B、C群,我国 95% 以上为 A 群

二、致病性与免疫性

1. 致病物质 见表 7-10。

表 7-10 淋病奈瑟菌与脑膜炎奈瑟菌的致病物质及功能

致病物质	淋病奈瑟菌	脑膜炎奈瑟菌
菌毛	致病性的淋病奈瑟菌有菌毛,介导细菌黏附至泌尿生殖系、精子、红细胞等细胞表面	介导细菌黏附至上皮细胞表面
脂寡糖(LOS)	具有革兰阴性菌内毒素活性,在感染局部引起炎症反应	主要致病物质,菌体自溶释放 LOS,作用于小血管和毛细血管,引起出血、坏死,导致皮肤瘀斑和微循环障碍,严重时,引起 DIC
外膜蛋白抗原	外膜蛋白:PⅠ(Por 蛋白)阻止吞噬溶酶体的形成,有利细菌在吞噬细胞内生存,可破坏中性粒细胞膜结构完整性;PⅡ(Opa 蛋白)参与细菌黏附;PⅢ(Rmp)可阻抑抗体的杀菌活性	
荚膜多糖		新分离的脑膜炎奈瑟菌有荚膜,有抗吞噬作用
蛋白酶	IgA1 蛋白酶,可破坏黏膜表面特异性 IgA1 抗体,抑制抗体介导的免疫清除作用	破坏呼吸道表面特异性 sIgA1,帮助细菌黏附于黏膜

2. 所致疾病

(1) 流行性脑脊髓膜炎(简称"流脑"):人是脑膜炎奈瑟菌的唯一自然宿主,传染源是患者和带菌者,主要通过飞沫经空气直接传播,6 个月至 2 岁儿童是主要的易感人群。病原菌首先侵入人体的鼻咽部,若免疫力较弱,细菌则入侵血液引起败血症。极少数患者,细菌经血侵入脑脊髓膜,产生化脓性炎症。脑膜炎的主要临床表现为发病突然,伴有剧烈头疼、喷射性呕吐、颈项强直等脑膜刺激症状,病情凶险。细菌引起小血管栓塞,使皮肤出现瘀斑(瘀斑镜检可见成对的革兰阴性球菌)。

(2) 淋病:淋病奈瑟菌感染后引起淋病,为人类重要的性传播疾病之一。淋球菌能侵袭黏膜,引起化脓性炎症,主要通过性接触,侵犯尿道和生殖道。潜伏期 2~5 天,出现尿痛、尿频、尿道流脓等临床症状。感染初期仅影响男性前尿道、女性尿道和子宫颈,如不及时治疗,感染易扩散,引起慢性感染、不育症或宫外孕。患有淋病性阴道炎或子宫颈炎的孕妇,可经产道传给新生儿,后者易患淋菌性眼结膜炎,又称脓漏眼。

3. 免疫性 脑膜炎奈瑟菌以体液免疫为主。在感染 2 周后,血清中群特异性的 IgA、

IgG、IgM 和 IgE 抗体水平明显上升,抗体在补体的存在下溶解细菌;抗体和补体的免疫调理作用增强吞噬细胞对细菌的吞噬;分泌型 IgA 可阻止脑膜炎球菌对上呼吸道黏膜靶细胞的侵袭;6 个月以内婴儿由于从母体中获得了 IgG,产生被动免疫,极少患流脑。

> 淋病自愈后保护性免疫力不强与淋球菌的菌毛抗原、脂寡糖抗原易变异有关

淋病奈瑟菌感染后保护性免疫力不强,不能防止再次感染。多数淋球菌感染患者可自愈。病后可产生特异性 IgM,IgG 和 sIgA 抗体,但不持久。

三、微生物学检查（表 7-11）

表 7-11 淋球菌与脑膜炎球菌的微生物学检查法对比

	淋病奈瑟菌	脑膜炎奈瑟菌
标本采集	尿道或眼结膜脓性分泌物,立即送检或床边接种	脑脊液、血液或皮疹渗出物/瘀斑穿刺,保温,立即送检或床边接种
直接涂片镜检	中性粒细胞中发现革兰阴性双球菌	直接镜检见中性粒细胞内、外有革兰阴性双球菌,可做初步诊断
分离培养	巧克力血琼脂培养基,35～36℃,5%CO$_2$ 条件下培养 24～48 h,染色镜检	血液或脑脊液先接种血清肉汤培养基增菌(因产自溶酶,培养时间过长常死亡)。用巧克力琼脂平板分离,置 37℃、5%CO$_2$ 孵箱中培养
其他鉴定方法	挑取可疑菌落进行氧化酶试验、糖发酵实验等进一步鉴定	脑脊液及血清中含有脑膜炎奈瑟菌可溶性抗原,可用 SPA 协同凝集试验、反向血凝试验、ELISA 等方法进行快速诊断

四、防治原则

> 流脑荚膜多糖疫苗可预防流行性脑脊髓膜炎

对流脑患者应早期隔离,控制传染源;治疗首选青霉素 G,因其能通过血脑屏障,过敏者则可选用红霉素。通过对儿童注射 A、C 群二价或 A、C、Y、W135 群四价混合多糖疫苗进行特异性预防流行性脑脊髓膜炎,保护率高。

淋病是一种性传播疾病,大力开展性病知识宣传教育是预防淋病的重要环节。对患者应力求早发现、早用药、彻底治疗。淋球菌对青霉素、磺胺等多种抗生素敏感,但易产生耐药性。女性感染淋球菌后,60%呈现无症状,故婴儿出生时,不论母亲有无显性淋病,以 1%硝酸银滴眼,以预防新生儿淋菌性结膜炎。目前尚无有效的淋病疫苗。

（吴　旸，赵　超）

第八章　埃希菌属、志贺菌属、沙门菌属等

概　述

- 肠杆菌科,革兰阴性杆菌,多数为肠道正常菌群,少数为人类致病菌,如伤寒沙门菌、志贺菌、致病性大肠埃希菌等;鉴别依靠生化反应、血清学试验及核酸分子鉴定;乳糖发酵试验可初步鉴别肠道致病菌(伤寒沙门菌、志贺菌)和肠道非致病菌(大肠埃希菌)。

- 埃希菌属中大多数大肠埃希菌能发酵乳糖且吲哚试验阳性,有些血清型带毒力基因,引起致病性胃肠炎;但大多为肠道正常菌群,机会致病;大肠埃希菌常作为食品与水源被粪便污染的检测指标。

- 沙门菌宿主范围广泛,多数是人兽共患病病原菌,寄生在人类和动物肠道中;少数是人的病原菌,可引起人类肠热症、小肠结肠炎、食物中毒等疾病。

- 志贺菌主要侵犯人和灵长类动物回肠末端和结肠黏膜的上皮细胞,致细菌性痢疾;感染剂量低,人群普遍易感,并易产生耐药。

- 肠杆菌科其他菌属:①变形杆菌属和摩根菌属是肠道正常菌群,机会致病;②克雷伯菌属具有较厚的多糖荚膜;肺炎克雷伯菌是医院内获得性感染的重要病原菌,易产生多重耐药;③肠杆菌属常与其他细菌混合感染;④沙雷菌属是引起住院病人感染常见的机会致病菌,对多种抗生素耐药;⑤枸橼酸杆菌属为人和动物肠道正常菌群,机会致病。

第一节　肠 杆 菌 科

肠杆菌科(Enterobacteriaceae)广泛分布于土壤、水和腐物中,或寄居于人体或动物肠道中,为一大群生物学性状近似的革兰阴性杆菌,多数是肠道的正常菌群,少数为致病菌,如伤寒沙门菌、志贺菌、致病性大肠埃希菌等,是人类肠道传染病的最重要病原菌(表8-1)。肠杆菌科在形态上无法区别,鉴别依靠生化反应、血清学试验及核酸分子鉴定,目前已有44个菌属,170多个种确定。

表 8 - 1　肠杆菌科中与医学有关的常见菌属

菌属	代表菌种	主要毒力因子	所致主要疾病
埃希菌属	大肠埃希菌	菌毛、Ⅲ型分泌系统、内毒素、肠毒素等	泌尿系统感染、败血症、婴儿脑膜炎 胃肠炎 溶血性尿毒综合征
志贺菌属	痢疾志贺菌 （A群志贺菌）	菌毛、Ⅲ型分泌系统、内毒素、肠毒素、志贺毒素等	血性腹泻 溶血性尿毒综合征
沙门菌属	伤寒沙门菌	菌毛、Ⅲ型分泌系统、内毒素、肠毒素等	肠热症、食物中毒、小肠结肠炎
耶尔森菌属	鼠疫耶尔森菌	荚膜抗原、V/W抗原、鼠毒素、内毒素等	腺鼠疫、肺鼠疫、败血症型鼠疫
变形杆菌属	奇异变形杆菌	鞭毛、菌毛、内毒素、尿素酶等	尿路感染（尿路结石）、食物中毒、败血症
摩根菌属	摩氏摩根菌	菌毛、内毒素、尿素酶等	尿路感染（尿路结石）、伤口感染
克雷伯菌属	肺炎克雷伯菌	菌毛、荚膜、内毒素等	肺炎或支气管炎、尿路感染、创伤感染、脑膜炎、败血症等
肠杆菌属	产气肠杆菌	菌毛、内毒素、微荚膜等	致泌尿道、呼吸道和伤口感染，一般不引起腹泻
沙雷菌属	黏质沙雷菌	菌毛、内毒素等	肺炎、泌尿系统感染、败血症、外科手术后感染
枸橼酸菌属	弗劳地枸橼酸杆菌	菌毛、内毒素、Vero毒素等	胃肠道感染、出血性肠炎、溶血性尿毒综合征

致人类感染的肠杆菌科细菌大致可分为：①致病菌，如伤寒沙门菌、志贺菌、鼠疫耶尔森菌等；②条件致病菌；③经基因水平转移获得毒力的菌株，正常菌群的细菌通过质粒、噬菌体或毒力岛等水平转移方式获得毒力基因成为致病菌。

1. 形态与结构　为中等大小的革兰阴性杆菌（0.3～1.0×1.0～6.0 μm）。多数有鞭毛和菌毛，少数有荚膜，均不能形成芽胞。

2. 培养特性　兼性厌氧或需氧，营养要求不高，在普通培养基上生长良好。在固体平板上为中等大小的湿润、光滑、灰白色菌落；液体培养基中呈均匀混浊生长。

3. 生化反应　生化反应活泼，能发酵葡萄糖，还原硝酸盐；可根据乳糖发酵试验初步鉴定致病性肠杆菌科细菌（如沙门菌、志贺菌——乳糖发酵试验阴性）和其他大部分非致病性肠杆菌科细菌（如大肠埃希菌——乳糖发酵试验阳性）。可用含胆盐培养基分离肠道中的沙门菌和志贺菌；过氧化氢酶阳性，氧化酶阴性，后者在区别肠杆菌科细菌与其他革兰阴性杆菌中具有重要价值。

4. 抗原结构　肠杆菌科细菌的抗原结构复杂（图 8 - 1），主要有菌体抗原（O 抗原）、鞭毛

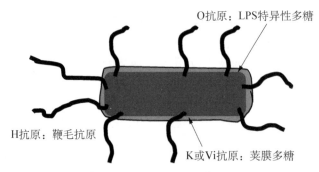

图 8 - 1　肠杆菌科细菌的抗原组成

抗原(H 抗原)和荚膜抗原(K 抗原:德文 Kapsel/细菌荚膜)以及菌毛抗原等,可用于肠杆菌科细菌的血清学分类。O 抗原为 LPS 的 O 特异性多糖,位于 LPS 最外层,耐热,具有 O 抗原细菌的菌落呈光滑型(S 型),失去 O 抗原,菌落变为粗糙型(R 型),即为 S→R 变异。H 抗原为鞭毛蛋白,不耐热,细菌可因相变而失去 H 抗原,会出现 H→O 变异。O 抗原诱生的是 IgM 型抗体,H 抗原诱生的是 IgG 型抗体。

5. **致病物质**　肠杆菌科细菌具有多种致病因子,因菌种而异,主要包括:①内毒素;②某些细菌产生外毒素如大肠埃希菌肠毒素、志贺毒素、志贺样毒素等,可引起胃肠炎;③多数肠道致病菌具有黏附因子,如菌毛、定居因子抗原(colonization factor antigen,CFA)及黏附性蛋白质等,有利于细菌对细胞的黏附;④荚膜或荚膜样物质的抗吞噬功能,如大肠埃希菌 K 抗原,伤寒沙门菌 Vi 抗原等。

6. **变异**　肠杆菌科细菌可通过转化、转导、接合、溶原性转换等途径发生基因的水平转移和重组,导致细菌变异。最常见的是耐药性、产毒素性、生化反应、抗原性变异等。

第二节　埃 希 菌 属

埃希菌属(*Escherichia*)有 6 个种,其中大肠埃希菌(*E. coli*)是最常见的临床分离菌。绝大多数的大肠埃希菌能迅速发酵乳糖且吲哚试验阳性,是肠道正常菌群的重要组成部分;当机体免疫力下降或细菌移出肠外,成为重要的条件致病菌引起尿路感染、败血症或婴儿脑膜炎等。有一些血清型的大肠埃希菌带有特殊的毒力基因而具有致病性,能导致人类胃肠炎。大肠埃希菌也常作为食品水源被粪便污染的检测指标,同时也是分子生物学研究的重要实验材料。

一、主要生物学性状

埃希菌属为一群有动力的革兰阴性杆菌,是人类和动物肠道的正常菌群,其中大肠埃希菌是最常见的临床分离菌。该菌发酵葡萄糖、乳糖等多种糖类,产酸产气。IMViC 试验＋＋－－。大肠埃希菌含有 O、H 和 K 3 种抗原。按 O:K:H 抗原的排列方式代表大肠埃希菌血清型别,如 O111:K76:H7,主要用于流行病学研究。

二、致病性和免疫性

多数大肠埃希菌为肠道正常菌群,某些血清型为致病菌。可引起胃肠道和肠外组织的感染(如泌尿系统感染、败血症、脑膜炎等)。

1. **胃肠道感染**　根据毒力因子的性质和致病机制,将致泻性大肠埃希菌分为 5 组(表8-2)。

表8-2 大肠埃希菌所致胃肠炎

致泻性大肠埃希菌	作用部位	作用机制	所致疾病
ETEC	小肠	菌毛(CFA)高度特异性黏附于小肠黏膜上皮细胞 质粒编码毒素 ST 和/或 LT,引起恶心、呕吐、低热及肠液分泌增多	旅游者和幼儿腹泻,伴有水泻
EIEC	大肠	质粒介导的侵袭性黏附,破坏结肠上皮细胞	成人和儿童菌痢样腹泻,伴有发热,水泻及血便
EPEC	小肠	质粒编码菌毛介导的黏附,破坏肠上皮细胞	婴幼儿腹泻,伴有发热、恶心、呕吐,无血便
EHEC(STEC)	大肠	溶原性噬菌体编码志贺样毒素,影响蛋白质合成	出血性结肠炎伴有腹痛,低热,起始水泻,随后血便;溶血性尿毒综合征
EAEC	小肠	质粒介导凝聚性黏附,阻止液体吸收	婴儿,HIV 患者持续性水泻,伴有呕吐、脱水和低热

(1) 肠产毒性大肠埃希菌(Enterotoxigenic E. coli,ETEC):引起旅游者和婴幼儿腹泻。细菌进入肠道,通过定植因子抗原(colonization factor antigen,CFA)黏附于小肠上皮细胞,产生不耐热肠毒素(heat-labile enterotoxin,LT)或耐热肠毒素(heat-stable enterotoxin,ST),引起严重的霍乱样腹泻。LT-I 由质粒基因编码,类似霍乱肠毒素,由 1 个 A 亚单位和 5 个 B 亚单位组成。B 亚单位与肠黏膜上皮细胞表面受体神经节苷脂(GM1)结合,使 A 亚单位进入细胞,激活 NAD 依赖的腺苷环化酶,使 cAMP 浓度升高。cAMP 抑制肠绒毛上皮细胞吸收 Na^+、Cl^- 和水,同时促进肠腺细胞分泌 Na^+ 并伴随 Cl^- 和水的丢失,最终导致水样腹泻,LT-II 与人类疾病无关。STa 亦由质粒编码,可活化鸟苷环化酶,提高 cGMP 水平,引起肠道的过度分泌。ETEC 的鉴定可以通过细胞培养、动物试验或血清学方法检测肠毒素 LT 或 ST,亦可用核酸杂交、PCR 等分子生物学方法检测毒素基因。

(2) 肠侵袭性大肠埃希菌(Enteroinvasive E. coli,EIEC):EIEC 与志贺菌十分相似:没有动力,不发酵或迟缓发酵乳糖,引起细菌性痢疾,多见于发展中国家 5 岁以下的儿童。EIEC 通过污染的食物或水传播感染,亦可经交叉途径感染,感染所需剂量大于志贺菌。EIEC 携带侵袭性大质粒,其编码的 III 型分泌系统通过插入肠上皮细胞膜,将细菌效应蛋白分泌至宿主细胞质,引起宿主细胞肌动蛋白重排,在细胞膜表面形成皱褶,由细胞的内吞作用而入胞,并出现类似志贺菌的细胞间扩散方式,感染邻近细胞,导致组织破坏和炎症反应,出现菌痢样腹泻。EIEC 的鉴定可以通过 Sereny 试验进行:将 EIEC 菌液接种于豚鼠或小鼠眼结膜囊内,可产生典型的角膜结膜炎症状。

(3) 肠致病性大肠埃希菌(Enteropathogenic E. coli,EPEC):EPEC 是一组不产生肠毒素或其他外毒素的细菌。主要引起婴儿腹泻。EPEC 具有质粒编码的菌毛,能黏附于小肠上段的肠细胞膜,影响刷状缘微绒毛细胞,故亦称肠黏附性大肠埃希菌(Adherent E. coli,ADEC)。在电镜下可见 EPEC 与黏膜细胞表面相连,并在 EPEC 黏附区域,刷状缘微绒毛消失,上皮细胞排列紊乱。黏附使细胞丧失吸收功能,引起腹泻。检测细菌黏附能力,可用 Hep-2 细胞作黏附试验,或应用 DNA 探针检测 EPEC 黏附性质粒。

(4) 肠出血性大肠埃希菌(Enterohemorrhagic E. coli,EHEC):EHEC 是出血性结肠炎

(hemorrhagic colitis)的病原体,主要表现为腹痛、水泻,紧接着为血性便,几乎没有发热。多见于婴幼儿,以暴发性流行为主。亦可引起溶血性尿毒综合征(hemolytic uremic syndrome, HUS),表现为急性肾衰竭、微血管病变性溶血性贫血和血小板减少症。溶血性尿毒综合征发生于所有年龄组,但以婴幼儿为多见。

食用不洁食物后,EHEC进入大肠,借助外膜蛋白的黏附能力,黏附至回肠末端、盲肠和结肠,产生志贺样毒素(Shiga-like-toxin,SLT),其中SLT-1除1个氨基酸外,其余均与志贺毒素相同;SLT-2则有60%与志贺毒素同源,故EHEC也称为产志贺样毒素大肠埃希菌(Shiga toxin-producing *E. coli*,STEC)。两种毒素均由溶原性噬菌体编码。类似志贺毒素,SLT有1个A亚单位和5个B亚单位组成。B亚单位与肠上皮细胞糖脂受体结合,使A亚单位进入细胞并与60S核糖体上的28S rRNA结合,阻止氨酰tRNA与核糖体结合,从而中断蛋白质的合成。SLT-2与溶血性尿毒综合征相关,选择性破坏肾小球内皮细胞。EHEC有50多个血清型,但最常见的是O157:H7。O157:H7不发酵山梨醇,可与其他肠道杆菌区别。Vero细胞对SLT敏感,产生细胞病变,故SLT亦称Vero毒素。此外,尚可用DNA探针检测SLT。

(5)肠集聚性大肠埃希菌(Enteroaggregative *E. coli*,EAEC或EAggEC):引起婴儿急性或慢性腹泻伴有脱水症状,与旅行者腹泻相关,在HIV患者中引起持续性腹泻。EAEC具有甘露糖抗性黏附,对小肠细胞的黏附由质粒编码的菌毛介导。该类黏附导致微绒毛变短,单核细胞浸润和出血,阻止液体的吸收。EAEC致病机制尚不清楚,但已有报道肠毒素和细胞毒素与致泻有关。

2. 泌尿系统感染 大肠埃希菌为最常见的细菌,主要原因是细菌从肠道移居至尿道,引起上行性感染,包括尿道炎、膀胱炎和肾盂肾炎。虽然大多数大肠埃希菌株都能引起泌尿系统感染,但更为常见的是某些血清型,如尿道致病性大肠埃希菌(Uropathogenic *E. coli*,UPEC),具有P菌毛,能黏附于上皮细胞表面,抵抗尿液的冲洗。大肠埃希菌能产生溶血素,溶解红细胞和其他细胞,导致细胞因子的释放,促进炎症反应,出现尿频、尿急、血尿和脓尿。

3. 败血症 大肠埃希菌败血症主要发生在机体免疫功能低下者,亦可继发于泌尿系统的感染。新生儿由于缺乏IgM,较易引起大肠埃希菌败血症。

4. 脑膜炎 大肠埃希菌和B组链球菌是最常见的婴儿脑膜炎病原体。约75%的致病菌株具有K1抗原,但K1抗原与毒力的关系尚未清楚。

三、 微生物学检查

实验室检查的原则是应用培养技术分离细菌,通过生化反应和血清学试验鉴定病原菌。

1. 标本的采集和检测 粪便标本:胃肠炎患者取粪便分离细菌后,需用相应血清做致泻性大肠埃希菌的鉴定,阳性才有诊断意义。获取可疑菌落后,可采用PCR等方法检测细菌的肠毒素、毒力因子等。血、脑脊液标本:分离鉴定若为阳性,可明确诊断为大肠埃希菌败血症或脑膜炎;尿标本:尿路感染需取中段尿标本,除确定其为大肠埃希菌外,还应计数细菌数,当尿液含菌量$\geq 10^5$/ml时,才有诊断价值。

2. 卫生细菌学检查　大肠埃希菌随粪便排出,污染周围环境、水源和食品等。因此,水、食品、饮料的卫生学检查常以大肠菌群指数作为被粪便污染的指标之一。①细菌总数:每毫升或每克样品中所含细菌数。常将样品稀释后作倾注培养,计数菌落数。②大肠菌群指数:每升水中大肠菌群数。常采用乳糖发酵法,能发酵乳糖产酸产气为阳性,包括埃希菌属、枸橼酸杆菌属、克雷伯杆菌属及肠杆菌属。

根据我国《生活饮用水卫生标准》(GB 5749—2006),饮用水每毫升中菌落总数＜100 个(如为农村小型集中式供水和分散式供水,菌落总数＜500 个),总大肠菌群、耐热大肠菌群及大肠埃希菌(MPN/100 ml 或 CFU/100 ml)均不得检出。

四、防治原则

疫苗接种预防已在畜牧业领域中开展了广泛研究,预防人类 ETEC 感染、O157:H7 感染的疫苗正在研究中。抗生素治疗应在药物敏感试验的指导下进行。

尿道插管和膀胱镜检查应严格无菌操作,对腹泻患者应进行隔离治疗。

污染的水和食品是 ETEC 最重要的传染媒介,EHEC 则常由污染的肉类和未消毒的牛奶引起,充分的烹饪可减少感染的危险。

第三节　志贺菌属

志贺菌属(*Shigella*)主要侵犯人和灵长类动物回肠末端和结肠黏膜上皮细胞,引起细菌性痢疾,是发展中国家的严重健康问题之一。

一、主要生物学性状

志贺菌属是革兰阴性杆菌,无鞭毛、无荚膜、无芽胞。营养要求不高,耐胃酸,在普通平板上形成中等大小、半透明的菌落。分解葡萄糖,产酸不产气。大多不发酵乳糖和蔗糖,使其与非致病性肠道杆菌相区别。志贺菌属有复杂的抗原结构。O抗原有群特异性和型特异性两种,可将志贺菌属分为 4 个群、40 多个型和若干亚型(表 8-3)。我国流行菌株为福氏志贺菌 2a。

表 8-3　志贺菌属的分类

菌　种	菌群	型	甘露醇	鸟氨酸脱羧酶
痢疾志贺菌(*S. dysenteriae*)	A	1-10	−	−
福氏志贺菌(*S. flexneri*)	B	1-6, x, y 变型	+	−
鲍氏志贺菌(*S. boydii*)	C	1-18	+	−
宋氏志贺菌(*S. sonnei*)	D	1	+	+

二、致病性和免疫性

志贺菌引起的细菌性痢疾(简称菌痢),主要表现为发热、腹痛、脓血便和里急后重等症状。患者和带菌者是主要传染源,经粪-口途径传播。志贺菌的致病性取决于毒力基因编码产物对肠黏膜上皮细胞的侵袭能力及毒性作用。毒力基因位于染色体和侵袭性大质粒(~200 kb)。

1. 致病物质及其致病机制

(1) 侵袭相关物质:志贺菌通过菌毛黏附于回肠末端和结肠黏膜上皮细胞,随后侵袭性大质粒编码的Ⅲ型分泌系统将细菌效应蛋白注入肠黏膜上皮细胞内,导致宿主细胞肌动蛋白重排,将细菌内吞入胞。细菌在细胞质内繁殖,通过宿主细胞内肌动纤维的重排,推动细菌在胞内的运动,并导致细菌从感染细胞扩散至邻近细胞(细胞间扩散),同时逃逸免疫清除作用。

(2) 内毒素:细菌裂解后释放内毒素,引起发热,白细胞增高,严重者产生中毒性休克;内毒素刺激肠壁自主神经,使肠功能混乱,出现腹痛、腹泻,引起直肠括约肌痉挛,产生里急后重感;内毒素对肠黏膜作用,导致黏膜的坏死、出血和浅表溃疡的形成,出现典型的脓血黏液便。

(3) 志贺毒素(Shiga toxin,ST):是痢疾志贺菌(A群志贺菌)Ⅰ型和Ⅱ型产生的外毒素,具有3种生物学活性:肠毒素毒性,细胞毒性和神经毒性。由1个A亚单位和5个B亚单位组成。B亚单位与肠上皮细胞特异性糖脂受体(三己糖神经酰胺)Gb3结合,A亚单位进入胞质,作用于核糖体大亚基上的28S rRNA,从而阻止氨酰tRNA与核糖体的结合,阻断蛋白质的合成,引起细胞的损伤。肾小球内皮细胞也存在Gb3受体,与ST高亲和力结合后导致肾小球内皮细胞损伤或死亡,严重时可引起溶血性尿毒综合征。在小肠,毒素抑制水、糖和氨基酸的吸收,产生水样腹泻且量多;在中枢神经系统,毒素可引起假性脑膜炎(meningismus)、昏迷等严重毒性反应。

ST在感染早期主要抑制小肠的吸收功能,致非血样腹泻,而在后期损伤大肠黏膜上皮细胞,致脓血黏液便。ST能引起Vero细胞病变,故又称Vero毒素(Vero toxin,VT)。

2. 免疫性 志贺菌感染局限于肠道,极少有菌入血。感染后可产生型特异性抗体,其中分泌性IgA可阻断细菌黏附至肠黏膜细胞,从而阻止菌痢的发生,而血液中特异性IgG和IgM对人体无保护作用。由于细菌型别多,相互间交叉免疫少,故病后免疫期短,免疫力亦不稳定。

三、微生物学检查

为了确定志贺菌感染的诊断,必须收取脓血黏液便作细菌分离,并用生化反应和血清凝集试验确定菌群和菌型。

使用协同凝集试验测定粪便中志贺菌的可溶性抗原可作为菌痢的快速诊断;显微镜下检查粪便标本,见有大量的脓细胞和红细胞,结合临床表现,有助于菌痢的临床诊断。豚鼠或小鼠角膜结合膜感染试验(Sereny试验)可用于研究志贺菌毒力。志贺菌ST的测定,通过细胞培养观察,Hela细胞或Vero细胞的细胞病变,亦可用核酸杂交、PCR等分子生物学方法检测毒素基因 stxA、stxB。

四、防治原则

细菌性痢疾由粪-口途径传播,且人群易感性高,10～150 个志贺菌即可引起典型的细菌性痢疾感染,常见的感染剂量为 10^3 个细菌,比沙门菌的感染剂量低 2～5 个数量级。传染源除急性感染者外,尚有慢性感染、恢复期带菌及健康带菌者。故控制菌痢的发生,必须采取有效措施:①对患者和带菌者作及时隔离和治疗;②注意饮食和饮水卫生;③对保育员、炊事员作定期粪检;④患者排泄物应及时消毒处理等。

虽有疫苗预防,但因菌型多、免疫期短等原因,限制了疫苗的使用。治疗可用磺胺类药、氨苄西林(氨苄青霉素)、小檗碱(黄连素)等。为防止耐药菌的发生,可用药物敏感试验指导用药。

第四节 沙 门 菌 属

沙门菌属(*Salmonella*)是一群寄生在人类和动物肠道中,生化反应和抗原结构相关的革兰阴性杆菌。沙门菌属细菌的血清型现已达 2 500 多种。根据 DNA 同源性,本菌属可分为肠道沙门菌(*S. enterica*)和邦戈沙门菌(*S. bongori*)两个种;肠道沙门菌又可分为 6 个亚种。能感染人的沙门菌大约有 1 400 多种血清型,主要在肠道沙门菌肠道亚种(*S. enterica* subspecies *enterica*)。

沙门菌血清型的命名形式上犹如拉丁双名法,如伤寒沙门菌(*Salmonella typhi*)。正确的命名法是肠道沙门菌肠道亚种伤寒血清型(*S. enterica* subspecies *enterica* serotype Typhi),缩写为伤寒血清型沙门菌(*Salmonella* Typhi)。

沙门菌属中少数血清型,如伤寒沙门菌、甲型副伤寒沙门菌、乙型副伤寒沙门菌(又名肖氏沙门菌)和丙型副伤寒沙门菌(又名希氏沙门菌),是人的病原菌,可引起人类肠热症,但对动物不致病。大多数沙门菌血清型宿主范围广泛,家畜、家禽、脊椎动物、爬行动物、节肢动物等均可带菌,其中部分沙门菌是人畜共患病的病原菌,可引起人类小肠结肠炎、食物中毒、败血症等疾病。

一、主要生物学性状

沙门菌属无芽胞,大多数有周鞭毛,不分解乳糖和蔗糖,能发酵葡萄糖、麦芽糖等。对胆盐、煌绿有一定抵抗力,可用 SS 平板等选择培养基分离沙门菌。

根据沙门菌的 O、H 和 Vi 抗原可进行血清分型。O 抗原有 67 种,每种菌有数种 O 抗原。某些 O 抗原可为数种菌共有,根据共有抗原归为一组,沙门菌可分为 42 组,引起人类疾病的沙门菌大多在 A～E 组。H 抗原有两相,特异性较高的为第 1 相,用 a,b,c 等表示。特异性较差的为第 2 相,用 1,2,3 等表示。血清型的抗原排列为 O(Vi):H1 相:H2 相,见表 8-4。按 O 抗原和 H 抗原的不同组合,沙门菌可分为 2 500 多个血清型。对人致病的最常见沙门菌血清型见表 8-4。Vi 抗原为多糖,仅伤寒沙门菌、希氏伤寒沙门菌等具有,抗原性较弱,体内有菌存在才能产生 Vi 抗体,细菌清除后,抗体亦随之消失,故测定 Vi 抗体有助于对伤寒沙门菌等带菌者的检出。

表8-4　常见沙门菌血清型

血清组	血清型	抗原组成		
		O(Vi)	H1相	H2相
A	甲型副伤寒沙门菌	1, 2, 12	a	—
B	肖氏伤寒沙门菌	1, 4, 5, 12	b	1, 2
	鼠伤寒沙门菌	1, 4, 5, 12	i	1, 2
C	希氏伤寒沙门菌	6, 7(Vi)	c	1, 5
	猪霍乱沙门菌	6, 7	c	1, 5
D	伤寒沙门菌	9, 12(Vi)	d	—
	肠炎沙门菌	1, 9, 12	g, m	—

二、致病性和免疫性

多数沙门菌引起人畜共患病,家畜、家禽和鼠类等均可带菌。人类因食用患病动物的肉、乳、蛋或被鼠尿污染的食物等而致病。沙门菌随污染的水或食物进入消化道,引起肠热症、小肠结肠炎、食物中毒、败血症等(表8-5)。只有伤寒沙门菌、甲型副伤寒沙门菌、肖氏沙门菌和希氏沙门菌仅对人致病。

表8-5　沙门菌属引起的主要疾病

	肠热症	败血症	小肠结肠炎
细菌	伤寒沙门菌 甲型副伤寒沙门菌 肖氏沙门菌 希氏沙门菌	猪霍乱沙门菌 鼠伤寒沙门菌等	鼠伤寒沙门菌 肠炎沙门菌 猪霍乱沙门菌
潜伏期	7～20天	可变	8～48 h
发热	持续热	急性发病,常为高热	急性发病,常为低热
病程	几周	可变	2～5天
胃肠症状并发症	早期便秘,以后血便	无	恶心、呕吐、腹泻
血培养	发病1～2周阳性	高热时阳性	阴性
粪培养	发病2～3周阳性	少见阳性	发病后即阳性

1. **致病物质**　与沙门菌致病相关的毒力因子包括以下3种。

(1) 内毒素:沙门菌死亡时释放。可引起发热、白细胞下降、刺激肠黏膜炎症反应等。

(2) 侵袭因子:菌毛蛋白介导沙门菌最初对肠上皮细胞的黏附,染色体基因组编码的两种Ⅲ型分泌系统沙门菌致病岛Ⅰ(Salmonella pathogenicity island Ⅰ, SPI-Ⅰ)和沙门菌致病岛Ⅱ(Salmonella pathogenicity island Ⅱ, SPI-Ⅱ)介导细菌对肠粘膜细胞的侵入(SPI-Ⅰ)以及随后在宿主细胞吞噬小泡中的生存(SPI-Ⅱ)。沙门菌首先通过菌毛黏附于M细胞或小肠绒毛上皮细胞,随后SPI-Ⅰ分泌系统将细菌效应蛋白注入细胞内,导致宿主细胞肌动蛋白重排,将细菌内吞入胞。在宿主细胞内,沙门菌通过SPI-Ⅱ分泌系统阻止吞噬小泡与溶酶体融合,使得细菌能在吞噬小泡内生长繁殖,最终导致宿主细胞死亡,细菌扩散进入临近细胞淋巴组织继续生长繁殖。

（3）其他毒力因子：Vi抗原的抗吞噬和胞内消化作用；触酶和超氧化物歧化酶能中和活性氧基团，保护细菌免受胞内氧化杀菌；耐酸反应基因使细菌获得在酸性条件下生存的能力等，均有利于细菌在吞噬细胞内生长繁殖；个别沙门菌如鼠伤寒沙门菌（*S. typhimurium*）能产生肠毒素，引起水样腹泻。

2. 所致疾病

（1）肠热症：伤寒、副伤寒。由伤寒沙门菌，甲型副伤寒沙门菌、肖氏和希氏沙门菌等引起。图8-2所示，细菌进入小肠，由菌毛等物质介导细菌黏附和侵入肠黏膜和集合淋巴组织，并被吞噬细胞吞噬，由Vi抗原等毒力因子的抗吞噬和胞内杀菌作用，使细菌在吞噬细胞内生长繁殖，通过胸导管进入血流引起初次菌血症。此阶段患者并无症状，相当于临床上的潜伏期。

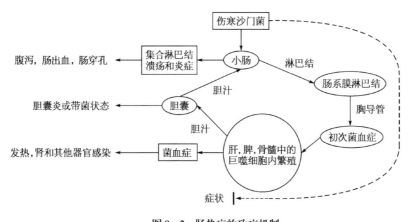

图8-2 肠热症的致病机制

引自：钱立生. 医学微生物学. 第二版. 复旦大学出版社，2003

伤寒沙门菌随血流进入肝、脾、骨髓等脏器后继续繁殖，部分细菌随胆汁进入胆囊，另部分细菌被吞噬细胞吞噬后再次入血，引起第二次菌血症，并释放内毒素，引起发热（常表现为稽留热）、全身不适、皮肤玫瑰疹、肝脾肿大等症状，伴有相对缓脉、血中白细胞数明显下降。此阶段即为疾病的初期，相当于病程的第1～2周。

胆囊中的细菌通过胆汁再次进入肠道，与已致敏的肠淋巴组织相互作用，产生超敏反应，导致局部组织坏死和溃疡，坏死组织随粪便排出体外。若溃疡波及病变部位的血管则引起出血；若侵入肌层则引起肠穿孔。肾脏中的细菌可随尿排出。此期相当于病程的第2～3周，即极期。若无并发症，自第3～4周开始病情逐渐好转，进入缓解期，但需注意发生肠出血和肠穿孔的危险。第4周末进入恢复期。恢复后，少数患者胆囊带菌，成为重要传染源。

（2）小肠结肠炎：最常见的沙门菌感染，表现为食物中毒。主要摄入由大量鼠伤寒沙门菌、猪霍乱沙门菌（*S. Choleraesuis*）、肠炎沙门菌（*S. Enteritidis*）等污染的食物后8～48 h，出现发热、恶心、呕吐、水样便，且量多并伴有少量白细胞。一般在2～3天消失，偶尔病程迁延至2周，病后很少有慢性带菌。此类患者血培养都为阴性，粪便培养则为阳性。

（3）败血症：常见于儿童、虚弱者和慢性病患者。发病呈散发性。症状有高热、寒战等。

若反复发作,出现肝脾肿大、黄疸等。约10％患者有局部化脓性感染,如骨髓炎、心内膜炎、关节炎等。肠道症状不明显,粪便培养阴性,血培养为阳性。

3. 免疫性　沙门菌感染后,机体产生体液免疫和细胞免疫。血循环中特异性O抗体和Vi抗体的升高能杀伤细胞外细菌,但对细胞内细菌主要靠细胞免疫,由淋巴因子活化巨噬细胞,增强巨噬细胞的吞噬和杀菌功能。肠热症后获得的免疫力比较持久,很少有再感染的发生。小肠结肠炎的免疫主要依靠炎症反应和局部抗体的作用。侵入血流的沙门菌则依赖巨噬细胞和循环抗体的免疫作用。

三、微生物学检查

分离培养可确定沙门菌感染的诊断,可疑细菌必须用生化反应和血清学试验鉴定。

1. 标本采集　根据不同疾病收集相应标本。小肠结肠炎采集粪便。败血症则采集血液。肠热症则因病程不同取不同标本,疾病第1、2周取血,血培养阳性率达80％～90％;第2周以后取尿培养,阳性率约为25％;第2、3周取粪便。粪便标本应作多次培养,阳性率可达80％;骨髓中吞噬细胞摄取病原菌较多,且存在时间较长,故培养阳性率高于血液,即使用过抗菌药物亦常呈阳性。

2. 血清学检测　肥达试验(Widal test)目前在临床上已不常用。用已知的伤寒沙门菌O抗原和H抗原,肖氏、希氏伤寒沙门菌H抗原,与患者血清作定量凝集试验,根据抗体效价的增长,辅助肠热症的临床诊断。肥达试验可采集双份血清,判断抗体的增长情况,两份血清采集时间间隔为7～10天。O抗体≥80,H抗体≥160,或早晚期双份血清有4倍以上上升有诊断意义。单项上升不能确诊:单O抗体高,发病早期或其他沙门菌感染;单H抗体高,曾患过肠热症或注射过疫苗;O、H抗体均不高,不可排除诊断,可能为发病早期,用过激素,免疫力低下患者,肿瘤、老人及幼年营养极度不良患者。若第2份血清抗体效价比第1份高4倍或4倍以上,有诊断价值。

四、防治原则

预防沙门菌感染的重要条件是加强饮水、食品等的卫生监督管理,搞好爱国卫生运动,防止病从口入。接种伤寒、副伤寒三联菌苗,提高人体的免疫水平,可降低疾病的发生。近几年使用纯化的Vi多糖疫苗,效果较为理想。

治疗可用氯霉素、磺胺药或头孢霉素等。在沙门菌感染的治疗中,已出现由质粒介导的多重耐药,故可做药物敏感试验选用抗生素。

第五节　其他菌属

肠杆菌科中可引起感染其他细菌还有变形杆菌属、摩根菌属、克雷伯菌属、肠杆菌属和枸橼酸杆菌属等,为肠道正常菌群环境微生物,主要引起机会感染(见表8-1)。

一、变形杆菌属和摩根菌属

1. 变形杆菌属(Proteus)的主要生物学特性 为革兰阴性杆菌,无荚膜,有周鞭毛,不分解乳糖。在固体培养基上呈扩散生长,形成以菌接种部位为中心的同心圆型的层层波状菌苔,称迁徙生长现象。变形杆菌有苯丙氨酸脱氨酶,可与其他肠道杆菌相区别。

2. 抗原性 变形杆菌属有 8 个种,根据 O、H 和 K 抗原,至少分成 100 多个血清型。奇异变形杆菌(*P. mirabilis*)和普通变形杆菌(*P. vulgaris*)是最常见的临床分离菌。变形杆菌 X19、X2 和 X_K 菌株含有的 O 抗原,可与某些立克次体抗原发生交叉反应,故可用 OX19、OX2 和 OX_K 菌株作为抗原,检测立克次体病人血清抗体,以辅助诊断某些立克次体感染,称为外斐试验(Weil-Felix test)。

3. 致病性 与大肠埃希菌相反,变形杆菌菌毛能促进吞噬作用,降低该菌的致病能力。变形杆菌对人类一般不致病,只在特定条件下引起感染。常见的是尿路感染,多由奇异变形杆菌引起,其产生的尿素酶分解尿素产氨,使尿液 pH 升高。尿液的碱化降低钙的溶解度,引起钙和镁盐的逐渐沉积,导致肾和膀胱结石的形成。此外,变形杆菌亦可引起食物中毒、败血症、脑膜炎、腹膜炎等。

4. 治疗 奇异变形杆菌对青霉素敏感,本菌属其他变形杆菌对氨基糖苷类和头孢类抗生素敏感。

摩根菌属(*Morganella*)有两个亚种,分别为摩根菌摩根亚种(*M. morganii* subspecies *morganii*)和摩根菌西伯尼亚种(*M. morganii* subspecies *sibonii*)。摩根菌的形态、染色性和生化反应特征均与变形杆菌属相似,但无生长迁徙现象。临床上可致住院患者和免疫低下者泌尿系统感染和伤口感染,亦产生尿素酶,导致泌尿系统结石的形成。

二、克雷伯菌属

1. 克雷伯菌属(Klebsiella)的主要生物学特性 为革兰阴性球杆菌,分解乳糖,无鞭毛,有较厚的多糖荚膜,荚膜是本菌重要的致病物质。在普通固体培养基上呈黏液型菌落,用接种环调之可形成拉丝,可以帮助鉴别。

2. 致病性 根据 DNA 同源性,克雷伯菌属可分为 7 个种,根据荚膜多糖抗原,克雷伯菌属又可分为 70 多个血清型,其中肺炎克雷伯菌(*K. pneumoniae*)为本属最重要的病原菌,主要引起细菌性肺炎,为条件致病菌,感染常常发生于身体虚弱、免疫力低下的患者,健康人少见。约 5% 的健康人群呼吸道和肠道能分离到此菌。肺炎克雷伯菌在肺泡内生长繁殖时,引起组织坏死、液化、形成单个或多发性脓肿和出血性病变。肺外感染主要为尿路感染,临床表现和发病机制与大肠埃希菌感染相似,表现为尿频、尿急、尿痛和粉红尿等。此外,肺炎克雷伯菌也是院内获得性感染的重要病原菌,引起肺炎、支气管炎、泌尿道和创伤感染,严重时可引起败血症、脑膜炎等。

其他医学相关的克雷伯菌属包括:肺炎克雷伯菌鼻炎亚种(*K. pneumoniae* subspices *ozaenae*),引起慢性萎缩性鼻炎;肺炎克雷伯菌鼻硬结亚种(*K. pneumoniae* subspices *rhinoscleromatis*），引起呼吸道黏膜、口咽部、鼻和鼻旁窦感染，导致肉芽肿性病变和硬结形成；肉芽肿克雷伯菌（*K. granulomatis*），引起腹股沟和生殖器部位的肉芽肿病变，是一种比较罕见的性病。

本菌属对氨苄西林和四环素敏感。本菌属易产生多重耐药，与细菌外膜上特殊的药物主动外排系统有关。

三、肠杆菌属

1. **肠杆菌属（Enterobacter）的主要生物学特性**　为革兰阴性粗短杆菌，有周鞭毛，可产生荚膜，分解乳糖，在普通固体培养基上形成与克雷伯菌属相似的黏液状菌落。肠杆菌属常见于土壤、水等环境中，不是肠道的常居菌群，偶尔从粪便和呼吸道中分离到。

根据 DNA 同源性，肠杆菌属可分为 14 个种，其中阴沟肠杆菌（*Enterobacter cloacae*），产气肠杆菌（*Enterobacter aerogenes*）和阪崎肠杆菌（*Enterobacter sakazakii*，现已另立为属），是临床最常见的分离菌。

2. **致病性**　肠杆菌属是院内获得性感染的病原菌，致病性较弱，常常与其他细菌混合感染。与泌尿道、呼吸道和伤口感染有关，偶尔引起败血症和脑膜炎。本菌属大多数细菌的染色体携带耐药基因 *ampC*，编码 β-内酰胺酶，因此本菌属大多数细菌对青霉素、第一代和第二代头孢类抗生素耐药。目前发现，部分变异菌株对第三代头孢也已产生耐药。

四、沙雷菌属

1. **沙雷菌属（Serratia）的主要生物学特性**　为革兰阴性小杆菌，有周鞭毛，一般不形成荚膜，迟缓发酵乳糖（3～4 天）。在普通固体培养基形成不透明的白色、红色或粉红色菌落（产生灵菌红素，prodigiosin），可用于鉴别诊断。

2. **致病性**　沙雷菌属有 13 个种，其中黏质沙雷菌（*S. marcescens*）是院内病人常见的机会致病菌，可引起肺炎、菌血症、心内膜炎等疾病。沙雷菌属对青霉素、头孢、氨基糖甙类等多种抗生素耐药，导致院内感染难以控制。临床常用第三代头孢进行治疗。

五、枸橼酸杆菌属

枸橼酸杆菌属（Citrobacter）的主要生物学特性和致病性　形态、染色性和生化反应特征与沙门菌属相似，是人和动物肠道的正常菌群，为机会致病菌。其中弗劳地枸橼酸菌（*C. freundii*）是常见的临床分离菌，引起新生儿脑膜炎和脑脓肿。此外，弗劳地枸橼酸菌某些菌株可引起胃肠道感染，因有的菌株产生 Vero 毒素，可暴发出血性肠炎和溶血性尿毒综合征。

（张俊琪）

第九章 弧 菌 属

概 述

● 弧菌属(Vibrio)细菌为一类菌体短小、弯曲成弧形的革兰阴性菌,广泛分布于自然界,尤其在淡水和海水中,其中霍乱弧菌和副溶血性弧菌是重要的致病菌。

● O1群和O139血清群霍乱弧菌是人类霍乱的病原(国际检疫传染病),其致病性与霍乱肠毒素、菌毛、鞭毛等有关。

● 副溶血弧菌可致食用烹饪不当的海产品时的食物中毒。

第一节 霍 乱 弧 菌

霍乱弧菌(V. cholera)为革兰阴性菌,其引起的烈性肠道传染病霍乱为我国甲类法定传染病,国际检疫传染病。自1817年开始已发生过7次世界性霍乱大流行,前6次均由古典生物型引起,1961年发生的第7次大流行,流行菌株为El Tor生物型。1992年在印度和孟加拉的一些城市发生地方性霍乱流行,这是首次由非O1群霍乱弧菌引起的流行,为O139血清群。

一、主要生物学性状

霍乱弧菌主要特性:
耐碱,不耐酸

1. **形态和染色** 霍乱弧菌为革兰阴性菌,菌体如弧状或逗点状,菌体宽0.5~0.8 μm、长1.5~3 μm,新分离株形态典型;为单鞭毛菌,运动活泼。该菌基因组含有2条大小不一的环状染色体,霍乱毒素基因位于大染色体上整合的温和性噬菌体CTXΦ基因组中。

2. **培养特性** 兼性厌氧,营养要求不高,生长温度范围较广(18~37℃);耐碱,不耐酸,在pH8.8~9.0的碱性蛋白胨水或琼脂平板中生长良好,故初次分离常用碱性蛋白胨水选择性增菌。霍乱弧菌为过氧化氢酶阳性、氧化酶阳性,能发酵多种常见糖类、产酸不产气,能还原硝酸盐,吲哚反应阳性。

3. **抗原性** 霍乱弧菌有脂多糖O抗原(耐热)和鞭毛H抗原(不耐热),根据O抗原的不同,可分为155个血清群,其中O1群和O139群为人类霍乱的病原;其他血清群分布于地面水中,可引起人类肠胃炎等疾病,但未引起过霍乱流行。

依据 A、B、C 3 种抗原可将 O1 群霍乱弧菌分为 3 个血清型:含 AC 者为原型(稻叶型,Inaba),含 AB 者为异型(小川型,Ogawa),A、B、C 均有者称中间型(彦岛型,Hikojima)。根据表型差异,每一个血清型可分为古典生物型和 El Tor 生物型(以埃及西奈半岛 El Tor 检疫站命名),这两种型别除个别生物学性状略有不同外,形态、致病性、免疫学及流行病学特性基本相似。古典生物型不溶解羊红细胞、不凝集鸡红细胞、可被第Ⅳ群噬菌体裂解,而 El Tor 生物型则完全相反。O139 群抗原与 O1 群无交叉,其脂多糖和荚膜多糖抗原不同于 O1 群,但其外膜蛋白、毒力基因、核糖型、限制性酶切图谱等特性与 O1 群相似。

4. 抵抗力 霍乱弧菌抵抗力较弱,对热、干燥、日光和化学消毒剂均敏感,耐低温,耐碱不耐酸。湿热 55℃、15 min 或 100℃、1~2 min 处理即死亡。使用 0.1% 高锰酸钾浸泡蔬菜、水果等可达到消毒目的。在河水、井水、海水中可存活 1~3 周,在鲜鱼,贝壳类食物上可存活 1~2 周。

二、致病性与免疫性

人是霍乱弧菌的唯一易感者,其主要通过污染的水源或食物经口传播(粪-口传播途径)。在流行区域,除患者外,无症状感染者也是重要传染源。

> 霍乱肠毒素的 A 亚单位为毒性单位,B 亚单位是与肠道黏膜上皮细胞受体结合单位

1. 所致疾病 霍乱弧菌在正常胃酸中仅能存活 4 min,胃酸具有抵抗霍乱弧菌感染的作用。在正常情况下,需要食入大量细菌(10^{10})方能引起感染,当胃酸减少时感染剂量可减少至 $10^3 \sim 10^5$ 个细菌。在胃酸缺乏/减少或摄入大量细菌时,霍乱弧菌可到达小肠,可借助鞭毛的运动穿透黏液层,借菌毛黏附于肠壁上皮细胞,在肠黏膜表面局部繁殖产生霍乱肠毒素,不侵入肠上皮细胞和肠腺,不入血。经 2~3 天潜伏期后发病,临床表现可从无症状或轻型腹泻到严重致死性腹泻。典型病例一般在摄入细菌后的 2~3 天,突然出现剧烈腹泻和呕吐,"米泔水样"便,排泄物中含大量霍乱弧菌。

2. 致病物质

(1) 霍乱肠毒素(cholera enterotoxin):目前已知最强烈的致泻性毒素,由 1 个 A 亚单位和 5 个 B 亚单位构成多聚体蛋白(图 9 - 1)。A 亚单位、B 亚单位分别由 *ctxA*、*ctxB* 基因编码。A 亚单位分为 A1 和 A2 两个肽链,由二硫链连接。

A 亚单位具有肠毒素的活性;B 亚单位与小肠黏膜上皮细胞受体(神经节苷脂 GM1)结合,利于 A 亚单位进入细胞内。A 亚单位经蛋白酶裂解为 A1 和 A2 两条多肽,A1 具有酶活性,激活腺苷环化酶,使 ATP 转化为 cAMP,随着 cAMP 水平升高,Na^+,K^+,HCO_3^- 和水的分泌亢进,使大量体液和电解质进入肠腔,导致严重的腹泻和呕吐。由于患者大量丧失水分及电解质(严重者失水量可达 1 L/h),可发生代谢性酸中毒、循环衰竭、乃至休克死亡。

(2) 鞭毛、菌毛及其他毒力因子:鞭毛运动有助于霍乱弧菌穿透肠黏液层;菌毛与宿主细胞表面受体结合以利细菌定居增殖;多糖荚膜和 LPS 等可抵抗免疫清除。

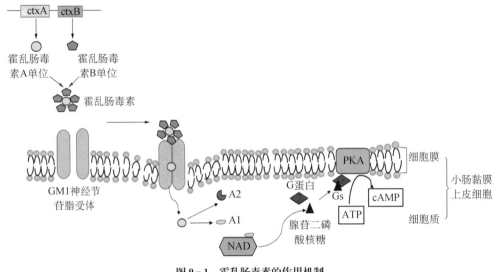

图 9-1 霍乱肠毒素的作用机制

3. 免疫性 霍乱患者病后,机体可获得牢固免疫力,再感染少见。感染后,机体可产生保护性的抗肠毒素及抗菌抗体。抗肠毒素抗体针对霍乱肠毒素 B 亚单位,抗菌抗体主要针对 O 抗原。肠腔中的 sIgA 可凝集黏膜表面的病菌;与菌毛等黏附因子结合阻止霍乱弧菌的黏附;可与霍乱肠毒素 B 亚单位结合,阻断其与小肠上皮细胞受体的相互作用。因此,肠道局部黏膜免疫是抗霍乱再感染的主要保护因素。

三、微生物学检查法

霍乱流行迅速,发病率及死亡率高,危害大,因此早期快速诊断对该病的防治和控制具有重要意义。

1. 标本采集 患者的粪便、肛拭、呕吐物,流行病学调查时还包括水样。直接涂片镜检,悬滴法显微镜观察,可见细菌呈穿梭样运动。应及时培养或置于碱性蛋白胨水保存液中运输,以防粪便发酵产酸而使病菌灭活。

2. 分离培养 常用的培养基 TCBS(thiosulfate-citrate-bile-sucrose)为含有硫代硫酸盐、枸橼酸盐、胆酸和蔗糖的选择性培养基,霍乱弧菌能分解蔗糖使菌落呈黄色。培养后挑选典型菌落做涂片染色和生化反应。此外,常用 O1 群和 O139 群抗血清做凝集反应进行鉴定。可选择性使用核酸检测方法,以协助诊断。噬菌体分型可用于流行病学调查。

四、防治原则

1. 预防霍乱弧菌感染和流行的重要措施 ①加强对外交往及海关入口的检疫工作,严防霍乱的传入;②为防止霍乱的发生,改善社区环境,必须加强水源、垃圾及粪便管理;③培养良好的个人卫生习惯、不生食海产品等;④严格隔离患者,必要时实行疫区封锁,控制疾病的扩散蔓延;⑤可接种霍乱弧菌灭活菌苗,但保护力仅约为 50%,且抗体持续时间仅 3~6 个月；⑥目前有新型的口服 rBS/WC 疫苗(重组 B 亚单位/霍乱菌体疫苗)可用于预防霍乱，WHO 推荐可用于霍乱感染的高危人群。

2. 霍乱的治疗 因大量失水是导致霍乱患者低血容量性休克和酸中毒等的主要因素，故霍乱治疗的关键包括：快速、大量补充液体和电解质，同时使用抗生素(如多西环素、四环素、环丙沙星等)清除细菌，减少外毒素的产生。

第二节 副溶血弧菌

副溶血弧菌(*V. parahaemolyticus*)为嗜盐性细菌，存在于海水、鱼类和贝类中。最初于 1950 年从日本一次暴发性食物中毒中分离出。根据 O 抗原不同，现已发现 13 个血清群。这是我国沿海地区最常见的引起食物中毒的病原菌。

生物学重要特性：嗜盐

一、生物学性状

副溶血弧菌与霍乱弧菌最显著的差别是嗜盐(halophilic)。最适培养基含 NaCl 浓度 3.5%(低于 0.5%不生长)，pH 值为 8.0～8.5。该菌不耐热，80℃、1 min 即被杀死；不耐酸，在普通食醋中 1～3 min 即死亡；对常用消毒剂抵抗力弱，可被低浓度酚和煤酚皂溶液杀灭。

二、致病性与免疫性

海水是副溶血弧菌的污染源，海产品、海盐、带菌者等都有可能成为该菌的传染源，主要在沿海地区引起食物中毒，因食用烹饪不当的海产品或污染的盐腌制品而感染。潜伏期 2～24 h，一般约 10 h 发病。主要的症状为腹痛，多为阵发性绞痛，伴有恶心、呕吐、畏寒发热和腹泻，大便似水样或混有黏液或脓血。可呈自限性腹泻至中度霍乱样症状。

致病因子包括耐热直接溶血素、耐热相关溶血素、黏附素和黏液素酶等，但致病机制尚未完全阐明。病后免疫力不强，可重复感染。

三、诊断与防治

主要控制措施：①严格清洗、消毒加工海产品的器具；②加工过程中生熟用具要分开；③调制海产品时可加适量食醋，尽量烧熟。

采集患者粪便、肛拭或剩余食物，分离培养于 SS 琼脂平板或嗜盐菌选择平板，结合生化反应、诊断血清试验及 PCR 方法进行鉴定。

治疗可用抗菌药物，如庆大霉素等，严重病例需输液和补充电解质。

（牛　辰）

第十章 螺杆菌属

○ ○

概 述

● 螺杆菌属是一类革兰阴性、菌体呈螺状弯曲、具有鞭毛的细菌。

● 幽门螺杆菌尿素酶阳性,具耐酸特性,可寄居于人的胃粘膜。与胃溃疡、慢性活动性胃炎、十二指肠炎和胃癌的发生密切相关。

● 幽门螺杆菌经口-口和粪-口途径传播。

　　螺杆菌属(*Helicobacter*)在分类学上属变形菌门,变形菌纲,弯曲菌目,螺杆菌科,是革兰染色阴性、菌体呈螺状弯曲、具有鞭毛、微需氧的一类细菌。螺杆菌曾归属于弯曲菌属,1989年根据其 rRNA 序列、生长特性、菌细胞脂肪酸谱等分类学特征建立了一个新的菌属。属中最知名的细菌是 1982 年由澳大利亚学者从胃活检的胃黏膜组织中分离并命名的致病菌幽门螺杆菌(*Helicobacter pylori*,HP)。此外,还有在人和其他哺乳动物及鸟类的肠、肝内分离得到的肠肝内螺杆菌(Enterohepatic Helicobacter species,EHS)。目前分于该属的细菌共有 35 种,其形态学和生理、生化特征与幽门螺杆菌类似。

第一节 幽门螺杆菌

　　1982 年澳大利亚学者 Mashall 和 Warren 从胃活检组织中分离出幽门螺杆菌,并首次证明该菌的感染与慢性活动性胃炎等疾病相关。幽门螺杆菌感染呈全球性分布,人群 HP 感染率达 50% 左右,感染率与社会经济发展水平呈负相关,主要由口-口和粪-口途径传播,除慢性活动性胃炎外,幽门螺杆菌感染与胃溃疡、十二指肠炎和胃癌的发生密切相关。幽门螺杆菌的发现是胃肠疾病研究史上的里程碑,于 2005 年获诺贝尔奖,并由此激发 20 多年全球范围内的研究热潮。

一、 主要生物学性状

幽门螺杆菌尿素酶阳性,对青霉素 G 类抗生素敏感

　　幽门螺杆菌的菌体形态特征与弯曲菌类似,革兰染色阴性,呈弧形、S 形或海鸥状排列(图 10 - 1),大小为 $(0.5 \sim 1.0) \times 3.5 \ \mu m$。在

胃黏液层中常呈鱼群样排列。体外多次传代后可变成杆状或圆球状。菌体一端或两端有 2~6 根鞭毛,运动活泼。电镜超薄切片显示,细菌细胞壁光滑,与细胞膜紧密相连,菌体末端钝圆,无明显顶端凹陷,亦无逐渐变细现象,可与弯曲菌区别。

　　该菌营养要求较高,微需氧,培养时用选择性培养基,血液能刺激其生长。最适生长温度为 37℃,最佳培养 pH 为 6.0~7.0,严格微需氧培养。生长缓慢,37℃培养 3 天以上方可见直径为 1~2 mm 的半透明菌落。生化反应不活泼。氧化酶和过氧化氢酶阳性。尿素酶阳性是幽门螺杆菌的重要特性,具有鉴定意义。该菌对青霉素 G 类抗生素敏感。

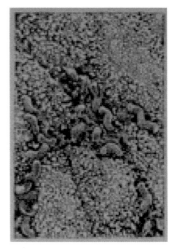

图 10 - 1　幽门螺杆菌

二、致病性和免疫性

人是 HP 的主要传染源,传播途径以口-口和粪-口为主。

　　1. 所致疾病　在发展中国家,10 岁前儿童的幽门螺杆菌感染率达 70%~90%,而在发达国家 HP 在胃中的定植相对较晚。成年人的感染率为 45%,而在胃炎、胃溃疡患者的胃黏膜中,HP 的检出率达 80%~100%。HP 与胃癌和胃部 MALT 淋巴瘤的发生密切相关,故 WHO 将幽门螺杆菌列为致癌因子。

　　2. 致病物质　HP 感染可导致胃部炎症,胃酸产生的改变和组织的破坏。幽门螺杆菌对胃酸敏感,但仍能在胃上皮细胞表面黏附和定居,因为上皮细胞表面的黏液层是一个良好的缓冲空间。虽然近胃腔一侧黏液 pH 为 1.0~2.0,而近上皮细胞侧黏液 pH 在 7.4 左右,在近胃上皮细胞表面的黏液深层可发现大量细菌的存在。该菌能产生多种毒力因子,包括鞭毛、黏附素、尿素酶、蛋白酶、空泡毒素(Vacuolating cytotoxin,VacA)、细胞毒素相关蛋白(CagA)等,协同致病。

　　(1) 胃酸抑制性蛋白:可阻止胃酸的产生,帮助 HP 在胃定植。

　　(2) 尿素酶:分解尿素产生氨,在细菌周围形成"氨云",同时产生 HCO_3^-,使细菌周围呈低氧和弱酸环境;中和胃酸对其杀伤作用,此生化特性在临床上被应用于基于尿素酶的快速呼气检测,以判断幽门螺杆菌感染及治疗情况。

　　(3) 蛋白酶:裂解糖蛋白聚合物,破坏胃黏液。

　　(4) 鞭毛:鞭毛运动使菌穿越黏液层进入胃腺体,并借助血凝素等黏附分子,使细菌黏附于上皮细胞表面。

　　(5) 超氧化物歧化物和触酶:可阻止吞噬细胞的吞噬及氧化杀菌作用,均有利于细菌的生长繁殖。

　　幽门螺杆菌侵入胃组织后,可引起上皮的损伤及腺体的萎缩,但损伤的机制尚不明确。氨、黏多糖酶、VacA 和 CagA 等细菌产物可介导局部黏膜的损伤。细菌产生的 VacA 和 CagA 可诱导上皮细胞的损伤,并与尿素酶、细菌脂多糖共同作用,促进胃组织的炎症反应。另外,该菌表达的热休克蛋白与胃上皮细胞有交叉抗原,可引起机体的自身免疫反应。幽门螺杆菌感染时可见胃黏膜上皮层和固有层有多形核细胞和单核细胞浸润;该菌的 LPS、尿素酶可一定程度地刺激中性粒细胞、单核细胞和巨噬细胞增生。

三、微生物学检查

1. 病原学检查

(1) 取样直接镜检:在胃窦及胃体取多块活检组织,幽门螺杆菌在胃内分布不均匀,窦部密度最大,体部次之。因此,应尽量取到窦部上皮,取材部位应距幽门 5 cm 以内。革兰染色、Giemsa 或银染色法可直接观察活检胃组织中的弯曲样细菌,为一种快速检测幽门螺杆菌的方法。

(2) 尿素酶试验:幽门螺杆菌能产生并富集尿素酶,而人体不产尿素酶。带有高活性尿素酶的 HP 可以分解尿素产生氨气和二氧化碳。利用^{13}C 或^{14}C 标记的尿素为底物,用仪器检测标有同位素的 CO_2 产物,可检测胃部是否有幽门螺杆菌。检测须在空腹状态或者餐后 2 h 后进行,患者近一个月内未服用抗生素、铋制剂、质子泵抑制剂等 HP 敏感药物,否则会造成检测结果假阴性。该方法有较高的灵敏性和特异性,是临床上较为常用且可靠的方法。

(3) 分离培养及鉴定:胃窦及胃体取的活检组织进行的细菌分离培养仍然是幽门螺杆菌诊断的金标准,用 Skirrow 选择性培养基,微需氧条件下,37℃培养 3~4 天,挑选可疑菌落做革兰染色,见革兰染色阴性、弧形、S 形或海鸥状细菌可初步鉴定;生化反应为氧化酶试验、过氧化氢酶试验、尿素酶试验均阳性,但马尿酸水解试验为阴性。

(4) 核酸检测:针对幽门螺杆菌的特异性基因,例如尿素酶基因 ureA、ureB、ureC 和 ureD 设计 DNA 探针,采用实时荧光定量 PCR 直接检测胃液、粪便中的幽门螺杆菌 DNA,此方法也可检测幽门螺杆菌耐药基因或者毒力基因 *cagA* 和 *vacA*。

2. 血清学检测 检测血清中幽门螺杆菌的特异性抗体,用于流行病学调查,不宜做疗效追踪,可作为幽门螺杆菌急性感染辅助诊断的依据。

四、防治原则

体外药物敏感试验,在中性 pH 条件下,HP 对青霉素最为敏感,对铋盐中度敏感。目前治疗幽门螺杆菌感染的方案选择依据:①采用联合用药方法,如国际上普遍采用的三联疗法,即采用抑制胃酸分泌药(质子泵抑制剂)或铋剂加两种抗生素;②幽门螺杆菌的根除率≥80%;③无明显副作用,患者在经济上可承受。三联疗法疗效较好,但还在寻找疗效更佳、更安全、价廉、疗程更短的根除方案。目前尚无有效的预防措施,疫苗在研发中。

第二节　其他螺杆菌

自 1989 螺杆菌属独立列为一个新菌属以来,有关该属细菌的研究在幽门螺杆菌研究的带动下,得到了医学界的广泛关注。目前在动物体内已发现的螺杆菌属其他成员可被简称为非幽门螺杆菌(non-pylori Helicobacter species,NPHS)。因其形态及生理、生化特征与幽门螺杆菌相似,NPHS 与人类疾病的关系已引起了广泛关注。目前已知的 NPSH 主要有猪胃螺杆菌($H.\ suis$)、肝螺杆菌($H.\ hepaticus$)、胆汁螺杆菌($H.\ bilis$)、毕氏螺杆菌($H.\ bizzozeronii$)、犬螺杆菌($H.\ canis$)、猫胃螺杆菌($H.\ felis$)、海尔曼螺杆菌($H.\ helimannii$)、旱獭螺杆菌($H.\ marmot$)、幼禽螺杆菌($H.\ pullorum$)、帕美特螺杆菌($H.\ pametensis$)和加拿大螺杆菌($H.\ canadensis$)等。其中,与人类感染有关的主要有毕氏螺杆菌、犬螺杆菌、加拿大螺杆菌、猫胃螺杆菌等。

1. **非幽门螺杆菌的生物学特征**　与幽门螺杆菌相似,种内的鉴定主要依靠氧化酶、过氧化氢酶、尿素酶、碱性磷酸酶等典型的生化反应,并同时结合不同菌株的生长条件以及对抗生素的敏感性即可鉴定到种或亚种,如胆汁螺杆菌、肝螺杆菌等,在 O_2 浓度高于 5‰生长不佳或基本不生长,而在 $CO_2:H_2:N_2$ 为 5:5:90 或 10:10:80 的混合气中生长良好。螺杆菌属细菌生化特征见表 10 - 1。

表 10 - 1　螺杆菌属细菌鉴别的主要生化特征

菌名	触酶	硝酸盐还原	碱性磷酸酶	尿素酶	醋酸吲哚酚	r-谷氨酰转肽酶	生长条件		耐药性	
							42℃	1%甘氨酸	萘啶酸	头孢噻吩
幽门螺杆菌	+	−	+	+	−	+	−	−	R	S
毕氏螺杆菌	+	+	+	+	+	+	+	−	R	S
犬螺杆菌	−	−	+	−	+	+	+	−	S	I
加拿大螺杆菌	+	+/−	−	−	−	+	+	+	R	R
芬纳尔螺杆菌	+	−	+	−	−	−	−	−	S	S
幼禽螺杆菌	+	+	−	−	−	ND	+	−	R	S
温哈门螺杆菌	+	−	−	−	−	ND	−	+	R	R
猎豹螺杆菌	+	−	+	−	+	+	−	−	R	S
H. aurati*	+	+	+	+	+	+	+	−	S	R
胆汁螺杆菌	+	+	−	+	−	+	+	+	R	R
H. cetorum	+	−	−	+	−	+	+	ND	I	S
胆囊螺杆菌	+	−	−	+	−	−	+	−	I	R
猫螺杆菌	+	−	+	−	−	+	+	+	R	S
H. ganmani	+	−	+	−	−	ND	−	−	R	R
肝螺杆菌	+	+	+	−	−	+	−	+	R	R
旱獭螺杆菌	+	+	−	+	−	+	+	−	R	R
H. mastomyrinus	+	+	−	+	−	−	+	+	R	R
H. mesocricetorum	+	−	+	−	ND	−	+	−	S	R
鼹鼠螺杆菌	+	−	−	+	−	−	+	−	R	R
鼬鼠螺杆菌	+	+	+	+	+	−	+	−	S	R
帕美特螺杆菌	+	+	+	−	−	−	+	+	S	S
H. rodentium	+	−	−	−	−	−	+	+	R	R
扎氏螺杆菌	+	+	+	+	+	+	−	ND	R	S
H. typhlonius	+	−	−	−	−	−	+	+	S	R
龋齿螺杆菌	+	+	−	+	−	+	+	ND	R	R

注:+:阳性,−:阴性,ND:未检测,R:耐药,S:敏感,I:中敏。

　　* 暂无中文译文。

2. 致病性 大多数非幽门螺杆菌自动物及禽类分离。感染人类的非幽门螺杆菌均由带菌动物传播,这些菌可定植于动物和人的肠道、肝脏、胃黏膜、下肠道等部位,引起肝炎,胃炎与肠炎等。

1990 年 Mendes 等应用透射电镜技术首次发现猪胃窦凹陷部位存在螺旋样菌,并命名为猪胃螺杆菌($H.\ suis$),猪螺杆菌与猪胃食管及胃部炎症等有相关性。肠道螺杆菌能够进入血液,易位至肝脏引起炎症和肿瘤。肝螺杆菌可引起慢性活动性肝炎、肝癌、盲肠炎、结肠炎等多种疾病。胆汁螺杆菌分离于犬、猫和腹泻患者,该菌自然感染与各种肠炎疾病的发生相关,研究表明胆汁螺杆菌经胃管接种至严重联合免疫缺陷小鼠(severe combined immunodefieieney,SCID)后可观察到增殖性盲肠炎、盲肠黏膜增生、结肠远端慢性炎症等。

现已发现多种人和动物的肝肠螺杆菌的自然宿主,其在动物医学和人类医学中的作用日益得到重视,但因其对生长条件要求苛刻、营养要求高等,不易用常规方法分离培养,对非幽门螺杆菌的检测和监测技术均有待提高,包括分离培养技术、快速、灵敏的核酸检测和免疫学检测方法等。

（陈　力,孙桂芹）

第十一章　厌氧性芽胞梭菌属

概　述

- 厌氧芽胞梭菌属是一群革兰阳性、能形成芽胞的大杆菌。大部分菌种为腐生菌,少数为致病菌(如破伤风梭菌、产气荚膜梭菌、肉毒梭菌和艰难梭菌等),在适宜的条件下,芽胞发芽形成繁殖体,产生具有一定组织亲嗜性的外毒素和较强的侵袭性酶,引起人和动物疾病。
- 破伤风梭菌是破伤风的病原菌,主要致病物质是破伤风痉挛毒素,阻碍抑制性神经介质的释放,导致骨骼肌强烈痉挛。
- 产气荚膜梭菌是引起气性坏疽的主要病原,产生毒素和酶导致组织坏死。
- 肉毒梭菌引起食物中毒和婴幼儿肉毒病,主要致病物质是肉毒毒素,抑制神经介质乙酰胆碱的释放,导致肌肉弛缓性麻痹。
- 艰难梭菌引起抗生素相关性腹泻。

厌氧芽胞梭菌(*Clostridium*)的特征:①革兰阳性杆菌;②能形成芽胞,因芽胞直径比菌体横径宽大,菌体一端膨隆呈梭状而得名,根据细菌芽胞形态和在菌体的位置可以进行菌种鉴定;③该属细菌多数有周鞭毛、无荚膜(除产气荚膜梭菌外);④该属大部分菌种为腐生菌,少数为致病菌(如破伤风梭菌、产气荚膜梭菌、肉毒梭菌和艰难梭菌等);⑤主要分布于土壤、水、人和动物肠道,多引起外源性感染。⑥必须在无氧环境下才能生长繁殖,在一定条件下,芽胞发芽形成繁殖体,产生强烈的外毒素。

第一节　破伤风梭菌

破伤风梭菌(*C. tetani*)是破伤风(tetanus)的病原菌。当机体遭受外伤创口被感染,或分娩时使用未经严格消毒处理的器械剪断脐带时,细菌污染伤口,芽胞出芽繁殖,繁殖体产生神经毒外毒素,引起特征性的临床表现。2012 年 WHO 证实我国已消除了孕产妇和新生儿破伤风。

引起创伤相关性感染

一、主要生物学特性

破伤风梭菌的形态：鼓槌状；芽胞抵抗力强

破伤风梭菌为 G^+、两端钝圆、细长的大杆菌,大小为 $(2.1\sim18.1)\mu m\times(0.5\sim1.7)\mu m$。芽胞多为正圆形,位于菌体顶端,芽胞直径大于菌体横径,使细菌呈鼓槌状(图 11-1)。无荚膜、有周身鞭毛。严格厌氧,在血平板上培养呈迁徙生长,菌落边缘不整齐,伴有 β 溶血环。一般不分解糖类,也不分解蛋白质。繁殖体的抵抗力与普通细菌相似,芽胞抵抗力强,100℃ 1 h 可被破坏,在干燥的土壤和尘埃中可存活数十年。

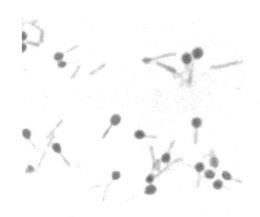

图 11-1　破伤风梭菌(1 000×)

二、致病性和免疫性

致病物质：外毒素-破伤风痉挛毒素

1. 破伤风的致病条件　破伤风梭菌的芽胞在自然界分布广泛,芽胞由伤口侵入人体,在适宜的条件下出芽形成繁殖体,产生外毒素而致病。破伤风梭菌感染的条件包括:窄而深的伤口,有泥土或异物污染;大面积创伤,坏死组织多,局部组织缺血;伴有需氧菌或兼性厌氧菌的混合感染等,造成局部厌氧微环境,有利于破伤风梭菌的出芽繁殖,产生外毒素。

破伤风痉挛毒素：选择性地阻止抑制性神经递质的释放

2. 致病物质　破伤风梭菌侵袭力不强,仅在伤口局部繁殖,其致病物质主要是繁殖体产生的破伤风毒素(tetanus toxin),即破伤风痉挛毒素(tetanospasmin)。破伤风痉挛毒素由质粒编码,为神经毒素,对脊髓前角细胞和脑干神经细胞具有高度的亲和力,毒性强,仅次于肉毒毒素。经腹腔注入小鼠的半数致死量 (LD_{50}) 为 0.015 ng,对人的致死量 $<1\ \mu g$。该毒素化学性质是蛋白质,不耐热,65℃ 30 min 即被破坏;具有较强免疫原性,经 0.3％甲醛处理后可制成类毒素。此外,该菌还可以产生破伤风溶血毒素(tetanolysin),其功能和免疫原性与链球菌溶血素 O 相似,对氧敏感,但在破伤风致病性中的作用尚不清楚。

破伤风痉挛毒素选择性地阻止抑制性神经递质的释放,干扰抑制性神经元的协调作用。破伤风痉挛毒素初合成时是一条分子量约 160 kDa 多肽,释出菌体时被蛋白酶裂解为两条大小不同的链:一条相对分子质量约 55 kDa 轻链(A 链)和一条相对分子质量约 105 kDa 重链

（B链），由二硫键连接。A链为毒性部位，B链具有与细胞的结合和转运部位的活性。破伤风痉挛毒素作用的发挥可分为两个阶段：毒素的转运和作用发挥。毒素的转运：①B链与外周神经元（神经肌肉节点处运动神经元）表面受体特异性结合，②毒素进入细胞内的囊泡，从外周神经末梢沿神经轴突逆行向上，到达脊髓前角细胞，再上行到中枢神经系统，③经胞吞作用（transcytosis）进入抑制性中间神经元。毒素的作用：囊泡的 pH 值降低使毒素进入细胞质，A链和B链解离，A链具有锌内肽酶（zinc endopeptidase）活性，可切割小突轴蛋白（synaptobrevin），即使微量毒素即可阻断抑制性中间神经元的抑制性神经介质（γ氨基丁酸/γ - aminobutyric acid，GABA，甘氨酸）释放，从而导致伸肌、屈肌同时剧烈收缩，骨骼肌出现强烈痉挛。

破伤风痉挛毒素也可经淋巴液或血液到达中枢神经系统，引起相应症状。

3. 破伤风的临床表现 破伤风潜伏期通常 4～7 天，可短至 24 h 或长达数月、数年，新生儿破伤风常于出生后 1 周发病，因此称为"七日风"或"脐风"。

破伤风潜伏期长短不一，发病时间与原发感染部位距离中枢神经系统的远近有关。典型的症状是因咀嚼肌和面部肌群痉挛导致苦笑面容、牙关紧闭。持续性背部及四肢肌群痉挛出现角弓反张。此外，还伴有流涎、出汗、心律不齐和血压波动等症状。

4. 免疫性 机体对破伤风的免疫主要依靠抗毒素发挥中和作用。由于破伤风痉挛毒素的毒性强，极少量毒素即可致病，往往不足以引起机体产生特异性抗毒素。获得有效保护的途径是注射破伤风类毒素。破伤风痉挛毒素经 0.3% 甲醛处理后可制备为破伤风类毒素，可有效预防破伤风。

三、微生物学检查

一般不进行微生物学检查，临床根据典型症状和病史可以作出诊断。

四、防治原则

1. 非特异性预防 对伤口及时进行彻底清创、扩创处理，避免形成局部厌氧微环境，应用抗生素抑制细菌繁殖及毒素的产生（大剂量青霉素或甲硝唑能有效抑制或杀灭伤口局部的破伤风梭菌繁殖体，并对混合感染的其他细菌也有作用）。

2. 特异性预防

（1）破伤风类毒素的接种：目前我国使用由百日咳疫苗、白喉类毒素和破伤风类毒素组成的百白破三联疫苗（DPT）制剂，可同时获得针对 3 种疾病的免疫力。一般在出生后第 3、4、5 个月连续免疫 3 次，2 岁、7 岁时各加强免疫 1 次，以建立基础免疫；对于

> 彻底清创、使用抗生素，破伤风类毒素——预防，破伤风抗毒素——紧急预防

军人、建筑工人及其他易受外伤的人群，第 1 年内注射 2 次作基础免疫，1 年后加强免疫 1 次；以后遇到危险因素时再加强免疫，可短时间内迅速产生高效价的抗毒素。

（2）破伤风免疫球蛋白的使用：对伤口污染严重而又未经过基础免疫者，在清创后需紧急注射人源破伤风免疫球蛋白（tetanus immunoglobulin，TIG），或注射精制破伤风抗毒素

(tetanus antitoxin，TAT)。如果使用马血清来源的 TAT，注射前必须先作皮肤试验，测试有无超敏反应。由于破伤风抗毒素仅能中和游离的破伤风痉挛毒素，阻断毒素与易感细胞受体的结合，而对已与受体结合的毒素无作用，因此采用抗毒素治疗应早期、足量。

第二节　产气荚膜梭菌

> 产气荚膜梭菌可引起气性坏疽、食物中毒、坏死性肠炎

产气荚膜梭菌(*C. perfringens*)为人畜肠道的正常菌群之一，广泛分布于自然界(土壤、腐物、海洋沉积物等)，是创伤感染的重要病原菌。细菌侵入伤口能引起组织坏死、水肿等严重的急性感染，分解糖并产生大量气体，临床称气性坏疽(gas gangrene)。此外，该菌亦能引起食物中毒(food poisoning)和坏死性肠炎(necrotic enteritis)。

一、主要生物学特性

1. 形态与染色　产气荚膜梭菌为 G^+ 粗大杆菌，两端顿圆或平齐，大小$(3\sim19)\mu m \times (0.6\sim2.4)\mu m$。芽胞呈椭圆形，小于菌体，位于中央或次级端，但在组织中或普通培养基上很少形成。在感染的人或动物体内可形成明显的荚膜(图 11-2，A)，无鞭毛。

> 产气荚膜梭菌繁殖非常快，周期最短

2. 培养特性　产气荚膜梭菌为厌氧菌，但不十分严格。$20\sim50℃$均能生长，在其最适生长温度$42℃$，分裂周期短，仅 8 min。在血平板上培养时可见双圈溶血环，内环由 θ 毒素引起的窄而透明的溶血环(完全溶血)，外环由 α 毒素引起的宽而半透明的溶血环(不完全溶血)(图 11-2，B)；在含蛋黄的琼脂平板上，细菌产生的卵磷脂酶(α 毒素)分解蛋黄中的卵磷脂，使菌落周围出现乳白色浑浊圈，若在培养基中加入 α 毒素的抗血清，则菌落周围不出现浑浊圈，此现象称为 Nagler 反应。

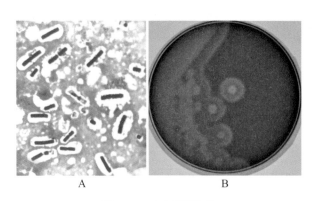

图 11-2　产气荚膜梭菌
A. 油镜下形态，示荚膜，1 000×；B. 血平板上菌落，示双圈溶血环，肉眼观

3. **生化反应**　产气荚膜梭菌代谢活跃,可分解多种糖(如葡萄糖、麦芽糖、乳糖和蔗糖等),产酸产气。在牛奶培养基中能分解乳糖产酸,酸使其中的酪蛋白凝固,同时产生大量的气体(CO_2 和 H_2),将凝固的酪蛋白冲成蜂窝状,甚至将试管塞冲开,气势汹涌,此现象称为"汹涌发酵"(stormy fermentation)。

4. **血清型**　根据产气荚膜梭菌产生的 4 种主要毒素(α、β、ε、ι)的免疫原性不同,可将其分为 A、B、C、D、E 5 个血清型,引起人类疾病的主要是 A 和 C 型。A 型引起气性坏疽、食物中毒,C 型引起坏死型肠炎。

二、致病性和免疫性

1. **致病物质**　产气荚膜梭菌的主要致病物质是多种外毒素和侵袭性酶,可产生 10 多种外毒素和胞外酶,根据对小鼠致死程度的不同,分主要毒素和次要毒素(表 11 - 1)。

表 11 - 1　各型产气荚膜梭菌产生的毒素及致病性

血清型	致病性	主要毒素				次要毒素							
		α	β	ε	ι	γ	δ	η	θ	κ	λ	μ	ν
A	气性坏疽	+++	—	—	—	—	—	—	—	—	—	—	—
	食物中毒	+++	—	—	—	—	—	—	—	—	—	—	++
B	羔羊腹泻	+++	+++	++	—	+	—		++	—	++	+++	++
C	人坏死性肠炎	+++	++	—	—	++	—	—	—	—	—	—	+++
	动物肠炎	+++	+++	—	—		—		+++	+++	—		
D	绵羊肠毒血症	+++	—	+++	—	—			++	++	++		
E	羊和牛致病菌	+++	—	—	+++	—			++	++	++		

(1) 主要毒素:包括 α、β、ε、ι 4 种主要毒素。

1) α 毒素(alpha toxin):亦称卵磷脂酶(lecithinase),是引起气性坏疽最重要的毒素,各血清型菌均能产生,但 A 型产生量最大。α 毒素的毒性强,可分解细胞膜上的磷脂-蛋白质复合物,溶解红细胞、白细胞和血管内皮细胞;使微循环中的血小板凝集形成血栓;引起血管通透性增高,导致血压下降或休克。因此,临床上伴有大量溶血、组织坏死、肝脏、心功能受损等表现。

2) β 毒素(beta toxin):由 B 型和 C 型产气荚膜梭菌产生,是人类坏死性肠炎的致病物质。

3) ε 毒素(epsilon toxin):分泌的毒素前体经胰蛋白酶活化后具有酶活性,可引起胃肠道血管通透性增高,具有坏死和致死作用,主要由 D 型菌株产生。

4) ι 毒素(iota toxin):具有致死作用,能引起皮肤坏死和血管通透性增高。肠毒素(enterotoxin)由 A、C 和 D 型菌株产生,不耐热,100℃迅速灭活;作用于回肠和空肠,毒素插入细胞膜,改变细胞膜的通透性,进而影响离子交换和水分吸收,使水和电解质大量进入肠腔,导致腹泻。近年来发现肠毒素可以作为超抗原刺激淋巴细胞释放淋巴因子而致病。

(2) 次要毒素:θ 毒素(theta toxin)亦称产气荚膜梭菌溶素 O(perfringolysin O),对氧敏感,具有溶血、致死、坏死、杀白细胞等活性。κ 毒素(kappa toxin)为胶原酶,是一种出血因子,注入动物血管内,可引起血管破坏和出血。λ 毒素(lambda toxin)为明胶酶。μ 毒素(mu toxin)为透明质酸酶。ν 毒素(nu toxin)为 DNA 酶。上述侵袭性酶均可促进细菌扩散。

2. 所致疾病

（1）气性坏疽：该病通常是几种细菌混合感染的结果，60%～90%病例是由产气荚膜梭菌 A 型引起。致病条件与破伤风梭菌相似，常见于战伤、工伤、车祸、地震等导致的大面积开放性骨折及软组织损伤，同时伴有创口的污染，局部缺血缺氧和组织坏死等。

气性坏疽一般潜伏期为 8～48 h，细菌在感染伤口处大量繁殖，产生多种毒素和侵袭性酶，使细菌易侵入肌肉组织，分解其中的糖类并产生大量气体，形成组织气肿，挤压软组织和血管，影响血液供应，引起肌肉坏死。同时，由于血管通透性增高，导致扩散性水肿，水气夹杂在组织中，触摸有捻发感。大量组织坏死产生腐败性恶臭，毒素吸收入血引起毒血症，出现全身中毒症状、休克，死亡率较高（40%～100%）。

> 捻发感又称握雪感，指用手搓头发或捏紧雪团时发出的声音

（2）食物中毒：主要由产肠毒素的 A 型菌株引起。因食入被该菌大量污染（10^8～10^9）的食物而发病（主要是肉类，未充分烹调或剩余食物放置时间过长），潜伏期为 8～12 h，临床表现为腹痛、腹胀、腹泻等症状，无发热、恶心、呕吐症状，1～2 天自愈，如无细菌学检查常易漏诊。

（3）坏死性肠炎：由产气荚膜梭菌 C 型菌株所致，主要致病物质为 β 毒素。一般潜伏期约 24 h，起病急，有剧烈腹痛、腹泻、肠黏膜出血性坏死、伴有血便 。可并发肠梗阻和肠穿孔，儿童多见，病死率高达 40%。

三、微生物学检查

气性坏疽一旦发病，病情凶险，需尽快做出诊断，及时治疗可避免患者截肢或死亡。

> 直接涂片镜检是气性坏疽的早期诊断方法：见革兰阳性大杆菌，有荚膜，白细胞较少，伴杂菌

1. 直接涂片镜检 从疑似患者创口深部取材涂片，染色镜检，若见革兰阳性大杆菌，有荚膜，白细胞较少，并伴有其他杂菌，为气性坏疽标本涂片的镜下特点。这是极有价值的快速诊断方法。

2. 分离培养和动物试验 可取坏死组织制成悬液，接种血平板、牛奶培养基或疱肉培养基（cooked meat medium），厌氧培养，观察生长情况，取培养物涂片镜检，并根据生化反应鉴定。

必要时取培养液（0.5～1 ml）给小鼠作静脉注射，10 min 后处死，37℃培养 12 h，如动物出现躯体膨胀，解剖取肝脏（泡沫肝）或腹腔渗出液涂片镜检，并再次作细菌分离培养。疑为产气荚膜梭菌引起的食物中毒，取剩余食物或粪便作菌落计数（colony-forming unit，CFU）。粪便标本中细菌总数大于 10^5/g，或食物标本中大于 10^6/g 有诊断意义。

四、防治原则

> 患者治疗：彻底清创＋抗生素＋多价抗毒素；使用过的器材及敷料必须经高压蒸汽灭菌处理

预防措施主要包括：及时彻底清创，切除感染和坏死组织，避免形成局部厌氧环境。必要时需截肢，以防止病变扩散。患者需严格隔离，所用过的器材及敷料均需经高压蒸汽灭菌处理（因含有芽胞），防止医院内交叉感染。尚无有效疫苗。

可用气性坏疽多价抗毒素及大剂量抗生素作为手术清除感染

灶的辅助治疗(因抗生素无法有效渗入缺血组织),有条件时可使用高压氧舱法治疗,能使血液和组织中的氧含量提高 15 倍,以抑制厌氧菌的生长。

第三节 肉 毒 梭 菌

肉毒梭菌(*C. botulinum*)广泛分布于自然界,主要存在于土壤中。细菌在厌氧环境中能出芽增殖,产生毒性极强的肉毒毒素(botulin)。人因误食被毒素污染的食物而引起肉毒中毒(botulism)和婴幼儿肉毒病(infant botulism)。

一、 主要生物学特性

1. **形态与染色** 肉毒梭菌是革兰阳性粗短杆菌,大小约 1 μm×5 μm。单个散在或呈短链状排列。芽胞呈椭圆形,芽胞直径大于菌体横径,位于菌体次极端,使细菌呈汤匙状或网球拍状(图 11-3)。有周身鞭毛,无荚膜。

肉毒梭菌的镜下形态特点

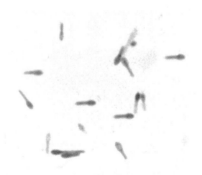

图 11-3 肉毒梭菌(1 000×)

2. **培养特性** 该菌为严格厌氧菌,最适生长温度 35℃,有的菌株在 1～5℃仍可生长。营养要求不高,普通平板上生长良好,形成不规则、半透明的大菌落;在血平板上培养可见 β-溶血环;能产生脂酶,在卵黄平板上生长时可见菌落周围有浑浊圈。

3. **抵抗力** 肉毒梭菌在 3℃条件下生长缓慢,对高盐、氧气敏感。在 20～25℃条件下,碱性葡萄糖明胶培养基中易形成芽胞。芽胞抵抗力强,耐热和辐射,100℃可存活几小时,120℃可耐受 10 min,但毒素 100℃ 1 min 被灭活。

4. **血清型** 根据其产生毒素的免疫原性不同,肉毒梭菌可分为 A、B、C1、C2、D、E、F 和 G 8 个血清型,只能被同型别的抗毒素血清中和(C2 毒素除外)。各型肉毒梭菌所产生毒素的作用机制相同。对人类致病的主要是 A、B、E 型,C 型和 D 型毒素由噬菌体基因编码,G 型则由质粒基因编码,其余毒素均由染色体基因编码。

二、 致病性和免疫性

肉毒毒素的致病机制不同于破伤风痉挛毒素

1. 致病物质 肉毒梭菌的致病物质是肉毒毒素(botulinum toxin, BTX or BoNT)。

肉毒毒素是已知最强的神经外毒素,比氰化钾强 1 万倍。小鼠经腹腔注射,LD_{50} 为 0.00625 ng,1 mg 纯化的毒素能杀死 2 亿只小鼠,对人致死量约 0.1 μg。可作为生物战剂。肉毒毒素的结构与破伤风痉挛毒素相似,由一条重链(结合部分)与一条轻链(毒性部分)通过二硫键连接。BTX 对酸和蛋白酶的抵抗力较强,不易被消化液破坏,经胃肠道吸收。肉毒毒素与突触前神经元表面受体特异性结合,轻链(具有锌金属蛋白酶活性)切割轴突相关蛋白,从而阻止神经-肌肉接头部位胆碱能神经介质乙酰胆碱的释放,影响神经冲动的传递,导致全身随意肌弛缓性麻痹,呼吸肌麻痹是致死的主要原因。

2. 所致疾病 本病潜伏期短,临床表现与中毒剂量和累及部位有关。

肉毒中毒:复视、呼吸肌麻痹等

(1) 食物中毒:食品加工过程中污染了肉毒梭菌芽胞,在厌氧环境下出芽繁殖,产生毒素,摄入后引起中毒。临床表现与其他食物中毒不同,胃肠症状少见,主要表现为眼肌和咽部肌肉麻痹而出现复视、斜视、眼睑下垂、口齿不清、吞咽咀嚼困难等,如累及膈肌则出现呼吸困难,甚至呼吸衰竭,肢体麻痹少见。国外肉毒中毒以罐头、香肠、腊肉制品为主,国内多以发酵豆制品(臭豆腐、豆瓣酱)、发酵面制品(甜面酱)为主。

(2) 婴儿肉毒病:婴幼儿食入被肉毒梭菌芽胞污染的食品(主要是蜂蜜)后,芽胞在肠内发芽繁殖,产生的毒素被吸收而致病。症状表现为便秘、吮乳无力、吞咽困难、眼睑下垂、全身肌张力减退,死亡率为 1‰~2‰。多见于 1 岁以下幼儿,主要原因是其肠道内缺乏可拮抗肉毒梭菌的正常菌群。

若伤口被肉毒梭菌芽胞污染,芽胞在厌氧条件下发育繁殖,产生毒素,吸收入血后出现中毒症状,为创伤肉毒中毒。多由 A、B 型菌株所致,潜伏期较长,发病率低。

三、 微生物学检查

食物中毒或婴儿肉毒病可取粪便或剩余食物,80℃加热 10 min,杀死标本中所有的繁殖体,再进行厌氧分离培养。检出细菌和毒素是婴儿肉毒病最可靠的诊断依据。毒素检查取培养物滤液和食物悬液上清做动物实验:实验组腹腔注射 0.5 ml 上清,对照组注射等体积的经抗毒素处理过的上清,若实验组小鼠 1~2 天出现四肢麻痹、眼睑下垂或死亡,而对照组小鼠得到保护,则说明有相应的毒素存在。

四、 防治原则

加强食品的卫生管理和监督,包括低温保存食品,80℃加热食品 20 min 破坏毒素,婴儿避免食用蜂蜜等。

对肉毒中毒患者尽早根据症状作出诊断,应用 A、B 和 E 三价抗毒素治疗。同时应加强护理和对症治疗,特别是维持呼吸功能,以降低死亡率。另外,肉毒毒素为剧毒,应加强管理,防止恐怖分子用作生物战剂搞恐怖活动。

2009 年我国批准正规医院整形美容科和皮肤科使用肉毒毒素,但仅适用于去除皱眉纹,且属于特殊管理的毒麻药品,须经严格的处方限制才能购买和使用。

第四节 艰 难 梭 菌

艰难梭菌(*C. difficile*)为人类肠道中的正常菌群之一,于 1935 年由 Hall 等首先从婴儿粪便中分离得到,因其分离培养十分困难而得名。当长期或不规范使用抗生素(如氨苄青霉素、头孢菌素、红霉素和克林霉素等)后,可引起菌群失调,耐药的艰难梭菌大量繁殖,引起抗生素相关性腹泻(antibiotic-associated diarrhea)和假膜性结肠炎(pseudomembranous colitis)。

多引起内源性感染:抗生素相关性腹泻

一、 主要生物学特性

艰难梭菌为严格厌氧的 G^+ 粗大杆菌,芽胞为卵圆形,芽胞直径大于菌体横径,位于菌体次极端。芽胞在外界环境中可存活数周至数月。有鞭毛、无荚膜。该菌对氧极为敏感,一般厌氧培养不宜生长。常用含有 D-环丝氨酸和头孢甲氧噻吩的选择培养基分离培养,菌落直径为 4~6 mm,表面突起、透明状或灰白色。艰难梭菌能发酵乳糖,水解七叶灵和液化明胶。

二、 致病性和免疫性

艰难梭菌有透明质酸酶和黏附因子,能产生外毒素,包括毒素 A 和毒素 B,毒素基因均位于染色体。毒素 A 为肠毒素,主要作用于回肠部,能趋化中性粒细胞,释放淋巴因子,引起肠液大量分泌和黏膜损伤等。毒素 B 为细胞毒素,能使肌动蛋白解聚,损坏细胞骨架,引起肠壁细胞坏死,假膜形成。

长期使用抗生素后,由于艰难梭菌产毒株的过度生长而引起内源性感染,在抗生素使用几天至几周后出现抗生素相关性腹泻,轻者主要表现为轻度至中度腹泻,伴有腹痛,绝大多数无全身症状,停用抗生素后腹泻可消失。重者表现为假膜性肠炎,水样或血水样腹泻、腹痛、排出假膜(由黏膜、纤维蛋白、白细胞、细胞碎片和细菌等组成),伴有高热、白细胞增多等全身中毒症状。严重者可危及生命。艰难梭菌也可引起外源性感染,多见于医院内传播。

患病后,约 60% 儿童和成人血清含有抗毒素,高效价 IgG 抗毒素对预防复发性腹泻具有重要意义。成人消化道黏膜局部分泌型 IgA 可阻止毒素与上皮细胞的结合,从而阻断艰难梭菌感染。

三、 微生物学检查和防治原则

诊断艰难梭菌相关性感染,主要依靠细菌毒素的检测,很少做艰难梭菌分离培养。

　　坚持合理、正确使用抗生素,防止菌群失调是预防艰难梭菌感染的有效措施。治疗时需停用相关抗生素,改用对本菌敏感的甲硝唑或万古霉素,必要时服用微生态制剂,辅助重建局部微环境。由于芽胞抵抗抗生素的作用,该感染会复发(20%～30%)。

(武有聪,白　丽)

第十二章　无芽胞厌氧菌

概　述

- 无芽胞厌氧菌是一群厌氧生长的细菌,包括革兰阳性和革兰阴性球菌和杆菌,分布于人体的皮肤、口腔、胃肠道和泌尿生殖道,是人体正常菌群的重要组成部分,占有绝对优势,是其他非厌氧性细菌的 $10 \sim 1\,000$ 倍。
- 无芽胞厌氧菌感染涉及临床各科。在细菌感染中,约 60% 有厌氧菌参与,其中 90% 为无芽胞厌氧菌。该类细菌对氧环境极为敏感,多为内源性混合感染,且对氨基糖苷类抗生素等药物不敏感,临床诊断和治疗困难。
- 临床常见的厌氧菌感染主要有脆弱类杆菌,产黑素普氏菌,卟啉单胞菌,核梭杆菌和消化链球菌,约占临床厌氧菌感染的 $2/3$。

无芽胞厌氧菌是一群厌氧生长的细菌,包括革兰阳性和革兰阴性球菌和杆菌,广泛分布于人体的皮肤、口腔、胃肠道和泌尿生殖道,是人体正常菌群的重要组成部分,占有绝对优势,是其他非厌氧性细菌的 $10 \sim 1\,000$ 倍,主要无芽胞厌氧菌见表 $12 - 1$。无芽胞厌氧菌对氧环境极为敏感,多为内源性混合感染,且对氨基糖苷类抗生素等药物不敏感,临床诊断和治疗困难。

表 12 - 1　人体主要无芽胞厌氧菌属及其分布

无芽胞厌氧菌属		革兰染色	人体分布			
			皮肤	口腔	胃肠道	泌尿生殖道
杆菌	类杆菌属 *Bacteroides*	−	−	+	+	+
	普雷沃菌属 *Prevotella*	−	−	+	+	+
	梭杆菌属 *Fusobacterium*	−	−	+	+	+
	卟啉单胞菌属 *Porphyromonas*	−	−	+	+	+
	放线菌属 *Actinomyces*	+	−	+	+	+
	乳杆菌属 *Lactobacillus*	+	−	+	+	+
	丙酸杆菌属 *Propionibacterium*	+	+	+	+	+
	优杆菌属 *Eubacterium*	+	−	+	+	+
	双歧杆菌属 *Bifidobacterium*	+	−	+	+	+
球菌	韦荣球菌属 *Veillonella*	−	−	+	+	−
	消化链球菌属 *Peptostreptococcus*	+	+	+	+	+
	消化球菌属 *Peptococcus*	+	+	−	+	+
	嗜胨菌属 *Peptoniphilius*	+	−	+	+	+

一、主要生物学性状

无芽胞厌氧菌有 30 多个菌属,200 余菌种,种类繁多,生物学性状各异。与人类疾病有关的无芽胞厌氧菌主要包括类杆菌属(*Bacteroides*)、普雷沃菌属(*Prevotella*)、卟啉单胞菌属(*Porphyromonas*)、梭杆菌属(*Fusobacterium*)、丙酸杆菌属(*Propionibacterium*)、消化链球菌属(*Peptostreptococcus*)等,其主要生物学特点见表 12-2。

表 12-2　与人类疾病相关的主要无芽胞厌氧菌属

菌属	代表细菌	形态和染色性	培养特性	人体正常分布	致病性
类杆菌属 *Bacteroides*	脆弱类杆菌 *B. ragilis*	革兰阴性杆菌,染色时细菌两端圆而浓染,中间不染色或染色较浅,似有空泡	胆汁能刺激脆弱类杆菌生长。在血平板上培养 24～48 h,菌落圆形微凸,直径 1～3 mm,表面光滑,边缘整齐,一般不溶血	脆弱类杆菌为人体肠道正常菌群	主要引起腹腔脓肿、败血症等,常与消化链球菌、兼性厌氧菌等混合感染
普雷沃菌属 *Prevotella*	产黑素普氏菌 *P. melaninogenica*	革兰阴性球杆菌	细菌成双或成链排列,两端圆中间似空泡,分解糖产生黑色素。经 48 h 培养后,菌落直径为 0.5～1 mm,圆形微凸,表面光滑,边缘整齐,开始为灰白色,逐渐成为黑色。在兔血平板上易出现乙型溶血。20% 胆盐可抑制其生长	产黑素普氏菌主要定居在口腔和肠道	上呼吸道混合感染中最常见的分离菌,也与脑脓肿、肺脓肿及盆腔炎症性疾病有关
卟啉单胞菌属 *Porphyromonas*	龈卟啉单胞菌 *P. gingivalis*	革兰阴性杆菌或球杆菌	在血平板上,菌落凸起,表面光滑,边缘整齐。能产生棕色或黑色色素。在色素产生前,用波长 366 nm 的紫外线灯照射,可产生桔红色荧光(该菌产生原卟啉)	卟啉单胞菌主要定居于口腔和肠道	牙周炎、牙脓肿等口腔科常见感染性疾病的病原体
梭杆菌属 *Fusobacterium*	核梭杆菌 *F. necleatum*	革兰阴性杆菌	核梭杆菌菌体两端尖中间膨大,尖端对尖端呈双排列。菌落直径 1～2 mm,扁平伴有不平整表面,或整个菌落如面包屑,且不溶血	核梭杆菌定居于口腔和肠道	在正常菌群引起的混合感染中,经常分离出该类细菌
丙酸杆菌属 *Propionibacterium*	痤疮丙酸杆菌 *P. acne*	革兰阳性杆菌或球杆菌	发酵糖类产生丙酸,在普通培养基上能够生长	为皮肤、口腔、大肠、结膜、外耳道的正常菌群	痤疮丙酸杆菌可引起皮肤粉刺、慢性眼睑炎、眼内炎等。外科手术后感染(主要由插管、人造关节植入等已引起),可致骨髓炎、心内膜炎等系统性感染
消化链球菌属 *Peptostreptococcus*	厌氧消化链球菌 *P. anaerobius*	革兰阳性球菌	以短链或长链排列,亦有成堆分布。在血平板上形成圆形凸起菌落,边缘整齐,一般不溶血	消化链球菌是口腔、肠道和阴道的正常菌群	涉及全身各部位的混合感染,在女性泌尿系统感染中,约 1% 为单一的消化链球菌感染

二、致病性

近年来,由于厌氧菌感染诊断技术的不断改进,无芽胞厌氧菌分离培养阳性率明显提高。无芽胞厌氧菌感染均为内源性感染,很少出现人与人之间的传播方式,属机会致病菌

(opportunistic pathogen)，主要致病条件如下。

1. 组织的损伤和坏死　局部的血供障碍或有需氧菌感染造成局部缺氧，均有利于厌氧菌的生长繁殖，引起化脓性感染。

2. 移位至无菌部位　引起深部脓肿、腹膜炎、脑膜炎和败血症等。认为细菌在定植部位，由于各种因素的相互作用，不能过度生长。一旦进入其他部位，则成为优势菌。如脆弱类杆菌占结肠正常菌群比例<1‰，但移位至腹腔，则能迅速生长繁殖，引起化脓性炎症。

3. 机体免疫功能的低下　或由于某些慢性病导致的防御功能下降，均为无芽胞厌氧菌感染赋予机会。无芽胞厌氧菌感染多呈慢性过程。主要感染特征如下。

（1）临床征兆预示无芽胞厌氧菌感染：①脓液、分泌物带有恶臭味；②无菌收集的脓液、血液用常规培养未分离出病原菌；③组织中出现气体；④与组织坏死和深部脓肿相关的感染、血栓性静脉炎和心内膜炎等。

（2）常规的氨基糖苷类抗生素治疗无效。

（3）多种微生物的混合感染：包括需氧菌、兼性厌氧菌和厌氧菌的混合感染，少至2～3种，多则可达10种以上细菌。

临床上无法预测无芽胞厌氧菌感染，故一旦发现上述特征，应进行厌氧培养，以求确诊。无芽胞厌氧菌感染无特定的临床表现，感染累及全身各种器官和组织。见表12-3。

表12-3　无芽胞厌氧菌的常见感染部位

感染部位	所致感染	常见细菌
呼吸道感染	将近一半的鼻窦和耳朵的慢性感染和几乎所有的牙周感染均涉及无芽胞厌氧菌感染 除口腔分泌物吸入外，下呼吸道很少有厌氧菌感染	普雷沃菌、卟啉单胞菌、梭杆菌和类杆菌
脑脓肿	脑厌氧菌感染与慢性鼻窦炎和中耳炎有关。多数细菌自鼻窦和中耳侵入脑组织	脑脓肿特征为多种细菌混合感染：普雷沃菌、卟啉单胞菌、梭杆菌、消化链球菌和需氧球菌
腹腔感染	胃肠道定植的厌氧菌数最多，但仅有几种厌氧菌能引起腹腔感染。在所有腹腔感染中	最常见的是脆弱类杆菌，其他较为重要的有其他类杆菌和产黑素普氏菌
生殖道感染	盆腔炎症或脓肿、子宫内膜炎、手术伤口感染等	从可自感染部位分离出多种厌氧菌，最重要的为普雷沃菌，而脆弱类杆菌经常参与脓肿的形成
皮肤和软组织感染	虽无芽胞厌氧菌在皮肤上定居十分困难，但可通过咬伤或创伤表面污染等途径引起感染	皮肤粉刺、慢性眼睑炎、眼内炎等与丙酸杆菌有关；软组织感染常与脆弱类杆菌有关
败血症	20%以上的败血症与厌氧菌感染有关，现有下降的趋势，可能与广谱抗生素使用有关	从血培养中经常分离出的厌氧菌多为脆弱类杆菌和某些梭杆菌

三、微生物学检测

采集疑为厌氧菌感染的标本直接涂片染色后作显微镜检查，见有染色肤浅、不规则的多形态细菌，可作出初步推断。

无芽胞厌氧菌分离培养的成功率取决于如下因素：①无菌收取标本，避免杂菌污染；②标本置运输培养基，避免氧气引起细菌死亡；③迅速送检、及时接种特殊培养基；④保证厌氧培养条件；⑤因多为混合感染，难于发现有意义的细菌，故应使用选择培养基以分离最为重要的细菌。

四、 防治原则

可用抗生素和外科引流等综合治疗措施。多数脆弱类杆菌、普雷沃菌、卟啉单胞菌和某些梭杆菌都能产生β-内酰胺酶,对青霉素和多种头孢菌素类药物具有耐药作用。可选用高浓度青霉素(羧苄青霉素)、β-内酰胺酶抑制剂和其他β-内酰胺抗生素(头孢噻吩)治疗感染。甲硝哒唑具有抗厌氧菌功能,可治疗类杆菌和其他革兰阴性厌氧菌所致的感染。

厌氧菌组成人体重要的正常菌群,感染多为内源性细菌播散所致,因而不可能控制感染的发生。医源性破坏黏膜表面的天然屏障,可促使细菌进入无菌部位,如若发现黏膜表面受损,可用抗生素作预防性治疗。

(张俊琪)

第十三章 分枝杆菌属

概　述

- 分枝杆菌属(*Mycobacterium*)细菌细胞壁含大量脂类和分枝菌酸,抗酸阳性,主要致病菌为结核分枝杆菌、牛型分枝杆菌、麻风分枝杆菌。
- 结核分枝杆菌为人结核病的病原菌。肺结核的发病率和死亡人数在我国法定报告传染病中均列第一。
- 麻风分枝杆菌是麻风的病原菌。临床主要分为结核型麻风和瘤型麻风。
- 部分非结核分枝杆菌为机会致病菌,可引起结核样感染。

分枝杆菌属(*Mycobacterium*)是一类菌体细长略弯曲的杆菌,无芽胞、无鞭毛;细胞壁含有大量脂类分子,分枝生长的细菌。其主要特征有:①细胞壁含大量脂质和分枝菌酸,占菌体干重的40%左右,疏水性强;②菌落呈粗糙型;③抗酸染色阳性,不易被一般染料着色,需用抗酸染色,助染剂并加温使之着色,着色后不易被含3% HCl的乙醇脱色;④种类多(目前有102个不同的种),可分为致病性和非致病性两大类,主要致病菌有结核分枝杆菌、牛分枝杆菌、麻风分枝杆菌及几种非结核分枝杆菌;⑤胞内寄生菌,感染多为慢性感染过程,长期迁延,并可造成破坏性的组织病变。

第一节　结核分枝杆菌

结核分枝杆菌(*Mycobacterium tuberculosis*)简称为结核杆菌(*tubercle bacilli*),1882年德国细菌学家科霍(Robert Koch)证明其是人结核病的病原菌,该发现于1905年获诺贝尔医学奖。

该菌可侵犯全身各组织器官,但以肺部感染最为多见。随着卡介苗的普遍接种、结核药物的发现和使用以及卫生状况的改善,结核病的发病率和死亡率大幅度下降。然而,由于艾滋病和结核分枝杆菌耐药菌株的出现、免疫抑制剂的应用、吸毒、贫困及人口流动等多种因素的影响,结核病发病率在近年又呈上升趋势。目前该病是世界范围内危害最为严重的传染病之一。据WHO统计,全世界约每3个人中就有1个人感染了结核分枝杆菌,在某些发展中国家成人结核分枝杆菌携带率高达 80%,其中 5%～10% 携带者可发展为活动性结核病。我国每年死于肺结核病的人数约为 25 万,肺结核的发病率和死亡人数在法定报告传染病中均列第一。

一、 主要生物学性状

1. 形态和染色 结核分枝杆菌的菌体长 1～4 μm,略弯曲呈单个或分枝状排列。在病灶和培养物中,形态常不典型,可呈颗粒状、串珠状、短棒状、长丝形等。

<blockquote>抗酸染色阳性,与结核分枝杆菌细胞壁的分枝菌酸有关</blockquote>

结核杆菌细胞壁基本结构类似革兰阳性菌。由 N-乙酰葡糖胺和 N-乙酰胞壁酸组成肽聚糖骨架,四肽侧链为 D-谷氨酸、二氨基庚二酸、L-和 D-丙氨酸,肽聚糖与阿拉伯半乳聚糖-分子菌酸层共价相连。(图 13-1)。分枝杆菌细胞壁富含脂质和分枝菌酸,覆盖在肽聚糖层的外面,可影响染料的穿入,不易被普通染料染色。一般用齐-尼(Ziehl - Neelsen)抗酸染色法,以 5% 石炭酸复红加温染色后可以染上,但用 3% 盐酸乙醇不易脱色。若再加用美蓝复染,则分枝杆菌呈红色,而其他细菌和背景中的物质为蓝色。同时,也使细菌具有特有的疏水性、免疫原性,以及对常用抗生素及去污剂的抗性。

2. 培养特性 结核分枝杆菌为专性需氧菌,最适生长温度 37℃,营养要求较高。初次分离时,须选用营养丰富的选择性培养基。实验室常用 Lowenstein-Jensen 培养基,内含蛋黄、马铃薯、甘油和天门冬酰胺等物质,可提供其合成细胞壁脂质成分;胆盐、孔雀绿可抑制杂菌生长。结核杆菌生长缓慢,在固体培养基上需 18～24 h 繁殖一代,培养 10～30 天后才出现肉眼可见的菌落,菌落似花菜心样,呈乳白或米黄色干燥颗粒。在液体培养基中可形成粗糙皱褶菌膜浮于液面,若加入水溶性脂肪酸,可降低细菌表面的疏水性,均匀生长。

3. 生化反应 结核分枝杆菌不发酵糖类。结核分枝杆菌可合成烟酸和还原硝酸盐,可用于区别牛分枝杆菌。热触酶试验对区别结核分枝杆菌与非结核分枝杆菌有重要意义,结核分枝杆菌大多数触酶试验阳性、热触酶试验阴性;非结核分枝杆菌则大多数两种试验均为阳性。

4. 抵抗力 结核分枝杆菌对干燥的抵抗力特别强,在尘埃中保持传染性 8～10 天,在干燥痰内可存活 6～8 个月;对湿热敏感,在液体中加热 62～63℃ 15 min 或煮沸即被杀死;对紫外线敏感,直接日光照射数小时可被杀死,可用于结核患者衣服、书籍等的消毒。对乙醇敏感,在 75% 乙醇中数分钟死亡。

结核分枝杆菌的抵抗力与环境中有机物的存在有密切关系,如痰液可增强结核分枝杆菌的抵抗力。因大多数消毒剂可使痰中的蛋白质凝固,包在细菌周围,使细菌不易被杀死。5% 石炭酸在无痰时 30 min 可杀死结核分枝杆菌,有痰时需要 24 h;5% 甲酚皂溶液在无痰时 5 min 杀死结核分枝杆菌,有痰时需要 1～2 h。

结核分枝杆菌对 3% HCl、6% H_2SO_4、4% NaOH 具有抵抗力,可在分离培养时用于处理有杂菌污染的标本和消化标本中的黏稠物质,以提高检出率。结核分枝杆菌对 1∶13 000 孔雀绿有抵抗力,在培养基中可抑制杂菌生长。

二、致病性和免疫性

结核分枝杆菌不产生内毒素、外毒素和侵袭酶,可寄生于巨噬细胞,其致病性与细菌在细胞内大量繁殖、菌体成分和代谢物质的毒性以及机体对菌体成分产生的免疫损伤有关(图13-1)。

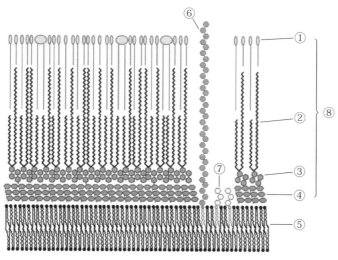

图 13-1 分枝杆菌细胞壁结构

① 外脂质;②分枝菌酸;③多糖(阿拉伯半乳糖);④肽聚糖;⑤质膜;
⑥脂阿拉伯甘露聚糖(LAM);⑦磷脂甘露糖苷;⑧细胞壁骨架

1. 致病物质 与结核分枝杆菌致病有关的物质如下。

(1) 脂质:多与糖类或蛋白质结合,形成糖脂或糖肽脂。比较重要的含脂类物质有以下5种。

1) 分枝菌酸(mycolic acid):含 78~90C 的长链脂肪酸,其与肽聚糖中的胞壁酰二肽(muramyl dipeptide)结合成复合物,能刺激组织增生和肉芽肿的形成。细菌的抗酸性与细胞壁的完整性和分枝菌酸的存在有关。用乙醚祛除分枝菌酸或超声波处理细菌,均可使分枝杆菌失去抗酸性。

2) 索状因子(cord factor):主要成分为 6,6-双分枝菌酸海藻糖,是分枝菌酸和海藻糖结合的一种糖脂,存在于细胞壁的表面,在液体培养基中能使细菌相互粘连,呈绳索样生长,因而得名。索状因子与细菌的致病力相关,能够抑制白细胞的游走和促进肉芽肿的形成。索状因子同时也是一种免疫原,能刺激机体产生保护性免疫。

3) 磷脂(phospholipids):能刺激单核细胞增生,使炎症灶中的巨噬细胞转变为类上皮细胞,形成结核结节,具有抑制蛋白酶的活性。

4) 蜡质 D(wax D):一种肽糖脂与分枝菌酸的复合物,能够辅助菌体蛋白引发Ⅳ型变态反应,具有佐剂作用。

5) 分枝杆菌糖脂(mycosides):约占细胞壁干重的 25%,具有抗原性。分枝杆菌糖脂使细菌获得疏水性和耐干燥的特性。

分枝菌酸、磷脂和索状因子等均具有抑制蛋白酶的功能,使坏死组织溶解不完全,形成干酪样坏死。

(2) 蛋白质:外层中蛋白质约占细胞壁重量的15%,具有抗原性,其中结核菌素可激发机体产生IV型变态反应,引起组织坏死和全身中毒症状,并在形成结核结节中发挥一定作用,但产生的抗体没有保护作用。

(3) 多糖:常与脂质结合存在于胞壁中,多糖可使吞噬细胞增多,引起局部病灶细胞浸润,诱导变态反应,患者血清中可出现抗多糖抗体,但多糖与致病的关系尚不清楚。

此外,荚膜在结核分枝杆菌入侵宿主细胞时也发挥一定作用。

2. 所致疾病

感染途径 机体可通过多种途径感染结核分枝杆菌,可通过呼吸道、消化道或破损的皮肤粘膜感染,引起多种组织器官的结核病,但其中以通过呼吸道引起肺结核为最多。肺结核患者是主要传染源。

> 可经多途径传播

(1) 肺部感染:结核分枝杆菌可通过飞沫或含菌尘埃吸入,故肺结核较为多见。肺结核是最常见的呼吸道感染,临床表现为咳嗽、咯血、午后低热、盗汗、体重减轻、不适等症状,因机体免疫状态的不同临床表现可不同。

1) 原发感染:首次感染结核分枝杆菌,多见于儿童。少数活菌经呼吸道进入肺泡,被吞噬细胞吞噬,细胞壁成分抑制吞噬体和溶酶体的融合,细菌在胞内存活和繁殖,吞噬细胞崩解释放细菌,在胞外继续增殖或再被吞噬,引起渗出性炎症病灶;也可经淋巴管到达肺门淋巴结引起肺门淋巴结的炎症。X线胸片显示哑铃状阴影,称为原发综合征。随着机体逐渐产生细胞免疫,多数感染者的原发病灶钙化或纤维化,自愈。然而,原发病灶内可有少量结核分枝杆菌长期潜伏,不断刺激机体抗结核免疫力,但也可作为以后的内源性感染源。当机体抵抗力较弱,细菌可经血液、淋巴结播散至全身而引起全身粟粒样结核或结核性脑膜炎。

> 肺结核:原发感染,
> 原发后感染;
> 肺外结核

2) 原发后感染:潜伏在病灶内的细菌或外来细菌再次感染,因机体已产生一定的细胞免疫,故病灶比较局限,多为增生样病变而形成慢性肉芽肿(结核结节),最终发生干酪样坏死,经纤维化而愈合。

病理性损伤有渗出性炎症和慢性肉芽肿。渗出性炎症为急性期反应,有多核形白细胞和单核细胞的浸润并包围结核杆菌,尤其在肺组织,炎症反应与细菌性肺炎极为相似。如果损伤愈合,渗出物则被吸收;如果有大量组织坏死,则逐渐发展为肉芽肿。慢性肉芽肿中央区以含有结核分枝杆菌的多核巨细胞为主;中间区为类上皮细胞,常呈放射样排列;周围为成纤维细胞、淋巴细胞和单核细胞。此后,周围逐渐发展为纤维组织,形成结核结节,中心可有干酪样坏死。干酪样坏死可经气管咳出,形成空洞。空洞经纤维化或钙化,可逐渐愈合。

人感染结核分枝杆菌后,发病与否与感染菌株的毒力、数量及机体免疫状态有关。如果机体免疫状态良好、菌株毒力不强、接触菌量有限,一般不发病,细菌可潜伏在体内,激发特异性免疫应答;如免疫功能低下、菌株毒力强、接触菌量大,可引发结核病。

(2) 肺外结核:在部分患者中结核分枝杆菌可进入血液、淋巴管播散至肺外器官(如脑、肾、关节、生殖器等结核;菌体进入消化道也可引起肠结核、结核性腹膜炎等;经破损皮肤感染,可致皮肤结核;免疫力低下时,严重时可造成全身播散性结核。近年报道肺外结核标本中,结核分枝杆菌 L 型的检出率较高。

3. 免疫性 结核分枝杆菌感染率高但发病率较低,提示人对该菌具有较强的免疫力。结核分枝杆菌的免疫性与致病性均与 T 细胞介导的特异性细胞免疫应答有关。

抗结核免疫力的持久性依赖于结核分枝杆菌或其组分的存在,一旦彻底清除,抗结核免疫力也随之消失,成为有菌免疫或感染免疫(infection immunity)。结核分枝杆菌的免疫包括非特异性免疫如 NK 细胞、IFN-γ 和 IL-12 等(在感染初期发挥作用);以及特异性 T 细胞、细胞因子活化的巨噬细胞等。

结核分枝杆菌为胞内菌,抗结核免疫主要是细胞免疫,常伴有变态反应的发生。结核分枝杆菌可刺激 CD4$^+$ 和 CD8$^+$ T 细胞。活化的 CD4$^+$ T 细胞能释放 IFN-γ 等细胞因子,具有激活巨噬细胞、促进吞噬和杀灭结核杆菌的能力;活化的 CD8$^+$ T 细胞可杀伤感染的靶细胞,释放的结核杆菌被活化的吞噬细胞吞噬后杀死。巨噬细胞聚集使感染局限化,并可阻止细菌扩散。如果仅有少量细菌感染,杀灭细菌时会伴有轻微的组织损伤;如果感染菌量较大,强烈的细胞免疫反应可造成严重的组织坏死;如果细胞免疫不能有效清除病原体,细菌在病灶内会长期潜伏,既可刺激机体产生免疫,也可成为再次感染的原因。

4. 超敏反应 机体在建立对结核分枝杆菌免疫力的同时,菌体的某些成分如蜡质 D 和部分蛋白质可激活 T 细胞,引起超敏反应。当致敏的 T 淋巴细胞再次遇到结核分枝杆菌时,释放细胞因子,产生强烈的Ⅳ型超敏反应。炎症以单核细胞浸润为主,易发生干酪样坏死,甚至形成空洞。

> 结核病的发病机制与科霍现象相似

结核分枝杆菌感染时,特异性细胞免疫应答与Ⅳ型超敏反应同时存在,可用科霍现象(Koch phenomenon)说明:1890 年 Koch 观察到,①将少量结核分枝杆菌注射到健康豚鼠皮下,10～14 日后局部皮肤溃烂,病灶深而不宜愈合,附近淋巴结肿大,细菌播散至全身;②如将同剂量的结核分枝杆菌皮下注射至 3～6 周前感染少量结核分枝杆菌并康复的豚鼠(结核菌素皮试阳性),2～3 日后局部迅速出现红肿并形成浅表溃烂,但较快愈合,邻近淋巴结无肿大,细菌很少扩散;③如果在康复豚鼠皮下注射大量结核分枝杆菌,则引起注射局部及全身超敏反应,甚至动物死亡。人类的原发性肺结核(初染)、原发后肺结核和严重恶化肺结核(再染)免疫力与迟发性变态反应之间关系相当复杂,尚不十分清楚,大致认为两者既有相似的方面,又有独立的一面。

近年来研究提示,结核分枝杆菌诱导机体产生免疫和超敏反应的物质不同,这是由于两种不同抗原成分激活不同的 T 细胞亚群释放出不同的淋巴因子所致。

5. 结核菌素试验 用于检测机体有无感染过结核分枝杆菌。结核菌素试验,可采用旧结核菌素(old tuberculin,OT),即将结核杆菌在液体培养基中培养 6 周后加热浓缩过滤制成,主要含结核蛋白质,1∶2 000 稀释后注射于前臂皮内;或将 OT 经三氯醋酸沉淀纯化制成纯蛋白质衍生物(purified protein derivative,PPD),一般用 5U PPD 注射于前臂皮内。

注射结核菌素后 48～72 h,观察注射部位红肿硬结程度,若红肿硬结为 0.5～1.5 cm 为阳性,表明机体曾经感染过或接种过疫苗,有一定的免疫力;≥1.5 cm 为强阳性,需要作进一步检查;<0.5 cm 为阴性,表明未感染过结核杆菌,但在免疫力低下时可能会出现假阴性反应,可能的原因有:①原发感染早期,机体尚未产生免疫应答;②严重结核病或麻疹等传染病导致细胞免疫功能暂时低下;③老年人、极度虚弱或严重营养不良者;④肿瘤、器官移植等使用免疫抑制剂以及艾滋病病毒感染。

结核菌素试验可用于:①选择卡介苗接种对象及测定免疫效果;②诊断婴幼儿结核病;③进行结核病的流行病学调查;④测定肿瘤患者非特异性细胞免疫功能。

三、 微生物学检查

当结核病的症状和体征不典型时,必须依靠实验室检查来帮助诊断,根据可能的感染部位选取相应的标本。

1. 病原学检查

(1) 直接涂片镜检:取痰标本直接涂片,用抗酸染色法染色后镜检,如找到抗酸杆菌可报告"找到抗酸杆菌"。该法检出率低。标本中结核分枝杆菌量需在 $10^5/ml$ 以上,才能检出,故镜检阳性患者具有较强的传染性。浓缩富集可提高镜检阳性率,具体操作方法为将痰液标本用 4% NaOH、3% HCl 或 6% H_2SO_4 处理以去除黏稠成分,然后离心沉淀,取沉淀物涂片染色。

(2) 分离培养:标本处理后接种于相应的培养基,能提高检出的阳性率,但结核分枝杆菌生长缓慢,一般 2~4 周长出肉眼可见的菌落后,可做进一步生化鉴别试验以区分结核分枝杆菌与非结核分枝杆菌和药敏试验。一般 6~8 周后方可获得检查结果。

为缩短培养时间,可采用液体快速玻片培养法:将浓缩集菌的沉淀物涂于玻片,加入含血清的结核分枝杆菌专用培养液,37℃ 培养 1 周后,抗酸染色,但需要与非结核分枝杆菌区别。

(3) 核酸检测:应用 PCR 可直接检测临床标本结核分枝杆菌的 DNA,敏感性为 55%~90%,特异性达 99% 以上。如果标本涂片染色镜检为阳性,PCR 的敏感性高。

2. 血清学检测 用酶免疫测定(enzyme immunoassay,EIA)检测结核杆菌抗原或抗体,但敏感性和特异性均比其他方法低,仅用于常规初步诊断。

四、 防治原则

1. 接种疫苗 卡介苗可明显降低结核病的发病率。卡介苗(BCG)是牛型结核杆菌经 13 年、230 次传代后获得的减毒活菌苗株,现广泛用于预防接种。我国规定新生儿出生后即可皮内接种卡介苗,7 岁时复种,农村至 12 岁再复种一次,肺结核保护率 > 80%。其他人群可根据结核菌素试验,阴性者给予接种。

> 结核病的防控:接种卡介苗;发现和治疗痰菌阳性者;不随地吐痰

2. 良好个人卫生习惯 不随地吐痰。发现和治疗痰菌阳性者,也是控制结核病的重要措施。开放性肺结核患者痰液中可排出大量的结核分枝杆菌,应隔离治疗,直至痰液中结核分枝杆菌培养阴性为止。患者的痰液、衣物及生活用品必须消毒处理。接触者应戴口罩,必要时须作结核菌素试验和胸部 X 线检查。《中华人民共和国国境卫生检疫法实施细则》要求:如果发现入境的外国人患开放性肺结核,禁止其入境;中国人患开放性肺结核者应登记,建议其住院隔离治疗,并将该患者的有关情况通报其旅行目的地的国境卫生检疫或结核病防治机构。

3. 结核病的治疗　药物有异烟肼、利福平、乙胺丁醇、吡嗪酰胺、氟喹诺酮等。结核分枝杆菌较易产生耐药性,治疗时应规范使用抗结核药物,以减少耐药性的产生。对开放性结核病患者应采取隔离措施。此外,结核病患者经治疗后,细菌培养阴性,但潜伏菌常持续存在,应予关注。

第二节　麻风分枝杆菌

麻风分枝杆菌(M. leprae)是麻风病的病原菌,主要侵犯皮肤、黏膜、外周神经组织,晚期可侵入深部组织和脏器,形成肉芽肿病变。麻风是一种慢性传染病,在世界各地均有流行。

一、主要生物学性状

麻风分枝杆菌的形态与结核分枝杆菌相似,略短粗,呈束状排列。为胞内寄生菌。患者渗出物标本涂片中细胞内可见大量麻风分枝杆菌,胞质呈泡沫状,称为泡沫细胞(foam cell)或麻风细胞(leprosy cell),是区别于结核分枝杆菌的主要特点。体外培养尚未成功,南美的犰狳是最理想的实验动物。小鼠足垫内注射麻风分枝杆菌并降低足垫的温度,可有利于麻风杆菌繁殖。动物实验是研究其致病性及筛选药物的重要手段。

二、致病性和免疫性

1. 传播途径　人是麻风分枝杆菌的天然宿主。细菌可随鼻分泌物、破溃皮肤排出,泪液、乳汁、精液和阴道分泌物也有麻风分枝杆菌,但菌量很少。主要通过呼吸道、破损的皮肤黏膜、或密切接触患者而传播,以家庭内传播多见,幼年最为易感。流行地区人群多为隐性感染。

2. 所致疾病　潜伏期长,平均 2～5 年,长可达数十年。发病缓慢,病程长,迁延不愈。临床上可将大部分患者分为结核样型麻风和瘤型麻风,介于两型之间的少数患者又可分为界限类与未定类,可向两型转化。

(1) 结核样型麻风:病情稳定,损害可自行消退,为自限性疾病,传染性弱。主要侵犯面部皮肤和外周神经,病变与迟发型变态反应有关,表现为皮肤红肿、浸润、局部发热;受累神经由于细胞浸润变粗变硬,有触痛或感觉功能障碍。随病程不同,病变组织可见淋巴细胞、上皮样细胞、多核巨细胞浸润,病变处细胞内不易查出麻风杆菌,机体细胞免疫功能正常。极少演变为瘤型。

（2）瘤型麻风：病程为进行性。病变处可查出大量麻风杆菌，传染性强。主要侵犯皮肤、黏膜，随病程的发展可侵犯内脏和神经系统，机体细胞免疫功能低下，但体液免疫功能正常，体内产生大量自身抗体，与受损组织释放的自身抗原结合成免疫复合物沉淀于皮肤黏膜下，形成麻风结节（leproma），是其典型的病症，如面部结节融合则呈狮面状。

三、微生物学检查

麻风杆菌是胞内寄生菌，患者标本涂片可见细胞内有大量麻风杆菌存在，细胞质呈泡沫状。患者鼻黏膜或皮肤病变处取材涂片作抗酸染色，检出抗酸杆菌及麻风细胞有诊断意义，但结核样型患者中很少找到细菌。

麻风菌素试验原理与结核菌素试验相同，但因与结核分枝杆菌有交叉反应，对临床诊断帮助不大。但是，可用于评价麻风患者的细胞免疫状态。瘤型麻风患者因有免疫抑制而呈阴性反应。

四、治疗和预防

麻风病目前尚无特异性预防方法，主要依靠早期发现、早期隔离、早期治疗，治疗所用药物主要是砜类、利福平、氯苯吩嗪及丙硫异烟胺等。目前临床多使用2～3种药物联合治疗，以防止耐药性的产生。

第三节　其他分枝杆菌

一、牛型分枝杆菌

牛型分枝杆菌的生长特性、化学组成及毒力与结核分枝杆菌相似，在免疫学上与结核分枝杆菌不易区别。该菌为牛致病菌，可引起牛结核病。人食入未经消毒的污染的牛乳，可被感染，主要引起髋和膝关节及脊椎部骨髓病变。如果经呼吸道吸入，也可发生与结核分枝杆菌相同的感染。预防措施的关键是控制好感染的牛，对牛奶进行严格的消毒和管理。

除牛外，牛型分枝杆菌还可感染野生反刍动物、灵长类、犬、猫、猪、鹦鹉等，引起结核病。对大部分家禽无致病性。

二、非结核分枝杆菌

其他分枝杆菌是指人型、牛型结核分枝杆菌和麻风分枝杆菌以外的一大群非典型分枝杆菌（atypical mycobacteria）。根据在不同温度中非典型分枝杆菌生长速度和产生色素予以初步归组，目前正在使用DNA探针鉴定某些菌种。大多数非典型分枝杆菌分布在环境中，属机会致病菌，很少引起人与人间的传播。对人致病的主要有堪萨斯分枝杆菌、海分枝杆菌、鸟-胞内分枝杆菌和偶发-龟分枝杆菌，均能引起结核样病变，见表13-1。

表 13-1　医学重要的分枝杆菌

菌种	培养时间	最适生长温度	传播方式	所致疾病
结核分枝杆菌	生长慢,几周	37℃	呼吸道飞沫等多途径	肺结核、肺外结核等
牛分枝杆菌	生长慢,几周	37℃	未经消毒的污染牛奶	主要肺外结核
麻风分枝杆菌	不能	32℃	长期密切接触	
其他分枝杆菌				
堪萨斯分枝杆菌(M. kansas)	生长慢,几周	37℃	土壤和水	人类轻度肺结核样病变
海分枝杆菌(M. marinum)	生长慢,几周	32℃	水	四肢皮肤脓肿和游泳池肉芽肿
鸟-胞内分枝杆菌(M. avium-intracellulare)	生长慢,几周	37℃	土壤和水	肺结核样病变
偶发-龟分枝杆菌(M. fortuitum-chelonae conmplex)	生长快,几天	37℃	土壤和水	偶尔感染,以皮肤病变为主

　　另外,耻垢分枝杆菌(M. smegmatis)虽不致病,但经常在外阴部存在,故在检查粪、尿中结核分枝杆菌时应予注意。豚鼠对结核分枝杆菌敏感,对耻垢分枝杆菌则不敏感。

（陈　力,孙桂芹）

第十四章　动物源性细菌

○○○○○○○○○○○○○○○○○○○○○○○○○○○○

概　述

- 动物源性细菌是指能引起动物和人类的某些传染病即人兽共患病（zoonosis）的病原菌，其中绝大多数以动物为传染源，因而所致疾病也称为动物源性疾病。主要发生在畜牧区或自然疫源地，人类因接触病畜及其污染物或媒介动物叮咬等而感染。
- 动物源性细菌主要有布鲁氏菌属、耶尔森菌属、芽胞杆菌属、柯克斯体属、巴通体属、弗兰西斯菌属和巴斯德菌属。
- 布鲁氏菌可引起人类、家畜及其他动物的布鲁氏菌病，临床典型症状为"波浪热"。
- 耶尔森菌属中，鼠疫耶尔森菌为最主要的致病菌，可引起人类中的鼠疫（包括腺鼠疫、败血症型鼠疫、肺鼠疫）。
- 芽胞杆菌属中，主要致病菌为炭疽芽胞杆菌，引起人和动物的炭疽病，可作为生物战剂。蜡样芽胞杆菌引起人食物中毒。

第一节　布鲁氏菌属

> 与人类疾病有关的布鲁氏菌以羊布鲁氏菌最为常见，其次是牛布鲁氏菌

布鲁氏菌由英国医生 David Bruce 于 1887 年分离到。根据 1985 年确定的分类标准，布鲁氏菌属（*Brucella*）目前分为 6 个种 19 个生物型。与人类布鲁病（Brucellosis）有关的菌种：羊布鲁氏菌（*B. melitensis*）、牛布鲁氏菌（*B. abortus*）、猪布鲁氏菌（*B. suis*）和犬布鲁氏菌（*B. canis*），我国流行的主要是羊布鲁氏菌（毒力和侵袭力最强），其次为牛布鲁氏菌。

一、主要生物学特性

1. **形态和染色**　短小杆菌（球状、球杆状或卵圆形）；革兰染色阴性；无鞭毛，不形成芽胞。

2. **培养特性**　专性需氧，初次分离需要 $5\% \sim 10\%$ CO_2。营养要求较高，血液、血清或肝浸液可刺激生长。对人致病的菌种能够产生过氧化氢酶和氧化酶。某些种型菌株能还原硝酸盐。大多数能分解尿素和产生硫化氢。

3. **抗原结构与分型** 该菌抗原构造较为复杂,存在 A(牛布鲁氏菌菌体抗原)、M(羊布鲁氏菌菌体抗原)两种抗原,不同菌种中所含相应的抗原量不同:牛布鲁氏菌 A:M 为 20:1,羊布鲁氏菌 A、M 之比约 1:20,猪布鲁氏菌 A、M 之比约为 2:1。

4. **抵抗力** 布鲁氏菌对低温和干燥有较强的耐受力,在土壤、毛皮、病畜的脏器和分泌物、肉和乳制品中可生存数周至数月。对热敏感,可用巴氏消毒法消毒牛奶;对常用消毒剂、紫外线、各种射线也很敏感,对各种抗生素和化学药物有不同程度的敏感性。

二、致病性和免疫性

1. **传播途径** 家畜为布鲁氏菌的主要储存宿主,易寄生于动物的腺体组织和生殖器官,感染引起动物生殖器官炎症:母畜流产、子宫炎和乳腺炎,而公畜表现为睾丸炎、附睾炎等,隐性感染的动物也可经乳汁、粪、尿等长期排菌。人类可通过接触病畜及其分泌物或接触被污染的畜产品(如未经巴氏消毒的乳制品和肉制品)而感染,感染途径包括消化道、皮肤、呼吸道、眼结膜等。

2. **致病物质** 布鲁氏菌为胞内寄生菌,主要致病物质为 LPS、微荚膜和侵袭性酶。细菌表面的小分子量物质可阻止吞噬体与溶酶体的融合,与细菌在细胞内生长繁殖有关。

3. **所致疾病** 布鲁氏菌进入机体后经 1~6 周的潜伏期,细菌在吞噬细胞内生长繁殖,沿淋巴管到达局部淋巴结生长繁殖,当到一定数量则进入血流,出现菌血症,内毒素引起发热。随后进入淋巴结、肝脏、脾脏、骨髓等脏器,发热逐渐消退。细菌在脏器细胞中繁殖到一定程度可再次入血,又出现菌血症和体温上升。细菌反复入血,使机体表现为波浪式热型,临床上称波浪热(undulant fever)。

> 布鲁氏菌引起的临床典型症状为"波浪热"

大部分患者表现为:发热时伴有迁移性关节和肌肉疼痛、出汗、精神萎靡,伴淋巴结炎、肝脾肿大、白细胞减少和贫血,有些患者显示肝功能异常。持续数周、数月至数年。如不及时治疗,感染可转为慢性,常表现为骨和关节的病变(如关节炎伴椎关节粘连),男性睾丸炎也常见。

布鲁氏菌的致病过程与其诱发的Ⅳ型超敏反应及菌体抗原与相应抗体形成免疫复合物引起的Ⅲ型超敏反应(Arthus 反应)有关。

4. **免疫性** 机体感染后可产生免疫力,以细胞免疫为主,特异性 IgM 和 IgG 抗体可发挥调理作用。各菌种间、型间均有交叉免疫。

三、微生物学检查

1. **接触史** 布鲁氏菌感染的诊断需要结合当地的流行病学资料及患者接触史。感染的高危人群为与牲畜密切接触者(牧民、兽医、肉食加工者等)以及饮用未消毒牛奶或奶制品加工者。

2. **病原学检查** 细菌培养是布鲁氏菌病诊断的确诊方法。急性期取血,慢性期取骨髓或肝及淋巴结活检标本。标本接种于双相肝浸液培养基,5%~10% CO_2 环境中 2~5 天形成肉眼可见的菌落,若培养 30 天后仍无菌生长可报告为阴性。根据菌落特点、涂片染色镜检、生化反应、产生硫化氢、玻片血清凝集等进行鉴定及分型。

3. **血清学检测**

(1) 标准凝集试验(the standard agglutination test,SAT),利用布鲁氏菌的脂多糖及其他抗原检测患者血清中的抗体。急性患者发病第一周 IgM 抗体即开始升高,3 个月达高峰,在慢性期一直存在。IgG 在急性发病约 3 周后开始出现,6～8 周达高峰并持续存在。利用 SAT 检测患者血清抗体,来自非流行区人员血清效价≥1:160 具有意义,而流行区≥1:320 尚有意义。

(2) 2-巯基乙醇试验,用 2-巯基乙醇去除 IgM,只保留 IgG 凝集反应。敏感性不如标准的凝集试验,但对于慢性活动性疾病准确性较高。

布鲁氏菌的脂多糖与许多革兰阴性菌(如沙门菌、耶尔森菌、霍乱弧菌等)相似,会出现交叉反应,如接种过霍乱菌苗者可出现一定的抗体效价。

4. **皮肤试验** 布鲁氏菌素(brucellin)的皮肤超敏反应试验可用以辅助诊断。布鲁氏菌素是布鲁氏菌的一种蛋白质,皮内注射 24～48 h 后观察注射局部红肿与浸润程度。皮肤变态反应出现较迟,持续时间长,皮试阳性可诊断为慢性或曾患过布鲁氏菌病。

实验室生物安全要求:布鲁氏菌在我国危害程度为第二类,感染性样本的检测应在 BSL-2 实验室进行;非感染性材料的操作则可 BSL-1 实验室进行。如需大量活菌操作需在 BSL-3 实验室进行,动物感染实验应在 ABSL-3 实验室进行。弱毒株或疫苗株可在 BSL-2 实验室操作。

四、 防治原则

> 布鲁氏菌感染的高危人群为与牲畜密切接触者。我国主要用减毒活疫苗对高危人群进行预防接种

控制和消灭家畜布鲁氏菌病、切断传播途径、严格消毒畜产品有助于控制布鲁氏菌病。预防接种主要用减毒活疫苗。接种对象为疫区家畜、密切接触传染源而布鲁氏菌素皮试阴性人群,有效期约 1 年,不建议反复接种。

布鲁氏菌病的急性期和亚急性期可用抗生素治疗,进入慢性期后抗生素治疗无效,因此应及早诊断,及时使用抗生素治疗。WHO 推荐首选治疗方案:①多西环素与利福平联用;②利福平和四环素联用;如神经系统累及者选用四环素和链霉素联用。慢性患者须辅以综合疗法以提高机体的免疫力。

第二节 耶尔森菌属

耶尔森菌属(*Yersinia*)属于肠杆菌科,为革兰阴性小杆菌。对人类致病的主要有鼠疫耶尔森菌(*Y. pestis*)、假结核耶尔森菌(*Y. pseudotuberculosis*)和小肠结肠炎耶尔森菌(*Y. enteroeolitica*)等。

一、鼠疫耶尔森菌

鼠疫耶尔森菌由法国学者 Alexandre Yersin 于 1894 年发现。曾引起三次鼠疫世界大流行,流行菌株分为 3 种生物型(古典型、中世纪型和东方型)。

（一）主要生物学特性

1. 形态和染色　革兰阴性卵圆形短粗杆菌,菌体长 $1\sim2$ μm,宽 $0.5\sim0.7$ μm,在病变组织中菌体两端浓染。有荚膜,无芽胞和鞭毛。在不同标本和培养中形态不同:动物新鲜脏器的印片或涂片,形态典型;在陈旧培养物或腐败标本中呈多形性。

2. 培养特性　鼠疫耶尔森菌为兼性厌氧菌,最适温度为 $28\sim30$℃,pH 为 $6.9\sim7.1$。营养要求不高,在普通培养基中能够生长,但生长较缓慢;在含血液或组织液的营养培养基中,经 $24\sim48$ h 形成可见菌落。菌落细小,圆形,中央厚而致密,边缘薄而不规则。有毒菌株形成灰白色,黏稠的粗糙型菌落。在肉汤培养基中沉淀生长,48 h 肉汤表面形成菌膜,稍加摇动,菌膜下沉呈钟乳石状,此特征有一定鉴别意义。

3. 抗原结构　抗原构造较为复杂,主要有 F1、V/W、外膜蛋白和鼠毒素等 4 种抗原。

(1) F1(Fraction 1)抗原:鼠疫耶尔森菌的荚膜抗原,为质粒编码的不耐热的糖蛋白,具有抗吞噬作用,与毒力相关。抗原性强,其相应抗体有抗感染作用。

(2) V/W 抗原:由质粒编码,V 抗原存在于细胞质的可溶性蛋白质,W 抗原是位于菌体表面一种脂蛋白,具有抗吞噬作用与细菌侵袭力有关。

(3) 外膜蛋白:鼠疫耶尔森菌具有多种外膜蛋白(yersinia outer membrane protein, Yop),共同构成外膜抗原,编码 Yop 的基因均由质粒携带,Yop 蛋白具有抗吞噬作用、促进细菌在宿主体内扩散,且具有细胞毒性等作用。

(4) T 抗原:为可溶性类似外毒素的蛋白抗原,对鼠类具有强烈的毒性作用,又称为鼠毒素(murine toxin, MT),抗原性强,可用 0.4% 甲醛脱毒制成类毒素,用于免疫动物制备抗毒素。主要作用于心血管系统,引起毒血症、休克以及肝、肾、心肌的实质性损伤。

(5) 内毒素:作用与肠杆菌科细菌的内毒素相似,可引起发热、休克和 DIC 等。

4. 抵抗力　鼠疫耶尔森菌对理化因素抵抗力较弱,湿热 70℃$\sim$80℃ 10 min 或 100℃ 1 min 死亡,干热 160℃ 1 min 死亡,5% 来苏或石炭酸、0.2% 的升汞可在 20 min 内杀死痰液中的病菌。在自然环境的痰液中能存活 36 天,在蚤粪、土壤中能存活一年左右。

（二）致病性与免疫性

1. 传播途径　鼠疫是自然疫源性传染病。野生啮齿类动物(野鼠、家鼠、黄鼠等)为鼠疫耶尔森菌的储存宿主,鼠蚤为主要传播媒介。鼠疫的传播途径主要有 3 种。

(1) 经鼠蚤叮咬传播:鼠蚤叮咬是主要的传播途径:鼠蚤吸吮了受染动物的血液,细菌在蚤肠内大量繁殖,直至蚤前胃腔全被菌堵塞,鼠蚤吸血时,先将前胃内容物吐出然后吸血,由此造成传播。一般先在鼠间流行,当大批病鼠死亡后,失去寄生宿主的鼠蚤转向人群或其他动物(如旱獭、羊等)。人患鼠疫后,可通过人蚤叮咬而在人间传播。

(2) 经皮肤传播:直接接触患病啮齿类动物的皮、肉或患者的脓血、痰,经皮肤伤口而感染。

（3）经呼吸道传播：肺鼠疫患者在呼吸、说话、咳嗽时，通过飞沫形成人间的呼吸道传播。除上述 3 种传播途径外，极少数情况下也通过摄入传染物传播。鼠疫耶尔森菌毒力很强，少数几个细菌即可使人致病。

2. 所致疾病 临床上所见的鼠疫主要分为以下 3 种。

> 鼠疫临床主要有腺鼠疫、肺鼠疫和败血症型鼠疫 3 种

（1）腺鼠疫：最常见，多发于流行初期，菌鼠蚤叮咬处的局部淋巴结（以腹股沟、腋下、颈部等多见）肿大为其主要特点。感染后患者出现寒战、高热、头痛、乏力、全身酸痛等现象；淋巴结迅速弥漫性肿胀，质地坚硬，大小不一，疼痛剧烈，与皮下组织粘连，失去移动性，周围组织亦充血、出血，继而发生坏死和脓疡。患者常因疼痛剧烈而在患侧呈现强迫体位。

（2）肺鼠疫：多见于流行期高峰，根据感染途径不同，肺鼠疫可分为原发性和继发性两类。原发性肺鼠疫是经呼吸道感染，初期干咳，逐渐加重成痰中带血或咯血，若不及时给予有效治疗，患者多于发病几天内死于中毒性休克、呼吸衰竭和心力衰竭。继发性鼠疫亦可由腺鼠疫或败血症型鼠疫感染传播至肺部所致，常表现为病势突然加剧，出现咳嗽、胸痛、呼吸困难、鲜红色血痰。患者临终前全身皮肤由紫而变黑，故亦称"黑死病"。

（3）败血症型鼠疫：亦可分为原发性或继发性两类：前者指感染后尚未出现局部症状即发展为败血症，后者指继发于腺鼠疫、肺鼠疫或其他类型鼠疫。细菌经由血液感染全身、引起败血症，患者出现高热、皮肤出现出血点和瘀斑；在病原菌毒力强、菌量大及人体抵抗力弱等情况下发生，若抢救不及时常于发病 1～3 天内死亡。

3. 免疫性 鼠疫病后能获得持久的免疫力，在体内出现针对 F1 抗原、V/W 抗原等抗原的多种抗体，具有中和病原菌的毒素、对抗荚膜的抗吞噬、凝集细菌等作用。

（三）微生物学检查

1. 标本采集 根据症状，取淋巴结穿刺液、血液、痰液、咽部或眼分泌物，或尸体脏器、管状骨骨髓标本。

2. 病原学检查

（1）分离培养和鉴定：增菌后接种于血液琼脂平板，置于 28～30℃ 培养 24～48 h 后取可疑菌落，进行涂片染色镜检；可进行鼠疫噬菌体裂解试验和动物实验进一步鉴定。

（2）核酸检测：聚合酶链式反应（PCR）方法检测鼠疫特异性基因（如 $cafl$ 及 pla 基因），可用于流行病学调查或早期诊断。

3. 血清学检查 通过反相间接血凝试验（IHA）、酶联免疫吸附试验（ELISA）或胶体金纸上色谱法检测鼠疫耶尔森菌 F1 抗原或 F1 抗体。如患者恢复期血清针对 F1 抗原的抗体滴度较急性期有 4 倍以上升高可确诊。此外，可采用放射免疫沉淀试验（RIP），该方法敏感、特异性高，可作为 IHA 的补充。

（四）防治原则

灭鼠、灭蚤是消灭鼠疫源的根本措施。对发现人间或动物间鼠疫地区的人群、进入疫区工作或捕猎的人员、从事鼠疫实验活动的工作人员，进行免疫接种。目前，我国使用的是 EV76 冻干活菌苗，免疫有效期为 6 个月，在鼠疫流行期前 1～2 个月以皮上划痕法进行预防接种。

如发现感染疑似患者应就地及时隔离,密切接触者给予四环素或磺胺类药物预防。治疗首选链霉素,以早期足量用药为原则,可与其他抗生素联用。同时加用强心和利尿剂以缓解细菌释放的毒素对心肾功能的影响。

> 灭鼠、灭蚤是防控鼠疫传播的根本措施。我国使用 EV 活菌苗用于鼠疫预防接种

二、其他致病性耶尔森菌

包括小肠结肠炎耶尔森菌(*Y. enterocolitica*)、假结核耶尔森菌(*Y. pseudotuberculosis*)等可引起相关疾病,见表14-1、表14-2。

表14-1　其他致病性耶尔森菌

细菌	生物学特性	传播方式	致病性	抗原及免疫
小肠结肠炎耶尔森菌小肠结肠炎亚种	革兰阴性球杆菌,可形成鞭毛。兼性厌氧,低温可生长	此引起人畜共患病。动物多不表现临床症状,仅犬有时有腹泻。传播方式主要是通过污染食品或是水源,经口传染	潜伏期约摄食后3~7天;婴幼儿为易感人群,主要表现为急性腹泻;成人感染此菌后常发生结节性红斑,常在肠炎后发生,有的病例则仅出现红斑或发生关节炎或败血症	菌体O抗原;V、W抗原。O抗原可用于血清分型(50多种,少数致病)某些菌株的O抗原与人体组织有共同抗原,可引起自身免疫病
假结核耶尔森菌假结核亚种	革兰阴性,其特点是在22℃培养时无动力,可与其他耶尔森菌相鉴别	假结核耶尔森菌则主要是啮齿动物中的病原菌,亦可引起豚鼠的假结核病。人主要通过食用患病动物污染的食物而感染	可引起急性小肠结肠炎,肠系膜淋巴结炎和严重的败血症;可发生自身免疫病,表现出结节性红斑等	菌体O抗原可用于血清分型:可分为6个血清型,其中引起人类感染的为O1血清型

表14-2　耶尔森菌属细菌实验活动相关的生物安全要求

病原菌名称	危害程度分类	实验活动所需生物安全实验室级别			
		大量活菌操作	动物感染实验	样本检测	非感染性材料的实验
鼠疫耶尔森菌	第二类	BSL-3	ABSL-3	BSL-2	BSL-1
小肠结肠耶尔森菌	第三类	BSL-2	ABSL-2	BSL-2	BSL-1
假结核耶尔森菌	第三类	BSL-2	ABSL-2	BSL-2	BSL-1

第三节　芽胞杆菌属

芽胞杆菌属(*Bacillus*)是一类革兰阳性、可形成芽胞的需氧杆菌。对外界有害因子抵抗力强,分布广,存在于土壤、水、空气以及动物肠道等处。炭疽芽胞杆菌可引起人畜共患的炭疽病,曾被用于制造生物武器以及生物恐怖事件。蜡样芽胞杆菌引起人食物中毒。其他芽胞杆菌如枯草芽胞杆菌,主要以芽胞形式存在于环境中,一般不致病,对免疫力低下人群偶尔引起眼部炎症。

一、炭疽芽胞杆菌

炭疽芽胞杆菌是世界上第一个被发现的病原菌,由德国微生物学家 Robert Koch 于 1870 年分离发现。炭疽芽胞杆菌引起的炭疽病是一种人畜共患病,食草动物(羊、牛、马等)的发病率高,人可因屠宰、食用或接触患病动物或畜产品以及吸入芽胞而感染。炭疽病如在某一地区流行,患病动物死亡后排出的芽胞可污染土壤和牧场,由于芽胞对外界的抵抗力极强,传染性可达数十年。二战期间,日本曾利用炭疽芽胞杆菌制造生物武器;21 世纪初美国"911 事件"时期恐怖分子曾用其制造"白粉信件"等生物恐怖事件。

(一) 主要生物学特性

1. 形态和染色 炭疽芽胞杆菌为革兰阳性菌,菌体大,两端平直。在动物或人体内常呈短链状,可形成荚膜。有氧条件下,在菌体中央形成芽胞,呈椭圆形空泡状。

2. 培养特性 需氧或兼性厌氧,最适温度为 30~35℃。营养要求较高,血液、血清或肝浸液可刺激生长。在不同培养基中呈现不同的表型(表 14-3)。对人致病的菌种能够产生过氧化氢酶和氧化酶。某些种型菌株能还原硝酸盐。大多数能产生硫化氢。

表 14-3 炭疽芽胞杆菌在不同培养基中的表型

培养基	炭疽芽胞杆菌表型
普通琼脂平板	培养 24 h,形成灰白色的粗糙型菌落
血琼脂平板	不溶血;有毒菌株在含 $NaHCO_3$ 的血平板上可产生荚膜,变为粘液型菌落
明胶培养基	培养 24 h,表面液化呈漏斗状,细菌沿接种线向四周扩散而成倒松树状
含 0.05~0.5 U/ml 青霉素的平板	菌落形态变成大而均匀的圆球形,呈串珠状排列,称为"青霉素串珠试验"。可与其他需氧芽胞杆菌相鉴别

3. 抗原结构 炭疽芽胞杆菌的抗原分为两部分:一部分是结构抗原,包括荚膜、菌体和芽胞等抗原成分;另一部分是外毒素复合物。

(1) 荚膜多肽抗原:由 D-谷氨酸 γ 多肽组成,由质粒基因编码。与细菌的侵袭力有关,具有抗吞噬作用。

(2) 菌体多糖抗原:由 D-半乳糖和 N-乙酰葡糖胺组成,与细菌毒力无关。此抗原耐热,有种特异性,在炭疽杆菌感染的流行病学调查中有重要意义。

(3) 芽胞抗原:由芽胞的外膜和皮质等组成,芽胞特异性抗原具有免疫原性和血清学诊断价值。

(4) 炭疽毒素:为保护性抗原、致死因子和水肿因子 3 种蛋白质组成的复合物,保护性抗原在注射家兔体内后能产生保护性抗体。炭疽毒素具有免疫原性和抗吞噬作用。

4. 抵抗力 芽胞对外界的抵抗力极强,在土壤或动物皮毛中可存活数年至数十年。对化学消毒剂抵抗力强,但对碘液、过氧乙酸的氧化剂较为敏感。芽胞可用高压蒸汽灭菌法 121℃ 15 min 杀灭。

(二) 致病性与免疫性

1. 感染途径 芽胞通过食草动物口腔或肠黏膜损伤处进入体内,侵入血流并大量繁殖,感染动物可在数日内死亡。人因接触感染动物皮肤时芽胞进入破损皮肤或黏膜创口而被感染,也可因吸入芽胞至肺或食入病畜肉而感染。

2.　**致病物质**　炭疽芽胞杆菌毒株的主要致病物质为荚膜和炭疽毒素。

(1)荚膜:是一种侵袭因子,具抗吞噬作用,有利于细菌生长繁殖和扩散。

(2)炭疽毒素:由3种蛋白质组成的复合物:①水肿因子(EF),为引起水肿的必要活性成分;②致死因子(LF),是毒素引起动物死亡的活性成分;③保护性抗原(PA),可结合靶细胞上的特异性受体。EF、LF和PA三者单独注射时对动物均无毒性,EF和LF必须与PA组合后(EF+PA, LF+PA,或 EF+LF+PA)转位进入细胞才能发挥毒力作用,引起实验动物的水肿和致死。

> 炭疽毒素中,水肿因子或致死因子必须与保护性抗原组合,才可发挥毒力作用

炭疽毒素可直接损伤微血管内皮细胞,使血管壁的通透性增加,导致有效血容量不足;损伤血管内膜,激活内凝血系统及释放组织凝血活酶物质,可造成 DIC 和感染性休克;抑制呼吸中枢而引起呼吸衰竭。

3.　**所致疾病**　人类炭疽主要有以下3种临床类型。

(1)皮肤炭疽:细菌由体表破损处或切口处进入体内,初发病变常在入侵处形成小疖、水疱、脓疮,中央呈黑色坏死,周围有浸润水肿。如不及时治疗,细菌可再侵入局部淋巴结,或进而入血。

(2)肺炭疽:由吸入细菌芽胞所致,死亡率高。病初类似感冒,进而出现严重的支气管炎,可在 2～3 天内死于中毒性休克。

(3)肠炭疽:由食用病畜肉、乳或是被污染食物所致。以全身中毒症状为主,并有胃肠道溃疡出血,发病后 2～3 天内死亡。

上述3种类型的炭疽可继发败血症,败血症发生后可偶发脑膜炎,病情凶险,死亡率高。

(三)微生物学检查

1.　**标本采集**　采集患者样本要尽量在应用抗生素治疗之前,并做好个人防护。可根据病型的不同而采取不同的标本:采集人皮肤炭疽的脓液、渗出物,肺炭疽的痰液,肠炭疽的粪便以及患者的血液等送检。炭疽感染动物的尸体严禁在室外解剖以避免污染环境,可割取耳朵或舌尖一片送检。

> 炭疽感染动物的尸体严禁在室外解剖,以防芽胞污染环境

2.　**病原学检查**

(1)涂片镜检:将标本直接涂片,镜检发现大量两端平齐且呈串联状排列的革兰阳性大杆菌。用沙黄对荚膜染色,观察形态及荚膜特征,可以初步帮助诊断。

(2)分离培养和鉴定:确诊炭疽芽胞杆菌感染必须分离培养到目标菌株。血标本应事先增菌培养;将标本接种于血平板和碳酸氢钠平板,置于 5％ CO_2 培养箱 37℃ 孵育 12～15 h,挑取可疑菌落,进行青霉素串珠试验,噬菌体裂解试验。可采用荚膜肿胀试验、小白鼠致病力试验、动力试验、溶血试验等方法与其他需氧芽胞杆菌进行鉴别。

> 炭疽芽胞杆菌与其他需氧芽胞杆菌的鉴别方法包括:青霉素串珠试验、噬菌体裂解试验、荚膜肿胀试验、小白鼠致病力试验、动力试验、溶血试验等方法

（3）核酸检测：PCR 或荧光定量 PCR 检测基因组或质粒核酸，可满足初筛要求，但需与其他芽胞杆菌相鉴别。

3. **血清学试验** 炭疽的血清学检验可用荧光抗体法检查患者体内的抗荚膜抗体，或用 ELISA 法检出保护抗体，如发现有抗体滴度上升，可作为本病的确切诊断。

检查兽皮、革、毛或尸休组织中的多糖抗原时，可作 Ascoli 试验，即将标本切碎加水煮沸过滤，滤液中加入免疫血清，如数分钟内在两液接触面出现白色沉淀环，为阳性反应。

（四）防治原则

炭疽的预防应将重点放在消灭畜间炭疽和传染源，病畜应严格隔离、焚烧或深埋。对炭疽流行老疫区、常发地区和牧畜业从业人员，实施炭疽减毒活疫苗皮上划痕接种进行特异性预防，免疫力持续约 1 年。

炭疽芽胞杆菌可被恐怖分子用作生物武器，对此应当保持警惕并制定应对措施，如发生疫情，应及时隔离并紧急接种疫苗。对皮肤局部病灶切勿挤压和切开引流，以防感染扩散而发生败血症，可用高锰酸钾液洗涤，敷以四环素软膏。治疗首选青霉素 G，对皮肤炭疽采用肌注，对肺炭疽、肠炭疽等静脉滴注，并同时合用氨基糖苷类药物。

二、蜡样芽胞杆菌

（一）主要生物学特性

革兰阳性菌，形成圆形或柱形芽胞，无荚膜。兼性厌氧。菌落大，形状不规则，表面粗糙、扁平，似毛玻璃状或融蜡状。

对外界有害因子抵抗力强，分布广，存在于土壤、水、空气、动物肠道及淀粉制品和乳制品等之中。产生的芽胞能耐受高温，一般烹饪方法很难将其杀灭。

（二）致病性

1. **感染途径** 食用冷藏不当而变质的剩饭是最主要的原因。

2. **致病物质** 主要是肠毒素，有耐热肠毒素和不耐热肠毒素两类。污染的食物主要为含淀粉较多的各类食物。

3. **所致疾病** 可引起呕吐型和腹泻型食物中毒。潜伏期长短不一，如摄入活菌为主，为食后 6～14 h。骤起腹痛、腹泻、水样便，恶心，呕吐较少，少数患者有发热。如摄入细菌毒素为主者，潜伏期较短，1～5 h，甚至可短到数十分钟，以呕吐为主，伴有腹痛。少数继以腹泻，无明显发热。多为自限性，持续 4～24 h 恢复。

（三）防治原则

蜡样芽胞杆菌食物中毒有明显的季节性，通常以夏、秋季最高（6～10 月份）。应采用适当的食物冷藏方式，避免食用变质食品。感染后治疗主要根据病情对症处理，重症者可应用抗生素治疗。

芽胞菌属细菌实验活动相关的生物安全要求见表 14－4。

表 14-4　芽胞菌属细菌实验活动相关的生物安全要求

病原菌名称	危害程度分类	实验活动所需生物安全实验室级别			
		大量活菌操作	动物感染实验	样本检测	非感染性材料的实验
炭疽芽胞杆菌	第二类	BSL-3	ABSL-3	BSL-2	BSL-1
蜡样芽胞杆菌	第三类	BSL-2	ABSL-2	BSL-2	BSL-1

第四节　其他动物源性致病菌

其他动物源性致病菌包括柯克斯体属、巴通体属、弗朗西斯菌属、巴斯德菌属等,其主要生物学特性、传播途径及对人类的致病性见表 14-5。

表 14-5　其他动物源性致病菌

菌属	主要致病菌	生物学特性	传播途径	致病性	备注
柯克斯体属	贝纳柯克斯体(亦称 Q 热柯克斯体)	短杆状或球状 Gimenez 染色呈鲜红色;专性胞内寄生,鸡胚卵黄囊中生长旺盛	蜱为传播媒介,叮咬野生动物和家畜使其成为传染源,人类主要经消化道、偶尔经呼吸道感染	致病物质主要是脂多糖。引起"Q 热",症状类似流感;慢性发病以心内膜炎为特征	其气溶胶可作为生物战剂(见第十九章)
巴通体属	汉塞巴通体	G⁻,杆状为主,可在非细胞培养基中生长	猫和犬口咽部病原体污染自身皮毛和爪,通过抓咬人而传播	引起"猫抓病",典型特征为"帕里诺眼淋巴结综合征"	(见第十九章)
	五日热巴通体	可在体虱肠腔中繁殖	人为唯一传染源,经虱传播	引起"五日热"(亦称"战壕热")	为潜在的生物战剂(见第十九章)
弗朗西斯菌属	土拉弗朗西斯菌(俗称野兔热杆菌)	球杆状小杆菌,常用卵黄培养基或胱氨酸血平板培养	通过节肢动物在动物间传播,人可因被叮咬或经接触、消化道、呼吸道感染	致病物质主要是荚膜和内毒素。引起"土拉热"	为潜在的生物战剂
巴斯德菌属	多杀巴氏菌	G⁻,球杆状,需在含血培养基上生长	人通过接触染病的动物而感染	致病物质主要是荚膜和内毒素。引起人伤口感染、脓肿、肺部感染、脑膜炎、腹膜炎和关节炎等	

G⁻:革兰阴性。

（吴　旸）

第十五章　其他致病性细菌

○○○○○○○○○○○○○○○○○○○○○○○○○○○○○○○○○○○○○

概　述

- 棒状杆菌属中，白喉棒状杆菌是引起白喉的致病菌。携带 *tox* 基因的溶原性白喉棒状杆菌为致病菌，可产生强烈的细胞毒外毒素（白喉毒素），引起以咽喉部灰白假膜为主要表现的全身中毒症状。接种白喉类毒素可预防白喉。
- 嗜血杆菌属中，流感嗜血杆菌是主要的致病菌，大多由有荚膜的毒力株引起急性化脓性感染，常见脑膜炎、鼻咽炎、咽喉会厌炎、化脓性关节炎和心包炎等，以小儿多见。
- 百日咳鲍特菌是引起婴幼儿百日咳的主要病原，灭活疫苗可以预防该病，儿童免疫常用百白破三联疫苗。
- 军团菌属中，嗜肺军团菌是引起流感样型或肺炎型军团菌病的主要病原菌。
- 弯曲菌属中，空肠弯曲菌是引起腹泻的常见病原菌。
- 假单胞菌属中，铜绿假单胞菌是机会致病菌，也是导致医院感染的主要病原之一。易产生耐药；形成生物膜的能力强，可在外伤伤口或医疗植入物上形成生物膜。

第一节　棒状杆菌属

棒状杆菌属（*Corynebacterium*）是一群菌体一端或两端膨大呈棒状的革兰阳性杆菌，无荚膜，无鞭毛，不产生芽胞。种类繁多，分布广。引起人类疾病的是白喉棒状杆菌（*C. diphtheriae*），可产生强烈的细胞毒外毒素。此外，与人类疾病有关的菌种包括溃疡棒状杆菌（*C. ulcerans*）、痤疮棒状杆菌（*C. acnes*）、耳棒状杆菌（*C. auris*）、阴道棒状杆菌（*C. vaginale*）、纹带棒状杆菌（*C. striatum*）、假白喉棒状杆菌（*C. pseudodiphtheriticum*）、溶脲棒状杆菌（*C. urelyticum*）等。大多寄生在鼻腔、咽喉、外耳道、外阴和皮肤等处，为机会致病菌，不产生外毒素，着色均匀，很少有异染颗粒。人类疾病相关的棒状杆菌属见表 15-1。

表 15-1　人类疾病相关的棒状杆菌属

菌种(分布)	生物学性状	致病性	所致疾病
白喉棒状杆菌 (*C. diphtheria*)	革兰阳性杆菌，一端或两端膨大呈棒状，有异染颗粒。需氧或兼性厌氧，亚碲酸钾血琼脂培养基上形成黑色菌落；可因携带 *tox* 基因产生白喉毒素	携带 *tox* 基因的溶原性白喉棒状杆菌为致病菌	白喉
溃疡棒状杆菌 (*C. ulcerans*)	与白喉棒状杆菌类似，可因携带 *tox* 基因产生低剂量白喉毒素	人体鼻咽部、皮肤、眼结膜、泌尿道的正常菌群，人兽共患机会致病菌	咽喉炎
假白喉棒状杆菌 (*C. pseudodiphtheriticum*)	与白喉棒状杆菌类似，可因携带 *tox* 基因产生低剂量白喉毒素	人类鼻腔和咽喉部的正常菌群，人兽共患机会致病菌	肉芽肿性喉炎
痤疮棒状杆菌 (*C. acnes*)	与白喉棒状杆菌类似	皮肤正常菌群，机会致病菌	痤疮、粉刺等
耳棒状杆菌 (*C. auris*)	与白喉棒状杆菌类似；生长缓慢，在绵羊血平板上培养 24 h 形成 0.5 mm 左右的菌落	耳部正常菌群，机会致病菌	儿童耳部感染
纹带棒状杆菌 (*C. striatum*)	与白喉棒状杆菌类似；生长缓慢，在绵羊血平板上培养 24 h 形成直径为 0.5 mm 左右的菌落	呼吸道正常菌群，机会致病菌	条件致病菌，引起医院获得性呼吸道感染以及其他类型感染
阴道棒状杆菌 (*C. vaginale*)	与白喉棒状杆菌类似	泌尿生殖道正常菌群，机会致病菌	引起特异性阴道炎、尿道炎等
溶脲棒状杆菌 (*C. urelyticum*)	与白喉棒状杆菌类似；产尿素酶	泌尿道正常菌群，机会致病菌	引起尿路感染和尿路结石等
杰氏棒状杆菌 (*C. jeikeium*)	与白喉棒状杆菌类似；产尿素酶，对大多数抗生素耐药，对万古霉素敏感	皮肤正常菌群，机会致病菌	静脉输液引起的免疫力低下者菌血症，致死率高；慢性尿路感染、尿路结石等

　　白喉棒状杆菌俗称白喉杆菌，是白喉的病原体。白喉是一种常见的呼吸道传染性疾病，细菌产生强毒性的细胞毒外毒素，以咽喉部灰白假膜为病理学特征，毒素可入血可引起全身中毒症状。

一、白喉棒状杆菌生物学主要特性

　　1. **形态与染色**　白喉棒状杆菌的菌体直径为 0.5～1 μm，长约几微米。菌体一端或两端膨大呈棒状。菌体细长微弯，排列不规则，相互平行或交叉呈锐角。亚甲蓝染色后菌体着色不均匀，可见深染颗粒（图 15-1）。用 Neisser 或 Albert 等法染色，深染颗粒与菌体着色不同，称异染颗粒（metachromatic granule），在细菌鉴定时有重要意义。异染颗粒主要成分为核糖核酸和多偏磷酸盐，在培养时间过长或细菌衰老时不明显。

　　2. **培养特征**　需氧或兼性厌氧。在吕氏

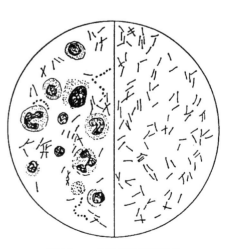

图 15-1　白喉棒状杆菌形态

(Loffler)血清培养基上生长迅速,并可在 12～18 h 形成灰白色圆形小菌落,涂片染色可见典型形态和异染颗粒。该菌在亚碲酸钾血琼脂培养基上形成黑色的菌落(该菌可吸收亚碲酸盐,还原成元素碲,故菌落呈黑色;同时亚碲酸钾抑制杂菌,可作为棒状杆菌的选择和鉴别培养基)。

3. 抵抗力 白喉棒状杆菌对湿热较敏感,100℃ 1 min 或 58℃ 10 min 即被杀死;对一般消毒剂敏感,5%苯酚 1 min,3%甲酚皂溶液 10 min 均可杀死。对青霉素及红霉素敏感,对磺胺类、卡那霉素和庆大霉素不敏感。

二、致病性和免疫性

1. 致病物质 白喉棒状杆菌感染时,仅在鼻腔、咽喉等处局部生长繁殖,产生的白喉毒素入血,引起全身中毒症状。

白喉毒素基因 *tox* 由 β-棒状噬菌体携带。当无毒白喉棒状杆菌被 β-棒状噬菌体感染成为溶原性细菌时,便成为可产生白喉毒素的有毒株,该特性可遗传给子代细菌。

白喉毒素是一种毒性强、抗原性强的不耐热的多肽链(动物的致死剂量为 0.1μg/kg),是白喉棒状杆菌的主要致病因子。白喉毒素由 A 和 B 两个肽链由二硫键连接组成。A 链具有毒性活性;B 链具有宿主细胞受体结合区和转位区。B 链结合区可与心肌细胞、神经细胞等表面的 CD-9 受体和肝素结合表皮生长因子受体(heparin-binding epidermal growth factor,HB-EGF)结合,B 链转位区介导 A 链进入易感细胞。A 链可通过对细胞内延伸因子-2(elongation factor,EF-2)的灭活作用,从而抑制蛋白质的合成,导致细胞功能障碍(图 15-2)。

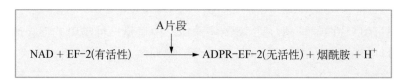

图 15-2　白喉毒素的作用机制

此外,白喉棒状杆菌的致病物质还有索状因子和 K 抗原等。索状因子是细胞表面的一种毒性糖脂,可破坏哺乳类动物细胞中线粒体,影响细胞的呼吸和磷酸化;K 抗原是细胞壁外的不耐热糖蛋白,具有抗吞噬作用,有助于细菌的定植。

2. 所致疾病 人类是白喉棒状杆菌的唯一宿主,儿童易感。患者和带菌者是主要的传染源。白喉杆菌可经飞沫、污染物品及与感染者密切接触传播。细菌可在黏膜或皮肤破损处繁殖并产生毒素,引起局部炎症。炎症部位形成灰白色点状或片状"假膜",由白喉棒状杆菌、坏死组织、纤维素和白细胞组成。假膜与咽喉部和黏膜下组织紧密粘连,揭开会造成流血。若假膜扩展至气管或支气管黏膜,假膜脱落而引起呼吸道阻塞,是白喉早期致死的重要原因。白喉棒状杆菌不入血,但白喉毒素可入血,作用于易感组织,造成组织损害,其中以心肌、软腭的损伤最为严重,引起心肌炎、软腭麻痹,也可造成肾、肾上腺等身体其他部位的损伤。心肌炎是白喉晚期致死的重要原因。

3. 免疫性 白喉病后、隐性感染、预防接种(白喉类毒素)均可产生中和白喉毒素的抗体(白喉抗毒素)。白喉的免疫主要依靠抗毒素的中和作用。抗毒素可以阻止白喉毒素 B 链与易感细胞结合,使 A 链不能进入细胞。新生儿可从母体获得抗毒素,但出生后这种被动免疫力会逐渐消失,1 岁儿童几乎全部易感。近年来,随着婴幼儿及学龄前儿童预防接种的普及,儿童与青少年发病率明显降低,但发病年龄出现推迟现象。

三、 微生物学检查

1. 标本采集:用无菌拭子从患者病变部位假膜及其边缘收集标本。

2. 病原学检查

(1) 直接涂片镜检:将标本直接涂片,用亚甲蓝、革兰染色或 Albert 法染色后镜检。若见有白喉杆菌典型形态、排列和异染颗粒者,结合临床表现可作出初步诊断。

(2) 分离培养:将标本接种于吕氏血清斜面,经 37℃培养 6~12 h 增菌后做涂片镜检,检出率比直接涂片要高。延长培养 12~18 h,则可见灰白色小菌落。

(3) 毒力鉴定:鉴别白喉杆菌与其他棒状杆菌的重要试验,但临床诊断不常用。①动物试验:通过豚鼠体内中和试验测定毒力;②Elek 平板毒力试验:含马血清的培养基平板上放含白喉抗毒素的滤纸条,观察滤纸和划线生长的菌苔交界处是否出现白色沉淀线。③核酸检测:应用 PCR 直接从临床标本中检测毒素基因 *tox*,用于临床诊断或产毒株的鉴定。④酶联免疫吸附试验和免疫层析试纸条检测白喉抗毒素。

四、 防治原则

白喉的特异性预防分人工主动免疫和人工被动免疫两种。注射白喉类毒素是预防白喉的主要措施。目前我国使用白喉类毒素、百日咳菌苗和破伤风类毒素的混合制剂(简称白百破/DPT 三联疫苗)进行人工主动免疫,保护率高。在出生后 3 个月初次接种,3~4 岁和 6 岁各加强一次。因大多成人体内血清抗体量低于保护水平(0.01 U/ml),所以还应每隔 10 年重复免疫一次。

对于密切接触白喉患者的易感儿童,需肌内注射 1 000~2 000 U 白喉抗毒素进行紧急预防,同时注射白喉类毒素。

对于白喉患者应及早使用抗生素和抗毒素治疗。抗生素能抑制白喉杆菌生长从而阻止毒素的产生。常选用青霉素和红霉素进行抗菌治疗。抗毒素可以中和游离的毒素,但不能中和已与细胞结合的毒素,在病程初 3 日应用者效果较好,以后疗效即显著降低,故应尽量早用,剂量根据病情而定。

第二节 嗜血杆菌属

嗜血杆菌属(*Haemophilus*)的细菌生长时需要由新鲜血液提供 X 因子和(或)V 因子。

X因子是耐热的血红素及氯化血红素,是细菌合成细胞色素氧化酶、过氧化氢酶、过氧化物酶等呼吸酶的辅基。V因子是不耐热的辅酶Ⅰ或辅酶Ⅱ,在细菌呼吸中起递氢作用。根据对X因子和V因子等的需要不同,将该属细菌分为十余种,对人致病的主要是流感嗜血杆菌、引起软性下疳的杜克嗜血杆菌和引起眼结膜炎的埃及嗜血杆菌。

1892年世界性流感大流行时,波兰细菌学家Pfeiffer从患者鼻咽部分离到一种革兰阴性小杆菌,当时误以为是流感的病原菌,命名为流感嗜血杆菌($H.\ influenza$),简称流感杆菌。1933年Smith等成功地从流感患者鼻咽腔分泌物分离到流感病毒,才证实了流感真正的病原体,而流感杆菌只是流感时的继发感染菌。

一、流感嗜血杆菌主要生物学性状

1. 培养特性 在急性感染的标本中,流感杆菌表现为较短的球杆菌(约1.5 μm),有时呈双或短链状排列。需氧或兼性厌氧。由于血液中的V因子加热后才能释放出来,故流感杆菌在巧克力平板上生长较佳。与金黄色葡萄球菌在血平板上共同孵育时,金黄色葡萄球菌能够合成较多V因子,可促进流感杆菌的生长,因而在金黄色葡萄球菌菌落周围可见流感杆菌菌落,距金葡菌菌落越近的流感杆菌菌落越大,越远则菌落越小,这种现象称为卫星现象(satellite phenomenon),有助于鉴定流感嗜血杆菌。

2. 抗原性 根据荚膜多糖的抗原性,将流感杆菌分为6个型(a～f)。其中b型致病力最强,与大多数严重全身性感染有关,其荚膜抗原为多聚核糖核醇型磷酸盐(polyriboseribitol phosphate, PRP)。用特异性抗血清进行荚膜肿胀试验,可用于分型鉴定。亦可用免疫荧光分型。

二、致病性和免疫性

流感嗜血杆菌不产生外毒素,其菌体抗原成分的致病作用尚不明确。

1. 致病物质 菌毛有黏附人口咽部细胞的作用,b型流感杆菌的荚膜是主要的毒力因子,具有抗吞噬作用,IgA蛋白酶能水解分泌型IgA,有利于细菌突破机体的免疫机制。

2. 所致疾病 无荚膜菌株在上呼吸道的带菌率达50%～80%,属于黏膜表面的正常菌群。b型流感杆菌的带菌率仅为2～4%。流感嗜血杆菌引起的疾病有原发性感染和继发性感染两类,经呼吸道或经手传播。

(1) 原发性感染:此类多为外源性感染,大多由有荚膜的毒力株引起急性化脓性感染,常见脑膜炎、鼻咽炎、咽喉会厌炎、化脓性关节炎和心包炎等,以小儿多见。在儿童化脓性脑膜炎的病原菌中,流感嗜血杆菌最为多见,病死率可高达90%,其次为脑膜炎球菌和肺炎链球菌。其他原发性化脓性感染还有肺炎、鼻窦炎、败血症、骨髓炎等。

(2) 继发性感染:多为内源性感染,由正常寄居在上呼吸道的无荚膜菌株引起,为条件致病,包括慢性支气管炎、中耳炎、鼻窦炎等,成人多见。

3. 免疫性 免疫以体液免疫为主。3个月以内的婴儿从母体获得抗体,极少发生感染。抗荚膜抗体能增强吞噬作用和补体参与的溶菌作用。

三、 微生物学检查

1. **标本采集** 视病情可分别采集脑脊液、血液、鼻咽分泌物、痰、脓汁或支气管肺泡冲洗液等标本。

2. **分离培养和鉴定** 将标本接种于巧克力平板,培养 24～48 h 出现菌落后,根据菌落形态、涂片染色、生化反应、卫星现象及荚膜肿胀试验等鉴别。而标本的直接涂片或离心沉淀后涂片镜检可为诊断提供有价值的依据。若标本中菌量较多,可用 b 型特异性血清直接进行荚膜肿胀试验或免疫荧光检测。

四、 防治原则

治疗可用氨苄西林和氯霉素联合用药。该菌的预防可用疫苗的策略,应用 b 型荚膜 PRP 制备的联合疫苗有较高的保护率。b 型荚膜多糖亦可与白喉类毒素或脑膜炎球菌外膜蛋白制成联合疫苗。b 型流感杆菌疫苗的广泛应用可减少儿童中 b 型流感杆菌性脑膜炎的发生率,也可减少带菌率。

第三节　鲍　特　菌　属

鲍特菌属(*Bordetella*)是一类革兰阴性杆菌,其中百日咳鲍特菌(*B. pertussis*)是百日咳的病原体,人是该菌唯一宿主,副百日咳鲍特菌(*B. parapertussis*)可引起人类急性呼吸道感染,支气管败血鲍特菌(*B. brochiseptica*)偶引起人类感染。

一、 百日咳鲍特菌的主要生物学性状

1. **形态与染色** 卵圆形短小杆菌,革兰阴性,大小为 $0.5～1.5 \times 0.2～0.5\ \mu m$,甲苯胺蓝染色可见两端浓染。无鞭毛、芽胞。

2. **培养特性** 专性需氧,初次分离培养时营养要求较高,需用马铃薯血液甘油琼脂培养基(鲍-金氏培养基),生长缓慢,3.5～4 h 分裂一次。经 37℃2～3 天培养后,可见细小、圆形、光滑、凸起、银灰色、不透明的菌落,周围有模糊的溶血环。液体培养呈均匀混浊生长,并有少量黏性沉淀。

3. **生化反应** 该菌生化反应弱:分解糖类,不产生吲哚,不生成硫化氢,不水解尿素。氧化酶和触酶阳性。

4. **抗原结构** 有菌体 O 抗原和荚膜 K 抗原(凝集素)。K 抗原是 I 相菌的共同抗原,具有种特异性。

初分离的细菌有荚膜,毒力强,菌落呈 S 型(I 相菌);人工培养传代后逐渐成为 R 型,无荚膜和毒力(IV 相菌);II、III 相为过渡相。I 相菌→IV 相菌变异时,细菌的形态、溶血性、抗原及致病力等也会发生改变。

5. **抵抗力** 抵抗力弱。56℃ 30 min,日光照射 1 h 可致死亡。

二、致病性与免疫性

1. 传播途径 百日咳鲍特菌主要经飞沫或污染物传播,侵犯呼吸道,婴幼儿易感。传染源为感染早期患者,尤其是轻症患者或带菌者。易感儿童接触后,发病率达90%,1岁以下患儿病死率高。

2. 致病物质 百日咳鲍特菌的致病物质有荚膜、菌毛、黏附素(pertactin)、丝状血凝素(filamentous haemagglutinin, FHA)和百日咳毒素(pertussis toxin)等。

3. 致病性 引起婴幼儿百日咳。百日咳潜伏期1~2周,细菌在咽部、气管和支气管大量繁殖但不入血,发病早期(卡他期)仅有轻度咳嗽,细菌随飞沫排出,传染性强。2周后,细菌产生的毒素导致局部炎症、坏死,黏膜上皮细胞纤毛运动失调,黏性分泌物不能排出,患者出现阵发性痉挛性咳嗽(痉挛期),伴特殊的高音调鸡鸣样吼声;在小支气管形成的黏液栓子可导致肺不张和呼吸困难、发绀。此外,可伴有呕吐、惊厥。4~6周后进入恢复期,阵咳减轻。因病程较长,故称百日咳。在病程,百日咳鲍特菌始终在纤毛上皮细胞表面,并不入血。若治疗不及时,约有少数患者会易继发感染溶血性链球菌、金黄色葡萄球菌、流感嗜血杆菌等,出现肺炎、中耳炎等。

4. 免疫性 感染后,机体可出现多种特异性抗体,如抗PT或抗FHA,病后可获得持久免疫力,很少再次感染。局部黏膜免疫在抗百日咳鲍特菌的再次感染作用发挥了重要的作用,分泌型lgA可阻止细菌黏附气管黏膜上皮细胞。

三、微生物学检查

取鼻咽拭子或鼻腔洗液直接接种于鲍-金氏培养基,根据菌落形态,涂片染色镜检和生化反应作出初步诊断;进而用Ⅰ相免疫血清作凝集试验确证。可采用荧光抗体检测标本中的抗原,进行早期快速诊断。

四、防治原则

疫苗接种是预防百日咳的主要措施。在我国,常用白百破(白喉类毒素、百日咳杆菌Ⅰ相灭活菌苗、破伤风类毒素,DPT)三联疫苗,接种对象为1岁以下幼儿。接种后能显著降低发病率和死亡率。

治疗首选红霉素、氨苄西林等。

第四节 军 团 菌 属

1976年夏天,美国费城举行的一次退伍军人协会会议期间,暴发严重的肺炎,并有较高的死亡率。经过广泛研究发现,病原体是一种未知的革兰阴性杆菌,命名为嗜肺军团菌(*Legionella pneumophila*)。军团菌属有39个种和3个亚种,其中19个种与人类疾病有关。85%的感染则由嗜肺军团菌引起。

一、嗜肺军团菌主要生物学性状

1. **形态与染色**　军团菌属(*Legionella*)是一类细长、多形态的革兰阴性杆菌,大小为(0.3~0.9)μm×(2~5)μm。在感染组织中呈球杆形,在人工培养基中则呈多形态。用Dieterle镀银染色法染成黑褐色,Giemsa法则染成红色。

2. **培养特性**　该菌营养要求高,生长依赖L-半胱氨酸,而铁则有促进生长的作用。可选用活性炭-酵母浸出液琼脂(buffered charcoal-yeast extract,BCYE),最适pH6.9,生长温度为35℃。本菌生长缓慢,培养3天后出现可见菌落,故过夜培养出现的菌落都不是军团菌。

3. **生化反应**　为非发酵型细菌,多数菌株在2.5%~5%CO_2环境中生长良好。能量来自氨基酸代谢。大多数菌有动力,触酶阳性,能液化明胶,不还原硝酸盐,不水解尿素。

二、致病性和免疫性

1. **传播途径和致病物质**　能结合补体,致使C3b沉积在细菌表面,允许细菌与单核吞噬细胞表面的C3b受体结合,经内吞作用进入胞内。在吞噬细胞内,该菌能抑制吞噬溶酶体的形成,从而在胞内繁殖,产生蛋白溶解酶、磷酸酶、脂酶和核酶,从而破坏宿主细胞,引起炎症反应。

2. **所致疾病**　临床呈流感样型和肺炎型两种类型。流感样型以发热,寒战、肌肉痛、头痛为特征,持续2~5天,多数自然恢复。肺炎型经2~10天潜伏期,突然出现发热、寒战、干咳,并累及多种器官,包括胃肠道、中枢神经系统、肝、肾等。胸片出现肺部点状和结节状浸润,肺组织病理观察,发现炎症和微小脓肿。如不及时治疗,发展至肺功能衰竭,病死率为15%~20%。亦可发生继发性肺外感染,多经菌血症扩散至脑、肠、肝等,出现多脏器感染的症状。近年来,已报道中央空调冷却塔用水污染军团菌而导致医院内感染。

3. **免疫学**　军团菌感染以细胞免疫为主,被致敏T细胞活化的巨噬细胞能杀死胞内菌;体液免疫对胞外细菌具有一定的作用。

三、微生物学检查

1. **病原学检查**　痰液或肺组织活检可用Dieterle镀银染色,但如被口腔正常菌污染,其诊断价值较小。直接荧光抗体试验为最敏感的方法,即用荧光标记的军团菌单抗或多抗进行染色,检测标本中的相应抗原。

分离培养常用含L-半胱氨酸和铁的BCYE选择培养基,置35℃3%~5% CO_2中培养3~5天,根据菌落特点、染色反应、生化试验予以鉴定。

2. **血清学检测**　间接荧光抗体试验可检测血清抗体,抗体效价>1:128或双份血清抗体效价4倍或4倍以上升高则有诊断价值,但效价有意义增高常在发病后3周才出现,不利于早期诊断。

四、防治原则

治疗选用红霉素、利福平,大多数分离菌株产生β-内酰胺酶,因而用β-内酰胺类抗生素治疗无效。

第五节　弯 曲 菌 属

弯曲菌广泛分布于动物界，可引起腹泻和系统性疾病。弯曲菌属（*Campylobacter*）现有 5 个种和 5 个亚种，是一群革兰阴性、弧形、S 形或逗点状的细菌。与人类疾病关系较为密切的有空肠弯曲菌（*C. jejuni*）、结肠弯曲菌（*C. coli*）、胎儿弯曲菌（*C. fetus*）等，其中空肠弯曲菌与沙门菌和志贺菌相似，都是引起腹泻的常见病原菌。

一、空肠弯曲菌主要生物学性状

1. **形态与染色**　空肠弯曲菌为革兰阴性细菌，大小为$(1.5\sim2.0)\mu m\times(0.2\sim0.5)\mu m$，形态细长，呈弧形、S 形及海鸥状；无荚膜，也不形成芽胞；电镜下见菌体表面多皱褶，菌体两端逐渐变细，稍呈圆锥状，顶端有明显吸盘样凹陷结构，凹陷结构中心有无鞘的单鞭毛伸出。单鞭毛位于菌体一端或两端，故运动活泼，在陈旧培养基中菌体易变为球形，失去动力。

2. **培养特性**　分离和鉴定空肠弯曲菌的重要标准。该菌的营养要求较高，培养条件较为严格，最适微需氧培养条件是 $5\%O_2$ 及 $10\%CO_2$。空肠弯曲菌在 37℃ 亦生长良好，但初次分离培养的最适生长温度为 42℃，可抑制多数肠道细菌的生长。分离培养须用选择性培养基，其中头孢霉素能抑制胎儿弯曲菌等生长，万古霉素和多黏菌素 B 则能抑制其他细菌生长。空肠弯曲菌生化反应不活泼，不发酵碳水化合物；氧化酶试验和过氧化氢酶试验均阳性。

二、致病性和免疫性

1. **传播途径**　空肠弯曲菌是禽类肠道正常寄居菌。人类通过被污染的饮食或接触带菌动物以及直接接触患者而感染。各种年龄群均可感染，卫生条件较好地区感染者多为成人，且带菌者少见；贫困地区多为儿童感染，且无症状带菌者较多。空肠弯曲菌对胃酸敏感，约摄入 10^4 活菌数才能感染。

2. **致病物质**　主要是内毒素。亦检测到细胞毒素，但毒素在人类感染中的作用尚不清楚。产生的不耐热肠毒素与大肠杆菌 LT 和霍乱肠毒素有部分交叉抗原，可能是引起水泻的原因。该菌具有侵袭力，在小肠中增殖后侵袭肠上皮细胞，引起肠炎，出现血便；偶尔也可通过肠黏膜入血，引起肠热症样临床表现。

3. **所致疾病**　空肠弯曲菌主要引起婴幼儿急性肠炎，表现为暴发性流行或集体食物中毒，病程多为自限性，一般为 5～8 天。起病较急，半数以上患者先有发热，发热后即出现水样腹泻，后转为黏液脓血便甚至黑粪。如侵入血循环，可发生肠热症样临床表现，严重者可并发腹膜炎、关节炎和脑膜炎。新生儿可经产道感染。

亦有报道空肠弯曲菌与急性感染性多神经炎（Guillain-Barré 综合征）有关，主要由于神经节苷脂和空肠弯曲菌 LPS 的寡糖间有交叉抗原，从而引发自身免疫反应。

4. 免疫性　空肠弯曲菌感染后,体内有特异性抗体产生,能增强吞噬细胞的功能。

三、 实验室诊断

取新鲜粪便或肛拭子以及食物样品,立即接种弯曲菌培养基,42℃微需氧培养 24 h 后观察菌落形态:一为针尖状半透明单个菌落,圆形、凸起、湿润、边缘整齐;二是沿接种线蔓延生长的灰白菌落,扁平、湿润、边缘不整齐。标本可直接涂片或挑取生长的菌落涂片,做革兰染色镜检,根据弧形、S 形或海鸥状的典型形态,结合生化反应鉴定。

四、 防治原则

空肠弯曲菌肠炎有时不用抗生素治疗亦可自愈,但复发率达 20%,且排菌期可从数日延长达 7 周。用红霉素、氯霉素、氨基糖苷类抗生素等治疗,症状能迅速缓解,粪便中细菌立即转阴,几乎没有疾病复发。

目前尚无疫苗以供预防,主要依靠治疗患者和病畜以防播散,注意饮水卫生和食品卫生。无症状带菌者在疾病传播中的作用尚不明确。

第六节　假单胞菌属

假单胞菌(Pseudomonas)为革兰阴性杆菌,广泛分布于自然界,如土壤、水、食物和空气中。有荚膜、鞭毛和菌毛。营养要求不高,种类多,与人类感染有关的主要有铜绿假单胞菌(P. aruginosa)、类鼻疽假单胞菌(P. pseudomallei)、荧光假单胞菌(P. fluorescens)等。主要引起机会性感染:铜绿假单胞菌是常见机会感染菌,特别是医院感染;类鼻疽假单胞菌可引起局部地区(东南亚)人和动物的类鼻疽病;输入荧光假单胞菌污染血液或血制品,可导致败血症或休克。

一、 铜绿假单胞菌主要生物学性状

1. 形态染色　革兰阴性杆菌,大小为 $(0.5\sim1.0)\mu m\times(1.5\sim5.0)\mu m$,有单端鞭毛,某些菌有多糖荚膜。

2. 培养和生化反应　在普通培养基上生长良好,产生带荧光素的水溶性色素:青脓素和绿脓素等,使培养基呈绿色。

该菌虽为非发酵型细菌,但能利用葡萄糖、核糖、葡萄糖酸盐等几种糖,氧是最终受氢体,细胞色素氧化酶阳性可与肠道杆菌科细菌相区别;虽为专性需氧菌,但可利用硝酸盐作为受氢体在厌氧条件下生长。

二、 致病性

铜绿假单胞菌是机会致病菌,在一定条件下方可引起疾病,也是导致医院感染的主要病

原之一。该菌能天然抵抗多种抗生素;形成生物膜的能力强,可在外伤伤口或医疗植入物上形成生物膜。在治疗过程中,易出现抗药性。

1. **致病物质** 有多种毒力因子,包括结构成分、毒素和酶。

(1) 黏附素:由菌毛和非菌毛组成。菌毛能黏附于上皮细胞表面,神经氨酸酶分解上皮细胞表面神经氨酸,能促进菌毛的黏附。此外,细菌表面非菌毛样黏附素的黏附作用亦极为重要。

(2) 多糖荚膜:除抗吞噬细胞的吞噬作用外,多糖层使细菌锚迫在细胞表面,尤其是囊性纤维化和慢性呼吸道疾病患者的细胞表面,故与肺部感染有关。

(3) 内毒素:毒性作用与肠杆菌科的 LPS 生物学活性相似。

(4) 外毒素:外毒素 A 类似白喉毒素,可阻止真核细胞蛋白质的合成,但毒力较弱,主要在烧伤或慢性肺部感染中介导组织损伤;外毒素 S 不参与组织损伤,但可干扰吞噬杀菌作用。

(5) 弹性蛋白酶(elastase):有丝氨酸蛋白酶(Las A)和锌金属蛋白酶(Las B)两种,均能降解弹性蛋白,引起肺实质损伤和出血,与扩散性绿脓杆菌感染有关;在慢性感染中,能与相应抗体形成复合物,从而沉积于感染组织中。

(6) 磷脂酶 C:分解脂质和卵磷脂,损伤宿主组织。

(7) 绿脓菌素(pyocyanin):催化超氧化物和过氧化氢产生有毒氧基团,引起组织的损伤。

2. **所致疾病**

(1) 肺部感染:尤其易感染囊性纤维化及其他慢性肺部疾病患者。在嗜中性粒细胞减少者和免疫功能低下者,会因使用被该菌污染的呼吸性治疗装置而感染。

(2) 原发性皮肤感染:严重烧伤者,伤口表面感染导致血管损伤和组织坏死,甚至出现败血症。

(3) 泌尿道感染:使用导尿管、抗生素治疗中出现的多重耐药均可引起绿脓杆菌感染。

(4) 其他感染:还可引起败血症、心内膜炎、眼、耳等部位的感染。该菌具有很强的形成生物膜的能力,可引起生物膜形成相关疾病。

三、 诊断和防治原则

脓液、创面渗出液、痰、尿和血等标本,直接接种于血琼脂平板,根据菌落大小,绿色色素及生化反应等鉴定。

应加强医用仪器的消毒,防止医源性感染;同时应注意医务人员与患者及患者间的交叉感染。可选用氨基糖苷类和 β-内酰胺类抗生素联合治疗。

第七节 伊丽莎白金菌属

伊丽莎白金菌属(*Elizabethkingia*)为一群无动力、无芽孢、氧化酶阳性的革兰阴性杆菌,脑膜炎败血伊丽莎白金菌(*E. meningoseptica*)又名脑膜炎败血性黄杆菌(*Chryseobacterium.*

meningosepticum)为主要代表。

自 20 世纪 50 年代首次报道脑膜炎败血伊丽莎白金菌引发脑膜炎以来,在美国、英国、印度和非洲等国家和地区都发现了由该菌引起的新生儿脑膜炎、菌血症及肺炎等,患者多为在医院监护病房接受治疗的早产儿及免疫力低下的患者。在我国大陆沿海地区及台湾地区发病率明显高于欧美,并且近年来临床的分离率呈上升趋势。

脑膜炎败血伊丽莎白金菌:共有 6 个血清型,对人体致病的主要是 C 型,其次为 B、D、F、A 和 E 型,该菌的模式菌株为 *E. meningoseptica* ATCC13253。

革兰染色呈阴性,菌体呈杆状、无鞭毛、无芽胞,无动力,个别菌株具有荚膜,经动物体内传代后,荚膜更明显。需氧生长,不需光照,在生长过程中产生黄色素,但 24 h 生长时色素不明显,在麦康凯培养基上则需 48 h 才能生长出菌落。菌落圆形,光滑,边缘整齐,透明或半透明,稍凸起。氧化酶阳性,过氧化氢酶阳性,可发酵葡萄糖、蔗糖、麦芽糖。

本菌常存在于水、土壤及植物中,为条件致病菌,可引起医院感染,导致免疫力低下的住院患者发生导管相关菌血症或呼吸机相关性肺炎,术后感染、败血症、肺部感染及新生儿脑膜炎,该菌感染后患者两周内的死亡率在 25% 以上。因该菌感染呈区域性分布特性,欧美等国对该菌的感染和致病过程的研究较少,其机制都尚未明确。近期台湾的一项统计表明,生物膜的形成可能是脑膜炎败血伊丽莎白金菌感染的重要致病因子,并且与不合理使用抗生素与 EM 菌感染的死亡率呈显著相关。大陆学者已成功完成该菌全基因组图,并在该基因组中发现了新型 N-糖苷酶 PNGaseF-II 基因,为该菌感染的基础和应用研究奠定基础。

(孙桂芹,陈　力)

第十六章 支 原 体

概 述

- 支原体是一类无细胞壁、能在无生命培养基中生长繁殖的最小原核细胞型微生物。其主要生物学性状与细菌相似,故归属于广义的细菌学范畴。
- 因无细胞壁,形状高度多态性,但以球形、丝状最为常见,主要以二分裂方式繁殖;可形成"油煎蛋"状菌落。对抑制细胞壁合成的抗生素不敏感。
- 肺炎支原体可引起呼吸道感染,传染源为患者或带菌者,主要经飞沫传播。
- 溶脲脲原体是非淋球菌性尿道炎病原体,溶脲脲原体常寄生于男性尿道、阴茎包皮和女性阴道,可经性行为传播,引起男性尿道炎、前列腺炎、附睾炎和女性阴道炎、宫颈炎,还可引起流产、早产、死胎、低体重儿以及新生儿脑膜炎、先天性肺炎等。

支原体(mycoplasma)是一类无细胞壁、形态多样、能在无生命培养基中生长繁殖的最小的原核细胞型微生物。支原体主要生物学性状与细菌极为相似,故医学微生物学中将其归属于广义的细菌学范畴。

在生物分类学上,支原体隶属于柔膜体纲(Mollicute)支原体目(Mycoplasmatales)支原体科(Mycoplasmatacese)。支原体科含支原体(*Mycoplasma*)和脲原体(*Ureaplasma*)两个属。支原体属至少有 150 个种,其中对人致病的主要有肺炎支原体(*M. pneumoniae*)、人型支原体(*M. hominis*)和生殖支原体(*M. genitalium*)。脲原体属有 6 个种,其中溶脲脲原体(*U. urealyticum*)对人致病。20 世纪 80 年代,从获得性免疫缺陷综合征(acquired immune deficiency syndrome, AIDS)即艾滋病患者标本中先后分离出发酵支原体(*M. fementans*)、穿透支原体(*M. penetraus*)和梨形支原体(*M. pirurn*),均具有协同人类免疫缺陷病毒(human immunodeficiency virus, HIV)致病的作用。唾液支原体(*M. salivarium*)和口腔支原体(*M. orale*)是人口腔及上呼吸道正常菌群,偶可引起机会性感染。此外,支原体不仅可引起植物、昆虫、动物疾病,同时也是污染体外培养细胞的常见微生物。引起人类疾病的主要支原体及其生物学性状和所致疾病见表 16-1。

表16-1　人类疾病相关主要支原体及其生物学性状与致病性

种类	葡萄糖	精氨酸	尿素	醋酸铊	吸附的主要靶细胞	所致疾病
肺炎支原体	+	—	—	—	红细胞	间质性肺炎和支气管炎
溶脲脲原体	—	—	+	+	泌尿生殖道上皮细胞	泌尿生殖道感染、流产及不孕
生殖器支原体	+	—	—	+	未确定	泌尿生殖道感染
人型支原体	—	+	—	—	未确定	泌尿生殖道感染
穿透支原体	—	+	—	—	CD4$^+$T细胞和巨噬细胞	机会感染、常见于艾滋病
发酵支原体	+	+	—	—	CD4$^+$T细胞和巨噬细胞	机会感染、常见于艾滋病
梨形支原体	+	+	—	+	CD4$^+$T细胞和巨噬细胞	机会感染、常见于艾滋病

＋：分解或抑制；－：不分解或不抑制。

支原体的生物学特性

1. **支原体的大小及菌落形态**　大小一般为0.2～0.3 μm，因无细胞壁，其形状呈高度多态性，但以球形、丝状最为常见，可通过滤器(0.2 μm)。主要以二分裂方式繁殖，也可通过出芽、分枝、丝状体断裂等方式繁殖。大多数支原体可形成中央厚而隆起、边缘薄而扁平的油煎蛋状菌落(图16-1)，仅有少数支原体的菌落直径仅为数十纳米，称之为T株(tiny strain)。在液体培养基中，支原体可呈现滑行、旋转、屈伸等多种运动方式。不易被革兰染料着色，常用姬姆萨染色法(Giemsa stain)染色，但需染色3 h以上，菌体呈蓝紫色(图16-2)。

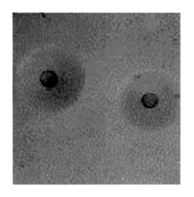 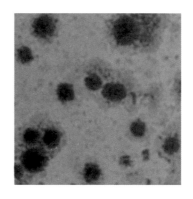

图16-1　支原体油煎蛋状菌落(光学显微镜，×100)　　图16-2　姬姆萨染色的支原体集落(光学显微镜，×1 000)

2. **支原体的结构**　支原体细胞膜有3层结构，内、外层均由蛋白质和糖类组成，中层为脂质。外层蛋白质为型特异性抗原，对支原体鉴定有重要价值。脂质层胆固醇含量较高，约占总脂质的1/3。胆固醇在支原体抵抗渗透压、维持菌体完整性方面发挥类似细菌细胞壁的作用。胞质内含有DNA、RNA和核糖体。染色体为双链环状DNA。一些支原体菌体外表面尚有一层由多糖组成的荚膜，往往与毒力有关。有些支原体膜蛋白能与红细胞表面神经氨酸酶结合，导致出现红细胞吸附(hemadsorption)现象。

3. **支原体的培养条件**　寄生性支原体营养要求高，培养基一般以牛心浸液为基础，但需加入血清、酵母浸膏，以提供胆固醇、长链饱和脂肪酸及不饱和脂肪酸、核苷前体和维生素等。

大多支原体微需氧或兼性厌氧,5%~10% CO_2 促进生长。支原体生长的最适温度为 35℃,最适 pH 为 7.0~8.0,但溶脲脲原体为 pH6.0。在液体培养基中生长缓慢,少数支原体甚至约 18 h 才能繁殖一代,故支原体常需培养 2~3 周。因菌数少、菌体小,支原体培养物通常无明显浑浊现象。多数支原体利用葡萄糖、精氨酸为主要能源,但溶脲脲原体以尿素为能源。

4. 支原体的致病性 仅有极少数支原体对人致病,如肺炎支原体感染后引起人支原体肺炎(mycoplasmal pneumonia),又称原发性非典型性肺炎(primary atypical pneumonia)。溶脲脲原体、人型支原体、生殖支原体是正常人群泌尿生殖道常见寄生菌,但可引起机会性感染。支原体可通过其菌体一端的球状或尖形顶端结构黏附于宿主细胞表面,一般不侵入细胞,但可通过其毒性代谢产物、从宿主细胞摄取营养成分等方式引起组织及细胞损伤。诱导病理性免疫反应被认为是支原体致病的重要机制之一。

5. 支原体的免疫性 支原体主要表面抗原有外层蛋白质和糖脂两类,前者引起体液免疫,后者诱导细胞免疫。具有型特异性的外层蛋白质常作为 ELISA 检测的抗原并用于支原体分类鉴定。支原体感染后体液免疫保护作用不强也不持久。血清抗体有 IgM 和 IgG 两类,可促进吞噬细胞吞噬支原体。sIgA 有一定的抵御支原体再次感染的作用。一些支原体具有多种耐热或不耐热丝裂原性组分,能刺激宿主 T 细胞和 B 细胞转化,产生多种非特异性或自身 IgM(如冷凝集素)和 IgG 及大量细胞因子,引起自身免疫反应、变态反应及炎症。一些支原体具有与宿主细胞相同或相似的抗原,不仅有利于支原体逃避宿主免疫系统识别,也可通过交叉反应引起免疫损伤。

6. 支原体的抗性及对抗生素的敏感性 支原体抵抗力弱,易被脂溶剂和常用消毒剂灭活,对紫外线、干燥、加热(56℃ 30 min)、低渗透压敏感。对铊盐、亚碲酸盐、结晶紫的抵抗力大于细菌,故支原体培养基中可加入醋酸铊以抑制杂菌生长。耐低温,-70℃或冷冻干燥可长期保存菌种。因无细胞壁,故支原体对作用于细胞壁的青霉素、头孢菌素和万古霉素等抗生素不敏感。因有 70S 核糖体,故支原体对作用于核糖体及干扰细菌蛋白质合成的抗生素(红霉素等大环内酯类、链霉素等氨基糖苷类、强力霉素等四环素类)敏感。

由于支原体可通过滤器,在利用细胞培养研究中可发生支原体污染(来源于操作人员或培养基),导致细胞的生长、代谢甚至染色体改变,影响实验结果。可加入抗生素控制。

细菌 L 型缺乏细胞壁,生物学性状与支原体相似,同时细菌 L 型也可引起间质性肺炎、泌尿生殖道感染,因此两者常需比较与鉴别(表 16-2)。

表 16-2 支原体与细菌 L 型生物学性状的区别

生物学性状	支原体	细菌 L 型
菌落形态与大小	油煎蛋状,0.1~0.3 mm	油煎蛋状,0.5~1.0 mm
菌体形态与大小	多种形态,0.2~0.3 μm	多种形态,0.6~1.0 μm
细胞壁	无	无或部分残留
细胞壁缺失的原因	遗传	表型变异
细胞膜	胆固醇含量高	不含胆固醇
液体培养	混浊度很低	有一定的混浊度

第一节 肺炎支原体

肺炎支原体(*M. pneumoniae*)是引起下呼吸道感染的重要致病性支原体。人支原体肺炎占非细菌性肺炎 50% 左右,其病理变化以间质性肺炎为主,又称原发性非典型性肺炎。

一、主要生物学性状

1. 形态与染色 菌体主要呈丝状,一端有球状结构(图 16-3),偶见球形或双球形菌体。以滑行的方式运动。姬姆萨染色法染成蓝色或淡紫色。

2. 培养特性 营养要求高,培养基须含 10% ～ 20% 人或动物血清,初次分离培养时还需添加酵母浸膏。5% CO_2 条件下生长较好,最适生长温度为 36 ～ 37℃,最适 pH 为 7.8～8.0,酸性环境下易死亡。液体培养基中常因繁殖数量少,仅呈现浅淡的浑浊,固体培养基上可形成直径为 10～100 μm 的菌落。初次分离时

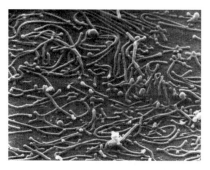

图 16-3 肺炎支原体(扫描电镜,×6 500)

呈细小颗粒状菌落,反复传代后形成典型的油煎蛋状菌落。主要以二分裂方式繁殖,也可有出芽、分枝、球体延伸成丝状后断裂为球杆状颗粒等繁殖方式。在繁殖过程中,因胞膜分裂滞后于核酸复制,故易形成多核丝状体。

3. 生化反应 分解葡萄糖,不分解精氨酸和尿素。

4. 抗原结构 主要抗原为胞膜中的蛋白质和糖脂。糖脂抗原的抗原性很强,但与多种其他支原体、细菌(如肺炎链球菌 23 型及 32 型、MG 链球菌)和宿主细胞(如人红细胞膜 I 型抗原)有共同抗原决定簇,特异性较差。所有肺炎支原体菌株均有 P1 膜蛋白和 43 kDa 的菌体表面蛋白,特异性强,能刺激机体产生持久的高效价抗体。部分菌株有多糖荚膜,也有一定的抗原性。

5. 抵抗力 不耐热,50℃ 30 min 或 55℃ 5～15 min 致死。不耐干燥。－20℃ 条件下可存活一年,冷冻干燥后可长期保存。对酸、有机溶剂以及作用于胆固醇的两性霉素 B、皂素等敏感,但对碱、醋酸铊、结晶紫有一定抵抗力,可用于分离培养时抑制杂菌生长。对 β-内酰胺类抗生素有抵抗力,对链霉素、红霉素、强力霉素、螺旋霉素等敏感。

二、致病性与免疫性

1. 致病物质 主要有 P1 蛋白、糖脂抗原和荚膜多糖以及毒性代谢产物。

(1) 黏附因子(adhesion factor):P1 蛋白是肺炎支原体最为重要的毒力因子。P1 是位于球状顶端结构表面的膜蛋白,可与呼吸道黏膜上皮细胞、红细胞等膜表面的神经氨酸酶结合,使肺炎支原体黏附并定植于细胞表面,避免微纤毛运动将其排除。P30 蛋白也位于顶端

结构表面,具有辅助肺炎支原体黏附宿主细胞的作用。

(2) 糖脂抗原(glycolipid antigen):膜抗原,与多种宿主细胞成分有共同抗原决定簇,可引起变态反应及免疫损伤。

(3) 荚膜(capsule):部分菌株初次分离时有多糖组成的荚膜,具有抗吞噬作用及细胞毒性。

(4) 毒性代谢产物(toxic metabolite):核酸酶、过氧化氢和超氧阴离子等可引起宿主细胞损伤,出现细胞肿胀、坏死、脱落以及微纤毛运动减弱或停止。

2. 所致疾病 传染源为患者或带菌者,主要经飞沫传播,多发生于夏末秋初,呈间歇性流行,患者以儿童及青少年多见。

经2~3周潜伏期后,首先引起上呼吸道感染,然后下行引起下呼吸道感染,导致出现气管炎、支气管炎和肺炎等症状和体征。病情轻重不一,轻者为感冒、咽炎,重者为重度肺炎并可伴发肺外组织或器官病变,如心肌炎、心包炎、脑膜炎、脑炎及皮疹等。支原体肺炎与细菌性肺炎不同,起病缓慢、病程长、预后好,有时不用抗生素治疗也可自愈。临床症状有发热、头痛、持续性顽固咳嗽、胸痛等,X线检查常显示为间质性肺炎。发病3~10天后主要症状和体征消失,但咳嗽持续时间较长。婴幼儿不仅发病率较高,且往往发病急、病情严重,临床症状以呼吸困难为主,可导致死亡。

3. 免疫性 以体液免疫为主,细胞免疫也有一定抗感染作用。血清抗体不能阻断感染者排出肺炎支原体,呼吸道 sIgA 有一定的免疫保护作用,但不能防止再感染。

肺炎支原体与人心、肺、肾和脑等组织及红细胞、血小板有共同抗原,可引起Ⅱ型变态反应性疾病,如心肌炎、肾炎、脑膜炎、格林-巴利综合征、溶血性贫血、血小板减少性紫癜等。肺炎支原体某些抗原与 IgG 结合后形成的免疫复合物可引起Ⅲ型变态反应性疾病,如心肌炎、肾炎等。患者血清中还可出现一种非特异性 IgM 型冷凝集素(cryoagglutinin),可能是肺炎支原体作用于红细胞Ⅰ型抗原,使其变性后所诱生的自身抗体。

三、 微生物学检查

1. 标本采集 支原体肺炎临床症状与体征与其他微生物感染所致肺炎无明显区别,微生物学检查结果可为其确诊提供依据。根据检测方法不同,可采集患者的痰或咽拭、鼻或支气管洗液、血清等标本。

2. 病原学检查

(1) 分离培养:痰或咽拭标本接种于固体培养基上,用青霉素、醋酸铊抑制杂菌生长。可疑菌落通过其菌落特征、染色后镜检、生化反应、生长抑制试验(growth inhibition test,GIT)、代谢抑制试验(metabolic inhibition test,MIT)等方法进行鉴定。

(2) 生长抑制试验:含特异性抗体的滤纸片贴在划种了可疑菌落的培养平板上,孵育后观察是否出现抑菌环,若出现抑菌环,表明可疑菌落是肺炎支原体。

(3) 代谢抑制试验:可疑菌落接种在含有特异性抗体、葡萄糖和酚红的液体培养基中,若支原体能与抗体结合,其生长代谢被抑制,不能分解葡萄糖产酸,pH 不降低,酚红不变色。

（4）ELISA 检测支原体抗原：应用 P1 膜蛋白或 43 kDa 菌体表面蛋白多克隆或单克隆抗体，检测患者痰液、鼻腔或支气管洗液中肺炎支原体 P1 膜蛋白或 43 kDa 菌体表面蛋白。

（5）核酸检测：采用 PCR 或特异性核酸探针检测患者痰液中肺炎支原体 DNA。

3. 血清学检测

（1）冷凝集素试验：冷凝集素是支原体感染后机体产生的自身 IgM 型抗体。将患者血清稀释后与人 O 型红细胞混合，4℃孵育过夜可出现红细胞凝集现象。37℃时该红细胞凝集现象消失，故称之为冷凝集试验。此试验仅约 50% 患者出现阳性结果，呼吸道合胞病毒感染、腮腺炎、流感等患者也可出现冷凝集素效价的升高，故特异性不高，仅能作为辅助诊断指标。

（2）ELISA 检测抗体：采用 P1 膜蛋白和 43 kDa 菌体表面蛋白作为包被抗原，检测患者血清中相应抗体，不仅敏感性较高，也可用于支原体肺炎的早期诊断。

四、 防治原则

肺炎支原体无细胞壁，对作用于细胞壁的青霉素、头孢菌素等抗生素不敏感，常用阿奇霉素、红霉素、强力霉素、螺旋霉素等抗生素治疗。目前无肺炎支原体疫苗产品。

第二节　溶脲脲原体

溶脲脲原体（U. urealyticum）又称解脲脲原体，可正常寄生于人泌尿生殖道，但一定条件下可引起非淋菌性尿道炎（nongonococcal urethritis，NGU）。NGU 为常见的性传播疾病（sexually transmitted disease，STD）。近年文献报道，溶脲脲原体有两个生物型（biotype），1 型为微小脲原体（U. parvum），2 型是溶脲脲原体，只有生物 2 型是 NGU 病原体。

一、 主要生物学性状

1. 形态与染色　菌体主要呈球形，直径 50～300 nm（图 16-4），单个或成双排列。无动力，姬姆萨染色法染成紫蓝色。

2. 培养特性　微需氧，营养要求高，在 95% N_2 和 5% CO_2、37℃ 条件下生长较好。耐酸，最适 pH 为 6.0，该 pH 可抑制其他杂菌生长。溶脲脲原体菌落微小（T 株），直径为 15～60 μm，常呈颗粒状。产生尿素酶，不仅可分解尿素提供能量，且因分解尿素产氨使培养基 pH 升高，培养基中酚红变红。

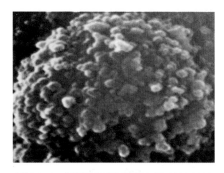

图 16-4　溶脲脲原体(扫描电镜，×12 500)

3. 生化反应　分解尿素，不分解葡萄糖和精氨酸。

4. 抗原结构和分类　MB 膜蛋白是溶脲脲原体主要表面抗原。不同菌株中 MB 蛋白分子 N 端长短不一、C 端有数目不等的重复序列,与人唾液腺管和输精管上皮、IgA 的 Fc 受体、DNA 结合蛋白等有不同程度的序列相似性。有 14 个血清型,其中血清 4 型致病性较强。

5. 抵抗力 耐冷不耐热,冷冻干燥后可长期保存。对铊盐敏感,0.05% 醋酸铊可抑制其生长。对红霉素、庆大霉素、四环素、卡那霉素敏感,对青霉素、头孢菌素不敏感。

二、 致病性和免疫性

1. 致病物质 致病物质为侵袭性酶类。

(1) 磷脂酶(phospholipase):分解宿主细胞膜中的卵磷脂,导致细胞损伤。

(2) 尿素酶(urease):溶脲脲原体特征性酶类,分解尿素产生大量对细胞有毒性的氨类物质,另发现该酶与尿路结石有关。

(3) IgA 蛋白酶(IgA protease):各血清型溶脲脲原体均能产生可降解 sIgA 的 IgA 蛋白酶,抑制宿主泌尿生殖道局部抗感染免疫力。

(4) 神经氨酸酶样物质(neuramidinase-like substance):可干扰精子和卵子的结合,可能与不孕症有关。

(5) 荚膜样物质(capsule-like substance):部分菌株初次分离时具有半乳糖为主组成的荚膜样结构,可刺激单核-巨噬细胞分泌 TNF-α 等致炎细胞因子。

2. 所致疾病 溶脲脲原体常寄生于男性尿道、阴茎包皮和女性阴道,也可通过性行为传播。

在 NGU 病原体中,溶脲脲原体占第二位,其中 30%~40% 男性尿道炎是由溶脲脲原体感染所致。14 个血清型中以 4 型感染率最高,常为局部浅表感染,一般不侵入血流。若上行感染,可引起男性前列腺炎、附睾炎以及女性阴道炎、宫颈炎。孕妇感染后可引起流产、早产、死胎、低体重儿以及新生儿脑膜炎、先天性肺炎等。

多数研究证据支持溶脲脲原体感染可引起不孕症,如不孕症患者溶脲脲原体检出率较高但部分患者治愈后可恢复妊娠、溶脲脲原体吸附于精子表面阻碍其运动、神经氨酸酶样物质可干扰精子和卵子的结合、与精子或输精管上皮有共同抗原而导致 II 型变态反应、溶脲脲原体感染诱导生精细胞凋亡等。

3. 免疫性 机体对正常寄生的溶脲脲原体难以产生特异性免疫应答,有文献报道部分溶脲脲原体感染患者血清中可存在特异性抗体,其抗感染意义有待证实。

三、 微生物学检查

1. 标本采集 采集精液、前列腺液、阴道分泌物、尿液等标本。

2. 病原学检查

(1) 分离培养:采集上述标本后立即接种,若不能立即接种,也应将标本暂存于 4℃ 并在 12 h 内接种,否则分离阳性率显著下降。培养基采用含尿素、血清和酚红的支原体肉汤,可加入青霉素抑制部分杂菌。因溶脲脲原体生长菌数少,培养后培养基无明显浑浊现象,但因溶脲脲原体能分解尿素产氨,培养基中酚红变红。固体培养基上溶脲脲原体形成的微小菌落可用低倍显微镜观察,也可用生长抑制试验(GIT)和代谢抑制试验(MIT)对可疑菌落进行鉴定。

(2) GIT 和 MIT:GIT 是将含特异性抗体的滤纸片贴在划种了可疑菌落的培养平板上,若孵育后出现抑菌环,表明可疑菌落是溶脲脲原体。MIT 是将可疑菌落接种在含有特异性抗体、尿素和酚红的液体培养基中,若支原体能与抗体结合,其生长代谢被抑制,不能分解尿素产氨,pH 升高,酚红呈红色。

(3) 核酸检测:一般以尿素酶基因为靶基因,采用 PCR、特异性核酸探针检测标本中溶脲脲原体尿素酶基因片段。

3. 血清学检查　由于溶脲脲原体一般为局部浅表感染,血清抗体效价低且不稳定,故血清学检查方法很少使用,但也有报道以培养的溶脲脲原体为抗原,采用 ELISA 检测患者血清抗体。

四、防治原则

加强宣传教育,注意性卫生。感染者可用强力霉素、红霉素、庆大霉素治疗。目前无疫苗产品。

第三节　其他致病性支原体

人型支原体、生殖支原体可引起人 NGU、盆腔炎、前列腺炎、输卵管炎、肾盂肾炎等疾病,可通过性途径传播,微生物学检查方法及防治原则与溶脲脲原体相似。发酵支原体、穿透支原体和梨形支原体能促进无症状 HIV 感染者发展为 AIDS 患者(表 16-3),微生物学检查、防治原则与上述支原体相同,治疗药物主要采用红霉素、四环素和林可霉素。

表 16-3　常见致病性支原体的主要传播途径及所致疾病

支原体	主要传播途径	感染部位	主要疾病
肺炎支原体	飞沫	上、下呼吸道	上呼吸道感染、支气管肺炎、间质性肺炎等
人型支原体	性接触传播	生殖道	非淋菌性尿道炎、附睾炎、盆腔炎、慢性羊膜炎、新生儿感染(肺炎、脑炎等)
生殖支原体	性接触传播	生殖系统	尿道炎、宫颈炎、子宫内膜炎、盆腔炎、男性不育等
溶脲脲支原体	性接触传播	泌尿生殖道	机会致病菌:非淋菌性尿道炎、不育症、前列腺炎、附睾炎、女性阴道炎、宫颈炎。胎儿流产、早产、死胎、新生儿脑膜炎、先天性肺炎等
穿透支原体	性接触传播	泌尿生殖道	机会致病菌:艾滋病发病的辅助因子之一
发酵支原体	正常菌群	泌尿生殖道、血液	机会致病菌:艾滋病发病的辅助因子
梨形支原体			

(严　杰)

第十七章 衣 原 体

概 述

- 衣原体是一类严格真核细胞内寄生,有独特发育/繁殖周期,可通过常用细菌滤器的原核细胞型微生物。
- 革兰阴性,具有革兰阴性菌的细胞壁;有核糖体和较复杂的酶类,但必须由宿主细胞提供所有代谢活动的能量来源;常用 6～8 天龄鸡胚卵黄囊接种法培养衣原体;对多种抗生素敏感。
- 内毒素样物质(ELS)和主要外膜蛋白(MOMP)是衣原体主要致病物质。
- 衣原体中与人类疾病有关的衣原体科含衣原体属和嗜衣原体属,主要引起沙眼、肺炎和性传播性疾病。

衣原体(Chlamydia)是一类严格真核细胞内寄生,有独特发育周期,能通过常用细菌滤器的原核细胞型微生物,在生物进化中的地位介于细菌和病毒之间。衣原体广泛存在于自然界、人和动物体内,种类繁多,但仅有少数衣原体能对人致病,如沙眼、非淋菌性尿道炎、性病淋巴肉芽肿、支气管炎、肺炎、鹦鹉热等。

衣原体的生物学特性

1. 衣原体共同特征 ①革兰阴性,圆形或椭圆形,原体大小 $0.3\ \mu m$;②同时含有 DNA 和 RNA;③严格真核细胞内寄生,有独特的发育周期,二分裂方式繁殖;④具有类似革兰阴性菌的细胞壁;⑤有核糖体和较复杂的酶类,能独立进行一些代谢活动,但必须由宿主细胞提供所有代谢活动的能量来源;⑥对多种抗生素敏感。由于衣原体主要生物学性状与细菌更为相似,在医学微生物学将其归属于广义的细菌学范畴。

2. 衣原体分类 衣原体目(Chlamydiales)含有 8 个科和 12 个属。衣原体科(Chlamydiaceae)含衣原体属(*Chlamydia*)。衣原体属有 4 个种:沙眼衣原体(*C. trachomatis*)、肺炎衣原体(*C. pneumoniae*)、鹦鹉热衣原体(*C. psittaci*)和反刍动物衣原体(*C. pecorum*)。4 种衣原体特性及区别见表 17-1。美国学者 Everevt 根据 16S 和 23S rRNA 序列差异,将衣原体目分为 4 个科,其中与人类疾病有关的衣原体科含衣原体属和嗜衣原体属(*Chlamydophila*),前者含沙眼衣原体生物亚种、性病淋巴肉芽肿亚种,后者含肺炎衣原体、鹦鹉热衣原体和反刍动物衣原体,但医学领域很少采用该分类法。

表 17 - 1 4 种衣原体的主要特点及区别

性状	沙眼衣原体	肺炎衣原体	鹦鹉热衣原体	反刍动物衣原体
自然宿主	人	人	人、鸟类、低等哺乳类	牛、羊
所致疾病	沙眼、STD、肺炎	肺炎、呼吸道感染	肺炎、呼吸道感染	呼吸道感染
原体形态	圆、椭圆	梨形	圆、椭圆	圆
包涵体糖原	有	无	无	无
血清型	18 个	1 个(TWAR 株)	7 个	3 个
同种 DNA 同源性	>90%	>90%	14%～95%	>88%
异种 DNA 同源性	<10%	<10%	<10%	<12%
对磺胺敏感性	敏感	不敏感	不敏感	不敏感

3. 衣原体的繁殖周期 衣原体在宿主体内有独特的繁殖周期,呈现为两种形态:原体(elementary body,EB)和始体(initial body,IB)。原体呈小球形,直径 0.2～0.4 μm,有细胞壁,姬姆萨法染成蓝色,Macchiavello 法染成红色,电镜下可见致密的核质和少量核糖体,无繁殖能力,主要存在于细胞外,较为稳定且有感染性。始体又称网状体(reticulate body,RB),大球形,直径 0.5～1.5 μm,无细胞壁,姬姆萨法和 Macchiavello 法均染成蓝色,无致密核质,但有纤细网状结构,主要存在于细胞内,细胞外很快死亡,故无感染性,能以二分裂方式繁殖并形成大量子代原体。

衣原体的原体首先以硫肝素(heparan sulfate)吸附于易感细胞,主要通过受体介导的内吞作用(receptor-mediated endocytosis)进入细胞。细胞内原体一般经 6～12 h 发育成始体,24～36 h 后开始分裂繁殖,30～45 h 形成成熟子代原体,48～72 h 裂解细胞释放子代原体(图 17 - 1)。始体和子代原体均有膜包绕,内含糖原,在胞浆内形成多种形态的包涵体(inclusion body)。多数衣原体的多个原体同时感染一个细胞后,其始体常融合成一个包涵体,但鹦鹉热衣原体的始体不互相融合而形成多房性包涵体,通常一个原体侵入细胞可形成 16～24 个子代原体。

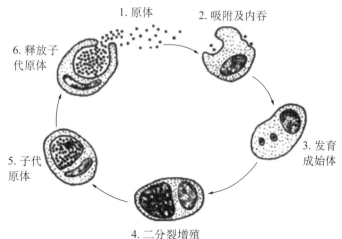

1. 原体
2. 吸附及内吞
3. 发育成始体
4. 二分裂增殖
5. 子代原体
6. 释放子代原体

图 17 - 1 衣原体的发育与增殖周期

4. 衣原体培养 常用6～8天龄鸡胚卵黄囊接种法培养衣原体,沙眼衣原体性病淋巴肉芽肿亚种和鹦鹉热衣原体还可分别接种于小鼠脑内或腹腔进行培养。HeLa‐229、McCoy细胞是培养沙眼衣原体、鹦鹉热衣原体常用的传代细胞株,HEP‐2细胞是培养肺炎衣原体常用的传代细胞株。接种衣原体后,往往需采用离心沉淀法帮助衣原体吸附细胞,培养基中常需加入放线菌酮(cicloheximide,CH)以适度抑制细胞的生长。

5. 衣原体的抗原结构 衣原体有属特异性、种特异性和型特异性3种抗原。属特异性抗原为位于细胞壁的脂多糖(lipopolysaccharide,LPS),但因该LPS缺乏O特异性多糖链及部分核心多糖,又称为内毒素样物质(endotoxin-like substance,ELS)。ELS是衣原体主要致病物质,可用补体结合试验或免疫荧光法检测。种特异性抗原主要是占衣原体总外膜蛋白60%以上的主要外膜蛋白(major outer membrane protein,MOMP),能诱导宿主病理性免疫反应,可用免疫荧光法或免疫印迹法(immunoblotting,即Western blotting)检测。根据MOMP氨基酸序列差异而导致的抗原性差异,可将沙眼衣原体沙眼亚种分为14个血清型、性病淋巴肉芽肿亚种分为4个血清型。

6. 衣原体抵抗力 对外界抵抗力弱,60℃仅能存活5～10 min,但−70℃可保存数年,冷冻干燥可保存数十年。75%乙醇0.5 min、2%甲酚皂5 min均可杀死衣原体。临床上常用红霉素和强力霉素等药物进行治疗。

第一节 沙眼衣原体

沙眼衣原体(C. trachomatis)感染可引起人类沙眼,也是非淋菌性尿道炎(NGU)主要病原体之一。根据生物学性状及致病性差异,沙眼衣原体分为沙眼生物亚种(trachoma biovar)、性病淋巴肉芽肿生物亚种(lymphogranuloma venereum biovar,LGV)和鼠生物亚种(mouse biovar)(表17‐2),其中鼠亚种不对人致病。除鼠生物亚种来自鼠类外,人是沙眼生物亚种和性病淋巴肉芽肿生物亚种唯一的自然宿主。

表 17‐2 沙眼衣原体3个生物亚种特性的比较

特性	沙眼生物亚种	性病淋巴芽肿亚种	鼠亚种
自然宿主	人	人	鼠
易感部位	鳞状上皮细胞	淋巴组织、单核细胞	/
McCoy细胞培养阳性率	70%～80%	<50%	不明
血清型	14个:A、B、Ba、C、D、Da、E、F、G、H、I、Ia、J、K	4个:L1、L2、L2a、L3	不明
小鼠脑内接种致死性	否	是	否
灵长类滤泡性结膜炎	有	无	无
与沙眼亚种DNA同源性	/	100%	30%～60%

一、 主要生物学性状

1. **形态与染色**　原体呈球形或椭圆形,直径约 0.3 μm,有类似革兰阴性菌的细胞壁,姬姆萨法染成紫红色。始体形状不规则,直径 0.5～1.5 μm,姬姆萨法染成蓝色,有细胞壁样结构但无肽聚糖,可在宿主细胞胞浆内形成包涵体(图 17-2),姬姆萨染色法可将包涵体染成深紫色,因含有糖原可被碘液染成棕褐色。

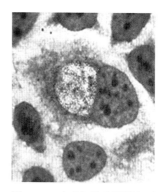

图 17-2　宿主细胞内沙眼衣原体包涵体(姬姆萨染色法,×1 000)

2. **培养特性**　我国学者汤飞凡(1897～1958)于 1955 年采用鸡胚卵黄囊接种首次分离出沙眼衣原体。目前常用鸡胚卵黄囊接种及 McCoy、HeLa-229、HEP-2、L929 细胞株培养沙眼衣原体。

3. **抗原构造**　分属特异性、种特异性和型特异性抗原。属特异性抗原为细胞壁中的 LPS,是衣原体属 4 个种共有的抗原。种特异性抗原为 MOMP,其氨基酸序列由 5 个保守区和 4 个可变区交替组成,但其抗原决定簇易发生变异。型特异性抗原由 MOMP 分子中抗原表位(epitope)及空间构型差异所决定。根据种特异性抗原差异,沙眼衣原体可分为 18 个血清型,其中沙眼生物亚种有 14 个血清型、性病淋巴肉芽肿亚种 4 个血清型。性病淋巴肉芽肿亚种血清型与沙眼生物亚种 D、E 血清型有较弱的抗原交叉。

4. **抵抗力**　对热、常用消毒剂抵抗力均较弱,对低温抵抗力较强。对红霉素等大环内酯类和强力霉素等四环素类抗生素敏感。

二、 致病性与免疫性

1. **致病物质**　内毒素样物质(ELS)和主要外膜蛋白(MOMP)是沙眼衣原体主要致病物质。

(1) 内毒素样物质:缺乏 O 特异多糖链及部分核心多糖,但具有细菌 LPS 类似的内毒素毒性,可抑制宿主细胞代谢并直接破坏宿主细胞。

(2) 主要外膜蛋白:可阻止宿主细胞内衣原体囊泡与溶酶体融合形成吞噬溶酶体,保护衣原体不被溶酶体酶杀灭。MOMP 易发生抗原性变异,使衣原体逃避机体免疫系统的清除作用,也可使机体已建立的特异性免疫力失效而再次感染。

(3) 热休克蛋白 60(heat-shock protein-60,HSP60):沙眼衣原体 HSP60 可诱导机体产生Ⅳ型变态反应。

2. **所致疾病**　沙眼衣原体可引起多种疾病,不同生物亚种及血清型所致疾病种类可有差异,见表 17-3。沙眼衣原体感染的靶细胞为女性和男性眼结膜、直肠、泌尿道上皮细胞,女性子宫颈及上部生殖道扁平柱状上皮细胞,男性附睾、前列腺及新生儿呼吸道上皮细胞等。除 ELS 和 MOMP 有较为明确的致病性外,沙眼衣原体感染导致炎症反应及病理性免疫应答也参与了致病过程。沙眼衣原体感染眼和生殖道后急性炎症消退时,黏膜下淋巴细胞和巨噬细胞组成的淋巴滤泡开始形成并发生坏死,上皮和纤维组织修复性增生可导致瘢痕形成。

表17－3　感染人衣原体的主要传播途径及所致疾病

衣原体	主要传播途径	主要感染部位	所致主要疾病
沙眼生物亚种 A、B、Ba 和 C 血清型	眼-手-眼途径、直接接触传播或间接传播	眼	沙眼
沙眼生物亚种 B、Ba、D、Da、E、F、G、H、I、Ia、J 和 K 血清型	经产道感染；经眼-手-眼途径或接触污染的游泳池水传播	眼	新生儿包涵体结膜炎；成人包涵体结膜炎
同上	主要经性接触传播，少数经非性行为方式接触传播	泌尿生殖道	非淋菌性尿道炎；或合并附睾炎和前列腺炎，女性尿道炎、宫颈炎、输卵管炎、盆腔炎和腹膜炎等；胎儿或新生儿感染；不孕症、异位妊娠
沙眼生物亚种 D、Da、E、F、G、H、I、Ia、J 和 K 血清型	呼吸道分泌物的人-人传播	呼吸道	沙眼衣原体肺炎，多见于新生儿及婴儿
沙眼性病淋巴肉芽肿生物亚种 (LGV) L1、L2、L2a 和 L3 血清型	经性接触传播	泌尿生殖道	泌尿生殖道局部淋巴结炎，慢性淋巴肉芽肿；性病淋巴肉芽肿
肺炎衣原体	飞沫传播	呼吸道	急性呼吸道感染，如咽炎、鼻窦炎、支气管炎和肺炎等
鹦鹉热衣原体	吸入病鸟分泌物、粪便，破损皮肤、黏膜或眼结膜接触	呼吸道	间质性肺炎

（1）沙眼（trachoma）：为沙眼生物亚种 A、B、Ba 和 C 血清型感染所致。主要经眼-手-眼途径或直接接触传播，也可通过污染病原体的玩具、公用毛巾和洗脸盆等间接触传播。沙眼生物亚种侵袭眼结膜上皮细胞后，在胞内增殖并形成胞质内散在型、帽型、桑葚型或填塞型包涵体。发病缓慢，早期出现眼睑结膜急性或亚急性炎症，表现为流泪、黏液脓性分泌物、结膜充血等症状与体征。后期转变为慢性炎症，可出现结膜瘢痕、眼睑内翻、倒睫及角膜血管翳等角膜病变，影响视力甚至导致失明。沙眼是目前致盲的首位病因。

（2）包涵体结膜炎（inclusion conjunctivitis）：为沙眼生物亚种 B、Ba、D、Da、E、F、G、H、I、Ia、J 和 K 血清型感染所致。病变类似沙眼，患者眼结膜充血、有黏液性脓性分泌物，但不出现结膜瘢痕及角膜血管翳等角膜病变，一般经数周或数月痊愈，无后遗症，临床上分为新生儿包涵体结膜炎和成人包涵体结膜炎。新生儿包涵体结膜炎经产道感染，引起急性化脓性结膜炎，又称包涵体脓漏眼，不侵犯角膜，能自愈。成人包涵体结膜炎经眼-手-眼途径或接触污染的游泳池水传播，为滤泡性结膜炎，俗称游泳池结膜炎。

（3）泌尿生殖道感染：为包涵体结膜炎相同的沙眼生物亚种血清型感染所致，引起 NGU。主要经性途径传播，少数也可经非性行为方式接触传播。NGU 可分为无症状和有症状两类。约有 2/3 女性和 1/2 男性感染后无明显症状。有症状 NGU 可因患者性别及感染部位不同而有差异，常见共同的症状是泌尿生殖道分泌物异常、排尿痛、尿灼热感、下腹痛或性交痛，男性患者可发展为病情进行性加重的尿道炎或合并附睾炎和前列腺炎，女性患者为尿道炎、宫颈炎、输卵管炎、盆腔炎和腹膜炎等，孕妇感染后可引起胎儿或新生儿感染。衣原体感染被认为是不孕症、异位妊娠的病因之一。

（4）沙眼衣原体肺炎：由沙眼生物亚种 D、Da、E、F、G、H、I、Ia、J 和 K 血清型感染所致，多见于新生儿及婴儿。

（5）性病淋巴肉芽肿（venereal lymphogranuloma）：为沙眼性病淋巴肉芽肿生物亚种（LGV）L1、L2、L2a 和 L3 血清型感染所致。经性途径传播，常侵犯淋巴组织，感染部位可出现丘疹、水疱及溃疡。男性侵犯腹股沟淋巴组织，引起化脓性淋巴结炎和慢性淋巴肉芽肿，常引起瘘管。女性侵犯会阴、肛门、直肠及其淋巴组织，可形成肠-皮肤瘘管，也可引起会阴-肛门-直肠狭窄和梗阻，病情严重者表现为广泛的全身症状和急性炎症，伴有会阴组织大面积损伤的慢性生殖器溃疡。

（6）眼结膜炎：少见，为沙眼性病淋巴肉芽肿生物亚种（LGV）血清型感染所致，常伴有耳前、颌下和颈部淋巴结肿大。

3. 免疫性　沙眼衣原体为胞内寄生的微生物，故抗沙眼衣原体免疫以细胞免疫为主，体液免疫也有一定抗感染作用。中和抗体可抑制衣原体吸附宿主细胞，但抑制作用不强；抗体维持时间短暂，易持续感染或反复感染。MOMP 中和抗体可抑制细胞内原体的发育。沙眼衣原体感染过程中，机体可出现病理性免疫应答及损伤，如组织水肿、硬化和溃疡等，MOMP 和 HSP60 被认为是沙眼衣原体引发病理性免疫反应主要抗原。沙眼衣原体感染后特异性免疫力不强，抗体维持时间也较短，易持续感染和反复感染。

三、 微生物学检查

1. 标本采集　急性沙眼或包涵体结膜炎通常可根据临床症状和体征直接作出诊断。不能明确诊断的患者，可根据不同疾病采取不同标本进行微生物学检查。沙眼或包涵体结膜炎患者可取眼结膜刮片或眼穹隆拭子，泌尿生殖道感染患者可采用泌尿生殖道拭子、宫颈刮片、精液或尿液，性病淋巴肉芽肿患者取淋巴结脓液、生殖器或直肠溃疡标本。若拟进行病原体分离培养，标本应置于含抗生素的蔗糖磷酸盐输送培养基中并尽快送检，以获得较高的阳性分离率，不能及时接种的标本应加入蔗糖-磷酸盐-谷氨酸盐（SPG）培养基后－70℃或液氮暂存。

2. 病原学检查

（1）直接涂片染色镜检：涂片用姬姆萨染料、碘液或荧光抗体等染色，普通光学显微镜或荧光显微镜下检查黏膜上皮细胞内是否有包涵体，但阳性检测结果一般仅能作为辅助诊断的指标。

（2）分离培养及鉴定：标本接种于鸡胚卵黄囊或传代细胞。接种标本的传代细胞35℃培养 48～72 h 后，用上述染色镜检法和 ELISA 等进行鉴定。

（3）核酸检测：采用 PCR 和核酸探针检测沙眼衣原体靶基因片段。

3. 血清学检查　由于沙眼衣原体多为慢性感染，特异性中和抗体效价往往不高，患者常无明显的急性期和恢复期，无法进行抗体效价动态比较，因而在临床诊断中价值不大。

四、 防治原则

预防沙眼衣原体感染的一般措施主要是讲究个人卫生、不使用公共盥洗用品、加强自我保护意识、提倡健康的性行为等,避免直接或间接接触传染源。主要采用磺胺类、大环内酯类和喹诺酮类抗生素进行治疗,新生儿出生时用 0.5% 红霉素眼膏或 1% 硝酸银滴眼,以预防新生儿眼结膜炎。沙眼衣原体血清型众多且不同血清型之间无交叉保护性,其主要抗原易变异并可诱导病理性免疫反应,故目前无沙眼衣原体疫苗产品。

第二节 肺炎衣原体

肺炎衣原体(*C. pneumoniae*)仅有 TWAR 一个血清型。1965 年从台湾小学生眼结膜标本中分离到一株新型衣原体,命名为 TW - 183;1983 年从美国西雅图患急性呼吸道感染的大学生咽部标本中也分离出一株新型衣原体,命名为 AR - 39;后发现 TW - 183 和 AR - 39 株同为一种衣原体,1986 年合并上述两株衣原体字母命名为 TWAR 血清型。

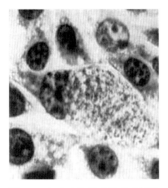

图 17 - 3 宿主细胞内肺炎衣原体包涵体(姬姆萨染色法,×1 000)

一、 主要生物学性状

1. 形态与染色 电镜下呈梨形,直径约 $0.4~\mu m$,在感染细胞中可形成无糖原的包涵体(图 17 - 3)。

2. 培养特性 常用 HEp - 2 细胞株分离及传代,但在第一代细胞培养物中不易形成包涵体,多次传代后可形成无糖原包涵体。

3. 抗原结构 肺炎衣原体主要特异性抗原为相对分子质量 98 000 的外膜蛋白,不同菌株该外膜蛋白序列完全相同,其抗体与沙眼衣原体及鹦鹉热衣原体无交叉反应。

4. 抵抗力 抵抗力较弱,易受各种理化、生物因素影响而失活。对红霉素、诺氟沙星、强力霉素等敏感,对磺胺类耐药。

二、 致病性与免疫性

1. 致病物质 除内毒素样物质(ELS)外,其他致病物质不明。有文献报道,肺炎衣原体 ELS 具有细胞毒性(cytotoxicity)。

2. 所致疾病 人是肺炎衣原体的唯一宿主,主要经飞沫传播,具有疾病散发和流行交替出现的流行特征。

肺炎衣原体主要引起青少年、尤其儿童的急性呼吸道感染,如咽炎、鼻窦炎、支气管炎和肺炎等。潜伏期平均 30 天左右,起病缓慢,临床表现为咽痛、声音嘶哑、咳嗽、气促等症状,发热不常见,外周血白细胞计数正常,部分患者可发展为支气管炎和肺炎。肺炎患者病程持续 1～2 周,上呼吸道感染症状消失,但咳嗽加重,可持续 1～2 个月,部分患者伴有结膜炎。全身严重感染者少见,但部分患者病后出现哮喘症状。

有文献报道,肺炎衣原体感染可引起心包炎、心肌炎、心内膜炎、红斑结节、甲状腺炎、格林巴利综合征等肺外疾病。近年研究发现,肺炎衣原体感染还与慢性冠心病和急性心肌梗死发病有关,主要证据是上述患者冠状动脉和主动脉硬化斑可见梨形肺炎衣原体、免疫组化法可检出肺炎衣原体特异性抗原、病变局部检出肺炎衣原体抗原与抗体免疫复合物。

3. **免疫性** 肺炎衣原体为胞内寄生的微生物,故抗肺炎衣原体免疫以细胞免疫为主、体液免疫为辅,但感染后有相对的特异性免疫力。

三、 微生物学检查

1. **标本采集** 通常取咽拭或支气管肺泡灌洗液标本,也可取痰液标本,但标本中不能加抗生素,另可采集患者单份血清或间隔 7～10 天采集双份血清标本进行血清学检查。

2. **病原学检查**

(1)直接涂片荧光染色镜检:痰液和咽拭标本制备涂片,采用直接免疫荧光法检测涂片标本中的肺炎衣原体。

(2)分离培养及鉴定:痰液标本对细胞有毒性,常用咽拭或支气管肺泡灌洗液标本接种 HEP－2 细胞,培养物可用直接免疫荧光法或 ELISA 进行鉴定。

(3)核酸检测:常用 PCR 快速检测标本中肺炎衣原体靶基因片段。

3. **血清学检查**

(1)微量免疫荧光法:采用肺炎衣原体或其抗原及荧光标记二抗,检测血清标本中特异性 IgM 和 IgG,若单份血清 IgM 效价＞1∶16 或 IgG 滴度＞1∶512,或双份血清抗体效价增高 4 倍或以上,可确诊为急性感染。

(2)ELISA:用肺炎衣原体或其抗原及 HRP 标记二抗,检测血清标本中肺炎衣原体特异性 IgM 和 IgG 抗体,但临床应用较少。

四、 防治原则

一般预防措施主要是:隔离患者、避免直接接触感染人群、加强个人防护。主要采用红霉素等大环内酯类、诺氟沙星等喹诺酮类、强力霉素等四环素类抗生素进行治疗,磺胺类药物无效。目前无肺炎衣原体疫苗产品。

第三节 鹦鹉热衣原体

鹦鹉热衣原体(*C. psittaci*)首先分离于鹦鹉体内,以后陆续从鸽、鸭、火鸡、海鸥和相思鸟等 145 种鸟类和禽类体内分离出此种衣原体。人吸入或密切接触病禽排泄物后引起呼吸道感染,临床上称之鹦鹉热(psittacosis)或鸟疫(ornithosis)。

一、 主要生物学性状

鹦鹉热衣原体呈圆形或椭圆形,直径约 0.3 μm。鹦鹉热衣原体在宿主细胞空泡中增殖后,形成疏松的多房性包涵体,其他生物学特性见表 17－1。鹦鹉热衣原体在鸡胚卵黄囊、HeLa 和 Vero 细胞株中均生长良好,动物以小鼠易感。鹦鹉热衣原体能产生红细胞凝集素,该凝集素是一种卵磷脂与核蛋白的复合物,能凝集小鼠和鸡的红细胞,该红细胞凝集现象可被钙离子或特异性抗体所抑制。

二、 致病性与免疫性

鹦鹉热为自然疫源性人兽共患传染病。鸟类和禽类感染鹦鹉热衣原体后,多呈隐性持续性感染状态,但可通过上呼吸道分泌物、粪便直接接触或以蚊为传播媒介传染给人或其他哺乳类动物。人类主要引起呼吸道感染,近年也有文献报道可引起心内膜炎,但未发现有人与人之间的传播。猪、羊等哺乳类动物感染后可引起的流产及腹泻。

鹦鹉热潜伏期为 1～2 周,骤然发病,早期临床表现多为寒战、发热、头痛、咳嗽和胸痛,继而可发展为肺炎(间质性肺炎),可有菌血症;也可缓慢发病甚至隐性感染,缓慢发病者通常出现持续 1～3 周的发热、白细胞减少及肺炎体征。

抗鹦鹉热衣原体感染主要依赖细胞免疫。感染一周后机体可产生抗体,应用抗生素可抑制或推迟抗体产生的时间。

三、 微生物学检查

采用鹦鹉热患者痰和血液标本。痰液标本需加链霉素进行预处理,以减少杂菌,标本接种于小鼠腹腔、鸡胚卵黄囊、L929 细胞等培养后,常规染色镜检进行鉴定。也可用 ELISA、PCR 或核酸探针直接检查标本中的病原体及其成分。血清学检查主要采用补体结合试验。

四、 防治原则

加强鸟类或禽类管理,进口禽类要进行检疫,避免发生鹦鹉热的传播及流行,从事禽类加工和运输的人员应注意个人防护。采用四环素类、大环内酯类和喹诺酮类抗生素进行治疗,磺胺类药物无效。目前无鹦鹉热衣原体疫苗产品。

（严　杰）

第十八章　立　克　次　体

概　述

- 立克次体是一大类严格真核细胞内寄生、生长与繁殖的原核细胞型微生物,在生物进化中的地位介于细菌和病毒之间。
- 致病性立克次体主要见于立克次体科立克次体属、东方体属以及无形体科无形体属、埃立克体属、新立克次体属。
- 立克次体感染所致的疾病统称为立克次体病。不同立克次体引起的疾病虽有差异,但主要表现均为发热、头痛、出疹和广泛性血管炎症,病情严重者可导致死亡。除普氏立克次体外,啮齿类等多种动物为立克次体的储存宿主。蜱、虱、蚤、螨等为立克次体传播媒介,人被叮咬后感染。
- 一些立克次体与变形杆菌菌株有共同抗原,利用变形杆菌菌株检测立克次体感染患者血清抗体以辅助诊断立克次体病,称为外斐反应。
- 致病性柯克斯体和巴通体。

立克次体(rickettsia)是一大类严格真核细胞内寄生的原核细胞型微生物。1906 年美国医师 Howard Taylor Ricketts 研究斑疹伤寒时首先发现立克次体,但不幸感染而献身,故以其姓命名此类微生物。

立克次体的主要特性

1. 立克次体共同特征　①有基本的细胞结构及革兰阴性菌类似的细胞壁;②有 DNA 和 RNA 两种核酸;③二分裂方式繁殖;④以节肢动物为储存宿主和传播媒介;⑤对许多抗生素敏感。由于立克次体许多生物学性状与细菌相似,故医学微生物学中将其归属于广义的细菌学范畴。

2. 立克次体的分类　立克次体目(Rickettsiales)下分立克次体科(Rickettsiaceae)和无形体科(Anaplasmataceae),前者有 2 个属,后者有 7 个属。立克次体种类繁多且不断发现新种,其中有部分立克次体对人致病。致病性立克次体主要分布于立克次体科立克次体属(*Rickettsia*)、东方体属(*Orientia*)以及无形体科无形体属(*Anaplasma*)、埃立克体属(*Ehrlichia*)、新立克次体属(*Neorickettsia*)。柯克斯体(Coxiella)和巴通体(Bartonella)在生物学分类上已脱离立克次体目，但其主要致病性种类仍在本章中介绍。常见致病性立克次体、柯克斯体和巴通体种类及其所致疾病、传播媒介与分布见表18-1。

表 18-1　致病性立克次体、柯克斯体和巴通体及其所致疾病、传播媒介与分布

属	群	种	所致疾病	传播媒介	储存宿主	疾病分布
立克次体属 (Rickettsia)	斑疹伤寒群	普氏立克次体 (R. prowazekii)	流行性斑疹伤寒	人虱	人	世界各地
		斑疹伤寒立克次体 (R. typhi)	地方性斑疹伤寒	鼠蚤	啮齿动物	世界各地
	斑点热群	立氏立克次体 (R. rickettsii)	落基山斑点热	蜱	啮齿动物、犬	美洲
		西伯利亚立克次体 (R. sibirica)	北亚蜱传斑点热	蜱	啮齿动物	中国及东北亚
		黑龙江立克次体 (R. heilongjiangensis)	远东斑点热	蜱	啮齿动物	中国及东北亚
东方体属 (Orientia)		恙虫病东方体 (O. tsutsugamushi)	恙虫病	恙螨	啮齿动物	亚洲、大洋州
无形体属 (Anaplasma)		嗜吞噬细胞无形体 (A. phygocytophilum)	人粒细胞无形体病	蜱	啮齿动物、牛、羊、鹿	亚洲、欧洲、美洲
埃立克体属 (Ehrlichia)		查菲埃立克体 (E. chaffeensis)	人单核细胞埃立克体病	蜱	啮齿动物、犬、鹿	亚洲、欧洲、美洲
新立克次体属 (Neorickettsia)		腺热新立克次体 (N. sennetsu)	腺热症	吸虫	海洋鱼类	日本、马来西亚
柯克斯体属 (Coxiella)		贝纳柯克斯体 (C. burnetii)	Q热	蜱	牛、羊、野生小动物	世界各地
巴通体属 (Bartonella)		汉赛巴通体 (B. henselae)	猫抓病	猫蚤?	猫、狗	世界各地
		五日热巴通体 (B. quintana)	战壕热	人虱	人	世界各地
		杆菌样巴通体 (B. bacilliformis)	巴通体病、Oroya热、秘鲁疣	白蛉	人	中、南美洲
		伊丽莎白巴通体 (B. elizabethae)	心内膜炎等	不明	不明	美国

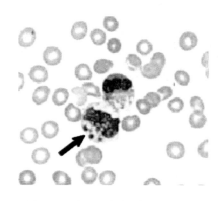

图 18-1　单核细胞内立克次体(Giemsa 染色法,×1 000)

3. **立克次体的形态和染色**　立克次体多为球状、球杆状或杆状,在不同发育阶段或不同宿主体内可呈现多形性,大小通常为$(0.3\sim0.6)\mu m\times(0.8\sim2.0)\mu m$。革兰染色阴性,但不易着色;常用Giemsa法染色,菌体被染成蓝紫色(图18-1)。

4. **立克次体的结构**　立克次体有细胞膜和细胞壁,其结构与革兰阴性菌类似,细胞壁外表面常有多糖黏液层或微荚膜。除恙虫病东方体外,其余立克次体均有肽聚糖和脂多糖(lipopolysacchride, LPS)。

5. **立克次体的培养条件**　常用鸡胚卵黄囊、L929和Vero细胞株培养立克次体,繁殖一代需6~10 h。不同立克次体在细胞内繁殖部位不同,可初步鉴别一些立克次体,如普氏立克次体分散于胞质、恙虫病东方体多在胞质近核处成堆排列、斑点热群立克次体通常胞质和胞核均有分布等。

6. **立克次体的抗原结构**　有两种主要表面抗原:①可溶性群特异性抗原,为细胞壁中LPS;②种特异性抗原,为外膜蛋白。一些立克次体与变形杆菌 OX_2、OX_{19} 和 OX_K 株有共同抗原(表 18-2),故临床常将上述变形杆菌菌株替代立克次体检测立克次体感染患者血清抗体以辅助诊断立克次体病,称为外斐反应(Weil-Felix reaction)。由于外斐试验是非特异性凝集反应,其阳性结果必须结合病史、临床症状和体征综合分析后方可作出正确诊断。

表 18-2　与变形杆菌具有共同抗原的立克次体

立克次体	变形杆菌菌株		
	OX_{19}	OX_2	OX_K
普氏立克次体	+++	+	—
斑疹伤寒立克次体	+++	+	—
恙虫病东方体	—	—	+++

7. **立克次体抵抗力**　较弱,离开宿主细胞后迅速死亡,56℃加热、0.5％甲酚皂、75％乙醇数分钟即被灭活,但－70℃或冷冻干燥可保存约 1 年。对四环素类抗生素敏感,磺胺类药物有促进立克次体生长繁殖的作用。

8. **立克次体的致病性**　立克次体感染所致的疾病统称为立克次体病(rickettsia disease)。不同立克次体引起的疾病虽有差异,但主要临床表现均为发热、头痛、出疹和广泛性血管炎症,病情严重者可导致死亡。除普氏立克次体外,啮齿类等多种动物为立克次体的储存宿主。蜱、虱、蚤、螨等为立克次体传播媒介,人被上述节肢动物叮咬后感染。立克次体经皮肤或黏膜侵入人体后,首先与局部淋巴组织或小血管内皮细胞受体结合并通过细胞内吞(endocytosis)进入胞内增殖,然后通过裂解细胞、出芽、产生丝状伪足等方式释放并进入血流引起第一次立克次体血症。立克次体经血流扩散至各脏器小血管内皮细胞中繁殖后,再次进入血流引起第二次立克次体血症。立克次体主要致病物质及致病机制为 LPS 的内毒素毒性、表面黏液层或微荚膜黏附宿主细胞及抗吞噬作用。

9. **立克次体的免疫性**　立克次体胞内寄生,故抗立克次体感染免疫以细胞免疫为主,体液免疫为辅。机体感染后可产生立克次体群和种特异性抗体,具有促进巨噬细胞吞噬及中和毒性物质的作用。病后可获得对同种立克次体较强的免疫力。

10. **立克次体病的微生物学检查**　临床上主要采用立克次体患者外周血及其血清为标本。血液中立克次体量少,直接镜检意义不大,常用细胞培养以及免疫荧光或免疫印迹法分离并鉴定立克次体。一些致病性立克次体接种雄性豚鼠腹腔后数小时内,可出现发热及阴囊红肿和鞘膜反应。小蛛立克次体和恙虫病东方体易感动物为小鼠。PCR 是目前最为常用的立克次体病实验室诊断方法。血清学检查方法也较为常用,如外斐试验中单份血清抗体效价≥1:160 或双份血清抗体效价增长≥4 倍有辅助诊断价值,ELISA 或免疫荧光法可用于检测血清中立克次体特异性抗体。特别值得注意的是,立克次体易引起实验室感染,故应严格遵守实验室操作规程以避免感染。

11. 立克次体病的预防 主要防控措施是控制或消灭其储存宿主及传播媒介,加强个人自身防护、讲究个人卫生,避免被虱、蚤、螨等媒介节肢动物叮咬。一些常见的致病性立克次体有灭活疫苗,可用于预防接种。

第一节 主要致病性立克次体

立克次体种类繁多,但对人致病且我国常见的致病性立克次体为普氏立克次体($R.$ $prowazekii$)、斑疹伤寒立克次体($R.$ $typhi$)、恙虫病东方体($Orientia$ $tsutsugamushi$)、嗜吞噬细胞无形体($Anaplasma$ $phygocytophilum$)和查非埃立克体($Ehrlichia$ $chaffeensis$)。

一、普氏立克次体

普氏立克次体是流行性斑疹伤寒(epidemic typhus)、又称虱传斑疹伤寒(louse-borne typhus,LBT)的病原体。

1. 主要生物学性状 形态多样,短杆状多见,大小为$(0.3\sim0.8)\mu m\times(0.6\sim2.0)\mu m$,呈单个或短链状排列,Giemsa 染呈蓝紫色。有胞外黏液层或微荚膜。常用鸡胚卵黄囊接种或 Vero、HeLa 细胞培养普氏立克次体,繁殖一代需 $6\sim9$ h。群和型特异性多糖抗原分别与变形杆菌 OX_{19} 和 OX_2 株有交叉,血清型蛋白抗原(serotype protein antigen,SPA)是特异性保护抗原。对热、紫外线、常用消毒剂敏感,对低温及干燥抵抗力较强。

2. 致病性与免疫性 流行性斑疹伤寒患者是唯一的传染源和储存宿主,主要传播媒介是人虱,传播方式为虱-人-虱(图 18 - 2)。人虱感染普氏立克次体后可在虱肠管上皮细胞内繁殖,但感染 $7\sim10$ 天后发生肠阻塞而死亡,不能经卵传代,故人虱不是流行性斑疹伤寒储存宿主。虱叮咬人时将粪便排泄于皮肤表面,粪便中普氏立克次体经搔抓后的皮肤破损处进入人体。在干燥虱粪中普氏立克次体可存活约两个月,故可通过气溶胶经呼吸道或眼结膜途径感染。

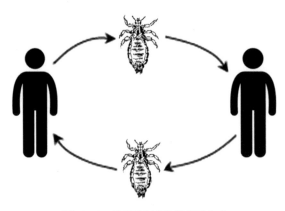

图 18 - 2 流行性斑疹伤寒传播方式

人感染普氏立克次体后有两周左右的潜伏期,急性发病,主要表现为持续性高热、剧烈头痛、出血性皮疹,部分患者伴有神经、心血管系统或脏器损害的症状和体征。主要致病物质是 LPS、胞外黏液层或微荚膜、磷脂酶 A(phospholipase A,PLA)。LPS 具有内毒素毒性,可诱导炎症反应及损伤宿主细胞。黏液层或微荚膜有抗吞噬作用。PLA 能溶解吞噬泡膜,使普氏立克次体进入胞质生长繁殖,也可裂解宿主细胞膜释放子代普氏立克次。病愈后可获得持久的免疫力,与斑疹伤寒立克次体有免疫交叉。

3. **微生物学检查** 采集急性期外周血及血清标本。血标本可注入雄性豚鼠腹腔进行阴囊肿胀试验,阳性者取脾组织接种鸡胚卵黄囊培养,卵黄囊涂片可用染色镜检或免疫荧光法进行鉴定。PCR 可用于实验室快速诊断,血清学诊断常用外斐试验和补体结合试验。

4. **防治原则** 灭虱,注意个人卫生及防护。治疗药物主要是强力霉素、多西环素和四环素。普氏立克次灭活菌苗可用于预防接种。

二、 斑疹伤寒立克次体

斑疹伤寒立克次体又称莫氏立克次体(R. moseri),是地方性斑疹伤寒(endemic typhus)、又称鼠型斑疹伤寒(murine typhus)的病原体。

1. **主要生物学性状** 斑疹伤寒立克次体生物学性状与普氏立克次体非常相似,但无胞外黏液层或微荚膜,SPA 与普氏立克次体有抗原性差异。Giemsa 染色后,呈菌体两端浓染现象。

2. **致病性与免疫性** 斑疹伤寒立克次体传播方式与普氏立克次体有所不同。该立克次体长期寄生于鼠类,常呈隐性感染状态,鼠蚤吸鼠血后,立克次体进入蚤消化道并在肠上皮细胞内繁殖,细胞破裂后将立克次体释出,混入蚤粪中,通过鼠蚤在鼠群间传播,自然感染周期是鼠-蚤-鼠,人被鼠蚤叮咬后感染,故又称鼠型斑疹伤寒(图 18 - 3)。若感染者有虱寄生,也可通过人虱在人群中传播。此外,含斑疹伤寒立克次体的干燥蚤粪也可通过气溶胶经口、鼻及眼结膜途径感染。

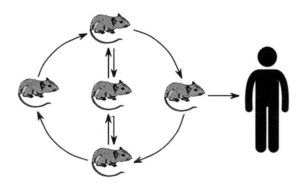

图 18 - 3 地方性斑疹伤寒传播方式示意图

地方性斑疹伤寒临床表现及病理改变与流行性斑疹伤寒相似,但发病缓慢、症状较轻、病程较短,出血性皮疹以及神经、心血管系统或脏器损害少见。病愈后可获得牢固免疫力且与普氏立克次体有免疫交叉。

3. **微生物学检查** 斑疹伤寒立克次体微生物学检查方法与普氏立克次体相似,但接种豚鼠后阴囊反应较普氏立克次体更强。

4. **防治原则** 灭鼠、灭蚤,注意个人卫生及防护。治疗药物首选多西环素,也可用强力霉素和四环素治疗。

三、恙虫病东方体

东方体属仅有恙虫病东方体一个种,是人恙虫病(tsutsugamushi fever)的病原体。

1. **主要生物学性状** 形态多样,短杆或球杆状多见,大小为$(0.2\sim0.6)\mu m \times (0.5\sim1.5)\mu m$,散在或成双排列,感染细胞中恙虫病东方体常聚集在胞质内近核处,Giemsa 染成蓝紫色。无胞外黏液层或微荚膜,无肽聚糖和 LPS。常用鸡胚卵黄囊接种或 Vero、HeLa 细胞培养恙虫病东方体。多糖抗原与变形杆菌 OX_k 株有交叉。抵抗力较弱。

2. **致病性与免疫性** 恙虫病东方体主要在啮齿类动物中传播,感染后多无症状,但可长期携带病原体而成为重要的传染源。恙虫病东方体可在恙螨体内增殖并经卵传代,故恙螨不仅是传播媒介,也是储存宿主;恙螨幼虫需吸取人或动物的淋巴液或血液才能完成从幼虫到稚虫的发育过程,人被带菌恙螨叮咬后感染(图 18-4)。恙虫病主要流行于沿海岛屿,我国东南沿海和西南地区有散发恙虫病病例。

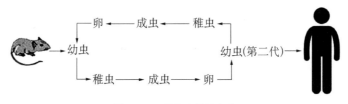

图 18-4 恙虫病传播方式

人被带菌恙螨叮咬后,恙虫病东方体先在小血管内皮细胞或局部其他组织细胞内繁殖,子代恙虫病东方体以出芽方式释放,直接或经淋巴系统进入血流形成恙虫病东方体血症,然后随血流播散至全身各组织和脏器,临床表现主要为高热、毒血症症状、皮疹、焦痂和淋巴结肿大,病情严重者可出现心肌炎、肺炎和脑炎,预后不良。恙螨叮咬处皮肤先出现红色丘疹,然后形成水泡及溃疡,周围有红晕,上盖黑色痂皮,称为焦痂,是恙虫病特征之一。病愈后可获得特异性免疫力,以细胞免疫为主。

3. **微生物学检查** 采集患者外周血及血清标本。恙虫病东方体对豚鼠不敏感,但对幼鼠致病力较强,可取患者急性期外周血接种小鼠腹腔内,观察其死亡情况,感染小鼠濒死时可刮取腹壁黏膜细胞作涂片并染色镜检。PCR 可用于实验室快速诊断,血清学诊断常用外斐试验、补体结合试验及 ELISA 等。

4. **防治原则** 治疗药物为四环素和强力霉素,目前无疫苗产品。

四、 嗜吞噬细胞无形体

无形体科有 7 个属,其中无形体属(*Anaplasma*)、埃立克体属(*Ehrlichia*)、新立克次体属(*Neorickettsia*)一些种类对人有致病性。无形体属中,嗜吞噬细胞无形体(*A. phygocytophilum*)感染后可引起人粒细胞无形体病(human granulocytic anaplasmosis,HGA)。

1. **传播途径** 野生鼠类、牛、羊是嗜吞噬细胞无形体的储存宿主,传播媒介主要是硬蜱。粒细胞无形体病 5～10 月高发,与蜱密度相一致。人被携带嗜吞噬细胞无形体的硬蜱叮咬后感染,感染的靶细胞为血液中粒细胞,尤其是中性粒细胞,吞噬泡内嗜吞噬无形体二分裂方式繁殖后形成桑葚样包涵体。

2. **致病性** 潜伏期 7～14 天,急性发病,主要临床表现为发热、畏寒、乏力、头痛、肌痛,可有厌食、恶心、呕吐、腹泻等消化道症状,实验室检查可见白细胞、血小板减少及肝功能异常,病情严重者可因多脏器功能衰竭导致死亡。病愈后可获得一定免疫力。

3. **病原学检查和血清学检测** 采集无形体病患者外周血标本,密度梯度离心后取白细胞层涂片,Giemsa 染色镜检,若中性粒细胞内有蓝紫色桑葚状包涵体可作出初步诊断。常采用人 HL-60 粒细胞白血病细胞株分离培养嗜吞噬细胞无形体,培养 5～10 天即可查见包涵体。实验室中常用 PCR 检测嗜吞噬细胞无形体 16S rRNA 基因快速诊断嗜吞噬细胞无形体感染,也可采集发病 1 周及 2～3 周后双份血清用间接免疫荧光法检测,若第二份血清特异性抗体效价较第一份血清增高≥4 倍有诊断价值。

五、 查菲埃立克体

埃立克体属归属于无形体科,有 5 个种,是人或动物埃立克体病(ehrlichiosis)的病原体,对人致病的主要是查菲埃立克体(*Ehrlichia chaffeensis*)。埃立克体病多见于热带和亚热带地区,我国也有人埃立克体病例报道,病夏末秋初好发,与蜱密度相一致。

1. **传播途径** 人被携带查菲埃立克体的蜱类叮咬后感染。查菲埃立克体感染的靶细胞是血液中单核细胞。感染细胞中查菲埃立克体位于吞噬泡内,以二分裂方式繁殖后形成桑葚样包涵体,包涵体不断增多或增大后导致细胞破裂,释放子代查菲埃立克体。

2. **致病性** 查菲埃立克体感染后潜伏期一般为 8～20 天,早期临床表现为低热、不适和疲劳,病情在 1～2 天内加重,出现 38℃以上高热、头痛、肌痛、躯干及四肢皮肤出现淤点或瘀斑,恶心、呕吐、腹痛、腹泻等胃肠道症状常见,病情严重者可出现贫血和低血压性休克。病程较长,可数周至数月。病愈后对同种埃立克体有较强的免疫力。

3. **病原学检查和治疗** 可采用病原体分离培养及鉴定、血清学试验等进行实验室诊断埃立克体病,但 PCR 更为常用。常用治疗药物为四环素类抗生素,用药至少持续 3～4 周,慢性病例甚至需持续用药 8 周。注意个人防护,野外活动时防止蜱叮咬。

第二节　主要致病性柯克斯体和巴通体

柯克斯体(coxiella)和巴通体(bartonella)在生物学分类上已脱离立克次体目,但其主要致病性种类仍在此节中介绍。

一、贝纳柯克斯体

贝纳柯克斯体(*Coxiella burnetii*)是 Q 热(query fever)病原体。早年因患者发热但原因不明,故称为 Q 热。

1. 主要生物学性状　形态多样,短杆状多见,大小(0.2～0.4)μm×(0.5～1)μm。革兰染色法不易染色,Macchiavello 染成紫红色。为胞内寄生菌,常用鸡胚卵黄囊接种或 L929 细胞培养贝纳柯克斯体,生长缓慢,繁殖一代需 12～16 h。有独特的发育周期,分为小细胞感染传播期和大细胞繁殖期。可形成芽胞,但无吡啶二羧酸。主要菌体抗原为 LPS,有 I 和 II 相变,初次分离的 I 相菌 LPS 完整、毒力强,传代后 II 相菌 LPS 有缺陷、毒力弱。抵抗力较强,对乙醇等脂溶剂敏感,对其他常用化学消毒剂不敏感。

2. 致病性与免疫性　传染源是牛、羊等家畜,蜱为传播媒介并可经卵传代。动物感染后一般无症状,但乳汁、尿液、粪便中可携带贝纳柯克斯体,可形成气溶胶,人吸入气溶胶或被蜱叮咬后感染。Q 热可分急性和慢性两类。急性 Q 热潜伏期 2～4 周,突然发病,主要症状为高热、寒战、头痛、肌痛等,重症病人可并发肺炎和肝炎。慢性 Q 热病程可达数月,临床表现为心内膜炎、慢性肝炎、骨髓炎。病愈后可获得一定免疫力,以细胞免疫为主。

3. 微生物学检查　采集发热期外周血及其血清标本。采用 PCR 或免疫荧光法检测血标本中贝纳柯克斯体 DNA 或抗原,也可用 ELISA 等方法检测血清中 Q 热抗体。豚鼠对贝纳柯克斯体易感,可取肝、脾涂片染色镜检。

4. 防治原则　加强家畜管理,乳制品严格消毒。治疗药物为环丙沙星、红霉素、阿奇霉素等,易感人群可接种 I 相菌灭活疫苗。

二、汉赛巴通体

致病性巴通体有汉赛巴通体(*B. henselae*)、五日热巴通体(*B. quintana*)、杆菌样巴通体(*B. bacilliformis*)和伊丽莎白巴通体(*B. elizabethae*),感染人后分别引起猫抓病(cat scratch disease,CSD)、战壕热、Oroya 热、心内膜炎,其中汉赛巴通体感染较为常见,我国也有猫抓病病例报道。

1. 生物学形状　形态多样,以杆状为主,大小约 0.5 μm×1 μm。革兰染色阴性,Giemsa 染色后呈蓝紫色。营养要求高,培养基中需加 5%～10% 羊血,生长缓慢。

2. 致病性与免疫性　汉赛巴通体寄生于猫或狗、尤其是幼猫的口咽部,人被猫或狗抓伤或直接接触污染有汉赛巴通体的猫或犬皮毛而被感染,猫蚤是否为传播媒介未有定论。猫抓病是一种自限性急性传染病,感染后3～10天局部皮肤出现丘疹或脓疱,附近淋巴结肿大,伴有发热、厌食、肌痛、脾肿大等。常见并发症为眼结膜炎伴耳前淋巴结肿大(Parinaud 眼淋巴腺综合征),是猫抓病临床特征之一。免疫功能低下者还可出现以皮肤和内脏器官损害为主的杆菌性血管瘤-杆菌性紫癜(bacillary angiomatosis-bacillary peliosis,BAP)。

3. **微生物学检查** 取皮肤病灶标本或局部淋巴抽出液,常用 PCR 或免疫荧光法检测病原体。汉赛巴通体感染后,抗体产生缓慢且水平较低,血清学检查法少用。

4. **防治原则** 猫抓病目前尚无特异性预防方法,被猫或狗抓伤后可用碘酊对伤口进行局部处理。汉赛巴通体对环丙沙星、红霉素、利福平等抗生素敏感。

(严 杰)

第十九章　螺　旋　体

概　述

- 螺旋体是一类细长、柔软、弯曲、运动活泼的原核细胞型微生物,在生物进化中的地位介于细菌与原虫之间。
- 大多数螺旋体为不致病的腐生性微生物,仅有少数感染人或动物后引起多种螺旋体病。对人致病的螺旋体主要分布在密螺旋体属、疏螺旋体属和钩端螺旋体属。
- 钩端螺旋体病是全球流行的人兽共患传染病。我国除新疆、青海、宁夏和甘肃外,其余地区均有钩端螺旋体病的流行,是我国重点防控的 13 种传染病之一。
- 苍白密螺旋体苍白亚种俗称梅毒螺旋体,经性传播引起梅毒病;伯氏疏螺旋体为莱姆病的病原。

螺旋体(spirochete)是一类细长、柔软、弯曲、运动活泼的原核细胞型微生物,在生物进化中的地位介于细菌与原虫之间。螺旋体目(Spirochaetales)含螺旋体科(Spirochaetaceae)和钩端螺旋体科(Leptospiraceae)。螺旋体科中有螺旋体属、蛇形螺旋体属、脊膜螺旋体属、密螺旋体属和疏螺旋体属。钩端螺旋体科中有钩端螺旋体属和细丝体属。螺旋体基本结构及生物学性状与细菌相似,有双链环状 DNA 组成的染色体(核质)及 RNA、类似革兰阴性菌的细胞壁、二分裂方式繁殖、对多种抗生素敏感等,医学微生物学中将其归属于广义的细菌学范畴。

螺旋体广泛存在于自然界及动物体内,种类繁多,分类的主要依据是其大小、螺旋数目、螺旋规则程度及螺旋间距。大多数螺旋体为不致病的腐生性微生物,仅有少数感染人或动物后引起多种螺旋体病(spirochetosis)。

钩端螺旋体属(*Leptospira*):螺旋细密、规则,菌体一端或两端弯曲成钩状,故名钩端螺旋体,有致病性和非致病性两大类,前者可感染人和动物引起疾病。

密螺旋体属(*Treponema*):螺旋较为细密、规则,菌体两端尖细,其中苍白密螺旋体苍白亚种、苍白密螺旋体地方亚种、苍白密螺旋体极细亚种和品他密螺旋体对人致病。

疏螺旋体属(*Borrelia*):有 3～10 个稀疏、不规则螺旋,菌体呈波纹状,其中伯氏疏螺旋体、回归热疏螺旋体、赫姆疏螺旋体和奋森疏螺旋体对人致病。

对人致病的螺旋体主要分布在密螺旋体属、疏螺旋体属和钩端螺旋体属,其致病性种类、所致疾病名称、传播方式或传播媒介见表 19 - 1。

表 19 - 1　致病性螺旋体分类及所致疾病

科	属	致病性种类	疾病	传播方式或媒介
钩端螺旋体科	钩端螺旋体属	问号钩端螺旋体等	钩端螺旋体病	接触疫水
螺旋体科	密螺旋体属	苍白密螺旋体苍白亚种	梅毒	性传播
		苍白密螺旋体地方亚种	地方性梅毒	黏膜损伤
		苍白密螺旋体极细亚种	雅司病	皮肤损伤
		品他密螺旋体	品他病	皮肤损伤
	疏螺旋体属	伯氏疏螺旋体	莱姆病	硬蜱
		回归热疏螺旋体	流行性回归热	体虱
		赫姆疏螺旋体	地方性回归热	软蜱
		奋森疏螺旋体	多种口腔感染	条件致病

第一节　钩端螺旋体属

钩端螺旋体属（*Leptospira*）可分为以问号钩端螺旋体（*L. interrogans*）为代表的致病性钩端螺旋体（pathogenic *Leptospira* species）、以双曲钩端螺旋体（*L. biflexa*）为代表的非致病性钩端螺旋体（non-pathogenic *Leptospira* species）两大类。致病性钩端螺旋体感染后引起的钩端螺旋体病（leptospirosis）是全球流行的人兽共患传染病（zoonosis）。我国除新疆、青海、宁夏和甘肃尚未肯定有钩端螺旋体病流行外，其余地区均有钩端螺旋体病的流行，因而该病是目前我国重点防控的 13 种传染病之一。

一、主要生物学性状

1. **形态与染色**　菌体长 6～12 μm，直径 0.1～0.2 μm，一端或两端弯曲呈 C、S 形或问号状。基本结构由外至内分别为外膜（envelope）、细胞壁、内鞭毛（endoflagellum）、柱形原生质体（cytoplasmic cylinder）。菌体两端各伸出的一根内鞭毛在内、外膜之间缠绕于柱形原生质体表面，使钩端螺旋体具有规则致密的螺旋并具备了特征性的沿菌体长轴旋转运动能力。革兰染色阴性，但不易着色。镀银染色效果较好，菌体被染成棕褐色。因菌体的折光性较强，常用暗视野显微镜观察（图 19 - 1）。

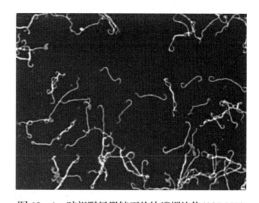

图 19 - 1　暗视野显微镜下的钩端螺旋体（×2 000）

2. **培养特性**　需氧或微需氧。营养要求较高，常用培养基为含 10% 兔血清 Korthof 培养基及无血清 EMJH 培养基。最适生长温度为 28～30℃，最适 pH 为 7.2～7.4。生长缓慢,在液体培养基中分裂一次约需 8 h,28℃培养一周后呈半透明云雾状,但菌数仅为普通细菌的 1/10~1/100。在固体培养基上,28℃培养两周后可形成扁平、半透明、直径约 2 mm 的菌落。

3. **抗原结构** 主要有属特异性抗原(genus-specific antigen)、群特异性抗原(serogroup-specific antigen)和型特异性抗原(serovar-specific antigen)。属特异性抗原可能是糖或脂蛋白,群特异性抗原为脂多糖复合物,型特异性抗原为菌体表面的多糖与蛋白质复合物。应用显微镜凝集试验(microscopic agglutination test,MAT)和凝集吸收试验(agglutination absorption test,AAT),可将钩端螺旋体属进行血清群及血清型的分类。目前国际上将致病性钩端螺旋体至少分为 25 个血清群、273 个血清型,其中我国至少存在 19 个血清群、75 个血清型。近年来,国际上开始采用基因种分类,其中致病性钩端螺旋体分为 *L. interrogans*、*L. borgpetersenii*、*L. kirschneri*、*L. noguchii*、*L. weilii*、*L. santarosai* 和 *L. meyeri* 7 个基因种。血清学分类和基因种分类之间有一定差异。

4. **抵抗力** 抵抗力弱,60℃ 1 min 即死亡,0.2% 甲酚皂、1% 石炭酸、1% 漂白粉处理 10~30 min 即被杀灭。对青霉素敏感。钩端螺旋体能在 pH 中性的水或湿土中存活数月,这在钩端螺旋体病传播上有重要意义。

二、致病性和免疫性

1. **流行环节** 全世界至少发现近 200 种可携带致病性钩端螺旋体的动物宿主,我国已从 50 余种动物中检出致病性钩端螺旋体,其中以黑线姬鼠及牛、猪为主要动物宿主。动物感染致病性钩端螺旋体,大多呈轻症甚至隐性感染,但致病性钩端螺旋体可在动物体内长期生存并持续从尿液排出,直接或经土壤间接污染水源(疫水)形成自然疫源地,人接触疫水后被感染。

由于地理环境和宿主动物分布差异,不同国家或地区优势流行的钩端螺旋体血清群、型可有显著差异。例如,我国大陆钩端螺旋体病患者中迄今仅分离出问号钩端螺旋体基因种,主要血清群为黄疸出血群,其次为波摩那群、流感伤寒群、秋季群、澳洲群、七日热群和赛罗群等,台湾地区流行 *L. santarosai* 基因种。根据流行特征和传染源差异,可分为稻田型、雨水型和洪水型,稻田型主要传染源为野生鼠类,雨水型主要是家畜,洪水型两者兼之。

2. **致病物质** 致病性钩端螺旋体不产生任何典型的细菌外毒素,目前认为具有内毒素活性的 LPS 是其致病物质。近年发现,黏附素、溶血素和侵袭性酶类也可能在钩端螺旋体致病过程中发挥重要作用。

(1)内毒素(endotoxin):重症钩端螺旋体病患者和实验感染动物可出现与革兰阴性菌内毒素反应相似的临床症状和病理变化,表明 LPS 是主要致病物质,但决定 LPS 毒性的脂质 A 结构与细菌 LPS 脂质 A 有一定差异,故其内毒素毒性较弱。

(2)黏附因子(adhesion factor):已肯定的黏附素有外膜中的 24 kDa 和 36 kDa 蛋白、LipL32 外膜脂蛋白、钩端螺旋体免疫球蛋白样蛋白(leptospiral immunoglobulin-like protein,Lig)。24 kDa 外膜蛋白的受体为细胞胞外基质(extracellular matrix,ECM)中的层

粘连蛋白(laminin，LN)，36 kDa 外膜蛋白、LipL32 外膜脂蛋白和 Lig 蛋白受体为 ECM 中的纤维连接蛋白(fibronectin，FN)。

（3）溶血素(hemolysin)：能体外溶解人、牛、羊和豚鼠红细胞，注入体内能引起贫血、肝肿大、黄疸和血尿。问号钩端螺旋体黄疸出血群赖型赖株基因组中，至少有 9 个溶血素编码基因，其中多个溶血素基因产物可外分泌并诱导单核-巨噬细胞产生大量 TNFα、IL－1β、IL6 等致炎细胞因子，Sph2 及 SphH 溶血素还被证明是多种哺乳类细胞的膜成孔毒素(pore-forming toxin)。

（4）胶原酶(collagenase)：问号钩端螺旋体黄疸出血群赖型赖株胶原酶能水解Ⅰ、Ⅲ、Ⅳ型胶原，胶原酶编码基因被敲除后，侵袭力和毒力均显著下降。

3. 所致疾病 人感染致病性钩端螺旋体后均发病，感染者主要是农民以及进入疫区工作或旅行的人群。致病性钩端螺旋体能迅速通过皮肤、黏膜屏障侵入人体，然后经淋巴系统或直接进入血流，患者出现中毒性败血症症状，如高热、寒战、头痛、肌痛、眼结膜充血、浅表淋巴结肿大等。继而血流中致病性钩端螺旋体侵入肝、脾、肾、肺、淋巴结及中枢神经系统，引起相关脏器和组织损伤。由于不同致病性钩端螺旋体血清群或血清型毒力有差异，感染者免疫力也有所不同，故钩端螺旋体病临床表现差异很大。轻症者似流感，重症者可有明显的肺、肝、肾以及中枢神经系统损害，出现肺出血、黄疸、DIC、低血压甚至休克。临床上根据患者受损的主要脏器不同，分为流感伤寒型、肺出血及弥漫性肺出血型、黄疸出血型、肾型、脑膜脑炎型等病型，其中弥漫性肺出血型死亡率高达 50% 以上。部分患者退热后或恢复期中，可发生眼血管膜炎、视网膜炎、脑膜炎、脑动脉炎等并发症或后发症，其发病机制与变态反应有关。

4. 免疫性 主要依赖于特异性体液免疫。发病后 1～2 周，机体可产生特异性抗体。特异性抗体有调理、凝集、溶解钩端螺旋体及增强单核-巨噬细胞吞噬的作用，从而清除体内的钩端螺旋体。部分钩端螺旋体病患者可有 1～2 周的恢复期尿液排菌。感染后机体可获得对同一血清群、尤其是同一血清型致病性钩端螺旋体的持久免疫力，但不同血清型、尤其是血清群之间无明显的交叉保护作用。单核-巨噬细胞和中性粒细胞均能吞噬致病性钩端螺旋体，但前者能杀灭吞噬的致病性钩端螺旋体，后者则否。

三、 微生物学检查

1. 标本采集 病原学检查时，发病 7～10 天取外周血，两周后取尿液，有脑膜刺激症状者取脑脊液。血清学检查时，可采取单份血清，但最好采集发病 1 周及 3～4 周双份血清。

2. 病原学检查 常用暗视野显微镜检查法和镀银染色后普通光学显微镜检查法。

（1）直接镜检：将标本差速离心集菌后直接用暗视野显微镜或镀银染色后用光学显微镜直接检查有无钩端螺旋体，也可用直接免疫荧光或 ELISA 法检查。

（2）核酸检测：常用 PCR 检测标本中致病性钩端螺旋体 16S rRNA 基因，该法虽简便、快速、敏感，但不能获得菌株。限制性核酸内切酶指纹图谱可用于钩端螺旋体鉴定、分型、变异等研究，脉冲场凝胶电泳聚类分析可用于流行病学调查。

（3）分离培养与鉴定：将标本接种至 Korthof 或 EMJH 培养基中，28℃培养2周，用暗视野显微镜检查有无钩端螺旋体生长。培养阳性者可进一步用显微镜凝集试验（MAT）和凝集吸收试验（AAT）进行血清群及血清型的鉴定。

（4）动物实验：适用于有杂菌污染的标本。将标本接种于幼龄豚鼠或金地鼠腹腔，一周后取心血镜检并作分离培养及鉴定。若动物发病后死亡，解剖后可见皮下、肺部等处有出血点或出血斑，肺、肝、肾组织染色后镜检可见大量钩端螺旋体。

3. **血清学诊断** 以 MAT 最为经典和常用。

（1）MAT：用我国15群15型致病性钩端螺旋体参考标准株结合当地常见的血清群及血清型作为抗原，与疑似钩端螺旋体病患者稀释血清混合后37℃孵育1～2 h，在暗视野显微镜下检查有无凝集现象。若血清中存在同群及同型抗体，可见钩端螺旋体被凝集成蜘蛛状甚至形成不规则的团块。以50%钩端螺旋体被凝集的最高血清稀释度作为效价判断终点。单份血清标本的凝集效价1∶300以上或双份血清标本凝集效价增长4倍以上有诊断意义。本试验特异性和敏感性均较高，但早期诊断价值不高。

（2）TR/patoc I 属特异性抗原凝集试验：不致病的双曲钩端螺旋体 Patoc I 株经80℃加热10 min 后可作为属特异性抗原，能与所有感染不同血清群、型致病性钩端螺旋体的患者血清中抗体发生凝集反应，常用的方法为玻片凝集试验（slide agglutination test，SAT）。由于所检测的抗体主要是 IgM，故本法可用于早期诊断。

（3）间接凝集试验：将致病性钩端螺旋体可溶性抗原吸附于乳胶或活性炭微粒等载体上，然后检测血清标本中有无相应凝集抗体。单份血清标本乳胶凝集效价＞1∶2、炭粒凝集效价＞1∶8时可判为阳性，双份血清标本凝集效价呈4倍以上增长则更有诊断价值。

四、防治原则

防鼠、灭鼠，加强对带菌家畜的管理。疫区人群接种多价钩端螺旋体全菌死疫苗是预防和控制钩端螺旋体病流行的主要措施。夏季和早秋是钩端螺旋体病流行季节，应尽量避免或减少与疫水接触，接触疫水人群可口服强力霉素进行紧急预防。

钩端螺旋体病的治疗首选青霉素，至今尚未发现致病性钩端螺旋体对青霉素耐药，青霉素过敏者可选用庆大霉素或强力霉素。部分患者注射青霉素后出现高热、寒战及低血压，有的甚至出现抽搐、休克、呼吸和心跳暂停，称之赫氏反应（Jarisch-Herxheimer reaction）。赫氏反应与钩端螺旋体被青霉素杀灭后所释放的大量毒性物质有关，因此，在治疗中需密切观察患者的病情。

第二节　密螺旋体属

密螺旋体属（*Treponema*）螺旋体可分为致病性和非致病性两大类。致病性密螺旋体主要有苍白密螺旋体（*T. pallidum*）和品他密螺旋体（*T. carateum*）两个种。苍白密螺旋体又分为 3 个亚种：苍白亚种（*T. pallidum* subsp. *pallidum*）、地方亚种（*T. pallidum* subsp. *endemicum*）和极细亚种（*T. pallidum* subsp. *pertenue*），分别引起梅毒、非性病梅毒（又称地方性梅毒）和雅司病。品他密螺旋体引起品他病。

一、苍白密螺旋体苍白亚种

苍白密螺旋体苍白亚种俗称梅毒螺旋体，是梅毒（syphilis）病原体。梅毒是对人类危害较严重的性传播疾病（sexual transmitted disease，STD）。

（一）主要生物学性状

1. 形态与染色　菌体长 6～15 μm，直径 0.1～0.2 μm，两端尖直，运动活泼。基本结构由外至内分别为外膜、细胞壁、内鞭毛、柱形原生质体。3～4 根内鞭毛在内、外膜之间缠绕于柱形原生质体表面，形成 8～14 个较为规则致密的螺旋并使梅毒螺旋体能以移行、屈伸、滚动等方式运动。革兰染色阴性，但不易着色，用镀银染色法染成棕褐色。因菌体有较强折光性，常用暗视野显微镜直接观察梅毒螺旋体（图 19-2）。

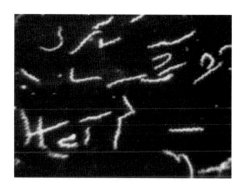

图 19-2　暗视野显微镜下的梅毒螺旋体（×2 000）

2. 培养特性　不能在无生命人工培养基上生长繁殖。Nichols 株对人和家兔有致病性，接种家兔睾丸或眼前房能缓慢繁殖并保持毒力。Reiter 株无致病力，但能在兔睾丸组织碎片及厌氧条件下生长繁殖。Nichols 株和 Reiter 株均可作为梅毒血清学检查的抗原。有文献报道，采用棉尾兔单层上皮细胞微需氧条件下（1.5%O_2、5%CO_2、93.5%N_2）33℃培养时，梅毒螺旋体可生长繁殖并保持毒力。

3. 抗原结构　主要有相对分子质量分别为 15、17、34、44、47 kDa 等外膜蛋白，其中 47 kDa 外膜蛋白（TpN47）含量最高且抗原性较强，其次为 TpN15 和 TpN17。鞭毛蛋白主要由 33 kDa、33.5 kDa 核心蛋白亚单位和 37 kDa 鞘膜蛋白亚单位组成的聚合结构，其中 37 kDa 鞘膜蛋白亚单位含量高且抗原性强。

4. 抵抗力　极弱，对温度和干燥特别敏感。离体后干燥 1～2 h 或 50℃加热 5 min 即死亡。血液中的梅毒螺旋体 4℃放置 3 天可死亡，故血库 4℃冰箱储存 3 天以上的血液通常无传染梅毒的风险。对化学消毒剂敏感，1%～2% 石炭酸处理数分钟即死亡。对青霉素、四环素等抗生素均敏感。

（二）致病性和免疫性

1. 致病物质　梅毒螺旋体有很强侵袭力，但无内毒素和外毒素。

（1）荚膜样物质（capsule-like substance）：为菌体表面的黏多糖和唾液酸，可阻止抗体与菌体结合、抑制补体激活以及补体溶菌、干扰单核-巨噬细胞吞噬作用。梅毒患者常出现的免疫抑制现象也被认为与荚膜样物质有关。

（2）黏附因子（adhesion factor）：一些梅毒螺旋体外膜蛋白是黏附因子，其受体主要是靶细胞胞外基质(ECM)中的纤维连接蛋白(FN)和层粘连蛋白(LN)。

（3）透明质酸酶(hyaluronidas)：能分解组织、细胞基质、血管基底膜中的透明质酸(hyaluronic acid)，有利于梅毒螺旋体的侵袭和播散。

病理性免疫参与梅毒螺旋体的致病过程，如Ⅱ期梅毒患者血液中常出现梅毒螺旋体相关的免疫复合物、Ⅲ期梅毒患者出现树胶肿病变(梅毒瘤)等。

2. 所致疾病　梅毒螺旋体只感染人类引起梅毒，故梅毒患者是唯一的传染源。梅毒一般分为后天性(获得性)和先天性两种，前者通过性行为传染称为性病梅毒，后者为梅毒孕妇通过胎盘传染给胎儿。输入梅毒螺旋体污染的血液或血制品，可引起输血后梅毒。

获得性梅毒临床上可分为3期，表现为发作、潜伏和再发作交替的现象。

（1）Ⅰ期梅毒：梅毒螺旋体经皮肤或黏膜感染后2～10周，局部出现无痛性硬下疳(hard chancre)，多见于外生殖器，也可见于肛门、直肠和口腔，其溃疡渗出液中有大量梅毒螺旋体，传染性极强。此期持续1～2个月，硬下疳常可自愈，经2～3个月无症状潜伏期后进入第Ⅱ期。

（2）Ⅱ期梅毒：全身皮肤及黏膜出现梅毒疹(syphilid)，多见于躯干以及四肢。全身淋巴结肿大，有时累及骨、关节及中枢神经系统。梅毒疹和淋巴结中有大量梅毒螺旋体。部分患者梅毒疹可反复出现数次。上述体征持续3周～3个月后可自行消退，但多数患者发展成Ⅲ期梅毒。Ⅰ、Ⅱ期梅毒又称为早期梅毒，传染性强但组织破坏性较小。

（3）Ⅲ期梅毒：又称晚期梅毒，多发生于初次感染2年后，但潜伏期也可长达10～15年。此期出现全身组织和器官慢性炎性损伤、慢性肉芽肿及局部组织缺血性坏死，以神经梅毒和心血管梅毒最为常见，皮肤、肝、脾和骨骼可被累及，导致出现动脉性梅毒瘤(gumma)、脊髓痨或全身麻痹等。此期体内梅毒螺旋体量少、传染性小，但破坏性大、病程长，病情呈进展和消退交替出现，可危及生命。

先天性梅毒　梅毒孕妇体内的梅毒螺旋体通过胎盘引起的胎儿全身感染，可导致流产、早产或死胎，新生儿可有皮肤病变、马鞍鼻、锯齿形牙、间质性角膜炎、骨软骨炎、先天性耳聋等特殊体征，俗称梅毒儿。

3. 免疫性　梅毒的免疫为传染性免疫或有菌性免疫，即感染了梅毒螺旋体的个体对梅毒螺旋体的再感染有抵抗力，若梅毒螺旋体被清除，免疫力也随之消失。梅毒螺旋体侵入机体后，首先被中性粒细胞和单核-巨噬细胞吞噬，但不一定被杀灭，只有在特异性抗体及补体协同下，吞噬细胞可杀灭梅毒螺旋体。机体产生的特异性细胞免疫和体液免疫中，以迟发型超敏反应为主的细胞免疫抗梅毒螺旋体感染作用较大。

在梅毒螺旋体感染的所有阶段，患者可产生梅毒螺旋体抗体和心磷脂抗体。梅毒螺旋体抗体可在补体存在的条件下，杀死或溶解梅毒螺旋体，同时对吞噬细胞有调理作用。心磷脂抗体又称反应素(reagin)，能与生物组织中的某些脂类物质发生反应，无保护作用。此外，梅毒患者体内常发现有多种自身抗体，如抗淋巴细胞抗体、类风湿因子、冷凝集素等，提示梅毒螺旋体可诱导机体产生自身免疫反应。

（三）微生物学检查

1. **病原学检查** 最常用的标本是硬下疳及梅毒疹渗出液,其次是局部淋巴结抽出液,可用暗视野显微镜观察活动的梅毒螺旋体,也可用直接免疫荧光或 ELISA 法检查。

2. **血清学试验** 有非梅毒螺旋体抗原试验和梅毒螺旋体抗原试验两大类。

（1）非梅毒螺旋体抗原试验:用牛心肌的心脂质(cardiolipin)作为抗原,测定患者血清中的反应素(抗脂质抗体)。用于梅毒患者初筛,国内较常用 RPR(rapid plasma reagin)试验和 TRUST(tolulized red unheated serum test):前者以碳颗粒作为载体,结果呈黑色;后者以甲苯胺红为载体,结果呈红色。VDRL(vernereal disease reference laboratory)试验是诊断神经性梅毒唯一的血清学方法,也可用于梅毒初筛,但国内使用极少。因上述试验中均采用非特异性抗原,故一些非梅毒疾病如红斑性狼疮、类风湿关节炎、疟疾、麻风、麻疹等患者血清也可呈现假阳性结果。因此,非梅毒螺旋体抗原试验阳性结果必须结合临床资料综合分析后才能进行诊断。

（2）梅毒螺旋体抗原试验:采用梅毒螺旋体 Nichols 株或 Reiter 株作为抗原,检测患者血清中特异性抗体,特异性高但操作繁琐,可用于梅毒确诊。国内较常用的梅毒螺旋体抗原试验有梅毒螺旋体血凝试验(treponemal pallidum hemagglutination assay，TPHA)、梅毒螺旋体明胶凝集试验(treponemal pallidum particle agglutination assay，TPPA),其次尚有梅毒螺旋体抗体微量血凝试验(microhemagglutination assay for antibody to *Treponema pallidum*，MHA－TP)、荧光密螺旋体抗体吸收(fluorescent treponemal antibody-absorption，FTA－ABS)试验等。近年文献报道,用单一或多种重组 TpN 蛋白为抗原建立的 ELISA、梅毒螺旋体抗体捕获 ELISA、免疫印记迹法也有较好的检测效果,但临床上未使用。

由于先天性梅毒易受新生儿过继免疫的抗体干扰,部分患儿不产生特异性 IgM,故诊断较为困难。当脐血特异性抗体明显高于母体、患儿有较高水平特异性抗体或抗体效价持续上升时才有辅助诊断价值。

（四）防治原则

梅毒是性病,加强性卫生教育和性卫生是减少梅毒发病率的有效措施。梅毒确诊后,应及早予以彻底治疗,现多采用青霉素类药物治疗 3 个月至 1 年,以血清抗体转阴为治愈指标,且治疗结束后需定期复查。目前无梅毒疫苗产品。

二、其他密螺旋体

1. **苍白密螺旋体地方亚种** 非性病梅毒(nonvenereal syphilis)、又称地方性梅毒(endemic syphilis)的病原体。地方性梅毒主要发生于非洲,也可见于中东和东南亚等地区,主要通过苍白密螺旋体地方亚种污染的食具经黏膜传播。临床主要表现为有高度传染性的皮肤损害,疾病晚期内脏并发症少见。常用青霉素类抗生素治疗,无疫苗产品。

2. **苍白螺旋体极细亚种** 雅司病(Yaws)的病原体,主要通过与患者的病损皮肤直接接触而感染。原发性损害主要是四肢杨梅状丘疹,皮损处常形成疤痕,骨破坏性病变常见,内脏和神经系统的并发症少见。常用青霉素类抗生素治疗,无疫苗产品。

3. **品他密螺旋体** 品他病(pinta)的病原体,主要通过与患者的病损皮肤的直接接触而感染。原发性损害是皮肤出现瘙痒性小丘疹,遍及面、颈、胸、腹和四肢,继而扩大、融合、表面脱屑,数月后呈扁平丘疹,色素加深。感染后1～3年,皮损处色素减退,甚至消失呈白瓷色斑,最后皮肤结痂、变形。常用青霉素类抗生素治疗,无疫苗产品。

第三节 疏螺旋体属

疏螺旋体属(*Borrelia*)中对人有致病性的主要有伯氏疏螺旋体(*B. burgdorferi*)和回归热螺旋体(*B. recurrentis*),分别引起莱姆病(Lyme disease)和回归热(relapsing fever)。

一、伯氏疏螺旋体

伯氏疏螺旋体是莱姆病的主要病原体。1977 年,莱姆病发现于美国康涅狄格州的莱姆镇(Lyme),5 年后学者 Burgdorfer 从硬蜱及患者体内分离出伯氏疏螺旋体并证实其为莱姆病的病原体。莱姆病病原体存在着异质性,其分类也未统一,目前仍以伯氏疏螺旋体作为莱姆病病原体的统称,又称为莱姆螺旋体。莱姆病以蜱为媒介进行传播,人和多种动物均可感染。目前我国有多个省和自治区证实有莱姆病存在。

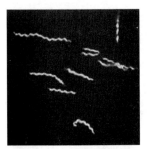

图19-3 暗视野显微镜下的伯氏疏螺旋体(×2 000)

(一) 主要生物学性状

1. **形态与染色** 菌体长 10～40 μm,直径 0.1～0.3 μm,两端稍尖。有2～100 根内鞭毛,使菌体表面形成 3～10 个稀疏、不规则螺旋并使伯氏疏螺旋体能以扭转、翻滚、抖动等方式运动。革兰染色阴性,但不易着色。镀银染色、Giemsa 或 Wright 染色效果较好。因菌体有较强折光性,常用暗视野显微镜直接观察伯氏疏螺旋体(图 19-3)。

2. **培养特性** 营养要求高,培养基需含有长链饱和及不饱和脂肪酸、葡萄糖、氨基酸和牛血清白蛋白。微需氧或需氧,5％～10％CO_2 促进生长,适宜生长温度为 35℃。生长缓慢,在液体培养基中分裂繁殖一代的时间约为 18 h,故通常需培养 2～3 周。伯氏疏螺旋体在液体培养基中易相互缠绕成团,在 1％软琼脂固体培养基表面可形成边缘整齐、直径约 0.5 μm 的菌落。

3. **抗原结构** 伯氏疏螺旋体有多种主要表面蛋白抗原,包括外膜蛋白 OspA～F 及外膜脂蛋白。外表蛋白 A(outer superficial protein A, OspA)和外表蛋白 B(OspB)为伯氏疏螺旋体主要表面抗原,有种特异性,其抗体有免疫保护作用,另有外表蛋白 C(OspC)也被证实有一定的免疫保护性。41 kDa 鞭毛蛋白是优势抗原,可诱导特异性体液和细胞免疫。外膜脂蛋白(outer membrane lipoprotein)和热休克蛋白(heat shock protein, HSP)无种特异性。

DNA 同源性分析后发现,世界各地分离出的莱姆病疏螺旋体有明显异质性,可分为主要分布于美国和欧洲的伯氏疏螺旋体、主要分布于欧洲和日本的伽氏疏螺旋体($B.$ $garinii$)和埃氏疏螺旋体($B.$ $afelii$)。美国分离株高表达 OspA,欧洲分离株 OspA 少见,我国分离株与欧洲分离株较为接近。

4. **抵抗力** 抵抗力弱。60℃加热 1～3 min 即死亡,0.2%甲酚皂或 1%石炭酸处理 5～10 min 即被杀灭。对青霉素、头孢菌素、红霉素敏感。

(二) 致病性和免疫性

1. **流行环节** 莱姆病是自然疫源性传染病。储存宿主多为野生和驯养的哺乳动物,其中以鼠和鹿较为重要。主要传播媒介是硬蜱(hard tick),已确定的有 4 种:美国丹敏硬蜱、太平洋硬蜱、欧洲蓖子硬蜱和亚洲全沟硬蜱。伯氏疏螺旋体可在蜱的中肠生长繁殖,叮咬宿主时,通过肠内容物反流、唾液或粪便感染宿主。我国莱姆病主要见于东北和内蒙古林区,4～8 月高发。

2. **致病物质** 伯氏疏螺旋体无内毒素和外毒素,其致病物质至今了解甚少。

(1) 黏附因子(adhesion factor):伯氏疏螺旋体能黏附、继而侵入人成纤维细胞及脐静脉内皮细胞,该黏附作用可被全菌抗血清或 OspB 单克隆抗体所抑制,表明 OspB 及某些伯氏疏螺旋体表面分子具有黏附作用。伯氏疏螺旋体黏附的受体是靶细胞胞外基质(ECM)中的纤维连接蛋白和核心蛋白多糖。

(2) 内毒素样物质(endotoxin-like substance,ELS):伯氏疏螺旋体细胞壁中无 LPS,但其细胞壁膜中 ELS 具有细菌内毒素类似的生物学活性。

(3) 抗吞噬物质(anti-phagocytosis substance):伯氏疏螺旋体临床分离株对小鼠毒力较强,在人工培养基中反复传代后毒力明显下降且 OspA 消失,易被吞噬细胞吞噬和杀灭,提示 OspA 有抗吞噬作用。

3. **所致疾病** 莱姆病是一种慢性全身感染性疾病,病程可分为 3 期:早期局部性感染、早期播散性感染和晚期持续性感染。

早期局部性感染表现为疫蜱叮咬后 3～30 天的潜伏期内,叮咬部位出现一个或数个慢性移行性红斑(erythema chronicum migrans,ECM),同时出现发热、头痛、肌肉和关节疼痛、局部淋巴结肿大等症状。ECM 初为红色斑疹或丘疹,继而扩大为圆形皮损,直径 5～50 cm,边缘鲜红,中央呈退行性变,多个 ECM 重叠在一起可形成枪靶形。早期播散性感染多表现为继发性红斑、面神经麻痹、脑膜炎等。未经治疗的莱姆病病人约 80%可发展至晚期,主要表现为慢性关节炎、周围神经炎和慢性萎缩性肌皮炎。

4. **免疫性** 伯氏疏螺旋体感染后可产生特异性抗体,但产生时间较晚。抗伯氏疏螺旋体感染主要依赖于特异性体液免疫,可通过免疫调理作用增强吞噬细胞吞噬及杀灭伯氏疏螺旋体的能力。特异性细胞免疫有无保护作用一直存在争议。

(三) 微生物学检查

1. **标本采集** 整个病程中伯氏疏螺旋体数量均较少,难以分离培养。临床上主要取莱姆病患者血清标本进行血清学检查,有时也可采集皮损组织、血液、脑脊液、关节液、尿液等标本用分子生物学方法检测。

2. 病原学检查 主要采用 PCR 检测标本中伯氏疏螺旋体 DNA 片段。

3. 血清学检查 多数实验室采用 ELISA。ECM 出现后 2～4 周出现特异性 IgM 抗体，6～8 周达峰值，4～6 个月后明显下降。ECM 出现后 4～6 个月才能检出 IgG 抗体，但可一直维持至疾病晚期。鞭毛蛋白抗体主要是 IgM，Osp 抗体主要是 IgG。若脑脊液中检出特异性抗体，表示中枢神经系统已被累及。ELISA 检测结果阳性时，还需用免疫印迹技术分析其特异性，以排除 ELISA 假阳性反应。由于莱姆病病原体有异质性、伯氏疏螺旋体与苍白密螺旋体等有共同抗原，免疫印迹检测结果仍需结合临床资料进行判定。

（四）防治原则

加强疫区工作人员个人防护，避免蜱叮咬。根据不同病程采用不同的抗生素治疗，早期莱姆病患者口服强力霉素、羟氨苄青霉素或红霉素，晚期莱姆病患者一般用青霉素联合头孢三嗪等静脉滴注。目前无莱姆病疫苗产品。

二、回归热螺旋体

回归热是一种以反复周期性急起急退的高热为临床特征的急性传染病。多种疏螺旋体均可引起回归热。根据病原体及其传播媒介不同可分为两类：①虱传回归热：又称流行性回归热，病原体为回归热疏螺旋体（*B. recurrentis*），虱为传播媒介；②蜱传回归热：又称地方性回归热，病原体为杜通疏螺旋体（*B. duttonii*）、赫姆斯疏螺旋体（*B. hermsii*），软蜱为主要传播媒介。蜱传回归热临床表现与虱传回归热相似，但症状较轻，病程较短。我国流行的回归热主要是虱传型。

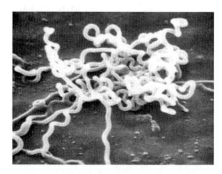

图 19 - 4 扫描电镜下的回归热疏螺旋体（×12 000）

（一）主要生物学性状

1. 形态与染色 菌体长 10～30 μm，直径约 0.3 μm，运动活泼，有 3～10 个不规则的螺旋（图 19 - 4）。革兰染色阴性，Giemsa 染色呈紫红色，Wright 染色呈棕红色。

2. 培养特性 微需氧，最适生长温度为 28～30℃。营养要求高，其培养基需加血液、血清或动物蛋白。分裂繁殖一代约需 18 h，体外传数代后，其致病性丧失。

3. 抗原构造 有类属抗原和特异性抗原，但抗原性极易变异。在病程中可从同一个患者体内分离出几种抗原结构不同的变异株。

（二）致病性和免疫性

1. 流行环节 回归热螺旋体储存宿主是啮齿类动物，虱或软蜱叮咬动物宿主后被感染，其体腔、唾液、粪便中均可含有回归热螺旋体。虱或软蜱叮咬人后，回归热螺旋体经伤口直接进入体内引起疾病。

2. 致病性 回归热螺旋体感染人后，经 3～10 天潜伏期患者突发高热，持续 3～5 天退热，约 1 周后又出现高热，如此反复发作达 3～10 次。急起急退的反复周期性高热、全身肌肉酸痛、肝脾肿大为回归热的临床特征,重症患者可出现黄疸和出血。

3. 免疫性　感染后机体可产生特异性抗体,抗体在补体协同下可裂解回归热螺旋体。但回归热螺旋体外膜蛋白抗原极易发生变异,所形成的突变株可以逃避抗体的攻击,突变株繁殖到一定数量时则引起第二次高热,如此反复多次,直至机体产生多种特异性抗体能应对各种变异株,回归热螺旋才被清除。感染后免疫力维持时间短暂。

（三）微生物学检查

采集发热期的外周血标本,直接涂片后进行 Giemsa 染色,光学显微镜下可见比红细胞长数倍、并且有疏松螺旋的螺旋体,但退热期血液中常无螺旋体。

（四）防治原则

进入疫区人员应避免虱和蜱的叮咬。青霉素、四环素、红霉素治疗有效。目前无回归热疫苗产品。

三、奋森疏螺旋体

奋森疏螺旋体($B.\ vincentii$)形态与回归热疏螺旋体相似。正常情况下,奋森疏螺旋体与梭形梭杆菌($Fusobecteriurn\ fusiforme$)共同寄居于人牙龈部位,当机体免疫功能下降时,奋森疏螺旋体与梭形梭杆菌大量繁殖,协同引起奋森咽峡炎、牙龈炎、口腔坏疽等疾病。微生物学检查时可采取局部病变组织直接涂片,革兰染色镜检可见疏螺旋体和梭状杆菌。

（严　杰）

第二十章　放线菌属与诺卡菌属

概　述

- 放线菌属中,对人致病的主要是衣氏放线菌、牛放线菌、内氏放线菌、黏液放线菌和龋齿放线菌等,主要寄居在正常人体的口腔、肠道和泌尿生殖道,引起内源性机会感染,在病灶组织和脓性分泌物中可找到硫磺颗粒为其特征,抗生素治疗有效。
- 诺卡菌属广泛分布于土壤和水中,多数为腐生性非致病菌,抗酸染色阳性。对人致病诺卡菌至少有30种,主要包括星形诺卡菌、巴西诺卡菌等,引起外源性机会感染,抗生素治疗有效。

　　放线菌(Actinomycetes)是一类单细胞,呈分枝状生长,主要以形成孢子的方式进行繁殖的原核微生物。因其菌落呈放射状,故名放线菌。放线菌有菌丝和孢子的结构,在固体培养基和液体培养基中的生长形状类似真菌,故曾将其列入真菌。随着微生物分类学的深入研究,确认放线菌置于细菌之中,属于原核细胞型微生物。其主要依据:①有原始核结构,但无核膜和核仁;②细胞壁主要由肽聚糖组成,并含有二氨基庚二酸(DAP);③核糖体为70S,且对常用抗生素敏感;④DNA重组方式与细菌相同。

　　放线菌是与人类关系极为密切而有应用前途的一类微生物。在迄今已报道的抗生素中,有80%是放线菌产生的。除此之外,放线菌还能产生各种酶抑制剂、维生素及有机酸等。

　　重要放线菌的代表属有:链霉菌属(*Streptomyces*),放线菌属(*Actinomyces*),诺卡氏菌属(*Nocardia*),小单孢菌属(*Micromonospora*),链孢囊菌属(*Streptosporangium*),游动放线菌属(*Actinoplanes*)和高温放线菌属(*Thermoactinomyces*)。

　　少数放线菌与致病有关,主要有放线菌属和诺卡氏菌属。放线菌属多为人体的正常菌群,可引起内源性感染;诺卡氏菌属为腐物寄生菌,广泛存在于土壤中,可引起外源性感染。

第一节　放　线　菌　属

　　放线菌属(*Actinomyces*)在自然界分布广泛,并寄居在正常人体的口腔、肠道和泌尿生殖道。对人致病的主要是衣氏放线菌(*A. israelii*)、牛放线菌(*A. bovis*)、内氏放线菌(*A.*

naeslundii)、黏液放线菌(A. viscous)和龋齿放线菌(A. odontolyticus)等。主要引起内源性机会感染,一般不在人与人及人与动物之间传播。

一、主要生物学性状

1. **形态与染色**　为革兰阳性、非抗酸性的丝状菌。菌丝细长无隔,直径 $0.5\sim0.8\ \mu m$,有分枝。菌丝易断裂成链球状或链杆状,形状似棒状杆菌。在患者的病灶组织和脓性分泌物中可找到肉眼可见的黄色小颗粒,称为硫磺颗粒(sulfur granule)。硫磺颗粒是放线菌在组织中形成的菌落。将此颗粒制成压片或组织切片,镜检可见菌丝向四周放射排列呈菊花状。革兰染色,颗粒中央部菌丝呈革兰阳性,周围长丝末端膨大部分呈革兰阴性。病理标本苏木精伊红染色,中央部为紫色,末端膨大为红色,可用于诊断。

2. **培养特性**　培养较困难,厌氧或微需氧,生长缓慢。初次分离加 $5\%CO_2$ 能促进生长。在血琼脂平板上,经 $37℃$ 培养 $4\sim6$ 天后,可形成直径 $<1\ mm$ 的灰白色或淡黄色微小圆形菌落,不溶血。放线菌生化反应慢,产酸不产气。过氧化氢酶阴性。

二、致病性与免疫性

衣氏放线菌(A. israelii)是人体正常菌群。当机体免疫功能降低,或拔牙、口腔黏膜损伤时,可发生内源性感染。

1. **致病性**　该菌侵入组织并大量繁殖,导致软组织慢性或亚急性肉芽肿性炎症,病灶中央坏死形成脓肿,并常伴有多发性瘘管,排出带有硫磺样颗粒的脓液。本菌引起的疾病,称为放线菌病。病变最常见于面颈部,也可侵害肺部(常有吸入史)、腹部(多继发外伤)、盆腔(继发于腹部或宫内避孕)与中枢神经系统。

有的学者认为放线菌与龋齿和牙周炎的发病有关。将内氏放线菌(A. naeslundii)与黏性放线菌(A. viscous)接种于无菌大鼠口腔内,可引起大鼠龋齿的产生。这两种放线菌能产生果聚糖等物质,使其黏附在牙釉质上,并与变异链球菌共同形成菌斑。从牙周炎患者口腔分离的黏性放线菌有毒株中,能产生 6 -去氧太洛糖,损伤牙周组织,而无毒株则不能,由此推测放线菌与牙周炎也有关,但龋齿与牙周炎的发病因素多而复杂。

2. **免疫性**　放线菌病患者血清中可找到多种抗体,但抗体对机体无保护作用,也无诊断价值。机体对放线菌的免疫主要靠细胞免疫。

三、微生物学诊断

主要在脓液或痰液中寻找硫磺样颗粒,并进行镜检,也可取活组织切片,染色镜检。必要时将标本接种于沙保(Sabouraud)培养基或血平板上作厌氧培养,培养后的菌落可用涂片、革兰染色和镜检对菌落进行鉴定,并进一步通过抗酸染色区分放线菌属和诺卡氏菌属。

四、防治原则

无特异性预防方法。预防主要是注意口腔卫生,有牙病或口腔黏膜损伤时要及时治疗。

治疗时,青霉素是首选,可应用大剂量青霉素作较长时间(6～18个月)的治疗,以防复发。不能使用青霉素的患者,可选用甲氧苄氨嘧啶-磺胺甲基异恶唑(TMP-SMZ)、红霉素、克林达霉素、四环素、林可霉素等。同时配合外科清创,切除瘘管及感染组织。脓肿应充分引流,以改变厌氧环境。

第二节　诺卡菌属

诺卡菌属(*Nocardia*),原名放线菌属(*Proactinomyces*),广泛分布于土壤和水中,多数为腐生性非致病菌,细胞壁含分枝菌酸。对人致病诺卡菌至少有30种,主要包括星形诺卡氏菌(*N. asteroides*)、巴西诺卡氏菌(*N. brasiliensis*)和豚鼠诺卡氏菌(*N. caviae*)。我国以星形诺卡氏菌多见。

一、诺卡菌主要生物学性状

诺卡菌形态基本与衣氏放线菌相似,革兰染色阳性,抗酸染色阳性,但脱色仅需1%盐酸酒精,延长脱色时间可转变为阴性,可与结核分枝杆菌区别。触酶试验阳性,产尿素酶,能分解利用石蜡。在脓液中可出现淡黄、红色颗粒,压片镜检时丝状末端不膨大。

需氧,液体培养基中形成菌膜,下部液体澄清。营养要求不高,在普通培养基上37℃或室温培养均可生长。繁殖速度较慢,一般5～7天可见菌落。菌落表面干燥、皱褶或颗粒状,呈黄色、橙色或红色,一触即碎。能产生气生菌丝,菌丝易断裂。

二、致病性

诺卡菌属为需氧菌,是土壤中腐生菌,不是人和动物体内的正常菌群。为外源性感染,免疫低下者如白血病、肿瘤或长期使用免疫抑制剂者易发生感染。诺卡氏菌经呼吸道吸入肺部,引起肺炎、肺脓肿或肺空洞等,症状类似肺结核。该菌亦可通过血行散播至脑,引起脑膜炎与脑脓肿,也可播散至肾、肝、心包等全身其他部位,引起慢性肉芽肿及瘘管形成。诺卡氏菌(主要病原菌为巴西诺卡菌)也可经创口侵入皮肤,在皮肤或皮下组织形成结节、脓肿、溃疡、瘘管等损伤,好发于下肢。目前认为该病原不在人与人之间、人与动物之间传播。

三、微生物学检查

诊断主要取痰、脑脊液、脓液涂片或取硫磺样颗粒压片,进行革兰染色及改良后的抗酸染色,根据形态与染色性进行诊断,必要时做分离培养与生化反应等。分离培养较困难,往往有杂菌污染。

分子生物学方法常用于诺卡菌定种和流行病学研究,包括16S rRNA序列分析、*hsp*或*secA*特异性基因限制性片段长度多态性(restriction fragment length polymorphism,RFLP)分析等。

四、防治原则

治疗首选磺胺嘧啶,使用 4～6 个月,也可与四环素、链霉素等抗生素联用。如果磺胺嘧啶治疗失败,也可选用阿米卡星、亚胺培南、米诺四环素、利奈唑胺和头孢噻肟,并配合外科手术清创,切除坏死组织,以及支持疗法。

（张俊琪）

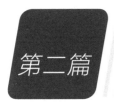

第二篇 真菌学 Mycology

第二十一章 真菌学概述

概　述

- 真菌是真核细胞微生物,具有核膜和核仁,完整细胞器,包括内质网、高尔基体、线粒体及80S核糖体等;细胞壁由几丁质和纤维素组成,细胞膜含有麦角固醇。
- 与医学有关的真菌达400余种,仅10多种常见真菌可引起90％以上的真菌病,引起人类感染、中毒或超敏反应。
- 近年,真菌病的发病率增高,尤其是机会致病性真菌感染,并出现耐药现象。

真菌(fungus)一词来源于拉丁文,原意是指蘑菇;希腊文指海绵状物(sphongis);中文早期称为蕈,后称菌。真菌是真核细胞微生物,具有核膜、核仁和完整的细胞器,核糖体为80S(表21-1)。真菌的形态多样,一般分为单细胞和多细胞,酵母菌属于单细胞,而霉菌和蕈菌属于多细胞,归属于不同的亚门。

表21-1　原核细胞型微生物与真核细胞型微生物的比较

区别点	原核细胞型微生物	真核细胞型微生物
细胞核	无成形的细胞核,核物质集中于胞质中;无核膜,无核仁;DNA不与蛋白质结合	有成形的真正的细胞核;有核膜,有核仁;DNA与蛋白质形成染色体
分裂方式	主要为二分裂	有丝分裂、减数分裂
细胞壁	肽聚糖	几丁质(甲壳质)
细胞膜	常缺乏固醇	常有固醇
内膜	较简单,有中介体	复杂,有内质网和高尔基体
核糖体	70S(50S和30S二亚基组成)	80S(60S和40S二亚基组成)
呼吸系统	质膜或中介体	线粒体

真菌以腐生或寄生的方式生存,繁殖方式为有性或无性。无光合作用。真菌分布广泛,种类多,目前有十余万种。绝大部分真菌对人类有益,如酿酒、发酵、食用真菌等。与医学有关的真菌400余种,可引起人类感染、中毒或超敏反应。近年来,由于抗生素的滥用、糖皮质激素、免疫抑制剂和化疗药物的使用导致真菌病的发病率增高,尤其是条件致病性真菌感染,并出现耐药现象。

真菌在生物界的位置尚未统一,大多学者认为真菌应为真菌界,分为黏菌和真菌两个门。与医学相关的真菌主要分布在真菌门的4个亚门:接合菌亚门、子囊菌亚门、半知菌亚门、担子菌亚门，见表21-2。

表21-2　与医学相关的真菌亚门

真菌分类(亚门)	特性	真菌种	致病性
接合菌亚门(Zygomycotina)	绝大多数无隔、多核菌丝体	毛霉属、根霉属、犁头霉属	机会致病性真菌
子囊菌亚门(Ascmycotina)	子囊和子囊孢子	酵母菌属、毛癣菌属、芽生菌属、组织胞浆菌属、小孢子菌属	机会致病性真菌或致病性真菌
半知菌亚门*(Deuteromycotina)	生活史不了解，未发现有性阶段，因此命名"半知"	青霉属、曲霉属和白假丝酵母菌属	机会致病性真菌或致病性真菌
担子菌亚门(Basidiomycotina)	担子和担孢子	隐球菌属	机会致病性真菌
		木耳、香菇和灵芝	食用真菌

*指在子囊菌和担子菌中，未发现有性繁殖，在分类学上位置不明的一种临时分类。

第一节　真菌的主要生物学性状

真菌形态多，且大小不一，小的如酵母菌，与细菌大小相似，大的肉眼可见，如蘑菇等。引起人类疾病的真菌较小。真菌细胞膜含有麦角甾醇和酵母甾醇，是抗真菌药物如氟康唑、酮康唑等唑类药物的作用靶位。真菌对抑制肽聚糖合成的药物如青霉素和头孢菌素以及作用于细菌70S核糖体的抗生素不敏感。

一、形态与结构

按形态和结构特点，可将真菌分为单细胞型和多细胞型两大类。

1. 单细胞真菌　呈圆形或椭圆形，分为酵母型和类酵母型。酵母型真菌不产生菌丝，以芽生方式繁殖，菌落与细菌相似，如新型隐球菌。类酵母型真菌，菌落与酵母型真菌相似，母细胞以芽生方式繁殖，出芽的芽生孢子持续延长，不与母细胞脱落且不断裂，可深入培养基内，称假菌丝（pseudohypha）。

真菌的类型：单细胞型、多细胞型和二相型

2. 多细胞真菌　又称为丝状菌，俗称霉菌，由孢子（spore）和菌丝（hypha）组成。少数真菌具有单细胞和多细胞的特点，在不同环境条件下可以产生两种形态的互变，即酵母相和菌丝相，称为二相型真菌，如组织胞浆菌等。

（1）菌丝：在适宜的条件下，真菌的孢子伸出嫩芽，称为芽管。芽管逐渐延长呈丝状，称为菌丝，其横径一般为 $5\sim6~\mu m$。菌丝可长出许多分枝，交织成团称为菌丝体（mycelium）。

菌丝的类型

根据菌丝的功能分为：①营养菌丝（vegetative mycelium）：伸入到培养基或被寄生的组织中吸取营养物质的菌丝体；②气生菌丝（aerial mycelium）：向空气中生长的菌丝体；③生殖菌丝（reproductive mycelium）：气生菌丝中发育到一定阶段能产生孢子的菌丝体。

根据菌丝的结构分为：①有隔菌丝（separate hypha）：具有隔膜的菌丝，由横隔或隔膜（septum）将菌丝分隔成多个细胞，每个细胞含有一个或多个核，隔膜上有小孔，允许细胞质或核物质相互流通，大多数致病性真菌能形成隔膜，如皮肤癣菌、曲霉等。②无隔菌丝（non-separate hypha）：菌丝中无隔膜将其分段，整条菌丝即为一个细胞，细胞内含有多个核，即多核单细胞，如毛霉、根霉等。

根据菌丝形态分为螺旋形、球拍状、结节状、鹿角状和梳状菌丝等。不同种类的真菌可形成不同形态的菌丝，对真菌的鉴别具有重要意义。

（2）孢子：孢子是由生殖菌丝产生的一种繁殖体，呈圆形、椭圆形或其他形态，为真菌的繁殖结构，一条生殖菌丝可形成多个孢子，而孢子在适宜的环境中可形成菌丝。真菌孢子不同于细菌芽胞，主要区别见表 21 - 3。根据真菌孢子的形成不同可分为无性孢子（asexual spore）和有性孢子（sexual spore）两大类，致病性真菌主要产生无性孢子。有性孢子是由细胞间质配和核配后产生的孢子，主要见于为非致病性真菌。

表 21 - 3　真菌孢子和细菌芽胞的比较

区别点	真菌孢子	细菌芽胞
英文名称	spore	endospore 或 spore
形成位置	真菌细胞内、外均可	细菌细胞内
形态	形态、色泽多样	圆形或椭圆形
抵抗力	不强，60～70℃短时间即死	强，短时间煮沸不死
数目	1 条菌丝可形成多个孢子	1 个细菌仅能形成 1 个芽胞
作用	真菌的繁殖结构	细菌的休眠形式

无性孢子由菌丝上的细胞直接分化或出芽形成，不经过两性细胞的配合而产生的孢子，致病性真菌大多产生无性孢子。根据其形态，大体可分为 3 种。

1）分生孢子（conidium）：由生殖菌丝末端及其分枝的细胞分裂或浓缩形成的单个、成簇或链状的孢子，是多细胞真菌最常见的无性孢子。根据分生孢子的大小、组成和细胞多少不同，又分为大分生孢子和小分生孢子（图 21 - 1）。①大分生孢子（macroconidium）：由菌丝末端膨大分隔形成，体积较大，由多细胞组成，常呈梭形、梨形或棍棒形。大分生孢子的大小、细胞数和颜色

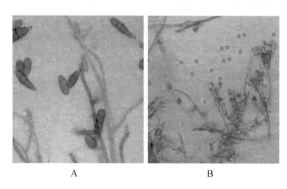

A　　　　　　　　　　　　B

图 21 - 1　大、小分生孢子（400×）
A:链格孢菌大分生孢子；B:青霉小分生孢子

是鉴定真菌的重要依据；②小分生孢子(microconidium)：孢子体积较小，单细胞性，常呈球形、卵圆形和梨形。多细胞真菌都能产生小分生孢子，故小分生孢子对真菌的鉴定意义不大。

2) 叶状孢子(thallospore)：由菌丝细胞直接形成的生殖孢子，有 3 种类型：①芽生孢子(blastospore)：由菌丝体出芽形成的圆形或卵圆形孢子称为芽生孢子。当芽生孢子长到一定大小与母细胞脱离，形成新的子代个体(如酵母菌)；若子细胞不与母细胞脱离而相互连接成细胞链，形成假菌丝，如白假丝酵母菌(图 21 - 2A)。②厚膜孢子(chlamydospore)：由生殖菌丝顶端或中间部分变圆、细胞质浓缩、细胞壁加厚所形成的孢子称为厚膜孢子，是真菌一种休眠形式。大多数真菌在环境不利的条件下都能形成厚膜孢子，当环境有利其生长时又可出芽繁殖(图 21 - 2B)。③关节孢子(arthrospore)：由生殖菌丝细胞壁增厚并出现许多隔膜，从隔膜处断裂而形成长方形节段、排列呈链状，称为关节孢子，常见于陈旧的真菌培养物中。

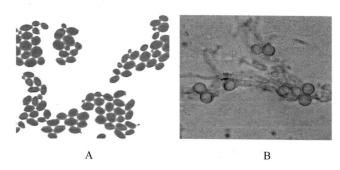

图 21 - 2　芽生孢子与厚壁孢子(1 000×)
A：白假丝酵母菌芽生孢子；B：白假丝酵母菌厚壁孢子及假菌丝

3) 孢子囊孢子(sporangiospore)：生长在孢子囊内的孢子。孢子囊是由气生菌丝或孢子囊梗顶端膨大，并在其下方形成隔膜与菌丝分开而形成的囊状结构，囊内含有许多孢子，孢子成熟后破囊散出，如毛霉、根霉等均能形成孢子囊孢子。

二、真菌的繁殖与培养

1. 真菌的繁殖方式　分为无性繁殖和有性繁殖。无性繁殖是真菌的主要繁殖方式。

无性繁殖(asexual reproduction)是指不经过两个异性细胞融合而形成新个体的繁殖方式，其特点是简单、快速、产生新个体多。无性繁殖过程如下。

(1) 芽生(budding)：真菌细胞或菌丝某个部位出芽形成子代个体，逐渐长大后与母细胞脱离，产生新的个体，如酵母菌的繁殖方式。

(2) 裂殖(binary fission)：真菌细胞分裂，直接形成子细胞，仅见于少数二相性真菌在宿主体内以此方式繁殖。

(3) 隔殖(septa)：真菌分生孢子梗的某一段形成隔膜，细胞质浓缩后形成一个新的孢子，产生的孢子可再独立繁殖。

(4) 菌丝断裂：真菌菌丝某些部位断裂成许多小片段，每一片段在适宜的环境条件下均可形成新的菌丝体。

2. 真菌的培养特性 真菌对营养要求不高,常用沙保培养基(Sabouraud medium)培养,该培养基含有 2%～4% 葡萄糖或麦芽糖、1% 蛋白胨和 2% 琼脂,不同的真菌对糖的要求不同,有的真菌生长还需酵母浸膏,同样的真菌在不同的培养基上形成的菌落形态差别较大,故在真菌鉴定时常以沙保培养基上形成的菌落形态为准。多数病原性真菌的生长速度比较慢,有的需要 1～4 周才可见典型的菌落形态,所以在分离培养真菌时需加入抗生素以抑制细菌的生长。如需要观察真菌自然状态下的形态和结构,则应做真菌小培养。

> 真菌小培养:用火柴梗围成小正方形,浇上沙保培养基,加盖玻片,冷却后接种真菌标本,湿盒中培养1～2周取盖玻片染色观察菌丝和孢子的形态

培养真菌的最适 pH 值 4.0～6.0,生长温度 22～28℃,但某些深部感染真菌最适生长温度 37℃,还有部分真菌在 0℃ 以下也可生长,引起冷藏物品的腐败。

3. 真菌的菌落特征 在沙保培养基上,真菌可形成以下 3 种类型的菌落(图 21-3)。

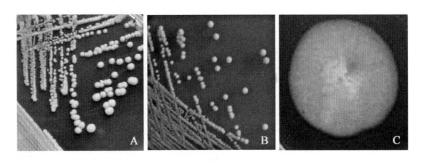

图 21-3 真菌菌落(沙保培养基)
A:酵母型菌落;B:类酵母型菌落;C:丝状型菌落

(1) 酵母型菌落(yeast type colony):菌落特征类似细菌菌落,但较细菌菌落大而厚,一般为圆形、湿润、表面光滑、边缘整齐、不透明、致密的菌落,多为乳白色,少数为红色、褐色,有的可嗅到酵母香味。单细胞真菌培养后常形成酵母型菌落,如新型隐球菌。

(2) 类酵母型菌落或酵母样菌落(yeast-like type colony):菌落外观性状与酵母型菌落类似,但由于有芽生孢子与母细胞连接而成的假菌丝伸入到培养基中,故称为类酵母型菌落,如白假丝酵母菌。

(3) 丝状型菌落(filamentous type colony):比细菌菌落大,质地较疏松,呈绒毛状、棉絮状或粉末状,菌落正背两面、菌落边缘与中央的颜色均可不同,颜色丰富。丝状型菌落的形态和颜色常作为鉴定真菌的参考。多细胞真菌形成丝状菌落,如霉菌。

三、 抵抗力与变异性

> 真菌的孢子抵抗力弱

真菌的菌丝和孢子对热抵抗力不强,60～70℃ 加热 1 h 可被杀死。对干燥、阳光、紫外线和一些化学消毒剂有抵抗力,但对 2.5% 碘酒、2% 结晶紫和 10% 甲醛则较敏感。真菌对常用抗生素如青霉素、

链霉素及磺胺类药物不敏感,但对唑类药物(氟康唑、酮康唑、伊曲康唑)、氟胞嘧啶和两性霉素 B 较敏感。

真菌很容易发生变异。在人工培养基中多次传代或孵育过久,可出现形态、结构、菌落特征、色素以及各种生理性状(包括毒力)的改变。

第二节　真菌的致病性与免疫性

由致病性真菌和机会致病性真菌所引起的疾病统称为真菌病(mycoses)。根据感染部位不同,可把真菌病分为浅部真菌感染和深部真菌感染,前者多与病原性真菌有关,后者多与机会致病性真菌有关。此外,真菌还可引起超敏反应性疾病,真菌毒素与食物中毒和肿瘤的关系也十分密切。同一种疾病可由不同真菌引起,一种真菌也可以引起不同类型的疾病。

一、致病性

真菌感染同细菌感染一样,需要一定的毒力和致病条件。新型隐球菌的荚膜具有抗吞噬作用;白假丝酵母菌通过假菌丝增强对人体细胞的黏附定植能力,产生热休克蛋白 90 (heat shock protein 90,HSP90)能与宿主细胞、血清蛋白结合使之功能改变而致病,还能分泌磷脂酶和蛋白酶以增强其侵袭力。按真菌致病情况的不同,可分为以下 5 种。

1. **致病性真菌感染**　主要由外源性致病性真菌侵入机体而引起的感染,包括球孢子菌、皮炎芽生菌、组织胞浆菌及马尔尼菲青霉等可引起原发性感染。致病性真菌感染可分为深部真菌感染和

真菌病的常见类型

浅部真菌感染。前者感染后症状多不明显,但有时可引起全身性感染。后者多具有较强的传染性,如各种皮肤癣菌(dermatophytes)。皮肤和角层癣菌的感染与这些真菌的嗜角质性有关,其中部分癣菌可产生酯酶(lipase)和角蛋白酶(keratinase),分别分解细胞的脂质和角蛋白,通过在皮肤局部大量繁殖后的机械刺激和代谢产物的作用,进而引起局部炎症和病变。

2. **机会致病性真菌感染**　机会致病性真菌感染多发生在机体免疫力低下或菌群失调时,如接受放疗或化疗的肿瘤患者、长期大量使用广谱抗生素或免疫抑制剂、HIV 感染/AIDS 患者、免疫缺陷患者及糖尿病患者等。这些患者的免疫力较低下,在此基础上继发机会性

机会致病性真菌的致病条件

真菌感染。此外,由于各种导管和(或)介入性治疗在临床的广泛开展,引起真菌寄生部位发生改变,导致真菌机会性感染。机会致病性真菌多属于非致病的腐生性真菌,或寄生在人体的正常菌群,常见的有白假丝酵母菌、新型隐球菌、肺孢子菌、曲霉和毛霉等。

3. **真菌超敏反应性疾病**　真菌孢子普遍存在于自然界中,空气中真菌孢子的数量是衡量空气污染的重要指标之一。人们经常受到空气中真菌孢子和其他真菌成分的侵袭,其可作为抗原性物质刺激机体,诱生超敏反应。按性质可分为感染性超敏反应和接触性超敏反

应,前者属Ⅳ型超敏反应,后者可见于Ⅰ～Ⅳ型超敏反应。引起超敏反应的真菌主要有曲霉、青霉和镰刀菌等,临床表现为过敏性鼻炎、支气管哮喘、荨麻疹和接触性皮炎等。

4. 真菌毒素中毒 真菌毒素(mycotoxins)是由生长在农作物、食物或饲料上的真菌在其代谢过程中产生的有毒次级代谢产物。人或动物食用后导致急性或慢性中毒,称为真菌中毒(mycotoxicosis)。根据真菌毒素作用的靶器官不同,可将其分为肝脏毒、肾脏毒、神经毒、造血器官毒及超敏性皮炎毒等,如北方的霉甘蔗中毒,主要由节菱孢菌等产生的3-硝基丙酸引起,脑是主要的靶器官,引起抽搐、昏迷等,死亡率达20%。南方的蘑菇中毒,通常的烹调不能破坏毒素,食入后引起严重的肝、肾功能损伤,重者可危及生命。

不食用发霉的食物;不食用不熟悉的野生菌类

真菌中毒与一般的细菌性或病毒性感染不同,真菌是在污染的粮食和食品中产生毒素,故容易受环境条件的影响,具有明显的区域性和季节性,不具传染性。通过反复多次搓洗污染的粮食可有一定的预防作用。

5. 真菌毒素与肿瘤 有些真菌毒素与肿瘤的发生密切相关,其中研究最多的是黄曲霉毒素(aflatoxin)与肝癌的发生有关。黄曲霉毒素有20多种衍生物,其中黄曲霉毒素B1的致癌作用最强,用含有

花生保存不当容易污染黄曲霉菌,产生黄曲霉毒素

0.015 ppm 黄曲霉毒素 B1 的饲料喂养大鼠均可诱发肝癌。此外,镰刀菌产生的T-2毒素可使大鼠产生胃癌、胰腺癌、垂体和脑肿瘤等。其他真菌如棒状曲菌、烟曲菌、黑曲菌等也可产生类似黄曲霉素的致癌物质。

二、免疫性

机体抗真菌感染的免疫包括固有免疫和适应性免疫,前者在阻止真菌入侵、定植中起重要作用,后者与真菌病的恢复和预后密切相关。

1. 固有免疫

为什么儿童易患头皮癣病,而成人易患手足癣病

(1)皮肤黏膜的屏障作用:健康完整的皮肤黏膜对皮肤癣菌具有一定的保护作用,如皮脂腺分泌的不饱和脂肪酸具有杀菌作用。儿童皮脂腺发育不够完善,易患头癣或股癣。成人掌跖部缺乏皮脂腺,且手足部出汗较多,湿度高,易患手足癣。另外,机体与外界相通的腔道中存在一定种类和数量的正常菌群,如白假丝酵母菌分布于人体的口腔、肠道和泌尿生殖道中,正常情况下与该部位的其他正常菌群构成拮抗关系,不会引起感染。当长期大量使用广谱抗生素导致菌群失调时可引起继发性白假丝酵母菌感染,如口咽念珠菌病、食道念珠菌病和阴道念珠菌病等。

(2)吞噬细胞的吞噬作用:真菌进入机体后易被单核吞噬细胞及中性粒细胞吞噬处理,但吞噬细胞内的真菌孢子并不一定能被完全杀灭,有的在吞噬细胞内增殖,刺激组织增生,形成肉芽肿;有的被吞噬细胞带到其他组织或器官,引起真菌感染的扩散。

2. 适应性免疫 真菌感染后可诱导机体产生特异性的细胞免疫和体液免疫,但以细胞免疫为主,其中以 Th1 细胞介导的迟发性超敏反应在机体抗深部真菌感染中具有重要作用。

真菌感染后可诱导机体产生特异性抗体,但抗体在抗真菌免疫中的保护作用目前尚存在争议。

第三节　真菌的检查方法

真菌病的微生物学检查原则与细菌感染的检查大致相同,但着重强调真菌的分离培养和形态学检查。

1. **标本采集**　浅部真菌感染一般取病变部位的皮屑、毛发、指(趾)甲屑、生殖道分泌物和耳垢等,皮肤癣病宜取病变区与健康皮肤交界处。深部真菌感染则应根据发病部位取痰液、血液、胸水、腹水、淋巴结穿刺液或脑脊液等。

标本采集时注意事项:①采集的标本量要足,血液和脑脊液标本 5 ml,胸腔液 20 ml,皮屑标本两块,活体组织两份(一份送病理科检查,一份做镜检和培养);②严格无菌操作,避免污染杂菌,尤其是采集血液和脑脊液标本;③采集标本立即送检,深部真菌标本最长不得超过 2 h。

2. **病原学检查**

(1) 直接镜检:皮肤、毛发等标本可先经 10%KOH 微加温处理,使标本软化和透明后加盖玻片镜检,如见菌丝或孢子即可初步诊断。液体标本,一般需离心后取沉渣直接镜检或染色后镜检,若见到卵圆形、大小不均、着色不匀、芽生孢子和假菌丝的革兰阳性细胞,可初步诊断为白假丝酵母菌;如疑为新型隐球菌感染,取脑脊液做墨汁负染色观察,见有肥厚荚膜的酵母型菌体即可确诊。

(2) 分离培养:皮肤、毛发标本须先经 70%乙醇或 2%石炭酸浸泡 2～3 min 以杀死杂菌,再接种于含抗生素和放线菌酮的沙保培养基中,做两份,一份置于 25～28℃,一份置于 35～37℃,培养 1～2 周,观察菌落特征、染色镜检,根据菌落特征及镜下菌丝、孢子的特征进行鉴定,必要时做生化反应和动物实验。如无生长,需继续培养 2～4 周。

> 沙保培养基中加抗生素和放线菌酮的目的是什么?真菌标本培养为什么要做两份

(3) 核酸检测:有些真菌通过表型鉴定较困难,可通过分子生物学技术检测核酸,用于真菌感染的快速诊断。如真菌 DNA 中 G＋Cmol% 测定、PCR 扩增、随机扩增多态性 DNA(RAPD)、脉冲场凝胶电泳分析(PFGE)和限制性酶切片段长度多态性分析(RFLP)等。

3. **血清学检查**　血清学实验可检测真菌抗原或抗体。双向免疫电泳检测内脏真菌病的沉淀素,酶联免疫吸附试验检测血清中或脑脊液中的特异性抗体或抗原。

第四节　真菌病的防治原则

目前,对于真菌感染尚无特异性预防方法,多强调一般性预防。皮肤癣菌感染的预防主要是注意皮肤卫生,避免与患者污染的物品(袜子、鞋子、衣服和手套等)直接接触,保持鞋袜干燥,消除皮肤癣菌增殖的条件。治疗可局部使用咪康唑霜剂等抗真菌药物。严重者可考虑口服灰黄霉素、酮康唑、吗啉类(阿莫罗芬)或丙烯胺类(特比萘芬)等药物,但这些药物对肝、肾等脏器都有一定损伤作用。

引起深部感染的真菌绝大多数为条件致病菌(如白假丝酵母菌)。预防重点在于提高机体的免疫力、严格把握免疫抑制剂、皮质激素以及广谱抗生素等药物的应用、剂量和疗程等问题。目前,对深部真菌感染还缺乏理想的抗真菌药物,常用的抗真菌药物有多烯类(两性霉素 B 及脂质制剂)、唑类(氟康唑、伊曲康唑、伏立康唑、泊沙康唑、艾沙康唑)、棘白菌素类(犬泊芬净、米犬芬净、阿尼芬净)。

预防真菌性食物中毒,加强市场管理和卫生宣传,严禁销售和食用发霉的食品。

(白　丽,武有聪)

第二十二章　主要病原性真菌

概　述

- 病原性真菌常按其侵犯的部位不同分为皮肤感染真菌、皮下组织感染真菌和深部感染真菌。
- 皮肤感染真菌是寄生或腐生于角蛋白组织（表皮角质层、毛发、甲板）的真菌，一般不侵入皮下组织或内脏，主要引起癣症。皮肤癣菌有3个属：毛癣菌属、表皮癣菌属和小孢子癣菌属。
- 引起皮下组织感染的真菌主要是着色真菌和孢子丝菌。
- 引起深部感染的真菌包括：假丝酵母菌、新型隐球菌、曲霉等。

近年随着艾滋病发病率的增高，器官移植及各种导管介入的广泛开展，广谱抗生素、肾上腺皮质激素、免疫抑制剂的广泛应用等原因，致使许多患者的免疫功能缺陷或下降，使得真菌感染的发病率呈逐年上升的趋势。引起人或动物疾病的真菌称为病原性真菌（pathogenic fungus），由真菌引起的疾病称为真菌病（mycosis）。真菌病包括原发真菌病（primary mycoses）、机会真菌病（opportunistic mycoses）、皮下真菌病（subcutaneous mycoses）及皮肤真菌病（cutaneous mycoses）。

第一节　皮肤感染真菌

皮肤感染真菌是寄生或腐生于角蛋白组织（表皮角质层、毛发、甲板）的真菌，一般不侵入皮下组织或内脏，故不引起全身感染，偶尔在免疫缺陷者引起深部感染。皮肤感染真菌可分皮肤癣菌和角层癣菌两类。人类感染多因接触患者或患病动物，也可经接触污染物品而被感染。浅部真菌感染可分为皮肤癣菌和角层癣菌。

浅部真菌；皮肤感染真菌的概念

一、皮肤癣菌

皮肤癣菌（dermatophyte），寄生于皮肤角蛋白组织的浅部真菌，又称皮肤丝状菌或癣菌

皮肤癣菌主要侵犯的组织是什么

(ringworm)。侵犯皮肤、毛发、指(趾)甲等角化组织,引起癣症(tinea),是临床最常见的真菌病之一。皮肤癣菌感染引起的癣症包括体癣、股癣、手癣、足癣、甲癣、头癣等,以手足癣最常见。

(一) 生物学性状

皮肤癣菌有 3 个属:毛癣菌属($Trichophyton$)、表皮癣菌属($Epidermophyton$)和小孢子癣菌属($Microsporum$)(表 22 - 1)。

表 22 - 1　皮肤癣菌的种类及侵犯部位

常见菌种	侵犯部位		
	皮肤	指甲	毛发
红色毛癣菌($T. rubrum$)、须发癣菌($T. mentagrophytes$)、断发毛癣菌($T. tonsurans$)	+	+	+
絮状表皮癣菌($E. floccosum$)	+	+	−
奥杜安小孢子菌($M. audouinii$)、犬小孢子菌($M. canis$)、石膏样小孢子菌($M. gypseum$)	+	−	+

癣症病变组织可见菌丝和孢子,菌丝深入角化组织内生成菌丝体,纵横交织成网状,孢子可排列成链状或散在分布,在病发上可见孢子在毛干外排成厚鞘(毛外型感染)或毛干内排列成串(毛内型感染)。在沙保培养基上培养 1~3 周,形成丝状菌落,产生各种孢子和菌丝。根据菌落的形态、颜色、菌丝的构造与形态和孢子的种类可对皮肤癣菌作初步鉴定(表 22 - 2,图 22 - 1)。

表 22 - 2　皮肤癣菌的镜下的形态特征

属名	菌落特征	大分生孢子	小分生孢子	厚膜孢子	菌丝
毛癣菌属	灰白、红、橙或棕色、绒毛状、粉末状或蜡样	细长棒状	丛生呈葡萄状、梨状等	有时可见	螺旋状、球拍状、结节状、鹿角状
表皮癣菌属	白色鹅毛状,转变为黄绿色粉末状	卵圆形或粗棒状	无	数目较多	球拍状
小孢子癣菌属	绒毛状转变成粉末状	纺锤状	卵形或棒状	比较常见	结节状、梳状、球拍状

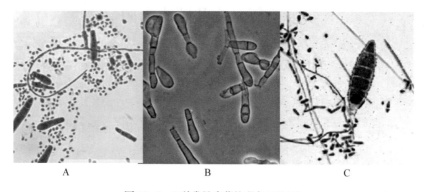

图 22 - 1　3 种常见癣菌的形态(400×)

A. 须发癣菌;B. 絮状表皮癣菌;C. 石膏样小孢子菌

（二）致病性

癣菌主要由孢子播散传染,常由于接触患癣症的人或动物(犬、猫、牛、马等)及污染物体而感染。传播方式一是直接接触传染,如头癣的发病往往是直接接触罹患头癣的儿童或患有癣病的动物后引起;二是间接接触传染,如接触污染的理发工具、拖鞋、枕巾、擦脚布等。环境条件亦有影响,如在温热季节和潮湿地区,肛门皮肤受轻微损伤,容易发病。

皮肤癣菌引起的疾病;传播途径

同一种癣症可由数种不同癣菌引起,而同一种癣菌因侵害部位不同,又可引起不同的癣症。3 种皮肤癣菌均可侵犯皮肤,表现为红斑、丘疹、水疱、鳞屑、断发、脱发和甲板改变等。按其侵犯部位差别,临床可分为头癣、体癣、股癣(发生于股部上方内侧面的一种特殊型体癣)、手足癣和甲癣。毛癣菌和表皮癣菌可致甲癣,指甲增厚变形、失去光泽、易断裂,俗称灰指(趾)甲。毛癣菌和小孢子癣菌可侵犯毛发,引起头癣和须癣。

足癣是致病真菌感染足部所引起的最常见浅部真菌病,俗称脚气或湿气。足癣以中青年发病占多数,病变好发于趾间,与该部位间密切接触、潮湿、不通气,汗不易蒸发有关。

头癣曾在我国很多地区流行,主要通过直接接触或接触理发工具造成传播。随着生活改善、文化知识提高及抗真菌药物的广泛使用,头癣已经少见。近年来由于宠物犬、猫的豢养,儿童的头癣发病率又有所增高。头癣多见于青少年,男多于女,成年后少见。感染按菌种和临床表现分为黄癣、白癣和黑点癣 3 种(表 22 - 3)。

表 22 - 3　头癣的病原性真菌及临床表现

真菌	疾病	临床表现	微生物学检查
许兰毛癣菌(T. schoenleinii)	黄癣	破坏毛囊,愈后遗留萎缩性痕疤	镜检可见病发内型菌丝,取黄癣痂检查可见孢子或鹿角状菌丝
铁锈色小孢子癣菌(M. ferrugineum)	白癣	病程慢,不经医治,往往到青春期可以自愈。病愈之后,新发可再生	镜检病发可见发外型孢子
紫色毛癣菌(T. violaceum)和断发毛癣菌(T. tonsurans)	黑点癣	传染性较黄癣和白癣为弱,自觉痒或无不适感,病程缓慢,痊愈后少数留瘢痕,头发部分脱落	取病发镜检可见发内型孢子,早期皮屑可查见菌丝

（三）微生物学检查

根据临床表现、皮损形态及部位,结合实验室检查真菌,即可明确诊断。取皮屑、指(趾)甲或病发,经 10% KOH 处理后镜检。如镜下见组织中有菌丝或孢子即可初步诊断为皮肤癣菌感染。根据沙保培养基上的菌落特征、菌丝和孢子的特点鉴定菌种。

（四）防治原则

应注意个人卫生;公共场所的物品必须有严格管理制度和消毒措施,以防病原真菌通过公共物品,如拖鞋、浴盆、脚盆、毛巾、理发工具等传播。

根据不同临床类型选择不同的抗真菌药物如联苯苄唑霜、酮康唑霜、特比奈芬霜等。其他药物如复方水杨酸酊、复方间苯二酚涂剂等。

二、角层癣菌

角层癣菌是指侵犯皮肤角层或毛干表面的浅部感染的致病真菌,主要包括秕糠马拉色菌(糠皮孢子菌)(*Malassezia furfur*),以及何德毛结节菌(*Pieria hortai*)。由于角层癣菌是寄生于人体组织的表面,故一般不引起组织炎症反应,即使有也极轻微。前者主要侵犯皮肤表面,引起花斑癣(图22-2),俗称汗斑,好发于胸、背、腹、颈和上臂,镜下可见球形或卵圆形的酵母型细胞及芽生孢子,沙保培养基培养形成酵母型菌落。何德毛结节菌侵犯毛干,在毛干上引起硬的黑色结节(砂粒状)。

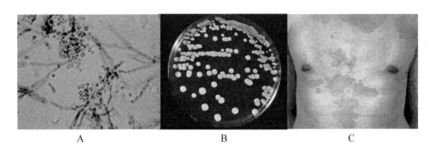

A   B   C

图22-2 秕糠马拉色菌

A. 酵母型细胞和假菌丝(400×);B. 酵母型菌落;C. 花斑癣

第二节 皮下组织感染真菌

引起皮下组织感染的真菌主要是着色真菌和孢子丝菌,可经外伤感染侵入皮下。感染一般仅限于局部,但也可以缓慢扩散至周围组织,并可经淋巴管或血行扩散。

一、着色真菌

着色真菌是一些在分类上接近、引起疾病症状相似的真菌的总称。此类菌经外伤引起侵入人体,感染多发于颜面、下肢和臀部等暴露部分,病损的皮肤变成暗红色或黑色,故称着色真菌病(chromomycosis)。多属于腐生性真菌,引起疾病的主要有五种:疣状瓶霉(*Phiatophora verrucosa*)、裴氏丰萨卡菌(*Fonsecaea pedrosoi*)、鼻毛癣菌(*Rhinocladiella aquaspersa*)、紧密丰萨卡菌(*Fonsecaea compacta*)和卡氏枝孢霉(*Cladosporium carrionii*),在我国流行的以卡氏枝孢霉最多,其次为裴氏丰萨卡菌。

着色真菌主要侵犯肢体皮肤,潜伏期约一个多月,病程可长达几十年。早期皮肤伤处出现丘疹,丘疹增大形成结节,结节融合形成疣状或菜花状。随病情进展,老灶结疤愈合,新灶又在4周产生,久之瘢痕广泛,影响淋巴回流,形成肢体象皮肿。如患者免疫功能低下,该菌可经血流播散,侵犯中枢神经系统。

疑为着色真菌病的患者,可取脑脊液、脓液或皮屑。脑脊液经离心、皮屑经10% KOH处理后直接镜检,可见单个或成堆的圆形厚壁细胞,结合临床可初步诊断。在沙保培养基上生长缓慢,形成暗棕色或黑色菌落。分生孢子主要有花瓶形、树枝形和剑顶形(图22-3)。

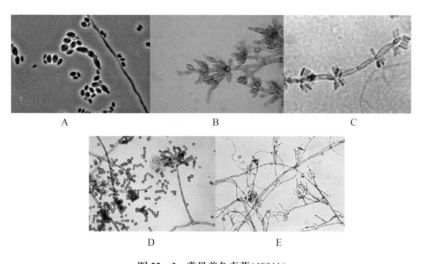

图22-3　常见着色真菌(400×)
A.疣状瓶霉；B.裴氏丰萨卡菌；C.鼻毛癣菌；D.紧密丰萨卡菌；E.卡氏枝孢霉

二、 申克孢子丝菌

申克孢子丝菌(*Sporothrix schenckii*)为腐生性真菌,广泛存在于土壤、尘埃及植物中。经微小伤口侵入皮肤,沿淋巴管分布,使淋巴管形成链状硬结,称为孢子丝菌性下疳。此菌也可经口腔进入消化道或经呼吸道进入肺,并可随血流播散至其他器官,如引起孢子丝菌病脑膜炎或肺孢子丝菌病等。我国大部分地区皆有感染,以东北地区多见。

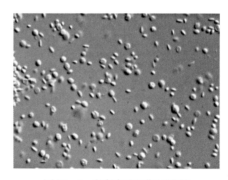

取脓、痰或血液等标本镜检,可见梭形或卵圆形小体,常位于中性粒细胞或单核细胞内,偶见菌丝。该菌属二相性真菌,在沙保培养基上37℃、3～5天生长,开始为灰白色黏稠小点,逐渐扩大变为黑褐色皱褶薄膜菌落,显微镜检查可见酵母样细胞(图22-4)。

图22-4　申克孢子丝菌(400×)

第三节　深部感染真菌

一、 假丝酵母菌

假丝酵母菌(*Candida*)俗称念珠菌,广泛存在于自然界和寄生于人体,属于人体的正常菌群,为条件致病性真菌,即在机体免疫力下降时或受某些因素的影响,寄生的念珠菌引起疾病。在念珠菌感染中最多见的为白假丝酵母菌(俗称白色念珠菌)(*C. albicans*)感染,其他引起疾病的还有热带假丝酵母菌(*C. tropicalis*)、克柔假丝酵母菌(*C. krusei*)、近平滑假丝酵母菌(*C. paropsilosis*)、伪热带假丝酵母菌(*C. pseudotropicalis*)、高里假丝酵母菌(*C. guillermondii*)、光滑假丝酵母菌(*C. glabrata*)。近年来,非白色念珠菌(Non-albicans Candida species)引起的感染有逐渐增多的趋势,并且有新的菌株被发现,如1995年发现的都柏林假丝酵母菌(*C. dublin*)。下面以白假丝酵母菌为例介绍。

(一) 生物学性状

白假丝酵母菌细胞呈圆形或卵圆形,比葡萄球菌大,革兰染色阳性,细胞大小不一,着色不均匀,以出芽方式繁殖,常见芽生细胞(图22-5A,C)。

白假丝酵母菌营养要求不高,在沙保或血琼脂培养基上,37℃或室温孵育1~3天后,生成典型酵母样菌落(灰白乳酪样菌落)(图22-5B),涂片镜检,可看到表层为卵圆形芽生细胞,底层有较多假菌丝。若接种于玉米粉琼脂培养基上,25~28℃孵育3天可见大量假菌丝、芽生孢子及厚膜孢子(图22-5D),具有鉴定意义。

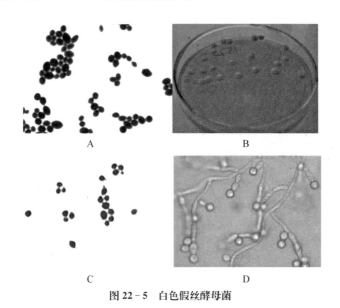

图 22 - 5 白色假丝酵母菌

A. 革兰氏染色(1 000×);B. 沙保培养基上菌落;C. 芽生孢子

(1 000×);D. 假菌丝及厚膜孢子(400×)

(二) 致病性与免疫性

白假丝酵母菌为条件致病菌,可侵犯人体许多部位,在临床上引起多种多样疾病,并能引起全身感染。

1. **皮肤念珠菌病** 好发于皮肤皱褶处(腋窝、腹股沟,乳房下,肛门周围及甲沟、指间),表现为皮肤潮红、潮湿、发亮,有时覆上一层白色或呈破裂状物,病变周围有小水泡。

2. **黏膜念珠菌病** 以鹅口疮、口角炎、阴道炎最多见,在黏膜表面覆有大小不等的白色薄膜,剥除后,留下潮红基底,并产生裂隙及浅表溃疡。大部分HIV感染者会发生口腔念珠菌病。

3. **内脏及中枢神经念珠菌病** 可由黏膜皮肤等处病菌播散引起,有肺炎、肠胃炎、心内膜炎、脑膜炎、脑炎等,偶尔也可发生败血症。

（三）微生物学检查

采取标本（脓、痰等）直接检查可见卵圆形细胞，有芽生孢子和假菌丝，接种沙保培养基可长出酵母样菌落。可通过玉米粉培养基上产生厚膜孢子、在动物血清或人血清中37℃1～3 h形成芽管、发酵葡萄糖和麦芽糖，产酸不产气，不发酵乳糖而与其他念珠菌鉴别。尚可用分子生物学的方法鉴定和鉴别。

（四）防治原则

尚无有效预防措施，用氟康唑治疗白假丝酵母菌感染，效果较好。

二、新型隐球菌

新型隐球菌（*Cuyitococcus neofonmans*）又名溶组织酵母菌（*Torula histolytica*）。新型隐球菌分布广泛，是土壤、鸽粪、牛乳、水果等的腐生菌，也可存在人体体表、口腔及粪便中。可侵犯人体各器官，尤其易侵犯肺及中枢神经系统，引起慢性或亚急性炎症。一般为外源性感染，但也可能为内源性感染。

（一）生物学性状

新型隐球菌呈较大球形，菌体周围有肥厚的荚膜，折光性强，因一般染料不易着色难以发现，故称隐球菌。用墨汁负染色法镜检，可见到透明肥厚荚膜包裹着菌细胞，菌细胞常有出芽，但不生成假菌丝（图22-6）。

> 新型隐球菌的形态结构特点

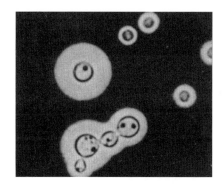

图 22-6　新型隐球菌（墨汁负染色，1 000×）

新型隐球菌营养要求不高，在沙保培养基上，于25℃及37℃均能生长，而非病原性隐球菌在37℃不能繁殖。培养数日后生成酵母型菌落，初呈白色，1周后转淡黄或棕黄、湿润黏稠。本菌能分解尿素，以此与酵母菌和念珠菌鉴别。

> 新型隐球菌主要引起脑膜炎

（二）致病性

新型隐球菌大多由呼吸道吸入进入人体或内源性感染，首先在肺部引起炎症，出现症状或隐性感染。亦可由破损皮肤及肠道传入。新型隐球菌的肥厚荚膜具有抗吞噬作用，当机体免疫功能下降时可向全身播散，特别易侵犯中枢神经系统，引起亚急性或慢性脑膜炎、脑炎、脑肉芽肿等。此外,可侵入骨骼、肌肉、淋巴结、皮肤黏膜引起慢性炎症和脓肿。患者一旦出现症状,若不及时治疗,病死率高。

（三）微生物学检查

取脓、痰标本直接镜检,脑脊液则离心取沉渣镜检。标本加印度墨汁负染后镜检,见出芽细胞外围肥厚荚膜,即可诊断。在沙保培养基上形成棕黄色黏液样菌落。小白鼠脑内或腹腔注射可导致死亡。用乳胶凝集试验和 ELISA 等血清学方法检测隐球菌荚膜多糖抗原特异性抗原,对该病诊断可提供重要帮助,抗原效价的检测有助于判断预后。

（四）防治原则

鸟粪是主要传染源,减少与鸽子的接触可有效预防。肺部或皮肤感染,用 5 -氟胞嘧啶、酮康唑、伊曲康唑治疗有效。中枢神经系统隐球菌病可选用静脉滴注两性霉素 B 或口服伊曲康唑,必要时鞘内注射。

三、曲霉

曲霉(*Aspergillus*)在自然界分布广泛,为机会致病性真菌,常在机体免疫力降低时引起疾病。常见的有烟曲霉(*A. fumigatus*)、黑曲霉(*A. niger*)、黄曲霉(*A. flavus*)等,以烟曲霉最为常见。曲霉也是实验室常见的污染真菌之一,可感染动物;也可在污染的饲料、粮食中产生毒素,引起动物食物中毒。

（一）生物学性状

曲霉为多细胞真菌,菌丝分枝分隔,菌丝顶端膨大为顶囊,顶囊上着生许多小梗,小梗单层或双层,小梗上着生分生孢子,分生孢子呈球形或柱状,排列成链,并形成一个菊花样头状结构,有黄、绿、黑、灰等颜色(图 22 - 7)。曲霉营养要求不高,在沙保培养基上生长迅速,形成丝状菌落,开始为白色,随孢子的产生呈绿色或暗红色。

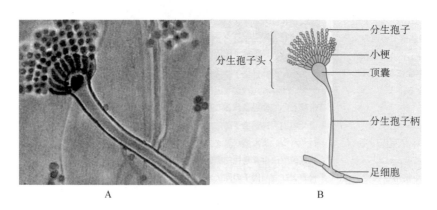

图 22 - 7　曲霉
A. 曲霉油镜下形态(1 000×);B. 曲霉模式图

（二）致病性

曲霉所引起的疾病有感染性疾病、超敏反应性疾病与曲霉毒素中毒性疾病等类型。烟曲霉是曲霉属致病性最强的霉菌,主要经呼吸道进入机体。原发曲霉病常局限于耳、眼睛与肺部,成年男性多见,特别在灰尘环境中工作者及家禽饲养员等。继发性曲霉病主要见于肿瘤、结核、AIDS等患者。

最多见为肺曲霉病,其主要表现为:①过敏性支气管肺曲霉病,慢性哮喘,局限性浸润性损害;②真菌球型肺曲霉病,形成肉芽肿样的真菌球(fungus ball);③肺炎型肺曲霉病,曲霉在肺内播散,引起坏死性肺炎或咯血,常见于免疫功能低下者。此外,皮肤、外耳道、鼻窦、眼眶、骨和脑膜等可发生炎症性肉芽肿,伴有组织坏死与脓肿。在病变组织中可找到有隔菌丝,长短不一呈杆状,有分枝,并有散在或堆积成团圆形小孢子。在某些重症的晚期,肺部原发病灶可经败血症引起全身性曲霉病。

有些曲霉可产生毒素,引起人或动物急、慢性中毒,损伤肝、肾、神经等组织,有些毒素如黄曲霉毒素具有致癌作用。

(三) 微生物学诊断

取患者鼻分泌物、痰液或病损处刮取物,进行切片或压片,用KOH处理,镜检找菌丝和孢子;或接种沙保培养基,25℃培养3~5天。根据菌落形态、菌丝体及分生孢子形态和颜色进行鉴定。曲霉菌是实验室常见的污染菌,必须反复涂片或培养,多次阳性且为同一菌种方具有诊断价值。

(四) 防治原则

目前曲霉病的治疗包括抗真菌药物及结合外科手术治疗(有手术指征时),同时应积极治疗原有的基础疾病,增强机体免疫功能。对于免疫缺损或功能低下的高危患者,采用预防性抗真菌治疗,预防效果良好。

四、毛霉

毛霉(*Mucor*)在自然界分布广泛,正常情况下不致病,只有当机体免疫力降低时才引起疾病,故也为机会致病菌。

毛霉为多细胞真菌,营养要求不高,在沙保培养基上生长迅速,形成丝状菌落,开始为白色,逐渐变为灰黑色或黑色。镜下可见无隔菌丝,分枝成直角。菌丝末端生长出孢子囊梗,孢子囊梗上长出球形孢子囊,囊内有大量孢子囊孢子,成熟后囊壁破裂释出大量孢子(图22-8)。

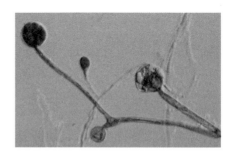

图22-8　毛霉孢子囊及菌丝(400×)

毛霉常从呼吸道侵入人体,多先发生鼻或耳部感染,再直接播散或经血流播散至脑或其他部位,引起相应临床表现。毛霉可侵犯血管壁,引起血栓,组织坏死。脑型毛霉病系毛霉从鼻腔,副鼻窦沿小血管到达脑部,引起脑膜炎、脑血栓或脑坏死。肺毛霉病主要表现为支气管肺炎,亦可有肺梗死及血栓形成。胃肠道毛霉病多见于回肠末端、盲肠及结肠、食道及胃亦可累及。此病一旦发生,病情急、进展快,故多在生前很少能作出诊断。

取病变组织直接镜检,可见无隔菌丝,与曲霉菌比较,菌丝较粗大,分枝少,孢子亦不多,标本接种于沙保培养基上培养,开始为白色,以后渐变灰黑色,菌丝体可长出孢子柄,末端生有孢子囊孢子,有时偶可看到接合孢子。治疗可用二性霉素 B,必要时并结合外科切除或引流。

五、 地方流行性真菌

地方流行性真菌为致病性真菌,引起原发真菌病,具有局部流行的特点,常见的有荚膜组织胞浆菌、厌酷球孢子菌、皮炎芽生菌、巴西副球孢子菌,其特征见表 22 - 4。

表 22 - 4 常见的地方流行性真菌

真菌名称	生物学特征	临床特征
荚膜组织胞浆菌 (*Histoplasma capsulatum*)	酵母型细胞,常存在单核细胞或中性粒细胞中,菌细胞外有荚膜样物质;可见有隔菌丝、圆形大分生孢子;白色棉絮状菌落,颜色逐渐变深	多发生于美国;人和动物经吸入而感染;引起急性肺部感染,称组织胞浆菌病,呈肉芽肿样病变
厌酷球孢子菌 (*Coccidioides immites*)	镜下可见较大的厚壁球孢子,内含许多内生孢子;菌落呈白色棉絮状	流行于美国及南美;人和动物经吸入而感染;引起呼吸道感染,以肺部感染多见,偶可播散至皮肤、淋巴结及其他器官,统称球孢子菌病
皮炎芽生菌 (*Blastomyces dermatitides*)	镜下可见酵母型细胞,以芽生方式繁殖,每个细胞仅见 1 个芽	主要流行于北美;通过接触或吸入而感染;引起肺皮炎芽生菌病、皮肤型或播散型皮炎芽生菌病,又称北美芽生菌病
巴西副球孢子菌 (*Paracoccidioides brasiliensis*)	镜下可见酵母型细胞,以芽生方式繁殖,每个细胞见多个芽	主要流行于中南美洲;通过接触或吸入而感染;引起肺部、皮肤、口腔、眼结膜等感染,可播散至其他器官或组织,又称南美(巴西)芽生菌病或副球孢子菌病

(白 丽,武有聪)

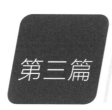

第三篇 病毒学 Virology

第二十三章　病毒学概论

概　述

- 病毒的基本属性包括无细胞形态、颗粒直径微小、具有核酸和蛋白组成的核衣壳、病毒的复制依赖于细胞。
- 包膜病毒颗粒在核衣壳外包裹着脂质外膜，裸病毒颗粒无外膜仅含有核衣壳。
- 螺旋对称和二十面体对称是病毒核衣壳结构的基本形式。
- 病毒的遗传物质即基因组或为 DNA，或为 RNA。
- 根据病毒基因转录的特性，可将病毒分为 7 类：双链 DNA 病毒、单链 DNA 病毒、双链 RNA 病毒、单股正链 RNA 病毒、单股负链 RNA 病毒、逆转录病毒和不完全双链逆转录 DNA 病毒。
- 病毒的复制周期包括吸附、穿入、脱壳、生物合成、装配和释放等步骤。
- 病毒的变异包括突变、重组和重配。

第一节　病毒学简史

病毒可能在地球上生命出现的早期就存在了，目前也是地球上种类最丰富的蛋白核酸有机体。病毒（virus）一词来源于拉丁文，本意为毒物和毒液。

直到 19 世纪末，病毒才开始被人们所认识（表 23-1），在随后的一百多年里，病毒学研究硕果累累，不仅使病毒学成为微生物学的支柱之一，而且奠定了分子生物学、免疫学和肿瘤学等学科的基础。

表 23-1　医学病毒学相关的部分重要历史事件

事件	年份	科学家	诺贝尔奖
人痘接种预防天花（一种由天花病毒感染引起的疾病）	古代中国		
接种痘苗病毒预防天花	1798	Edward Jenner	
发明狂犬病疫苗	1885	Louis Pasteur	

续 表

事件	年份	科学家	诺贝尔奖
发现烟草花叶病毒	1892	Dimitrii Ivanovski	
	1898	Martinus Beijerinck	
发现牛口蹄疫病毒	1898	Friedrich Loeffler，Paul Frosch	
发现第一个与人类疾病相关的病毒：黄热病病毒	1900	Carlos Finlay，Walter Reed	
发现第一个肿瘤相关病毒：Rous 肉瘤病毒	1911	Peyton Rous	1966
发明黄热病疫苗	1930 年代	Max Theiler	1951
利用 X 线晶体衍射技术解析烟草花叶病毒的结构	1935	Wendell Stanley，John Northrup	1946
建立脊髓灰质炎病毒的细胞培养方法	1949	John Enders，Frederick Robbins，Thomas Weller	1954
发明脊髓灰质炎疫苗			
灭活疫苗	1955	Jonas Salk	
减毒活疫苗	1960	Albert Sabin	
发现第一种由朊病毒（朊粒）传染引起的人类疾病：Kuru 病	1965	D. Carleton Gajdusek	1976
发现乙型肝炎病毒	1968	Baruch Blumberg	1976
发现逆转录病毒编码的逆转录酶具有以 RNA 为模板的 DNA 多聚酶活性	1971	Howard Temin，David Baltimore	1975
病毒载体和重组 DNA 技术	1970 年代	Paul Berg	1980
发现逆转录病毒携带的癌基因来源于细胞基因	1976	Michael Bishop，Harold Varmus	1989
发现腺病毒基因转录的 mRNA 发生 RNA 剪接	1977	Phillip Sharp，Richard Roberts	1993
发现感染性蛋白：朊病毒（朊粒）	1975～1990	Stanley Prusiner	1997
发现引起宫颈癌的高致病性人乳头瘤病毒	1972～1984	Harald zur Hausen	2008
发现人类免疫缺陷病毒（艾滋病毒）	1983	Luc Montagnier，Francoise Barré-Sinoussi	2008

第二节　病毒的基本性质

病毒都具有以下特征：①无细胞形态；②病毒颗粒（virion）微小，直径通常在 20—300 nm，少数巨型病毒（如 Mimivirus）的直径可超过 400 nm；③拥有由核酸和蛋白质组成的核衣壳（nucleocapsid）；④病毒复制具有严格的细胞依赖性。

一些病毒颗粒仅有核衣壳，被称为裸病毒（naked virus）。另一些病毒在核衣壳外还包裹着双层脂质外膜，这些病毒被称为包膜病毒（enveloped virus）。包膜病毒的脂质外膜来源于细胞的膜结构（质膜、核膜、内质网膜、高尔基体膜等）。病毒颗粒的形态多种多样，常见的包括球形、子弹形、砖形、丝状等。

核衣壳包括蛋白质外壳——衣壳（capsid）和内部的核心。衣壳由病毒基因编码的衣壳蛋白构成的亚单位——原体（protomer）自组装形成。核心包括病毒的遗传物质——DNA 或RNA 基因组、病毒编码的部分非结构蛋白，也可能含有细胞来源的各种蛋白和核酸。

衣壳的结构分为两大类：螺旋对称结构和二十面体对称结构。

螺旋对称（helical symmetry）。具有该结构的衣壳中原体沿着病毒核酸链呈螺旋状盘绕延伸，其延伸长度取决于病毒核酸链的长度。具有螺旋对称核衣壳的病毒都拥有包膜保护核衣壳。

二十面体对称（icosahedral symmetry）。具有该结构的衣壳外观近似球形。不同于螺旋对称，二十面体中的原体聚集为两种形式的壳粒（capsomere）——五邻体（penton）和六邻体（hexon）。二十面体拥有 12 个顶点和 20 个面，每个顶点处均为五邻体，而每个面均由六邻体组成。所有的病毒二十面体结构都含有 12 个五邻体，对应 12 个顶点，但面上的六邻体数量各种病毒不同。二十面体对称结构能形成闭合空间。

包膜病毒的包膜中镶嵌着病毒的跨膜蛋白（多为糖蛋白），形成突起，称为刺突（spike）。一些裸病毒在病毒颗粒表面也存在突起，如腺病毒的二十面体对称核衣壳的顶点上有触须状纤维（antennal fiber）。

部分包膜病毒在包膜和核衣壳之间还存在基质层（matrix）。一些病毒如流感病毒、麻疹病毒等的基质层含有基质蛋白，主要起连接核衣壳和包膜的作用，而一些更为复杂的病毒如疱疹病毒的基质层［又称为被膜（tegument）］含有许多病毒和细胞来源的蛋白质和 RNA。

病毒的遗传物质（基因组）或为 DNA，或为 RNA。DNA 形式可为双链、不完全双链和单链，形态可为线型或环型；RNA 形式可为双链、单股正链和单股负链，有些单股负链 RNA 病毒（如流感病毒、汉坦病毒等）的基因组由多段 RNA 组成，称为分节段基因组（segmented genome）。不同病毒的基因组的编码能力差异悬殊。

病毒编码的蛋白质分为结构蛋白和非结构蛋白。结构蛋白指病毒的衣壳蛋白、包膜病毒的跨膜蛋白和部分基质蛋白。病毒的结构蛋白主要具有以下功能：①衣壳蛋白形成衣壳保护病毒基因组；②包膜病毒的跨膜糖蛋白和裸病毒的衣壳蛋白在病毒的感染中介导病毒侵入细胞，针对这些蛋白质的抗血清具有中和病毒感染的作用；③基质蛋白主要连接核衣壳和包膜，形成和维持包膜病毒颗粒的整体结构。非结构蛋白指不直接参与病毒颗粒结构形成的病毒蛋白，包括酶和调控蛋白，如 DNA 和 RNA 多聚酶、逆转录酶、整合酶、蛋白酶、调控因子等。

第三节　病毒的分类

国际病毒分类委员会（International committee on taxonomy of viruses，ICTV）采用一种综合病毒的多种性状将病毒分类的分级分类法。主要的性状包括病毒颗粒的结构和形态（衣壳对称性、有无包膜）、核酸类型和性质（DNA 或 RNA、单链或双链、环型或线型、是否分节段及节段的数量、基因排列形式）、生物学性质（增殖方式、宿主范围、传播途径、致病性、抗原特性）等。

2013 年的分类报告中病毒分为 7 个目（order），103 个科（family），22 个亚科（subfamily）和 455 个属（genus）。

另一种在病毒学研究中常用的分类法为 Baltimore 分类法，该分类法将病毒依据病毒基因的转录(形成 mRNA)分为 7 类：双链 DNA 病毒、单链 DNA 病毒、双链 RNA 病毒、单股正链 RNA 病毒、单股负链 RNA 病毒、逆转录病毒和不完全双链逆转录 DNA 病毒。各类中与人类疾病相关的重要病毒如表 23-2 所示。

表 23-2 人类疾病相关的主要病毒

Baltimore 病毒分类	ICTV 病毒科	致病病毒	疾病
双链 DNA 病毒	疱疹病毒科(Herpesviridae)	单纯疱疹病毒 1 和 2	单纯疱疹
		水痘带状疱疹病毒	水痘、带状疱疹
		EB 病毒	传染性单核细胞增多症、Burkitt 淋巴瘤、鼻咽癌
		巨细胞病毒	免疫低下状态下诱发疾病
		卡波氏肉瘤病毒	卡波氏肉瘤(艾滋病人高发)
	腺病毒科(Adenoviridae)	腺病毒	感冒、胃肠炎、结膜炎等
	痘病毒科(Poxviridae)	天花病毒、传染性软疣病毒	皮肤损伤
	乳头状瘤病毒科(Papillomaviridae)	人乳头瘤病毒	疣；高致病性基因型病毒诱发宫颈癌和阴茎癌
	多瘤病毒科(Polyomaviridae)	BK 病毒	肾病
		JC 病毒	进行性多灶性白质脑病
单链 DNA 病毒	细小病毒科(Parvoviridae)	细小病毒 B19	传染性红斑
双链 RNA 病毒	呼肠孤病毒科(Reoviridae)	轮状病毒	小儿腹泻
单股正链 RNA 病毒	小 RNA 病毒科(Picornaviridae)	脊髓灰质炎病毒	脊髓灰质炎
		肠道病毒 71、柯萨奇病毒、埃可病毒	手足口病
		甲型肝炎病毒	甲型肝炎
		鼻病毒	普通感冒
	星状病毒科(Astroviridae)	星状病毒	急性胃肠炎
	杯状病毒科(Caliciviridae)	诺如病毒	急性胃肠炎
	披膜病毒科(Togaviridae)	风疹病毒	风疹
	黄病毒科(Flaviviridae)	丙型肝炎病毒	丙型肝炎、肝癌
		日本脑炎病毒	脑炎
		登革热病毒	登革热
		黄热病病毒	黄热病
	冠状病毒科(Coronaviridae)	人冠状病毒	普通感冒
		SARS 冠状病毒	严重急性呼吸系统综合征
单股负链 RNA 病毒	正黏病毒科(Orthomyxoviridae)	甲型、乙型流感病毒	流感
	副黏病毒科(Paramyxoviridae)	麻疹病毒	麻疹、急性脑炎、亚急性硬化性全脑炎
		腮腺炎病毒	腮腺炎
		呼吸道合胞病毒	细支气管炎、肺炎
		副流感病毒	呼吸道炎症
	丝状病毒科(Filoviridae)	埃博拉病毒、马尔堡病毒	出血热
	布尼亚病毒科(Bunyaviridae)	汉坦病毒	肾综合征出血热、汉坦病毒肺综合征
	弹状病毒科(Rhabdoviridae)	狂犬病毒	狂犬病

Baltimore 病毒分类	ICTV 病毒科	致病病毒	疾病
逆转录病毒	逆转录病毒科(Retroviridae)	人类免疫缺陷病毒 I 型 人类 T 细胞白血病病毒	艾滋病 白血病、热带痉挛性截瘫
不完全双链逆转录 DNA 病毒	嗜肝 DNA 病毒科(Hepadnaviridae)	乙型肝炎病毒	乙型肝炎、肝纤维化、肝癌

第四节　病毒的复制周期

从病毒进入细胞到增殖的子代病毒释放开始下轮感染的过程称为病毒的复制周期(或生命周期)。虽然不同科属的病毒的复制周期在细节上差异显著,但是复制周期的基本过程都包括吸附(attachment)、穿入(entry)、脱壳(uncoating)、生物合成(biosynthesis)、组装(assembly)和释放(release)等阶段。

一、吸附、穿入和脱壳

病毒吸附和穿入靶细胞是病毒感染的起始步骤。病毒通过病毒颗粒表面的病毒蛋白结合靶细胞表面的受体(receptor)而识别并结合细胞。细胞表面的病毒受体多为蛋白质和多糖。一些病毒利用不同的受体感染不同类型的靶细胞;另一些病毒的感染需要在靶细胞上具有一个以上的受体,主要受体之外的其他受体被称为辅受体(co-receptor),如人免疫缺陷病毒利用主要受体 CD4 和辅受体 CCR5 或 CXCR4 感染细胞;还有一些病毒可以通过在细胞间建立病毒突触(viral synapse)或通过促使细胞融合使病毒在细胞间传播(cell-cell transmission)。

病毒与受体结合后,包膜病毒通过内吞或包膜和细胞膜融合的方式穿入细胞。内吞病毒的膜融合发生于内吞囊泡,分为 pH 依赖和 pH 非依赖的两种方式,前者通常是因初级囊泡与细胞内其他囊泡(如溶酶体)融合过程中 pH 的降低而引发的。裸病毒主要通过被细胞内吞后裂解内吞囊泡而穿入细胞。

病毒基因组脱离核衣壳的过程称为脱壳。许多病毒的穿入和脱壳环节是偶联的,即病毒基因组在病毒穿入细胞的过程中已被释放。某些双链 RNA 和负链 RNA 病毒(如呼肠孤病毒科、副黏病毒科、弹状病毒科的病毒)的脱壳过程是不完全的,在这些病毒感染的细胞内不存在完全裸露的 RNA 基因组。

二、生物合成

病毒利用细胞内的微管转运系统将病毒基因组运至细胞质的特定位置或细胞核,开始生物合成,即病毒基因的表达和病毒基因组的复制。

1. DNA 病毒的生物合成

双链 DNA 病毒:大多数此类病毒的基因转录和基因组复制在细胞核内进行,仅痘病毒例外,痘病毒的基因转录和基因组复制均发生在细胞质中。在细胞核内,病毒利用细胞 RNA 多聚酶 Ⅱ 转录早期 mRNA,这些 mRNA 作为模板翻译早期蛋白质,多为非结构蛋白,用以复制病毒基因组或调节其复制过程。当 DNA 复制达到一定水平时,病毒开始晚期蛋白质——主要是结构蛋白的表达。

单链 DNA 病毒:单链 DNA 病毒必须在细胞核内首先将单链 DNA 基因组在细胞 DNA 多聚酶催化下转变为双链 DNA 中间体。双链 DNA 中间体既是转录的模板,也是病毒子代单链 DNA 复制的模板。

不完全双链逆转录 DNA 病毒:感染动物的此类病毒只有嗜肝 DNA 病毒科 (hepadnaviridae)的病毒(如人乙型肝炎病毒)。这类病毒的基因组为不完整的双链环状 DNA,必须在细胞核内被修补为共价闭合双链环状 DNA,然后以此为模板合成 mRNA。新合成的病毒逆转录酶(reverse transcriptase,RT)结合一条约为全长基因组 1.1 倍的前基因组 RNA(pregenomic RNA,pgRNA),RT-pgRNA 复合物被新合成的核心蛋白包裹,在核衣壳内病毒经逆转录过程合成 DNA 基因组。

DNA 病毒表达的很多病毒蛋白调控细胞内参与 DNA 合成的酶的表达或活性,以及 DNA 合成的底物——三磷酸核苷酸的合成途径,也可通过调节细胞内信号转导通路影响细胞周期的进程,使细胞进入 DNA 合成期(S 期)。基因组较小的 DNA 病毒通常利用细胞的 DNA 多聚酶复制其基因组,而基因组较大的 DNA 病毒自身编码 DNA 多聚酶。

2. RNA 病毒的生物合成

单股正链 RNA 病毒:此类病毒的基因表达和基因组复制均在细胞质中。正链 RNA 基因组可以作为 mRNA 用于指导病毒蛋白的合成。新合成的 RNA 依赖的 RNA 多聚酶 (RNA-dependent RNA polymerase,RdRp)以正链 RNA 基因组为模板合成负链 RNA,作为子代正链 RNA 基因组和后期 mRNA 表达的模板。

单股负链 RNA 病毒:此类病毒必须首先转录产生 mRNA,由于宿主细胞内没有 RdRp,因此病毒颗粒须含有病毒的 RdRp,随病毒基因组进入细胞。在细胞内病毒 RdRp 利用负链 RNA 基因组为模板转录 mRNA,用以合成各种病毒蛋白。转录过程和基因组复制过程间的转换往往受新合成的核心蛋白量的调节。在基因组复制过程中,病毒 RdRp 以负链 RNA 基因组为模板合成全长的正链 RNA(又称为反义基因组,antigenome),反义基因组是复制子代负链 RNA 基因组的模板。

双链 RNA 病毒:该类病毒颗粒也须含有病毒的 RdRp,并随病毒基因组进入细胞。合成 mRNA 的方式类似单股负链 RNA 病毒。双链 RNA 病毒的 RNA 复制为全保留复制,即子代病毒的双链 RNA 基因组都为新合成的。

逆转录病毒:逆转录病毒虽然含单股正链 RNA 基因组,但是其首先通过病毒编码的逆转录酶(病毒颗粒内携带)以 RNA 基因组为模板合成双链 DNA,双链 DNA 进入细胞核,在病毒整合酶的作用下整合入细胞染色体成为原病毒(provirus),然后以原病毒为模板利用细胞的 RNA 多聚酶 Ⅱ 合成 mRNA 和子代正链 RNA 基因组。

三、病毒组装与释放

在生物合成阶段,病毒复制基因组和表达大量的结构蛋白,这些结构蛋白被用于包装基因组,形成核衣壳。包膜病毒合成的包膜糖蛋白插入在细胞质膜或细胞内其他膜结构(如核膜、内质网膜、高尔基体膜等)上,包膜包裹核衣壳后,或从细胞膜出芽离开细胞,或从细胞内其他膜结构上利用细胞的囊泡运输离开细胞。一些病毒离开宿主细胞后还需要后期加工成熟才能形成具备感染性的子代病毒。

有些病毒的颗粒释放造成宿主细胞的死亡,这些病毒常表达病毒蛋白用于延缓细胞的死亡以提供病毒复制所需的时间。有些病毒的颗粒释放对细胞没有或仅有很小的影响。

能够完成完整复制周期的病毒感染称为增殖性感染(productive infection),而不能够完成完整复制周期的病毒感染称为顿挫感染(abortive infection)。造成顿挫感染的原因主要为两种:①病毒所感染的细胞为非容纳细胞(nonpermissive cell)。非容纳细胞虽然能被病毒感染,但不能为病毒的复制提供必要的条件。②病毒为缺陷病毒(defective virus)。由于基因组不完整或基因变异,缺陷病毒单独不能完成复制,但和野生型病毒或辅助病毒(helper virus)共感染时,缺陷病毒可以完成复制。

第五节　病毒的变异和进化

与其他生命体一样,病毒也处于持续的进化过程中。变异是病毒进化的基础,病毒的变异具有一些不同于其他生命体的特征,主要体现在变异速率快、基因交换频繁、整合入宿主细胞染色体等。原因主要归结于以下 4 点。

(1)病毒复制产生的子代病毒数量巨大,客观上增加了病毒变异的数量。

(2)RNA 病毒是唯一以 RNA 为基因组的生物体。负责 RNA 病毒复制的病毒 RdRp 及逆转录病毒的逆转录酶缺乏纠错活性,因此复制的保真性差,导致变异率高。

(3)病毒的共感染为病毒间的遗传物质交换提供了近乎无限的可能性。病毒的共感染可以发生于同种病毒、具有近缘关系的病毒或宿主敏感性相似的病毒。病毒间的遗传物质交换主要包括两种:重组(recombination)和重配(reassortment)。重组指两株病毒感染同一细胞,在复制过程中,两者基因组间发生遗传物质的交换和重新拼接,产生的子代病毒基因组兼具上代两种病毒基因组的部分序列。重配发生于含有分节段 RNA 基因组的病毒(如流感病毒),指两株病毒感染同一细胞后,分别来自上代病毒的各 RNA 节段复制后重新组合,进入子代病毒核衣壳。

(4)病毒的基因或基因组整合(gene integration)主要发生于逆转录病毒和 DNA 病毒的感染。基因整合有助于病毒获取宿主的基因或序列片段,同时也在宿主基因组中引入了新的遗传信息,是一种双向的遗传物质交换。

病毒的变异可能造成病毒表型的明显变化。常见的病毒表型变化包括以下 4 种。

(1)条件致死型变异株(conditional lethal mutant)。只能在某一条件下增殖,在另一条件下不能增殖的病毒株。例如,温度敏感变异株(temperature sensitive mutant,ts),典型的ts病毒株的酶或结构蛋白在较高温度下(36～41℃)失活。

(2) 缺陷变异株(defective mutant)。由于基因组不完整或基因变异,缺陷病毒单独不能完成复制,但和野生型病毒或辅助病毒共感染时,缺陷病毒能够完成复制。有些缺陷病毒与野生型病毒共感染同一细胞时,缺陷病毒的复制干扰野生型病毒的复制,这些缺陷病毒称为缺陷干扰变异株(defective interference mutant)。

(3) 宿主范围变异株(host-range mutant)。变异株具有与野生型病毒不同的宿主细胞感染类型甚至不同的宿主感染类型。一些新现病毒可能来源于动物病毒的宿主范围变异株。

(4) 耐药变异株(drug-resistant mutant)。耐药病毒对临床使用的抗病毒药物产生了抗药性,影响了药物治疗的效果。

共感染的病毒间除了遗传物质的交换和组合外,还能发生仅涉及病毒基因产物间的相互作用引起的表型变化。这种相互作用产生的子代病毒的表型具有遗传不稳定性,主要包括以下两种。

(1) 互补(complementation)。共感染的两株病毒中的一株提供给另一株或相互间提供基因产物,促使接受方病毒增殖。互补作用可以发生在野生型病毒与缺陷病毒或灭活病毒之间,也可发生在两种缺陷病毒之间。

(2) 表型混合(phenotypic mixing)。共感染的两株病毒在细胞内复制后,子代病毒的核酸和结构蛋白(全部或部分衣壳蛋白或包膜蛋白)分别来源于不同病毒的情况。这是由于一株病毒的结构蛋白包裹了另一株病毒的核酸而造成的。在有些情况下,单个子代病毒的衣壳或包膜蛋白可以来自两株病毒。

（谢幼华）

第二十四章 病毒的感染和致病机制

概　述

● 人群间病毒的传播方式包括水平传播和垂直传播。

● 病毒通过一定的感染途径侵入宿主,在体内增殖和播散,可能引起组织和器官损伤,导致疾病。

● 病毒与靶细胞、机体免疫系统的相互作用,决定了病毒感染的进程、疾病的发生和转归。

第一节　病毒感染的途径与类型

一、病毒感染的传播方式与途径

1. **病毒感染的传播方式**　人类病毒的传染源主要包括急性感染者、隐性感染者和慢性携带者、动物中间宿主以及被病毒污染的媒介。根据病毒传染源的不同,可分为人间传播、动物与人之间传播、虫媒传播等形式。

人群的病毒传播又分为水平传播和垂直传播两种方式。水平传播(horizontal transmission)指病毒在人群的不同个体间传播,为大多数病毒的传播方式。垂直传播(vertical transmission)指病毒从亲代通过胎盘、产道或产后哺乳等途径传给子代。多种病毒可垂直传播,如巨细胞病毒、风疹病毒、乙型肝炎病毒和人类免疫缺陷病毒等。

2. **病毒的感染途径**　呼吸道黏膜、消化道黏膜、泌尿生殖道黏膜、眼结膜、受损的皮肤和血液是常见的病毒侵入人体的途径。每一种病毒一般都有相对固定的感染途径,这由病毒的生物学特性和病毒对宿主细胞的嗜性所决定。

二、病毒的体内播散

病毒侵入人体后,一般需经局部增殖,再通过血循环或淋巴系统,播散到靶器官甚至全身,即病毒的体内播散(viral spread or dissemination)。病毒一般都显示出对某类或几类细胞的感染特异性,称为细胞嗜性(tropism),能够支持病毒完成复制周期的靶细胞称为容纳细胞(permissive cell)。当病毒感染非容纳细胞后,不能完成复制周期,没有子代病毒的产生,称为顿挫感染(abortive infection),通常是因为这些细胞内缺乏支持病毒复制所需的因子。

1. 局部播散（local spread）　病毒侵入机体后仅在局部组织细胞内复制和增殖,产生的子代病毒释放出细胞以后,感染邻近细胞,其感染局限于同一组织和器官,通常不出现在血液中,如甲型流感病毒仅在上呼吸道黏膜细胞内增殖,轮状病毒仅在肠黏膜细胞内增殖。某些病毒可通过细胞间连接或细胞膜融合向相邻细胞播散,如单纯疱疹病毒等。

2. 血源性播散（hematogenous spread）　病毒出现在血液中,形成病毒血症(viremia)。有些病毒侵入机体后,经血循环至靶组织引起感染,如乙型肝炎病毒、丙型肝炎病毒等;有些病毒首先在侵入局部及附近淋巴结增殖,然后通过淋巴液进入血流,形成初次病毒血症(primary viremia),随血流播散感染靶器官内的靶细胞,大量增殖的子代病毒再次进入血流,引起次级病毒血症(secondary viremia),进而播散至更多的靶器官,如脊髓灰质炎病毒、麻疹病毒等。这类感染因涉及全身或多种组织与器官,故称为系统性（全身）感染(systemic infection)。

3. 神经性播散（neural spread）　嗜神经性的病毒可通过神经末梢侵入神经元,在神经组织中大量增殖后沿神经纤维向其支配的组织扩散,如单纯疱疹病毒、狂犬病病毒等。

从感染者体内病毒排出(viral shedding)到环境中是维持病毒在人群中感染的重要步骤。不同病毒排出的时间可在感染的不同阶段,有相对固定的特征。

三、 病毒感染的类型

从病毒侵入机体到出现临床症状的间隔时期,称为潜伏期(incubation period)。每一种病毒的潜伏期有相对固定的时间。在潜伏期内,病毒在体内播散、增殖、引起细胞损伤和功能改变等,体液或血液中病毒含量逐渐升高,一般在潜伏期的后期,病毒含量到达最高点,此时传染性最强。

病毒感染的过程和结局与病毒的种类、毒力强弱以及机体的抗病毒免疫能力有关。根据有无临床症状,可分为隐性感染和显性感染;根据感染过程和持续时间,可分为急性感染和持续感染。

1. 隐性感染与显性感染　病毒感染不引起临床症状或症状不典型,称为隐性感染(inapparent infection)或亚临床感染(subclinical infection)。多由于病毒毒力较弱或机体免疫力较强,或尚未引起组织细胞的明显损伤。隐性感染者体内可能有病毒增殖,并可能向外界散播病毒而成为重要的传染源。

病毒在细胞内大量增殖,造成细胞损伤和功能改变,致使机体出现临床症状,称为显性感染(apparent infection)。

2. 急性感染与持续感染

（1）急性感染(acute infection):急性感染时,病毒潜伏期短,发病急。多数病毒的急性感染通常是自限性的,病程数日或数周,恢复后病毒被清除,如甲肝病毒引起的感染。某些病毒的急性感染造成体内组织器官的严重损伤和坏死,甚至危及生命,如埃博拉病毒感染引起的出血热。

（2）持续感染(persistent infection)：病毒有时可在体内持续数月甚至更长。根据病毒的复制和疾病出现情况，可分为以下 3 种类型。

1）慢性感染(chronic infection)：体内可持续检测到病毒，患者可表现出轻微或无临床症状，但常反复发作，迁延不愈，如乙型肝炎病毒、丙型肝炎病毒等。

2）潜伏感染(latent infection)：病毒潜伏在特定细胞内而不复制，在某些条件下病毒可被激活，重新复制，出现临床症状。在显性感染时可检测出病毒，而潜伏期内不能分离出病毒。如单纯疱疹病毒 1 型感染后，在三叉神经节中静息潜伏，在特定刺激下，病毒重新复制产生疱疹。

3）慢发病毒感染(slow virus infection)：病毒可在体内缓慢增殖长达数年甚至数十年，期间机体无明显临床症状，在症状出现后呈现进行性加重，直至死亡，如麻疹病毒引起的亚急性硬化性全脑炎、人免疫缺陷病毒引起的艾滋病、狂犬病病毒及朊粒引起的脑病等。

第二节　病毒的致病机制

宿主细胞对于病毒的感染可产生不同程度的反应，从无明显影响到各类细胞病理变化，如细胞死亡、非典型增生、癌变等。

机体针对病毒产生的免疫应答在清除病毒的过程中，也会造成机体自身细胞和组织的损伤，称为免疫病理损伤。此外，某些病毒还能诱导全面的或病毒抗原特异性的免疫抑制，从而有利于病毒的体内播散或持续感染。

一、病毒对宿主细胞的直接作用

1. 溶细胞感染或杀细胞感染　病毒感染靶细胞，在胞内复制成熟后，在短时间内释放大量子代病毒，细胞被裂解而死亡，称为溶细胞感染(cytolytic infection)或杀细胞感染(cytocidal infection)。在体外细胞培养中可见病毒感染的细胞肿胀变圆、裂解、融合或脱落等现象，称为细胞病变效应(cytopathic effect，CPE)。

造成细胞病变的原因有多种。①病毒感染可通过影响宿主细胞的转录、翻译、蛋白质修饰等生物学过程影响细胞正常生理功能，导致细胞死亡或改变细胞表型。②病毒各种成分和新的病毒颗粒在细胞内的积聚可以破坏细胞骨架，从而破坏细胞的正常形态。③一些病毒本身或病毒编码的蛋白质直接或间接诱导宿主细胞的凋亡。病毒感染诱导的细胞凋亡有助于释放子代病毒，而诱导免疫细胞的凋亡，有利于病毒逃避免疫清除。④某些病毒感染的细胞内，存在与正常细胞结构着色不同的圆形或椭圆形斑块状，称为包涵体(inclusion body)。包涵体可改变细胞的正常结构从而导致细胞病变。

要注意的是：体外细胞培养的细胞病变效应的强弱并不等同病毒感染引起宿主疾病的严重程度。

2. 非溶细胞感染　某些病毒的感染和复制并不引起靶细胞的死亡，称为非溶细胞感染(noncytolytic infection)，多见于包膜病毒的感染，特别是慢性感染和潜伏感染。

3. **细胞融合**　某些包膜病毒感染细胞后,不引起细胞溶解,但病毒的包膜糖蛋白会表达于感染细胞膜,引起相邻细胞之间的膜融合,从而形成多核巨细胞(polykaryocyte)或合胞体,病毒借此扩散到未感染细胞,如麻疹病毒引起的 Warthin 多核巨细胞。

4. **细胞转化和永生化**　某些病毒感染宿主细胞后,可以阻止细胞的凋亡,刺激细胞的有丝分裂,逐渐使细胞失去细胞间接触性抑制而无限制增殖,发生细胞转化(transformation)或永生化(immortalization)。病毒感染引起细胞转化或永生化常由于病毒基因组整合入细胞染色体造成宿主细胞基因表达的改变或病毒蛋白阻断正常的细胞凋亡而引起。

二、病毒感染诱导的免疫病理损伤

机体被病毒感染后能产生免疫应答,除产生抗病毒作用外,也可能对机体造成免疫病理损伤。非溶细胞性病毒引起的组织细胞损伤多由病毒诱导的免疫病理反应所引发。

1. **T细胞介导的病理损伤**　病毒感染引起的获得性细胞免疫由细胞毒性 T 淋巴细胞(cytotoxic T lymphocyte,CTL)和 CD4$^+$ 辅助性 T 淋巴细胞(helper T lymphocyte,Th1)介导。CTL 识别、结合病毒感染的靶细胞,释放穿孔素(perforin)、颗粒酶(granzyme)等直接破坏靶细胞膜,还可通过 Fas 配体(Fas L)诱导靶细胞的凋亡。Th1 细胞能分泌大量细胞因子和趋化因子,招募和激活大量非特异性效应细胞,由此引发的炎症反应称为迟发型超敏反应(delayed-type hypersensitivity),又称为Ⅳ型超敏反应。在迟发型超敏反应中引起病理损伤的主要是效应细胞释放的蛋白酶和一些活性分子如过氧化物和 NO,以及各种炎性因子。

2. **抗体介导的病理损伤**　病毒颗粒或病毒抗原与特异性抗体结合形成的免疫复合物可激活补体引起免疫复合物型超敏反应(immune complex-type hypersensitivity),又称Ⅲ型超敏反应,造成局部损伤。一些包膜病毒感染靶细胞时,病毒包膜蛋白会表达于细胞表面,与抗体结合后,激活补体,引起细胞溶解和组织损伤,称为细胞毒型超敏反应(cytotoxic hypersensitivity)或Ⅱ型超敏反应。

3. **自身免疫损伤**　某些病毒的感染特别是溶细胞感染可使本来隐藏的细胞抗原暴露,被免疫系统识别后产生自身免疫反应。还可能是因为病毒抗原与细胞抗原含有呈交叉反应的抗原决定簇,当免疫系统对这类抗原决定簇产生免疫应答时,就会引起自身免疫损伤。

三、病毒感染诱导免疫抑制

几乎所有的病毒都或多或少具有逃逸或抑制机体抗病毒免疫应答的能力。很多病毒表达的蛋白质能干扰宿主的固有或获得性抗病毒免疫应答,如丙型肝炎病毒的多个蛋白质抑制干扰素的产生或作用;有些病毒的感染可引起机体全面的免疫抑制,如人免疫缺陷病毒和麻疹病毒可感染免疫细胞并在其中复制,而造成系统性的免疫抑制;还有些病毒感染胎儿或新生儿可导致病毒抗原特异性 T 淋巴细胞的克隆清除,诱导免疫耐受,如乙型肝炎病毒。

四、病毒与肿瘤

某些病毒可通过直接或间接的机制诱导细胞转化,进而引起肿瘤。引起肿瘤的病毒感染都为持续感染,如高致病性人乳头瘤病毒感染引起宫颈癌,EB 病毒感染引发鼻咽癌和淋巴瘤,人类嗜 T 淋巴细胞病毒 1 型引起白血病,乙型肝炎病毒和丙型肝炎病毒可诱导肝癌。

第三节　机体抗病毒感染的机制

抗病毒感染的体系包括生理屏障和免疫系统。皮肤、黏膜、血-脑屏障、胎盘屏障、皮肤和黏膜分泌物等生理屏障可阻止病毒侵入,提供了抗病毒感染的第一道防线。机体免疫系统包括免疫器官、细胞和分子,它们相互协同,在抗病毒感染中起关键作用,同时也可能对机体造成免疫病理损害。免疫应答分为固有免疫和获得性免疫。

一、固有免疫

固有免疫包括固有免疫细胞、补体、细胞因子。

1. 固有免疫细胞

(1) 自然杀伤细胞(natural killer,NK):在病毒感染早期,发挥抗病毒作用。病毒感染能下调细胞的 MHC Ⅰ类分子,上调 NK 细胞活化性配体,从而使 NK 细胞活化抑制信号减弱,导致 NK 细胞活化,释放穿孔素、颗粒酶等杀伤病毒感染的细胞。NK 细胞对靶细胞的杀伤是非病毒抗原特异性的。活化的 NK 细胞还可产生 IFN-γ、TNF-α 等细胞因子发挥抗病毒作用。

(2) 单核-巨噬细胞:该类细胞可识别、吞噬病毒及细胞碎片,并可提呈病毒抗原给 T 细胞,分泌 IFN-γ 等细胞因子,激发获得性免疫应答。在病毒感染的识别,阻止病毒扩散中发挥关键作用。

(3) 树突状细胞(dendritic cell,DC):功能最强的专职抗原提呈细胞,能高效激活 T 细胞,并辅助 B 细胞的活化。DC 主要分为髓样 DC(myeloid dendritic cell,mDC)和浆细胞样 DC(plasmacytoid dendritic cell,pDC)。DC 通过 Toll 样受体等分子识别病毒核酸或其他成分,激活Ⅰ型、Ⅲ型干扰素及促炎性细胞因子的表达。

(4) 补体:活化的补体主要通过病毒抗原特异的抗体介导,结合病毒或病毒感染的细胞,引导吞噬细胞清除病毒或病毒感染的细胞。

(5) 细胞因子:干扰素(interferon,IFN)是病毒等诱生剂刺激细胞产生的一类糖蛋白,具有广谱抗病毒、抗肿瘤和免疫调节等多种活性。可分为Ⅰ型、Ⅱ型和Ⅲ型干扰素。Ⅰ型干扰素包括 IFN-α、IFN-β 等,具有较强的抗病毒活性。IFN-γ 为Ⅱ型干扰素,主要参与免疫调节和抑制肿瘤生长。Ⅲ型干扰素活性也以抗病毒为主。病毒核酸和糖蛋白可诱导干扰素产生,病毒基因组及复制过程中产生的双链 RNA 是有效的干扰素诱生剂。

Ⅰ型和Ⅲ型干扰素与细胞表面的受体结合,活化 JAK/STAT 信号通路,激活多种干扰素刺激基因(ISG)的转录,合成一系列抗病毒蛋白,可作用于病毒复制的多个环节,发挥抗病毒的作用。干扰素诱生的蛋白激酶 R(protein kinase R,PKR)可磷酸化真核细胞翻译的起

始因子 2α(eIF-2α),抑制其活性,阻断病毒和细胞蛋白的翻译;$2'$-$5'$寡聚腺苷酸合成酶($2'$-$5'$ oligoadenylate synthetase,OAS)生成 $2'$-$5'$寡聚腺苷酸($2'$-$5'$pA),而激活核酸酶 L (RNase L),后者能降解病毒单链 RNA。

干扰素能作用于病毒感染细胞和邻近细胞,使邻近细胞产生抗病毒活性,从而不仅阻断感染细胞中的病毒增殖,还能限制病毒的扩散。此外,IFN-γ 能激活 NK 细胞和巨噬细胞,增强其抗病毒活性。还可上调多种细胞中 MHC Ⅰ类分子的表达,促进病毒抗原提呈和 T 细胞识别。

固有免疫细胞和分子除了协同作用发挥抗病毒活性,还对于激活获得性免疫应答起重要作用。

二、获得性免疫

获得性免疫在清除病毒感染,并预防再次感染中发挥着核心作用,包括体液免疫和细胞免疫。

1. 体液免疫

(1) 中和抗体(neutralizing antibody):抗病毒体液免疫的主要效应分子。中和抗体主要通过封闭病毒包膜或衣壳蛋白中与细胞膜表面受体结合的位点,或改变病毒包膜或衣壳蛋白的结构,从而阻止病毒吸附靶细胞,中止病毒的侵入。中和抗体可清除黏膜表面和血清中的游离病毒,并防止再次感染。病毒感染后最先出现 IgM,一般在感染后 2~3 天出现,持续时间较短,故检测 IgM 有助于病毒感染的早期诊断。随后出现 IgG,持续时间长,有的能维持终生。IgG 能透过胎盘,在血清中浓度最高。在黏膜上皮细胞中增殖的病毒可在局部诱生分泌型 IgA(sIgA),在局部免疫中起主要作用。抗体不能进入病毒感染的细胞,只能作用于游离的病毒。

(2) 血凝抑制抗体(hemagglutination inhibition antibody):表面含有血凝素的病毒感染后,机体产生对血凝素的抗体,可抑制血凝现象。检测该类抗体可用于某些病毒感染的血清学诊断。有些血凝抑制抗体能中和病毒感染,如甲型流感病毒、乙型脑炎病毒等诱生的血凝抑制抗体。

(3) 补体结合抗体(complement fixation antibody):非中和性抗体,可通过补体结合反应而检测。有时可用于协助病毒感染的诊断。该类抗体可以通过免疫调理作用上调巨噬细胞的吞噬作用,激活补体系统,导致病毒的清除。

要注意的是:有些非中和性抗体与某些病毒结合能促进病毒的感染,如与登革病毒、人免疫缺陷病毒结合的非中和性抗体。

2. 细胞免疫

对细胞内的病毒,机体主要通过 CD8$^+$ 杀伤性 T 细胞(CTL)直接识别并杀伤靶细胞,或通过 CD4$^+$ Th1 细胞释放细胞因子而发挥抗病毒作用。细胞免疫对清除病毒的感染起极为重要的作用。

(1) 杀伤性 T 细胞(CTL):通过 T 细胞受体特异性识别靶细胞表面与 MHC-Ⅰ分子结合的病毒抗原肽复合物,可释放穿孔素和颗粒酶直接杀伤靶细胞以及通过表面表达的 Fas L

诱导靶细胞凋亡,发挥抗病毒效应。CTL 也能分泌大量细胞因子如 IFN－γ、TNF－α 抑制靶细胞内的病毒复制。病毒特异性 CTL 一般出现于病毒感染后 1 周左右,感染后 2～3 周达到高峰。

(2) 辅助性 T 细胞(Th):根据其分泌细胞因子谱的不同可将 Th 细胞分为 Th1、Th2、Th17 等不同的亚群, Th1 细胞分泌 IL－2、IFN－γ、TNF－α 等细胞因子,通过促进 CTL、NK 细胞及巨噬细胞的活化和增殖,发挥抗病毒作用;IFN－γ 还能抑制靶细胞内病毒的复制;TNF－α 能诱导靶细胞凋亡。

(赵　超)

第二十五章　病毒感染的检测

概　述

- 标本的选择需要综合考虑疾病的临床表现、怀疑的病因病毒、采集时间和检测方法。
- 病毒感染的常用检测方法包括病毒的分离和培养,细胞、组织和形态学检查,病毒成分的检测以及病毒的血清学诊断。

对病毒检测的需求增长迅速。这部分是由新的需求带动的,如对新发或再现传染病病原体的监测;新的抗病毒药物进入临床使用,需要跟踪评估使用的效果;使用免疫抑制药物的患者(器官移植和癌症化疗)越来越多,这些患者更容易被病毒感染。部分是由技术的发展推动的,包括更方便、更灵敏的商业化诊断试剂,更成熟的荧光显微技术、酶联免疫技术、细胞培养技术和核酸检测技术,更尖端的技术如高通量测序也正逐渐成为常用的检测方法。

从事病毒检测的实验室除了常规的实验仪器,还需要配备一些基本的大型仪器,这些仪器包括层流生物安全柜、荧光显微镜、倒置亮场显微镜、冷冻离心机、细胞培养箱、冰箱和低温冰箱。实验室应当具有生物安全二级(BSL-2)的资质,对某些病毒,如 H5N1 禽流感、SARS 冠状病毒、埃博拉病毒(未经培养的感染性样品)等,须在具备生物安全三级资质(BSL-3)的实验室中进行检测。

第一节　标本的采集和处理

标本采集和处理的规范化对于检测结果的可靠性和正确性有重要影响。选择什么种类的标本需要综合考虑各种因素,包括疾病的临床表现、怀疑的病因病毒、采集时间和检测方法。呼吸道疾病相关病毒常采集喉、鼻咽标本;皮肤和黏膜疾病相关病毒常采集皮肤和生殖器等部位的水疱液、唾液和尿液;脑部疾病相关病毒常采集脑脊液和脑活组织切片;胃肠道疾病相关病毒常采集粪便标本。许多病毒的检测还需要采集血液和疾病组织标本,如肝炎病毒主要采集血液标本。

标本应该尽可能在采集后的 12~24 小时内检测。标本如用于病毒分离往往需要进行抗生素处理,以抑制细菌、真菌等微生物的生长。标本须冷藏(4℃)运输,小量标本可以加入商业化的运输培养液(通常含有血清、抗生素、白蛋白或甘油等)。标本长时间放置(大于 6 天),应保存在 −20℃ 或 −70℃ 冰箱中。对于血液标本,血清应尽快分离,血清可以在 4℃ 放置数周。

第二节　病毒感染的检测方法

一、病毒的分离和培养

用活细胞培养进行病毒的分离和鉴定是常用的方法。但是,由于细胞培养需要较长时间(数天到数周),且易受标本组成成分的影响,因此细胞培养主要作为病原学的鉴别诊断。对新发和再现病毒性疾病,通过细胞培养分离和鉴别病毒是必要的。

常用于病毒培养的细胞包括原代细胞、二倍体细胞和连续传代细胞。原代细胞直接从动物、鸡胚或引产人胚组织分离,在体外不经传代或仅经过 1~2 次传代。原代细胞对病毒的易感性较高,但是来源不稳定,对操作人员的技术要求高。二倍体细胞指在体外经 20~50 次传代,仍能保持二倍体染色体数目的细胞。连续传代细胞能够在体外连续传代,常源于肿瘤细胞或经二倍体细胞突变而来。由于其稳定性和易操作性,连续传代细胞是病毒分离和鉴定中最常用的细胞培养体系。

一些病毒的感染可以通过观察是否发生细胞病变、形成包涵体或使红细胞集聚等现象而直观地检测。

(1) 致细胞病变作用(cytopathic effect,CPE):单层培养细胞的病变效应可以通过低倍显微镜观察,典型细胞病变效应包括细胞变圆、聚集、融合、脱落、空斑等现象。一些病毒如呼吸道合胞病毒、单纯疱疹病毒等能使细胞融合形成多核巨细胞。

(2) 包涵体(inclusion body):一些病毒在敏感细胞内增殖后,在胞内产生病毒颗粒、病毒成分或细胞成分的聚集物。包涵体可通过染色细胞后鉴定(见细胞学、组织学和形态学检查)。观察包涵体可辅助病毒诊断,如狂犬病病毒在大脑海马回锥体细胞质中形成圆形或椭圆形嗜酸性包涵体,称内基小体(Negri body);疱疹病毒在胞核中形成包涵体。

(3) 红细胞吸附试验(hemadsorption test):常用以检测流感病毒和一些副黏病毒(如腮腺炎病毒、副流感病毒等)。这些病毒在细胞中增殖后,细胞表面和培养上清中,都含有病毒的血凝素,如加入猴、鸡等动物的红细胞,红细胞能与表达血凝素的细胞结合,游离的血凝素也能聚集红细胞。如果有相应的抗病毒血清,则可以阻断红细胞吸附,称为血凝抑制试验。

对于增殖后的病毒,可以通过细胞培养方法确定其感染性颗粒的数量。一般临床检测不需要此类信息。但是,如果需要对分离的病毒的特性进行研究或比较不同分离株的性质,就必须测定感染性病毒的数量。常用测定方法如下。

(1) 50% 细胞感染剂量(50% tissue culture infectious dose,TCID50)。该方法测定使 50% 单层敏感细胞发生细胞病变的病毒剂量,以此剂量为 1 个 TCID50 单位。

(2) 空斑形成试验(plaque formation test)。源于噬菌体的空斑试验。将不同稀释度的病毒液接种于单层敏感细胞上,经一定时间培养,在细胞上覆盖琼脂,继续培养后计数空斑。在合适的稀释度下,每个空斑为一个感染性病毒增殖所致,定义为1个空斑形成单位(plaque forming unit,PFU)。

(3)血凝试验(hemagglutination test)。含有血凝素的病毒(如流感病毒、麻疹病毒、腮腺炎病毒等)可以使红细胞发生凝集。根据这一性质,在血凝试验中,将病毒原液做倍比稀释,与红细胞共孵育,测定能够使红细胞发生聚集的最高稀释度,以此稀释度下的病毒量作为1个血凝单位(HU)。

TCID50和PFU的测定只针对能引起CPE的病毒。此外,每个TCID50和血凝单位并不代表一个感染性病毒,每个单位实际包含许多感染性病毒。

二、 细胞学、组织学和形态学检查

对于感染细胞后形成特征性包涵体和多核巨细胞的病毒,可以通过直接观察苏木精—伊红(HE)染色或Pap染色后的组织细胞进行检测。该方法特别适用于检测难以培养或危险的病毒,如通过检测脑组织细胞中的内基小体确定狂犬病病毒的感染。

病毒的形态学检查可以借助电子显微镜。但是,该方法操作繁琐、灵敏度低,在常规临床检测中少用,主要用于观察难以培养和用其他方法难以检测的病毒。由于在电镜下能快速地判定病毒的形态,因此在新现病毒的检测中电镜有较重要的用途,如20世纪70年代对非洲埃博拉病毒的发现。电子显微镜观察病毒需要病毒的含量达到$10^6 \sim 10^7/ml$。免疫电镜可以提高观察的灵敏度。在该方法中,病毒与抗病毒血清先共孵育,形成抗体抗原聚合物,再进行观察。

三、 病毒成分的检测

分为病毒蛋白的检测和核酸的检测。

1. 病毒蛋白(抗原)的检测 主要采用免疫学技术检测病毒蛋白。常用技术包括酶免疫试验(enzyme immunoassay,EIA)和免疫荧光试验(fluorescent immunoassay)。酶免疫试验应用酶标记的抗体结合病毒抗原,然后通过酶反应产生放大的信号。主要分为酶联免疫吸附试验(enzyme linked immunosorbent assay,ELISA)和酶免疫组化(enzyme immunohistochemistry),前者用于测定液体标本中的抗原,后者用于测定组织或细胞中的抗原。免疫荧光试验应用荧光标记的抗体。

2. 病毒核酸的检测

(1)核酸扩增:常用聚合酶链反应(PCR)。利用病毒特异的引物扩增病毒核酸,可以判别病毒,结合测序得到的序列信息可以对病毒进行分型和变异检测。应用定量PCR技术可以确定标本中的病毒含量。要说明的是定量PCR测定的病毒量既包含感染性病毒,也包含缺损病毒。

(2)核酸杂交:根据双链核酸互补的性质,利用核酸探针检测病毒的互补链。在一些商业化试剂盒中,核酸探针常采用信号放大设计,以提高检测的灵敏度。

（3）基因芯片：相当于并行的核酸杂交。将一种或多种病毒的基因组片段（探针）固定在惰性介质上，在一定条件下与样品中的病毒核酸杂交，获取每个探针的杂交信号的强弱。其优势是可同时获得多种病毒的检测信息。

（4）高通量测序技术：一种并行的测序技术。可以在一次测序中，完成标本中的病毒组成、病毒的相对丰度等的测定，而且不需要预先知晓待测病毒的序列信息。适用于新现病毒的检测。也是测定病毒群体中变异信息的高效方法。

四、 病毒感染的血清学诊断

血清学诊断检测血清中病毒特异的抗体，主要用于判定受测试者的免疫状态，以及辅助诊断病人的病毒感染状况。最常用的测试方法为 ELISA。

对免疫状态的血清学评估可以判定受测试者是否曾受怀疑病毒的感染。病毒 IgG 测试的阳性结果意味着该对象曾被此病毒感染过；如果同时检测 IgM 和 IgG 均为阳性，可能分别代表着近期和过去的感染；IgG 显著的升高（4 倍）可能意味着抗原性相似的病毒的感染或原感染病毒在体内潜伏后的重新激活。

在急性感染的辅助诊断方面，急性期标本中病毒特异性 IgM 的阳性意味着当前感染或极为近期的感染。IgG 的检测应尽可能收集急性期血清和恢复期血清。恢复期血清相比急性期血清中 IgG 水平的显著升高（4 倍）也意味着当前感染或近期的感染。

本章概括了检测和诊断病毒感染的主要方法，特定病毒感染的检测和诊断需要根据病毒的特点和临床需求选择适宜的方法。

（谢幼华）

第二十六章 病毒感染的防治

概 述

- 使用物理和化学方法消毒、疫苗免疫和被动免疫是预防病毒感染的主要方法。
- 病毒感染的治疗分为抗病毒治疗和支持治疗，前者抑制病毒的感染和复制，后者立足于缓解疾病的临床症状。

第一节 病毒感染的预防

消毒、疫苗免疫和被动免疫是预防病毒感染的主要措施。

一、消毒

消毒是指应用物理或化学方法使病毒失去感染性（灭活），包括热、辐射、化学试剂（氧化剂、酚、脂溶性试剂等）（表 26 - 1）。

表 26 - 1 常用的病毒消毒方法

方法	消毒强度	适用病毒
热		
高压灭菌	++++	所有病毒
沸水	+++	所有病毒
巴斯德灭活	++	大多数病毒
辐射		
射线	++++	所有病毒
紫外线	+++	大多数病毒
化学品		
环氧乙烷气体	++++	所有病毒
过氧化氢	+++	所有病毒
戊二醛	+++	所有病毒
氯	+++	所有病毒
碘	+++	所有病毒
酚	++	部分病毒
季铵类脂溶剂	++	包膜病毒
乙醇	++	部分病毒

二、疫苗免疫

疫苗免疫为主动免疫,是经济和有效性持久的生物预防措施。常用的疫苗有以下3种。

1. 灭活疫苗(inactivated vaccine) 通过物理或化学方法将病毒灭活。灭活的病毒仍保留其抗原性。狂犬病疫苗、流感疫苗、甲型肝炎疫苗、脊髓灰质炎疫苗等多用灭活疫苗。

2. 减毒活疫苗(attenuated vaccine) 通过连续传代或在病毒基因组中人工引入变异制备毒力降低或丧失的病毒株。脊髓灰质炎疫苗、流感疫苗、麻疹疫苗、腮腺炎疫苗等常用减毒活疫苗。减毒活疫苗由于具有感染性,因此激活的免疫反应往往相比其他疫苗更全面,但是不良反应也多一些。此外,减毒活疫苗的病毒株存在回复变异为野生株的风险性。

3. 亚单位疫苗(subunit vaccine) 使用病毒的抗原制成的疫苗。蛋白质抗原多为包膜病毒的外膜蛋白或非包膜病毒的衣壳蛋白。亚单位疫苗常经DNA重组技术制备,在细菌、酵母或哺乳动物细胞中表达和纯化,如重组乙肝疫苗、人乳头瘤病毒疫苗。

除了上述疫苗外,一些新技术也正应用于疫苗的研制,如DNA疫苗和重组病毒载体疫苗。前者向体内直接注射编码病毒蛋白抗原的重组DNA真核表达质粒;后者将蛋白质抗原基因构建在病毒载体(如腺病毒载体和痘苗病毒载体等)上,然后利用重组病毒感染机体表达抗原产生免疫反应。

三、被动免疫

血清丙种球蛋白提取自健康人血浆,可用于某些病毒性疾病(如麻疹)的紧急预防。病毒特异性免疫球蛋白来自于疫苗免疫志愿者的高效价血清,或在紧急状态下,取自患者恢复期的血清,可用于短期预防相关病毒的感染,如乙肝免疫球蛋白、狂犬病免疫球蛋白等。

第二节　病毒感染的治疗

病毒感染的治疗分为抗病毒治疗(antiviral therapy)和支持治疗(supportive treatment)。前者抑制病毒的感染和复制,后者立足于缓解疾病的临床症状。许多病毒性疾病尚无有效的抗病毒治疗,支持治疗是唯一的选择。

抗病毒治疗按照药物作用机制的不同,大致可分为两类(表26-2):第一类药物以病毒蛋白作为药物作用靶点,包括核苷(酸)类病毒多聚酶抑制剂、非核苷类逆转录酶抑制剂、蛋白酶抑制剂、病毒进入抑制剂、逆转录病毒的整合酶抑制剂等;第二类药物着眼于激活机体的抗病毒机制或抑制参与病毒复制的关键宿主因子的活性,主要为Ⅰ型干扰素。

表 26 - 2 部分常用抗病毒药物

药物作用机制	药 物	适用病毒
抑制病毒 DNA 多聚酶	阿昔洛韦（Acyclovir）、乏昔洛韦（Famciclovir）、伐昔洛韦（Valacyclovir）等	单纯疱疹病毒，水痘带状疱疹病毒
	碘苷（Idoxuridine）	单纯疱疹病毒
	更昔洛韦（Ganciclovir）	巨细胞病毒，单纯疱疹病毒，水痘带状疱疹病毒
	膦甲酸（Foscarnet）	巨细胞病毒
	西多福韦（Cidofovir）	巨细胞病毒，BK 病毒
抑制病毒 RNA 多聚酶	利巴韦林（Ribavirin）	丙肝病毒，呼吸道合胞病毒
	索非布韦（Sofosbuvir）	丙肝病毒
抑制病毒逆转录酶	双脱氧肌苷（Dideoxyinosine）、齐多夫定（Zidovudine）、奈韦拉平（Nevirapine）、依法韦伦（Efavirenz）	人免疫缺陷病毒
	拉米夫定（Lamivudine）	人免疫缺陷病毒，乙肝病毒
	阿德福韦（Adefovir）、恩替卡韦（Entecavir）、替比夫定（Telbivudine）、替诺福韦（Tenofovir）	乙肝病毒
抑制病毒蛋白酶	沙奎那韦（Saquinavir）、茚地那韦（Indinavir）、奈非那韦（Nelfinavir）	人免疫缺陷病毒
	波普瑞韦（Bocepravir）、特拉匹韦（Telaprivir）	丙肝病毒
抑制病毒进入细胞	恩夫韦肽（Enfuvirtide）、马拉维若（Maraviroc）	人免疫缺陷病毒
抑制逆转录病毒整合酶	埃替格韦（Elvitegravir）	人免疫缺陷病毒
激活抗病毒免疫	干扰素-α（Interferon-α）	乙肝病毒、丙肝病毒、人乳头瘤病毒

（谢幼华）

第二十七章　呼吸道感染病毒

概　述

- 本章介绍的病毒均为经呼吸道感染和传播的病毒,其中大多数病毒的感染主要引起呼吸道疾病,包括流行性感冒病毒、呼吸道合胞病毒、冠状病毒、鼻病毒和腺病毒。
- 麻疹病毒、腮腺炎病毒、风疹病毒也通过呼吸道感染,但它们主要引起非呼吸道疾病,三者的预防常采用三联疫苗接种预防,并且麻疹病毒、腮腺炎病毒与呼吸道合胞病毒均属于副黏病毒,为叙述方便,也归在本章。
- 还有些病毒,如水痘带状疱疹病毒、汉坦病毒、天花病毒等也可通过呼吸道感染和传播,它们分别在疱疹病毒、出血热病毒和其他重要病毒章节进行介绍。

第一节　流行性感冒病毒

流行性感冒病毒(流感病毒,Influenza virus)相关的新闻常成为世界媒体的热点。自 20 世纪以来,人类经历过数次全球性的流感疫情(表 27 - 1),其中尤以 1918~1920 年的所谓西班牙流感最为严重,估计死亡人数超过 2 000 万人。

表 27 - 1　20 世纪以来暴发的全球性流感疫情

流感疫情	年份	死亡数(万人)	甲型流感病毒亚型
西班牙流感	1918~1920	2 000~10 000	H1N1
亚洲流感	1957~1958	100~150	H2N2
香港流感	1968~1969	75~100	H3N2
俄罗斯流感	1977	无准确统计	H1N1
"猪"流感	2009	10~40	H1N1

流感病毒属于正黏病毒科(Orthomyxoviridae)的甲(A)、乙(B)、丙(C)流感病毒属,每个属中分别包含一种流感病毒,即甲、乙、丙型流感病毒。甲型流感病毒(Influenza A virus,IAV)能够感染许多鸟类和哺乳动物,世界范围的流感病毒疫情都由 IAV 引起,IAV 也是各种流感病毒中被研究得最为深入的一种。乙型流感病毒(Influenza B virus,IBV)能引起地区性的流感疫情,IBV 的宿主以前认为只限于人类,但 2000 年的一项研究结果显示 IBV 也

感染斑海豹。丙型流感病毒(Influenza C virus,ICV)能够感染人类和猪,ICV 感染引起的症状轻微或无症状,且未见 ICV 流行疫情的报道。本节的内容多源自对 IAV 的研究。

一、生物学性状

(一)病毒的结构和复制

流感病毒为包膜病毒,病毒颗粒为近似球形或线形,直径为 $80 \sim 120$ nm。病毒的遗传物质为 $6 \sim 8$ 节单股负链 RNA,每条 RNA 被包裹为螺旋对称的核衣壳,在核衣壳和包膜之间存在基质蛋白层。包膜来源于细胞质膜,其上存在两种病毒糖蛋白:血凝素(hemagglutinin,HA)三聚体和神经氨酸酶(neuraminidase,NA)四聚体。完整的 IAV 基因组由 8 段单股负链 RNA 组成,编码至少 11 种病毒蛋白(表 27 - 2),病毒颗粒中携带其中的 9 种蛋白质(除 PB1 -F2 和 NS1)。

表 27 - 2 甲型流感病毒的基因组及其编码的蛋白质产物

RNA 节段	编码蛋白	蛋白质功能
1	PB2	RNA 多聚酶亚单位,结合细胞 mRNA 前体(pre-mRNA)的 5′帽结构
2	PB1	RNA 多聚酶,酶切 pre-mRNA 5′末端,生成 RNA 引物,负责转录和复制
	PB1 - F2	由不同于 PB1 的阅读框翻译,诱导细胞凋亡
3	PA	RNA 多聚酶亚单位,确切功能尚不清楚
4	HA	血凝素,包膜糖蛋白。结合病毒受体,促进低 pH 依赖的膜融合
5	NP	衣壳蛋白,包裹病毒 RNA
6	NA	神经氨酸酶,包膜糖蛋白。分解细胞表面唾液酸(降解病毒受体),释放病毒
7*	M1	基质蛋白,连接包膜和衣壳
	M2	离子通道,病毒核衣壳释放和成熟所必需
8*	NS1	抑制细胞 mRNA 翻译,拮抗固有免疫,调控细胞多种信号转导途径
	NEP	帮助核衣壳的出核

* M1/M2、NS1/NEP 分别由第 7 节和第 8 节 RNA 的转录产物的不同剪接体编码。

病毒颗粒表面的血凝素(HA)与细胞表面糖蛋白的糖链唾液酸结合,使病毒黏附于细胞并通过内吞途径进入细胞,包膜与内吞囊泡膜融合释放核衣壳。HA 行使膜融合的功能,需要借助细胞的蛋白酶将其切割为 HA1 和 HA2 两个亚单位,从而暴露疏水的 HA2 的融合多肽,使包膜与细胞膜融合。

病毒利用内吞囊泡内的酸性 pH 环境完成核衣壳的释放,M2 离子通道在该过程具有重要的作用。与大多数 RNA 病毒不同,流感病毒的转录和复制在细胞核内进行,因此病毒核衣壳需转运入细胞核,结合负链 RNA 的衣壳蛋白 NP 和 RNA 多聚酶(PB2/PB1/PA)拥有核定位信号,可能在此过程中起关键作用。

在细胞核内病毒多聚酶获取细胞 pre-mRNA 的带 5′帽结构的寡核苷酸作为病毒 mRNA 合成的引物。mRNA 被运送到细胞质中翻译病毒蛋白。新合成的衣壳蛋白 NP 进入细胞核,结合负链 RNA,启动病毒 RNA 的复制。首先产生全长的正链 RNA 反基因组(antigenome),该过程不需要上述的带 5′帽结构的 RNA 引物,然后以正链 RNA 为模板合成新的负链 RNA。负链 RNA 形成核衣壳通过 NEP 的作用被输出细胞核,也可以作为模板合成更多的 mRNA。病毒的转录和复制这两种过程的调节,可能取决于核内 NP 蛋白的量。

在细胞质中,HA 和 NA 合成后插入在内质网膜上,经高尔基体转运到细胞质膜,基质蛋白 M1 可能与质膜的细胞质面相互作用。新的核衣壳获取带有 HA、NA 和 M1 的细胞膜后,装配为子代病毒。各节段 RNA 核衣壳陆续被包装入病毒粒子,其机制尚待阐明。NA 酶解细胞表面糖蛋白糖链中的唾液酸,帮助病毒从细胞的表面释放。

(二) 流感病毒的变异

HA 或 NA 的变异引起的流感病毒抗原性改变存在两种模式:缓慢而持续的抗原性漂移(antigenic drift)和骤然而间歇的抗原性转换(antigenic shift)。

抗原性漂移是流感病毒共有的抗原性变异机制。抗原性漂移主要源于编码 HA 或 NA 的基因发生点突变,使得 HA 和 NA 的抗原决定簇发生细小而持续的变化。对 IAV 而言,病毒亚型没有改变。

抗原性转换仅见于 IAV。抗原性转换源于两种或多种不同亚型的 IAV 感染同一细胞而发生的各节段 RNA 的重配,如重配后的子代病毒能够增殖,则形成了不同于亲代病毒亚型的新病毒亚型。IAV 至少存在 18 种 HA 亚型(H1 - H18)和 11 种 NA 亚型(N1 - N11),IAV 病毒亚型的命名依据 HA 和 NA 亚型的组合,如 H1N1、H3N2、H5N1、H7N9 等。

二、 流行病学

甲型流感病毒的宿主范围很广,包括人、鸟类、猪、马、狗、猫科动物、蝙蝠、雪貂等。由于其迁徙的特性,候鸟被认为是禽流感病毒(avian influenza virus,AIV)在全球播散的媒介。畜禽的高密度饲养为禽和家畜流感病毒的基因重配,产生新的亚型提供了温床,而人与畜禽的密切接触,则为动物流感病毒感染人提供了机会。通常禽和家畜流感病毒并不能轻易地感染人类,这是由于动物流感病毒进化得更为适应相应的动物宿主。例如,AIV 的 HA 蛋白倾向结合 α - 2,3 唾液酸,这种类型的唾液酸在鸟类肠道中是主要的形式。而人 IAV 的 HA 蛋白更倾向结合 α - 2,6 唾液酸,这种类型在人的呼吸道中是主要的形式。但是,如果动物流感病毒一旦获得感染人类的能力,经过后继新的变异或通过与人流感病毒重配,可能产生人间传染的 IAV 新亚型,由于人群未接触过这些新的病毒亚型,没有保护性免疫,因此新病毒亚型易引发大规模甚至全球性的流感疫情。

抗原性漂移使得每年流行的人 IAV 和 IBV 不同于上一年,造成区域性的流感疫情。

流感病毒的传播主要通过飞沫传播,也可通过手直接接触污染物后经手眼、手鼻接触传染。流感的死亡率通常低于 1%,死者主要是幼儿和老年人,但由于流感病毒传播迅速,感染性强,感染者的基数庞大,因此其绝对死亡数较大。

三、 致病性和免疫性

流感常见的各种临床表现包括突发的高热、发冷、咽喉炎、头痛、干咳、鼻塞或流涕,常伴有肌肉酸痛、疲劳等症状。这些临床表现的发生与病毒因素和免疫因素相关。流感病毒的复制产生大量子代病毒,最终造成呼吸道上皮细胞的死亡。下呼吸道上皮细胞的死亡导致的炎症反应引起咳嗽,而上呼吸道上皮细胞的死亡导致的炎症反应引起喷嚏,两者都是机体清除入侵病毒的本能机制。呼吸道表面黏膜的损伤、脱落,还使得流感患者易发生继发性细菌感染。同时,炎症反应产生的大量炎性细胞因子引起流感的其他临床表现。

流感病毒感染导致的细胞死亡激活人体的免疫系统,产生病毒特异性的 T 细胞和 B 细胞反应。多数患者病后 1 周左右开始恢复。在呼吸道局部及血液中出现特异性抗体。抗血凝素中和抗体,能阻断病毒侵入易感细胞;抗神经氨酸酶抗体,能减少细胞释放病毒和防止病毒扩散。体液免疫一般只对同型病毒有效,维持 1～3 年。从流感病毒复制和播散的角度而言,流感病毒在获得性免疫反应成熟之前,已经完成了大量子代病毒的复制,并可能通过飞沫或直接接触传染了下一个宿主。

四、诊断和防治

由于许多呼吸道感染的病原微生物都能引起流感样症状,因此仅根据临床表现诊断流感是不可靠的,结合流行情况进行诊断可提高可靠性。流感病毒的确诊主要通过对呼吸道分泌物中病毒抗原的免疫学检测和病毒核酸的分子生物学检测(如 PCR)。对于培养的流感病毒,血凝试验是快速检测流感病毒的有效方法。

流感病毒的传染性强,传播快。在流行期间应尽量避免人群聚集,注意个人卫生,勤洗手。出现禽流感疫情时,应消毒家禽饲养场,隔离患者,必要时采取措施关闭活禽交易等。

疫苗能够有效预防和控制流感病毒的感染或者减轻流感症状。一般在每年流行季节前接种一次,疫苗的免疫效果可以持续 1～3 年。主要有灭活和减毒疫苗两种。灭活疫苗包括全病毒灭活疫苗和裂解疫苗,通过肌肉注射免疫。前者是疫苗毒株经鸡胚增殖后以甲醛灭活制成,后者是在前者基础上进一步通过裂解液处理,保留病毒部分抗原(HA、NA、M1、NP 等)制成。世界卫生组织推荐使用 3 价或 4 价疫苗,包含一种 H1N1、一种 H3N2 及一种或两种 IBV。减毒活疫苗通过鼻腔喷雾法免疫,相对灭活疫苗,减毒活疫苗的免疫效果更全面,但不良反应也较大。幼儿(<2 岁)和老年人(>50 岁)不建议使用减毒活疫苗。由于流感病毒的高度变异性,WHO 每年发布当年冬天可能流行的流感病毒抗原特征,以供疫苗生产企业制备相应的疫苗。

抗流感病毒感染的药物分为两类:神经氨酸酶抑制剂[奥司他韦(oseltamivir)、扎那米韦(zanamivir)]和 M2 离子通道抑制剂[金刚烷胺(adamantane)、甲基金刚烷胺(rimantadine)]。前者通过抑制 NA 而抑制流感病毒的释放;后者通过抑制 IAV 的 M2 离子通道而抑制病毒核衣壳的释放。在感染早期使用这两类药物对缩短流感病程和缓解流感症状有一定的作用。但是,针对 M2 离子通道抑制剂的病毒变异非常普遍,限制了该类抑制剂的实际应用。

第二节　麻疹病毒、腮腺炎病毒和呼吸道合胞病毒

副黏病毒科(Paramyxoviridae)含有多种引起人系统性或呼吸道疾病的重要病毒,包括

麻疹病毒（Measles virus）、腮腺炎病毒（Mumps virus）、呼吸道合胞病毒（Respiratory syncytial virus）、副流感病毒（Parainfluenza virus）和人偏肺病毒（Metapneumo virus）。即使已经有麻疹疫苗，据估计每年全球仍有1百万～2百万人死于麻疹病毒感染引起的疾病；50％以上的婴儿支气管炎和肺炎源于呼吸道合胞病毒和副流感病毒的感染；人偏肺病毒虽然直到2001年才被发现，但在人类中的感染非常普遍。副黏病毒科还包括1994年和1998年分别在澳大利亚和东南亚发现的亨德拉病毒（Hendra virus）和尼帕病毒（Nipah virus）等新现病原体，这两种病毒引起严重的脑炎。副黏病毒科还含有一些重要的动物病毒包括犬瘟热病毒（Canine distemper virus）、新城疫病毒（Newcastle disease virus）和仙台病毒（Sendai virus）等。本节首先介绍副黏病毒的一些共性，然后分述麻疹病毒、腮腺炎病毒和呼吸道合胞病毒。

副黏病毒为包膜病毒，病毒颗粒近似球形或线形，直径150～350 nm。核衣壳为螺旋对称，基因组为15～18 kb的单股负链RNA，编码6～10个基因（图27-1，表27-3）。核衣壳与包膜之间存在基质蛋白层。包膜上镶嵌着2～3种跨膜糖蛋白，包括受体黏附蛋白（receptor attachment protein）、融合蛋白（fusion protein，F），以及部分副黏病毒含有的一种疏水的小蛋白（small hydrophobic protein，SH）。副黏病毒科包含五个属，不同属的副黏病毒的包膜受体黏附蛋白有所区别。麻疹病毒为血凝素（H），腮腺炎病毒为血凝素和神经氨酸酶双功能蛋白（hemagglutinin-neuraminidase，HN），而呼吸道合胞病毒的G蛋白则缺乏上述两种活性。

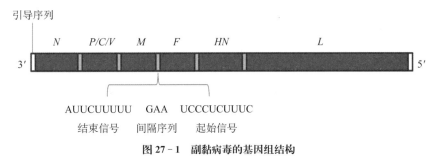

图 27-1　副黏病毒的基因组结构

基因间序列含有指导前一个基因转录终止的结束信号、间隔序列和指导下一个基因开始转录的起始信号

副黏病毒的F蛋白在病毒感染时行使膜融合的功能。在成熟的病毒颗粒上，F蛋白为F1和F2两个经二硫键连接的亚单位，F1的疏水性氨基端暴露，使病毒包膜与细胞膜发生融合。病毒的转录和复制在细胞质内进行。当病毒的衣壳蛋白（N）量低的时候（如感染初始阶段），病毒的多聚酶蛋白（L）识别并结合负链RNA的3′端，合成一段引导RNA（40～60 nt），随后终止反应。然后L蛋白继续沿着负链RNA扫描，首先找到N基因的起始位点，合成编码N蛋白的mRNA，随后终止反应。部分L蛋白与负链RNA解离，部分L蛋白仍继续沿着负链RNA扫描，合成下一个基因$P/V/C$的mRNA。此过程不断重复，最终合成病毒的各种mRNA。当N量高的时候，新生成的引导RNA被N蛋白包裹，L蛋白不终止反应，而继续

延伸合成完整的正链 RNA 反义基因组,再以反义基因组为模板复制病毒的负链 RNA 基因组。

副黏病毒颗粒的包装发生在细胞质膜,包膜糖蛋白合成后随着囊泡运输途径被转运到细胞质膜,在此过程中,F 蛋白被高尔基体蛋白酶切割为 F1 和 F2 亚单位,从而为子代病毒获得感染性做好了准备。此外,副黏病毒的另一个重要特征是能够促使被感染细胞融合,形成多核巨细胞。

表 27-3　麻疹病毒、腮腺炎病毒、呼吸道合胞病毒的基因

基因	蛋白质产物的功能	麻疹病毒	腮腺炎病毒	呼吸道合胞病毒
NP	衣壳蛋白	√	√	√
P/V/C	编码多种蛋白。其中 P 蛋白是病毒 RNA 复制所必需的	√	√	√
M	基质蛋白,连接包膜和核衣壳	√	√	√
M2	表达 M2-1 和 M2-2 两个蛋白,M2-1 为转录延伸因子,M2-2 功能不清楚			√
F	融合蛋白,病毒感染时行使膜融合功能,促使感染的细胞发生融合	√	√	√
H	血凝素,黏附细胞	√		
HN	血凝素—神经氨酸酶,黏附细胞		√	
G	黏附蛋白,黏附细胞			√
SH	小疏水蛋白,功能不清楚		√	√
L	RNA 多聚酶,mRNA 加帽	√	√	√
NS1	抑制 I 型干扰素的诱生			√
NS2	抑制 I 型干扰素的诱生			√

一、麻疹病毒

麻疹病毒可能于 6 000 年前人类文明开始进入城市化阶段而出现,牛瘟病毒(Rinderpest virus)被怀疑为其最初的来源,两者基因组序列非常接近。

(一) 生物学性状

麻疹病毒属于副黏病毒亚科(Paramyxovirinae)的麻疹病毒属(*Morbillivirus*)。包膜上的血凝素蛋白结合细胞表面的病毒受体,可引起红细胞集聚。麻疹病毒受体至少有 3 种。CD46:广泛分布于各种细胞类型;CD150/SLAM:主要分布于活化的 B 细胞、T 细胞、树突状细胞和一些单核细胞;Nectin-4:主要分布在呼吸道上皮细胞的基底面(basolateral surface,呼吸道的对侧面)。

麻疹病毒通过呼吸道传染,但初始感染的细胞可能是树突状细胞等免疫细胞。被病毒感染的树突状细胞迁移到周边淋巴结,在淋巴结中病毒感染其他免疫细胞,并随着免疫细胞的血液循环,感染体内更多的细胞类型,从而造成系统性感染。病毒通过结合基底面的 Nectin-4 受体而感染呼吸道上皮细胞,在这些上皮细胞中大量复制产生的子代病毒通过细胞的顶面(apical surface)释放到呼吸道中。

除了 H 蛋白介导的感染,麻疹病毒也可以通过 F 蛋白介导细胞与细胞的融合,从而使麻疹病毒在细胞间扩散及逃逸中和抗体的作用。

（二）流行病学

据估计，麻疹病毒每年感染约 2 000 万人，主要分布在亚洲和非洲的发展中国家。在卫生条件有限和营养不良率较高的部分发展中国家，麻疹的死亡率可高达 10%。这些地区麻疹死亡率高的主要原因是由于麻疹病毒可以感染免疫细胞而抑制机体免疫，从而诱发各种机会性微生物感染。

麻疹病毒只有一种血清型。针对 H 蛋白的中和抗体可以中和所有的麻疹病毒基因型。H 蛋白不易发生抗原性改变的原因可能是因为其活性结构对突变非常敏感。

麻疹病毒主要感染儿童，但也感染对麻疹病毒没有免疫力的成年人。麻疹病毒的传染性非常强，病毒主要通过飞沫传播，也可能通过直接接触含病毒的分泌物传播。危险因素包括免疫缺陷（如艾滋病）、白血病、皮质类固醇治疗等。人是麻疹病毒已知的唯一宿主。

（三）致病性与免疫性

被麻疹病毒感染后通常为显性感染。病毒广泛扩散引起结膜、呼吸道、泌尿道、小血管、淋巴系统以及中枢神经系统感染。初期出现高热、咳嗽、流涕、结膜炎等临床症状。2～3 天后，口颊出现灰白色外绕红晕的口腔黏膜科氏斑（Koplik's spot）。3～5 天后通常从面部开始逐渐扩散全身，出现红色斑疹。多数患者在出疹后即可痊愈，约 30% 的患者出现并发症，如中耳炎、肺炎（病毒性和继发细菌性）、失明和急性脑部炎症。麻疹的典型症状和并发症归结于病毒对细胞的杀伤、免疫系统（T 细胞/细胞因子）的作用（如红色斑疹）以及继发性细菌感染（如中耳炎）。

患者在出疹前 4 天至出疹后 4 天都有传染性。极少数患者在麻疹病毒急性感染后，转为病毒持续感染。亚急性硬化性全脑炎（subacute sclerosing panencephalitis, SSPE）是一种罕见的麻疹持续感染引起的脱髓鞘神经系统疾病。在 SSPE 患者的脑脊液和血清中含有很高滴度的麻疹病毒中和抗体，而脑中虽然能检测到病毒的核衣壳、蛋白质和 RNA，但却几乎没有病毒。根据这些现象，一种假设认为 SSPE 可能由病毒装配或释放缺陷的麻疹病毒持续感染所致。

麻疹病毒有较强的免疫原性，感染后产生抗 H 蛋白抗体和抗 F 蛋白抗体，对麻疹病毒都有中和作用。最初为 IgM 型，出疹 7 天后达高峰，1～3 个月抗体滴度下降。IgG 抗体较 IgM 迟 1～2 天出现，持续时间较长。细胞内病毒主要依赖于 NK 细胞以及 T 杀伤细胞的作用将其清除。麻疹愈后能获得持久的免疫力。

（四）诊断和防治

麻疹病例借助典型临床表现，如高热、咳嗽、结膜炎、科氏斑，即可基本诊断。如有接触麻疹患者史，更有助于确诊。对轻症和非典型病例需要实验室确诊。实验室诊断可早期检查血液中麻疹病毒 IgM，或检测呼吸道分泌液中的麻疹病毒 RNA。麻疹病毒分离可用原代人胚肾或猴肾细胞。

麻疹疫苗免疫可有效预防麻疹病毒感染。我国在 1959～1960 年从患者血液中分离到毒株，经过连续传代后成为减毒株。麻疹疫苗系用麻疹病毒减毒株接种鸡胚细胞经培养收获病毒液后冻干制成。初免为 8 月龄幼儿，1 年后或学龄前儿童加强免疫。在欧美，麻疹的预防性疫苗是减毒的麻疹-腮腺炎-风疹三联疫苗（MMR）。在麻疹流行期，未经麻疹疫苗免疫，且需与患者密切接触者可注射丙种球蛋白，进行被动免疫，但持续保护时间仅限2～3周。

麻疹没有特效的治疗方法。治疗主要采取缓解症状（如退热、抗生素防止继发细菌感染等）和减少并发症（维生素A降低失明发生率等）。

二、腮腺炎病毒

腮腺炎病毒属于副黏病毒亚科（Paramyxovirinae）的腮腺炎病毒属（*Rubulavirus*）。腮腺炎病毒有12种基因型，但只有1种血清型，人是其唯一宿主。

腮腺炎是一种急性传染性疾病。病毒潜伏期（从病毒感染到出现腮腺肿大症状）为12～25天，通常为16～18天。在症状出现前的7天到症状消退后的8天左右均有传染性，一般认为症状出现后的5天内，病毒的传染性最强。与麻疹病毒不同，15%～20%的感染者无临床表现。

腮腺炎病毒传染性很强，主要通过飞沫传播和唾液传播。病毒在鼻、眼、口腔、呼吸道黏膜上皮细胞复制，然后形成病毒血症。通过血液到达腮腺、睾丸、卵巢、胰腺、肾和神经系统等。先期症状包括低热、头痛、疲劳感等，随后出现一侧或两侧腮腺肿大。病程为1～2周。常见并发症包括睾丸炎、卵巢炎、脑膜炎和急性胰腺炎，极少数病人并发脑炎和单侧耳聋。腮腺炎病毒对孕妇和胎儿的影响待进研究。

腮腺炎一般通过检查是否存在肿大的腮腺即可基本诊断。实验室确诊可通过PCR检测唾液、尿、呼吸道分泌液中的病毒RNA，ELISA检测血液中的抗体，可以使用鸡胚或猴肾细胞培养分离腮腺炎病毒。病毒在体外细胞培养中能够形成多核巨细胞，但细胞病变不明显。

腮腺炎减毒活疫苗免疫能够有效预防腮腺炎，诱生的抗体可长期维持（20年以上）。腮腺炎的治疗没有特效方法，支持治疗以缓解症状为主。

三、呼吸道合胞病毒

呼吸道合胞病毒属于肺病毒亚科（Pneumovirinae）的肺病毒属（*Pneumovirus*）。呼吸道合胞病毒的传播主要在冬季和早春。呼吸道合胞病毒分布广泛。美国的一项研究显示2～3岁的幼儿几乎都被呼吸道合胞病毒感染过。除了人类，呼吸道合胞病毒也能感染黑猩猩等猿类。

成年人或健康儿童感染呼吸道合胞病毒后出现类似普通感冒的轻微症状，但是婴幼儿感染呼吸道合胞病毒要严重得多。呼吸道合胞病毒是引起婴幼儿下呼吸道疾病——毛细支气管炎和肺炎的主要病原体。由于病毒的传染性很强，因此在产科育婴室防止呼吸道合胞病毒感染极为重要。病毒感染后的机体抗病毒免疫随时间衰减，因此，呼吸道合胞病毒可以再次感染同一宿主，儿童的再次感染易诱发中耳炎。

呼吸道合胞病毒感染引起典型的细胞融合及多核巨细胞的形成，损害呼吸道上皮细胞以及诱导免疫病理性损伤。

呼吸道合胞病毒的实验室诊断包括：免疫荧光检测脱落上皮细胞中的病毒抗原；ELISA

检测鼻分泌物中的病毒抗原;RT - PCR 检测病毒 RNA 等。呼吸道合胞病毒可通过 HeLa 细胞培养进行分离。

尚无疫苗预防呼吸道合胞病毒的感染。20 世纪 60 年代的一项疫苗临床试验显示,甲醛灭活的呼吸道合胞病毒疫苗不仅没有预防效果,而且加重了受免儿童的病情。

呼吸道合胞病毒的感染还没有特效的治疗方法,抗病毒药物——利巴韦林具有有限的治疗效果。支持治疗(如吸氧)以缓解症状为主。

(谢幼华)

第三节　冠状病毒

人冠状病毒(human coronavirus,HCoV)属于套式病毒目(Nidovirales)冠状病毒科(Coronaviridae)冠状病毒亚科(Coronavirinae)。冠状病毒成员众多,是许多动物感染的主要病原,引起呼吸道,消化道和神经系统疾病。引起人类普通呼吸道感染的有甲型冠状病毒属(*Alphacoronavirus*)的 HCoV - 229E、HCoV - NL63,乙型冠状病毒属(*Betacoronavirus*)的 HCoV - OC43、HCoV - HKU1。引起人严重急性呼吸道综合征(severe acute respiratory syndrome,SARS)和中东呼吸综合征(middle east respiratory syndrome,MERS)的冠状病毒 SARS - CoV 和 MERS - CoV 也是乙型冠状病毒。丙型冠状病毒属(*Gammacoronavirus*)主要感染禽类,不引起人类疾病。

一、 生物学性状

(一) 病毒形态和结构

冠状病毒颗粒呈多形态,以球形为主,直径为 120～160 nm,有包膜。包膜表面的刺突糖蛋白(spike,S)三聚体排列成花瓣样突出结构,由于间隔较宽,且均匀地分布于病毒颗粒表面,看上去像日冕(corona)。一些乙型冠状病毒表面还有血凝素活性的跨膜蛋白,称为血凝素-酯酶(hemagglutinin-esterase,HE)。在病毒包膜中还有另外两个蛋白质:M 蛋白(membrane 或 matrix)具有多次跨膜结构,是维持病毒颗粒形态的关键结构蛋白;E 蛋白为小分子量的包膜蛋白,具有离子通道功能,与病毒颗粒释放过程有关。冠状病毒的核衣壳呈螺旋对称结构,由 RNA 和核衣壳蛋白(nucleocapsid,N)结合形成,直径为 9～13 nm。

(二) 病毒感染和复制

冠状病毒是已知的最大的 RNA 病毒,基因组大小 26.4～31.7 kb,为单股正链 RNA。基因组的 5′-端约 2/3 为病毒复制酶相关基因(1a/1b),而 3′-端约 1/3 主要为病毒的结构蛋白基因(S,E,M,N 等),也包含一些功能未明或与病毒的种属及自然感染有关的非结构蛋白基因。基因组 RNA 5′-和 3′-末端各含有 200～600 nt 的非编码序列,其中包含有复制信号和包装信号。每个基因 ORF 间通常含有较短的转录调节序列(transcription-regulating sequences,

TRS)，与病毒亚基因组 RNA(subgenomic RNA，sgRNA)的产生密切相关(图 27-2)。

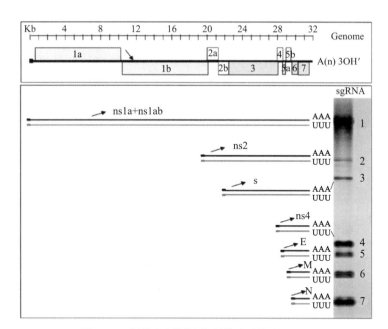

图 27-2　冠状病毒的基因组结构及亚基因组 RNA

冠状病毒的细胞嗜性取决于病毒表面的 S 蛋白与宿主细胞受体的特异性结合。不同冠状病毒利用不同的细胞受体。SARS-CoV 和 HCoV-NL63 识别血管紧张素转换酶 2(angiotensin-converting enzyme 2，ACE2)；HCoV-229E 识别人氨肽酶 N(human aminopeptidase N，hAPN)；MERS-CoV 识别二肽肽酶 4(dipeptidyl peptidase 4，DDP4)；还有一些冠状病毒如 HCoV-OC43 等能识别乙酰化的唾液酸(4-或 9-O-AcSia)或者非特异性黏附到宿主细胞。

S 蛋白单体为 128~160 kD(1 128~1 472aa)，有 20~35 个位点能被 N-糖基化，同时其膜内区的多个半胱氨酸位点也能发生棕榈酰化。在感染的细胞内，与流感病毒 HA、艾滋病毒 gp160 和副黏病毒 F 蛋白等Ⅰ型膜融合蛋白类似，冠状病毒的 S 蛋白被细胞来源类 Furin 蛋白酶或其他蛋白酶水解为两个大小接近的亚单位。S1 亚单位含有受体结合功能区(receptor binding domain，RBD)，而 S2 亚单位含有病毒进入细胞时发生膜融合的相关功能区及与蛋白质装配和转运相关的跨膜区和膜内区。病毒与受体结合后，内化进入细胞并形成内体，通过内体酸化和蛋白酶的切割使 S 蛋白发生变构，导致病毒与内体发生膜融合，病毒核衣壳进入细胞质。

冠状病毒的基因组 RNA 通过移框读码产生两个大的前体蛋白 1a 和 1b，通过细胞和病毒本身的蛋白酶裂解为 12~16 个非结构蛋白(nsp1~nsp16)，其中包括病毒复制必需的蛋白酶(3CL^{pro})和 RNA 多聚酶(RdRp)。而 3′-端结构蛋白基因的表达则是通过形成一系列拥有共同 3′-端序列的 sgRNA 而完成，不同 sgRNA 也含有共同的 5′-末端前导序列(leader sequence)，紧随其后为不同的编码基因(图 27-2)。这种套叠式转录(nested transcription)的机制目前仍未完全清楚。

二、 致病性和免疫性

（一）致病性

成人 1/3 的普通感冒由冠状病毒 HCoV - 229E 和 HCoV - OC43 引起。感染常发生在冬季和早春，潜伏期 2 天左右，病毒在上呼吸道复制。症状主要是流涕、轻度咽喉疼痛、喷嚏和头痛等，持续一周左右，少数患者有发热和咳嗽症状。这两种病毒也能导致新生儿和卧床老年患者患严重的肺炎。新分离的冠状病毒 HCoV - NL63 和 HCoV - HKU1 引起约 10% 的呼吸道感染，和 HCoV - 229E 及 HCoV - OC43 类似，HCoV - NL63 侵犯上呼吸道引起轻型感冒，而 HCoV - HKU1 则导致轻型和严重呼吸道感染均有。此外，HCoV - 229E 及 HCoV -OC43 也可感染中枢神经系统，导致多发性脑组织硬化（multiple sclerosis）。

SARS - CoV 既可感染上呼吸道造成轻微的感冒症状，也可感染肺泡上皮细胞引起严重的肺损伤，在其他器官如肝、肾和小肠等也能分离到病毒。肺部严重损害可能与免疫病理机制有关。病理学分析显示，上呼吸道上皮细胞发生的病变比较轻，而病毒迅速扩散到肺泡后引起弥散性损害，以肺细胞脱落，肺泡肿胀，炎性细胞浸润和透明膜形成为特点。MERS - CoV 感染的潜伏期约 10 天，发病急、伴有发热、咳嗽、气短及呼吸困难，临床疾病进展迅速，在严重呼吸道疾病基础上可能出现肾衰竭和多器官功能衰竭，甚至死亡。

（二）免疫性

冠状病毒感染后免疫反应仍不完全明了。表面蛋白是保护性免疫的主要抗原。95% 的 SARS 患者产生抗体，可用 ELISA 和荧光免疫检测。恢复期血清（症状出现 4 周收集）对急性感染期患者有较好的被动免疫效果。

三、 流行病学和防治

（一）流行病学

冠状病毒感染呈世界性分布，是冬季引起普通感冒的主要病原，尤其是成人感冒，占病毒性感冒的 1/3 左右。

2002～2003 年冬春季节一种严重的急性呼吸道综合征（SARS）在全球暴发，波及 25 个国家和地区，最后导致 8 000 余人发病，774 人死亡。2012 年 9 月 WHO 通报出现一种新型冠状病毒的感染，病程进展及严重程度类似 SARS，病毒基因组信息显示与乙型冠状病毒属的 C 组密切相关，2013 年 5 月国际病毒分类命名委员会（ICTV）正式命名这种病毒为中东呼吸综合征冠状病毒（MERS - CoV）。到 2014 年 1 月，世界卫生组织（World Health Organization，WHO）通报已有实验室确认病例为 178 例，死亡 75 例，主要来自中东地区。分子流行病学调查表明这两种新型冠状病毒可能起源于蝙蝠携带的冠状病毒。

（二）检测

引起普通感冒的冠状病毒如 HCoV - 229E 和- OC43 可以用人二倍体细胞或器官培养分离，HCoV - NL63 能感染猴肾细胞 LLC - MK2 或 VERO - E6，HCoV - HKU1 用人呼吸道原代细胞培养。SARS - CoV 和 MERS - CoV 也可感染恒河猴胚肾细胞和 VERO - E6。冠状病毒在细胞中复制，产生典型的合胞体，也能通过空斑形成实验进行活病毒数量的测定。

免疫荧光是呼吸道冠状病毒检测的快速手段,电子显微镜观察在 SARS - CoV 的初步诊断中发挥了重要作用。病毒抗原或血清中抗体检测可用 ELISA 和中和试验,对含有 HE 蛋白的乙型冠状病毒还可进行血凝试验或血凝抑制试验。RT - PCR 和实时定量 PCR 是较普遍的快速和鉴别诊断方法。冠状病毒 N 基因最早合成且拷贝数量较大,容易从临床获得的各种标本的 RNA 中获得有效的扩增。

（三）预防与治疗

还没有有效的抗冠状病毒药物和疫苗用以防治冠状病毒的感染。注意与患者密切接触时的防护和个人卫生等常规措施是预防冠状病毒感染的有效方法。对于 SARS 和 MERS 而言,早期发现和早期诊断极为重要。多种病毒载体形式的 SARS 疫苗已被研发和评估。对 SARS 和 MERS 患者采用恢复期患者血清有一定的疗效,动物实验证明一些针对 S 蛋白的人单克隆抗体能够有效保护动物不被 SARS - CoV 和 MERS - CoV 感染。此外,SARS 治疗实践显示,IFN - α 和皮质醇激素联合使用,广谱抗病毒药利巴韦林与病毒蛋白酶抑制剂如奈非那韦或洛匹那韦联合使用,也可提高抗冠状病毒效果。

第四节　其他呼吸道病毒

风 疹 病 毒

风疹(Rubella)也称德国麻疹(German measles)或者三日麻疹(3 - Day measles),是由风疹病毒(Rubella virus)引起的以皮疹和淋巴结病变为主要症状的呼吸道传染病。风疹病毒属于披膜病毒科(Togaviridae)的风疹病毒属(*Rubivirus*)。该科病毒多为虫媒病毒,但风疹病毒不经过昆虫媒介传播。

一、生物学性状

风疹病毒颗粒为球形,有包膜,直径约 60 nm,核衣壳呈二十面体立体对称。病毒表面 E1 蛋白具有血凝素活性,E2 与受体结合。

风疹病毒基因组为单正链 RNA,全长 9.7 kb,5′端 ORF1 编码两个非结构蛋白,3′端 ORF2 通过亚基因组 RNA 编码一个蛋白质前体,经蛋白酶切割后形成衣壳蛋白(C)和两个包膜蛋白。

人是风疹病毒唯一的自然宿主,体外风疹病毒也能感染 RK13 兔肾细胞及 Vero 猴肾细胞并有效增殖。

二、致病性和免疫性

1. 致病性　风疹病毒多感染 5～10 岁儿童,临床表现主要为发热、皮疹和淋巴结肿大。

病毒经呼吸道感染,潜伏期为2～3周。感染后病毒首先在局部然后进入宫颈淋巴结增殖,造成病毒血症。儿童感染风疹常出现发热和麻疹样皮疹,伴有耳后和枕淋巴结肿大。成人风疹的症状较严重,除出疹外,还有关节炎、血小板减少、脑炎等,但大多愈后良好。皮疹的形成与机体免疫产生的抗体导致的免疫病理损伤有关。

围产期特别是孕期小于20周时,母亲感染风疹病毒后,风疹病毒可通过胎盘感染胎儿,引起先天性风疹综合征(congenital rubella syndrome, CRS),导致胎儿严重畸形、流产或死胎,或者导致婴儿先天性心脏病、黄疸性肝炎、肺炎、脑炎等。

2. **免疫性**　风疹病毒只有一种血清型,感染后产生持久免疫力。95％以上的健康成人血清中均有保护性抗体,孕妇血清中的抗体可保护胎儿免受风疹病毒感染。

三、流行病学

风疹为世界范围内流行,春季高发,每6～10年发生一次大流行,20～25年发生一次暴发流行。

四、诊断和防治

出疹前后6天的鼻咽部或喉拭子样本用于病毒分离检出率较高。RT-PCR常用于样本或培养标本的病毒鉴定,血凝抑制实验和ELISA可检测特异性抗体,胚胎IgM抗体可作为CRS的辅助诊断。

风疹是一种温和的自限性病毒感染,无特殊治疗手段。风疹疫苗有单独使用的疫苗或与副黏病毒一起的联合疫苗(如麻腮风三联疫苗),保护效果良好,95％能达到终生免疫。

鼻　病　毒

鼻病毒(Rhinovirus)为无包膜单正链RNA病毒,属于小RNA病毒科(Picornaviridae),其病毒颗粒形态及复制特征与肠道病毒相似(参见第二十八章:胃肠道感染病毒)。

一、生物学性状

病毒颗粒呈二十面体立体对称,直径15～30 nm。与其他肠道病毒不同,鼻病毒不耐酸,pH3.0时迅速失活,最适温度为33℃。

鼻病毒主要经鼻黏膜和眼结膜入侵,在鼻咽部黏膜上皮细胞增殖。鼻病毒有150余个血清型,大部分以胞间黏附分子-1(ICAM-1)为受体,少部分以低密度脂蛋白受体(LDLR)为受体。

二、致病性和免疫性

1. **致病性**　鼻病毒寄居于上呼吸道,是引起成人普通感冒的常见病原体。鼻病毒还可引起儿童上呼吸道感染、支气管炎等。冬春季发病率较高,手是最主要的传播媒介,其次是飞沫传播,潜伏期 2～4 天。临床主要表现有流涕、鼻塞、咳嗽、体温升高不明显,为自限性疾病,1 周左右可自愈。

2. **免疫性**　鼻病毒感染后可产生局部分泌型 IgA(sIgA),对同型病毒有免疫力但持续时间短。由于病毒型别多和抗原性漂移的存在,免疫不持久,彼此无交叉保护,再感染极常见。

三、诊断和防治

临床实验室一般很少进行鼻病毒的分离培养、血清学实验和核酸检测,但一些流行病学和病毒学研究常常需要进行鼻病毒感染的诊断。鼻腔洗液或吸出液是最理想的鼻病毒细胞培养的样本,鼻咽部拭子也可。鼻病毒能在人胚肾原代细胞、人胚肺二倍体细胞中增殖。鼻病毒感染 WI38、MRC5 和 HeLa 等细胞,导致细胞皱缩,变圆和脱落等病变。中和实验、血凝抑制试验和 ELISA 也用于鼻病毒的检测与分型。核酸检测常用 RT-PCR 和限制性片段多态性(RFLP)等方法。

对鼻病毒引起的普通感冒仍无有效预防疫苗和治疗方法。疫苗开发的障碍之一是鼻病毒的大量的血清型别间无交叉保护。临床上用干扰素局部使用滴鼻,配合抗胆碱能及抗炎药物治疗可降低鼻病毒的排毒水平。可溶性鼻病毒受体分子 ICAM-1 也能有效阻止病毒感染,但作为药物由于成本过高并不实用。

呼肠孤病毒

双链 RNA 病毒具有广泛的宿主范围,其中大部分不感染动物,只有小双链 RNA 病毒科(Picobirnaviridae)和呼肠孤病毒科(Reoviridae)以人及动物为宿主。

本节所述呼肠孤病毒是指感染人或哺乳动物的正呼肠孤病毒属(*Orthoreovirus*)成员,包括经典的非融合性正呼肠孤病毒(nonfusogenic orthoreovirus)的 3 个血清型,即呼肠孤病毒 1 型(T1L),呼肠孤病毒 2 型(T2J)和呼肠孤病毒 3 型(T3A 和 T3D),以及感染野生动物为主的融合性正呼肠孤病毒(fusogenic orthoreovirus)。

一、生物学性状

1. **病毒形态和结构**　呼肠孤病毒颗粒为无包膜的球形颗粒,大小 60～85 nm。病毒颗粒有 8 种蛋白质构成的双层衣壳,均为二十面体结构。外层衣壳包括 4 个蛋白质:$\lambda2$, $\mu1$, $\sigma1$ 和 $\sigma3$,内层衣壳包括 5 个蛋白质:$\lambda1$, $\lambda2$, $\lambda3$, $\mu2$ 和 $\sigma2$,其中 $\lambda2$ 蛋白跨两层衣壳。

呼肠孤病毒基因组包含 10 个双链 RNA 片段,长度在 1 200～3 900 bp 之间,根据电泳迁移率分为大(L)、中(M)、小(S)3 组,分别有 3 个 *L* 基因,3 个 *M* 基因和 4 个 *S* 基因。每段双链 RNA 的两端含非编码序列,$5'$端非编码序列为 12～32 bp,末端具有保守序列 GCUA(按正链序列),$3'$端非编码序列为 32～83 bp,末端保守序列为 UCAUC。除了 S1 片段外,其他 9 段基因各编码 1 个蛋白质,L1、L2 和 L3 片段分别编码 $\lambda3$、$\lambda2$ 和 $\lambda1$ 蛋白,M1、M2 和 M3 片

段分别编码 μ2、μ1 和 μNS 蛋白，S2、S3 和 S4 片段分别编码 σ2、σNS 和 σ3 蛋白，S1 片段编码 2 个蛋白质 σ1 和 σ1s。μNS、σ1s、σNS 为非结构蛋白。一些结构蛋白既存在病毒粒子上，同时又参与病毒的复制过程，如由 L1 基因编码的 λ1 蛋白，既是内层结构蛋白，也具有 RNA 多聚酶活性；由 L3 基因编码的 λ1 蛋白和 M1 片段编码的 μ2 蛋白均为内层蛋白，同时又在病毒 mRNA 的加帽过程中起作用。

2. 病毒感染和复制 呼肠孤病毒首先通过其 σ1 蛋白与细胞表面的唾液酸分子黏附，然后与受体胞间黏附分子-A（junctional adhesion molecule-A，JAM－A）结合并在整合素 β1 的协助下通过内吞进入细胞，在内体成熟过程中部分病毒蛋白脱离或被细胞蛋白酶切割，形成感染性亚病毒颗粒（infectious subvirion particle，ISVP）。在呼吸道和小肠中 ISVP 也可在胞外经蛋白酶作用产生，并具有感染性。在感染的细胞内，ISVP 进一步变构为核心颗粒（core），穿过内体膜进入细胞质。核心颗粒内具有 RNA 多聚酶活性的 λ3 和辅助因子 μ2 等不断转录病毒 mRNA，形成病毒复制中心，并翻译病毒蛋白，合成并装配子代病毒。

二、 致病性和免疫性

1. 致病性 人类感染呼肠孤病毒一般很少产生症状，但呼肠孤病毒 T1L 能引起一些温和的呼吸道症状如鼻炎、喉炎、咳嗽以及胃肠炎症状。在婴幼儿也可发生集体感染，以流涕、喉炎、中耳炎及腹泻为主要症状。T1L 感染新生儿，可导致胆道闭锁和中枢神经系统损害。而一些动物性呼肠孤病毒学也能引发成人心肌炎和肺炎。

呼肠孤病毒在自然状态下感染呼吸道或肠道，通过 M 细胞进入相应的淋巴组织，黏膜上皮表面的蛋白酶将完整病毒粒子降解为 ISVP 有利于提高病毒的感染性。感染的病毒可通过淋巴细胞扩散到中枢神经系统或者心肌细胞，造成相应组织的损害。病毒激活的 T 细胞诱导上皮细胞凋亡和肺泡内纤维化，引起支气管炎和闭塞性细支气管肺炎（bronchiolitis obliterans organizing pneumonia，BOOP）及急性呼吸窘迫综合征（acute respiratory distress syndrome，ARDS）。

2. 免疫性 呼肠孤病毒感染激活宿主的 NK 细胞和中性粒细胞，但不能清除病毒，而 I 型干扰素在保护性免疫中具有重要的作用。呼肠孤病毒 T1L 诱导的 I 型干扰素大部分是由肠上皮（peyer patches）内的 DC 细胞产生的。呼肠孤病毒诱导 β 干扰素产生的机制与其型别有关，主要通过 RIG－I/IRF3 和 IKK/NF－κB 激活途径，而病毒 dsRNA 和 σ3 蛋白结合调控 I 型干扰素的产生。呼肠孤病毒感染产生特异性的细胞免疫和体液免疫，抗 σ1 蛋白的 IgA 和 IgG 抗体能够抑制 T1L 感染肠上皮细胞，针对 T3D 的单克隆抗体也能阻止病毒在神经系统内扩散，甚至减少不同组织之间的病毒转移。

三、 诊断和防治

通过 ELISA 调查人群中血清呼肠孤病毒 IgG 抗体水平显示，阳性率随年龄增大而增加，青少年中超过一半抗体呈阳性。

呼肠孤病毒感染可以从体液中分离病毒，或者检测其中的病毒特异性核酸或蛋白质。

样本包括鼻腔冲洗液、喉拭子、尿液、粪便及脑脊液等。猴肾细胞对呼肠孤病毒敏感,免疫荧光和免疫组织化学可用于组织中或培养细胞中的病毒鉴定。病毒型别也可用噬斑中和、血凝抑制试验,以及 *S1* 基因测序等鉴定。针对病毒基因组片段 *L1*、*L3*、*M3* 和 *S4* 等的 RT - PCR 是快速准确诊断的主要手段。

呼肠孤病毒感染是自限性的,无特殊治疗和预防手段。另外,Ⅰ型干扰素制剂具有预防和治疗的双重作用。

呼肠孤病毒 T3D 对一些肿瘤细胞特异性感染且具有较高的复制水平,可能与肿瘤细胞中 Ras 信号通路活化有关。而病毒溶解细胞的能力与肿瘤细胞不能有效激活正常的干扰素应答,以及比较强的诱导细胞凋亡作用有关。Ⅰ期和Ⅱ期临床实验表明,呼肠孤病毒 T3D 能够感染多数肿瘤来源的细胞系如膀胱癌、乳腺癌、结肠与卵巢肿瘤、胃癌、淋巴瘤、骨髓瘤非小细胞肺癌、胰腺癌及前列腺癌等。

腺 病 毒

人腺病毒(Adenovirus)属于腺病毒科(Adenoviridae)哺乳动物腺病毒属(*Mastadenovirus*)。人腺病毒的分类主要根据病毒基因组 DNA 序列的 G+C 含量和腺病毒纤突蛋白对各种红细胞凝集能力作为判断标准,将其分为 A~F 6 个组,至少包含 57 个血清型。

一、生物学性状

1. **病毒形态和结构** 腺病毒颗粒呈无包膜球形,直径为 70~90 nm,呈二十面体立体对称。病毒粒子含有 252 个壳粒,其中 240 个壳粒是六邻体,具有组抗原特异性;12 个壳粒为五邻体位于二十面体顶端。在五邻体上各有一条末端膨大呈小球状的纤突,纤突含有病毒吸附蛋白,具有凝集红细胞的活性,并具有型抗原特异性,以及与受体结合功能。腺病毒抵抗力比较强,对脂溶剂和胰酶不敏感,室温可存活 10 天,紫外线照射 30 分钟或 56℃ 30 分钟可灭活。

2. **病毒感染和复制** 腺病毒基因组为线状双链 DNA,大小为 26~45 kb,在 5′端共价结合病毒编码的末端蛋白(TP),被 3 种蛋白Ⅷ、Ⅴ和Ⅹ包裹在核心。大多数人类腺病毒(A、C、D、E、F)均以免疫球蛋白超家族成员的柯萨奇腺病毒受体(CAR)蛋白为初始受体。病毒结合细胞后,病毒转移至网格蛋白小窝,在细胞整合素与病毒衣壳五邻体基质蛋白的相互作用下,被细胞内吞形成内吞体。在微管介导下,病毒脱衣壳,并将基因组输送到细胞核。细胞核内病毒蛋白的表达与 DNA 的复制在感染后 12 小时即开始。病毒合成 20 余种早期蛋白质调节细胞进入 S 期,并抑制细胞的抗病毒反应。在复制晚期,病毒在核内合成 DNA 并转录一个较大的 RNA(29 kb),然后剪辑成多个 mRNA 转运到细胞质,合成装配所需的结构蛋白。结构蛋白在细胞质中合成,转移到细胞核中组装成衣壳,基因组 DNA 进入预装的衣壳,变构后即为成熟的病毒颗粒。最后由腺病毒死亡蛋白触发细胞溶解过程,释放子代病毒。

二、 致病性和免疫性

1. 致病性 腺病毒致病性与型别相关,7型和55型常在新兵中暴发流行,一些型别致病性弱,可作为基因治疗载体。腺病毒可经呼吸道、消化道和眼结膜等感染婴幼儿、儿童和免疫力低下的人群,引起多种疾病。同种型别腺病毒可引起不同的临床疾病,而不同型别的腺病毒也可引起相同的临床疾病。腺病毒3、7、11、14、21型感染主要引起婴幼儿肺炎和上呼吸道感染。

2. 免疫性 腺病毒感染后机体可产生中和抗体,对同型腺病毒有持久免疫力,健康人血清中有多种型别腺病毒的抗体。

三、 流行病学

腺病毒肺炎约占病毒性肺炎的$20\%\sim30\%$,多发于6个月至2岁的婴幼儿,北方多见于冬春季,南方多见于秋季。

腺病毒感染标本有咽拭子、眼结膜分泌物、粪便和尿液等,经抗生素处理后接种敏感细胞。多种人体来源的细胞都适合培养腺病毒,如人胚肾原代细胞、Hep-2、HeLa细胞等。典型细胞病变为肿胀、变圆、聚集成葡萄状等。

腺病毒及型别鉴定可用荧光或酶标记的抗体直接检测,或者用血凝抑制试验和中和试验。腹泻患者,可用电镜检查粪便标本中的腺病毒颗粒,以及用PCR和DNA杂交检测病毒核酸。患者血清中的腺病毒特异性抗体,常用ELISA和免疫荧光进行检测。

四、 诊断和防治

尚无理想的预防腺病毒感染的疫苗和有效的药物。

腺病毒对人的致病性较弱,其双链DNA基因组便于分子操作,并且有较高的转导和表达效率。一些型别如2型和5型等被尝试用于基因治疗的载体,但因人群抗这些病毒自然免疫水平高,受体分布不均匀,以及基因不能整合长期表达而受到一定的限制。

(叶　荣)

第二十八章　胃肠道感染病毒

概　述

- 本章介绍的病毒为经胃肠道感染和传播的病毒,其中轮状病毒、杯状病毒、星状病毒与肠道腺病毒主要引起急性胃肠炎。
- 人肠道病毒种类繁多,引起的疾病可涉及多种脏器。

第一节　急性胃肠炎病毒

急性病毒性胃肠炎是由病毒感染所致的胃及肠道的炎症。据 WHO 数据,感染性腹泻仍然是全球十大死因之一,5 岁以下儿童中腹泻尤为严重,为第二位死因。在我国,感染性腹泻(除霍乱、细菌性和阿米巴性痢疾、伤寒和副伤寒)自 2006 年纳入法定报告传染病以来,报告发病率一直在万分之六左右。随着卫生条件的改善及安全饮水的普及,无论是发达国家或发展中国家,腹泻逐渐以病毒感染为主。表 28-1 罗列了确认为急性胃肠炎病原的病毒,以及一些可能与急性胃肠炎相关的病毒。本节介绍轮状病毒、杯状病毒、星状病毒与肠道腺病毒。

表 28-1　引起急性病毒性胃肠炎的病毒

病毒名称	基因组	病毒科
确认的致病原		
轮状病毒(rotavirus A-C, RV)	双链 RNA	呼肠孤病毒科(Reoviridae)
诺如病毒(norovirus, NoV)	单正链 RNA	杯状病毒科(Caliciviridae)
札如病毒(sapovirus, SaV)	单正链 RNA	
星状病毒(astrovirus, AstV)	单正链 RNA	星状病毒科(Astroviridae)
腺病毒(adenovirus, Adv)	双链 DNA	腺病毒科(Adenoviridae)
可能的或新现致病原		
巨细胞病毒(cytomegalovirus)	双链 DNA	疱疹病毒科(Herpesviridae)
冠状病毒(coronavirus)	单正链 RNA	冠状病毒科(Coronaviridae)
凸隆病毒(torovirus)	单正链 RNA	
双埃可病毒(parechovirus A & B)	单正链 RNA	小核糖核酸病毒科(Picornaviridae)
肠道病毒(enteroviruses)	单正链 RNA	
小双 RNA 病毒(picobirnaviruses)	双链 RNA	小双 RNA 病毒科(Picobirnaviridae)

轮 状 病 毒

1929 年，Zahorsky 首次描述了主要发生在人工喂养的婴幼儿中的"冬季呕吐病"，推测可能为病毒感染。1943 年，Light 与 Hodes 通过给牛犊灌输冬季腹泻患儿的粪便滤出液引起牛犊腹泻，证明了腹泻患儿身上存在一种滤过性病媒。1973 年，Bishop 等在肠胃炎患儿成熟十二指肠绒毛上皮细胞的细胞质以及粪便中观察到大量病毒颗粒。1974 年，Flewett 建议将其命名为"轮状病毒"，因为轮状病毒在电子显微镜下成车轮状。轮状病毒属于呼肠孤病毒科。

一、 生物学性状

1. **病毒形态和结构**　轮状病毒颗粒直径约为 70 nm，无包膜，呈二十面体对称结构，由三层蛋白衣壳组成，包括外层（外衣壳），中间层（内衣壳）和内层（核心）。病毒的衣壳包裹着 11 段双链 RNA 基因组，长度从 680 bp 到 3 300 bp 不等。除了第 11 段基因编码两个蛋白质（NSP5 与 NSP6），其他节段各编码 1 个蛋白质，共编码 6 个结构蛋白（VP1、VP2、VP3 、VP4、VP6 和 VP7）和 6 个非结构蛋白（NSP1、NSP2、NSP3、NSP4、NSP5 和 NSP6）。

轮状病毒组抗原蛋白（VP6）存在于中间层，具有群特异性抗原决定簇，根据 VP6 的不同，将轮状病毒分为 A～G 7 个组。A～C 组主要存在于人和动物中，而 D～G 组只存在于动物中。A 组轮状病毒是引起婴幼儿腹泻的主要原因；B 组轮状病毒主要引起成人腹泻，曾在我国暴发流行；C 组轮状病毒主要引起散发的腹泻病例。

轮状病毒外层蛋白 VP7（糖蛋白，G）和 VP4（蛋白酶敏感蛋白，P）具有抗原活性，能刺激机体产生中和抗体。A 组轮状病毒分为 14 个 G 型（VP7）和 15 个 P 型（VP4）。由于 G 和 P 的重配，因此轮状病毒具有多种 G/P 组合，类似于甲型流感病毒。

2. **病毒感染和复制**　轮状病毒进入人体后，通过基底外侧膜感染小肠绒毛顶端的成熟上皮细胞并复制，复制在细胞质中进行。病毒通过 VP4 蛋白吸附到宿主细胞上，VP4 在胰蛋白酶下水解为 VP5 与 VP8。病毒可能通过受体介导胞吞或直接穿透而进入细胞。细胞受体尚不清楚，可能与人诺如病毒一样，是人消化道黏膜上皮细胞表面的复合糖类：组织血型抗原（histo-blood group antigens，HBGAs），而热休克同源蛋白（Hsc70）可能是共受体。

轮状病毒可以在次代猴肾细胞，永生化猴肾细胞（MA104，BS－C1），以及分化的人肠细胞（如 Caco－2）中复制。轮状病毒的动物模型可分感染模型和腹泻模型，前者感染后动物不出现腹泻，常用成年鼠；后者感染后动物出现腹泻，常用乳鼠和乳猪。

二、 致病性和免疫性

1. **致病性**　婴幼儿感染轮状病毒的主要临床表现为腹泻。轮状病毒感染的发病机制是多方面的。吸收不良是由于肠细胞吸收功能破坏，消化酶表达下调，肠细胞紧密连接部功能改变导致渗漏；分泌增加系由病毒编码的肠毒素 NSP4 激活肠道神经系统所致，NSP4 还通过激活细胞氯离子通道,增加了氯离子与水分的分泌;呕吐是由于小肠绒毛局部缺血,以及肠能动性的改变。

轮状病毒感染的婴幼儿血液中可以检测到病毒抗原以及感染性病毒颗粒,说明存在病毒血症。已上市的减毒活疫苗免疫后亦可检测到病毒血症。由此可见,感染可能不限于肠道。但是,病毒血症与全身性疾病之间的关联尚不清楚。

2. 免疫性　ELISA 方法检测唾液中的 IgA 被认为是肠道轮状病毒抗体的替代指标。血液中 IgA 抗体水平也与保护重症轮状病毒腹泻相关。在一项 1～24 月龄儿童中进行的研究肯定了血清中和抗体能保护同一血清型病毒感染所致腹泻。

粪便中 IgA 抗体滴度≥1∶80 与保护机体不感染相关,而滴度≥1∶20 只能保护机体不发病。血清 IgA 抗体滴度≥1∶200,或 IgG 抗体滴度≥1∶800 与保护机体不感染相关。自然感染诱导的免疫具有部分的交叉保护作用,并可通过以后的再感染得以加强。自然感染与活疫苗免疫均可诱生针对 VP7 与 VP4 蛋白的抗体。CD8$^+$ T 细胞在清除首次病毒感染中起中心作用。

三、流行病学和防治

1. 流行病学　轮状病毒传播主要通过粪-口途径,也可以通过气溶胶,偶尔经食物传播。在温带地区,轮状病毒感染在秋冬季高发,而在热带地区则一年四季流行。由于感染后排毒量大(每克粪便或呕吐物中含一千亿病毒颗粒)、排毒时间长(平均 3 周)、感染剂量低(10 个病毒颗粒以下)、在室温下具有较好的稳定性(在 pH3～10 的范围内稳定、对温度不敏感),所以轮状病毒传染性极高。

婴幼儿至 5 岁,几乎 100％感染过轮状病毒,其中 70％以上具有临床症状。7～18 月龄发病率最高,达 35％;36 月龄以后病例较少。

轮状病毒流行的血清型存在多样性和地区性。既往全球范围内,引起婴幼儿腹泻感染的轮状病毒毒株中,最常见的 4 种 G 血清型分别是 G1、G2、G3 和 G4 型,占到所有流行毒株的 90％以上。但近年,除了 G1～G4 型外,新出现了 G9 型。截至 2015 年,G1、G2、G3、G4 和 G9 是引起 5 岁以下儿童轮状病毒感染的主要血清型,占所有感染的 90％以上。P 血清型的分布较为一致与稳定,以 P[8]为主,依次为 P[4]、P[6]型。

在我国,G1 型在 2000 年前为优势血清型,占所有轮状病毒感染的 70％以上。2000 年以后逐渐减少降为 20％。相反,G3 型在 2000 年前为 4.7％,2000 年后则升为 45.2％,成为优势血清型。近年,G9 型在北方各省陆续被检测到,并在一些地区成为新的优势血清型。P[8]型和 P[4]型一直保持着优势地位(70％以上)。

2. 实验室诊断　由于轮状病毒感染与其他病原所致急性胃肠炎从临床上无法区别,因此实验室检测是确诊的唯一方式。电镜/免疫电镜、酶联免疫法、胶乳凝集反应均可用于检测粪便中的病毒颗粒或抗原,其中酶联免疫法与胶乳凝集反应两种方法快速、灵敏、特异,常用于临床及流行病学调查。RT－PCR 检测病毒核酸,灵敏度高,还可进行 G/P 血清型与基因型的鉴定。

3. 预防和治疗　由于轮状病毒的高传染性,发达国家与发展中国家儿童发病率相近,安全饮水与改善卫生条件无法降低发病率,疫苗免疫是唯一有效且经济的控制手段。日常肥皂洗手不仅不能消毒,可能还扩大感染机会,须使用无水含乙醇的洗手液。环境来苏尔喷雾是阻断传播的有效手段。

早期疫苗的研制采用牛源、猴源与羊源的轮状病毒,但因保护效力不确定,改为动物源与人源毒株的重配。1998 年 8 月,美国研制的猴-人轮状病毒重配疫苗(Rotashield)在全球首先成功注册。随后,被发现可能增加婴幼儿肠套叠风险,而在一年后撤回。2006 年,美国默克公司生产的人-牛重配株五价疫苗(Rotateq, G1 、 G2 、 G3 、 G4 与 P[8])与比利时葛兰素史可公司生产的人源单价减毒活疫苗(Rotarix,G1P1A[8])研制成功。两个疫苗对各种程度的轮状病毒胃肠炎保护效力均在 70%,但对重症胃肠炎的保护效力均超过 90%。虽然这两种疫苗免疫仍然增加肠套叠发生的风险,但低于 RotaShield 疫苗 5～10 倍。均衡疫苗免疫的获益与肠套叠的风险,国际上仍推荐婴幼儿普遍接种疫苗预防轮状病毒感染。

我国研制的单价羊株轮状病毒活疫苗(Lanzhou Lamb Rotavirus LLR,G10P[12])于 2000 年获得国家药品监督管理局的批准上市。第二代动物源与人源重配的两种疫苗正在临床试验中,分别为人-羊重配三价疫苗(G2、G3 和 G4)与人-牛重配六价疫苗(G2、G3、G4、G8、G9 型和 P[5]型)。

轮状病毒感染所致急性胃肠炎没有特异性抗病毒治疗。临床上主要采用支持疗法,补充水分,维持电解质平衡。同时,应注意增加营养。

诺 如 病 毒

1972 年,Kapikian 等应用免疫电镜从 1968 年美国 Norwalk 一所学校发生的腹泻暴发患者粪便中发现诺如病毒。诺如病毒属于杯状病毒科(Caliciviridae)诺如病毒属(*Norovirus*),除了诺如病毒,札如病毒属(*Sapovirus*)的札如病毒也是引起人类病毒性胃肠炎的重要病原体。

一、生物学性质

1. 病毒形态和结构　诺如病毒为单股正链 RNA 病毒,无包膜,呈直径 27～38 nm 的球形。

2. 病毒感染和复制　人诺如病毒(Human norovinus, HuNoV)基因组长为 7.4～7.7 kb,由 3 个开放读码框架(ORF)组成。ORF1 编码 6 个非结构蛋白,包括 RNA 依赖性 RNA 聚合酶(RdRp)。ORF2 长约 1.8 kb,编码主要结构蛋白 VP1,VP1 包含高度保守的内壳结构域(S domain)和凸起结构域(P domain)。凸起结构域由茎状、中度保守的 P1 亚域与暴露于表面、高变的 P2 亚域构成,决定病毒的抗原性;ORF3 长约 0.6 kb,编码一个 22 kD 的小结构蛋白 VP2,可能与基因组包装成病毒颗粒有关。诺如病毒已知有 5 个基因群,其中与人类感染相关的主要是 GⅠ、GⅡ与 GⅣ群,每群又包含多个基因型。当前全球流行株为 GⅡ.4。

HuNoV 尚不能培养,亦无合适动物模型。2014 年报道,将 GⅡ.4 毒株腹膜内注射人源化 Rag‑γc 缺陷型的 BALB/c 小鼠,可以在脾脏以及肝脏的巨噬细胞样细胞中检测到病毒结构与非结构蛋白的表达,提示小鼠体内可能有该病毒的复制,但小鼠没有腹泻症状。

二、致病性和免疫性

1. 致病性　HuNoV 主要经口进入体内,也可以通过气溶胶吸入体内。病毒在体内的复制部位尚不清楚,推测在肠道上部,如十二指肠、空肠上部。临床上表现为腹泻,胃排空延迟,胃动力下降导致了恶心、呕吐。

2. 免疫性　由于 HuNoV 尚不能培养,体外中和试验无法进行,关于病毒感染后的免疫仍然知之甚少。HuNoV 的受体可能是人消化道黏膜上皮细胞表面的复合糖类:组织血型抗原(HBGA)。由此发展了 HBGA 阻断抗体检测方法(HBGA blocking assay),被公认为是传统的基于细胞培养的中和试验替代方法。但是,病毒感染免疫,以及病毒逃避人群免疫压力的机制尚不明确。

20 世纪 70 年代的人体攻毒试验结果提示,HuNoV 感染诱导免疫只能维持 6 个月～2年。但是,人体攻毒试验所用剂量高于半数感染剂量($CCID_{50}$)的 10^5 倍,不能代表真实的自然感染过程。相对于超高剂量的攻毒,现实中 HuNoV 的自然感染剂量(18～1 000 个病毒拷贝)可能会诱导较好的免疫反应,并提供一定的交叉保护。

HuNoV 具有高变异性,特别是 20 世纪 90 年代中期出现的 GⅡ.4 基因型,其变异发生率是 GⅡ.3 以及 GⅡ.7 的 5～36 倍,最终导致其进化速率高出 1.7 倍。HuNoV 的进化机制可能包括两个方面:一方面通过改变与 HBGA 碳水化合物的结合位点来逃避人体的易感性;另一方面通过位于病毒 P2 亚域的受体结合区域变异来逃避群体免疫压力。

三、流行病学和防治

1. 流行病学　HuNoV 在发展中国家与发达国家均有流行。全年均可发生感染,秋冬季为高发季节。感染对象为全人群,但散发以 5 岁以下儿童为主。我国的研究发现 5 岁以下腹泻患儿 HuNoV 检测阳性率约为 19%,至 3 岁时超过 96% 的儿童都感染过 HuNoV;一项包括 5 633 名 5 岁以下儿童的人群的研究中发现 HuNoV 腹泻发病率约为 4%。HuNoV 除了在人群中常年散发,更是时常导致暴发。诺如病毒感染暴发以学校、医院、养老院等集体单位最为常见,多为食源性与水源性传播。

HuNoV 在环境中很稳定,对温度、pH、紫外线、氯、乙醇等具有很好的耐受性。37℃下,在物体表面以及溶液中能存活 7 天以上。

2. 实验室诊断　RT‑PCR 是检测 HuNoV 的主要手段,被广泛用于粪便、呕吐物等临床标本,以及水、食物等环境标本。实时定量 RT‑PCR 被用于快速检测与定量。通过病毒样颗粒(viruslike particle,VLP)制备的病毒特异性单克隆抗体包被 96 孔板,可以采用酶联免疫法(ELISA)检测临床标本中的抗原。

3. 预防和治疗　尚无特效的抗 HuNoV 药物,临床上以对症或支持治疗为主。

Jiang 等 1992 年发现可以通过杆状病毒等表达系统表达 HuNoV 衣壳蛋白 VP1。该蛋白质可以自我折叠,形成与自然病毒形态相似,具有免疫原性的病毒样颗粒。病毒样颗粒保持了与 HBGA 结合的功能,可诱导有效的固有与适应性免疫反应。由于 HuNoV 具有遗传与抗原多样性,且部分基因型还存在抗原漂移,无论何种方式研制疫苗,均应考虑采用包含主要抗原型的多价疫苗形式。

星 状 病 毒

1975 年,Appleton 与 Higgins 通过电镜在因腹泻住院的婴幼儿粪便中发现一种新病毒。同年,因病毒颗粒表面有星状突起,Madeley 与 Cosgrove 将其命名为星状病毒(Astrovirus,AstV)。人星状病毒(HAstV)属于星状病毒科(Astroviridae)的哺乳类星状病毒属(*Mamastrovirus*)。典型人星状病毒均属于基因Ⅰ群,根据 ORF2 区序列的差异,分为 8 个基因型,对应 8 个血清型,基因型与血清型的划分是一致的。近些年,陆续发现一些属于基因Ⅱ群的人星状病毒。

一、生物学性质

1. 病毒形态和结构 星状病毒为单股正链 RNA 病毒,二十面体对称核衣壳,无包膜。粪便排出的病毒颗粒直径为 28～30 nm,而单层细胞培养获得的病毒颗粒直径为 41 nm,该种病毒颗粒表面的钉状凸起经碱处理后,星状才出现。

2. 病毒感染和复制 星状病毒基因组全长 6.2～7.8 kb。基因组 RNA 的 5′端以共价键链接一个 VPg 蛋白。基因组的 5′端与 3′端分别有一个非编码区。在基因组 3′端的多聚腺苷酸尾(polyA)旁,有高度保守的茎环Ⅱ基序。该基序功能尚不清楚,可能提供了 RNA 二级结构的稳定性。

基因组 RNA 含有 3 个开放读码框架,自 5′端至 3′端依次为 ORF1a、ORF1b 和 ORF2。ORF1a、ORF1b 与 ORF2 的长度因毒株不同而异,主要取决于 ORF1a 3′端序列的插入与缺失。哺乳动物星状病毒属的 ORF1a 和 ORF1b 之间有 10～148 个核苷酸的重叠区。该重叠区有核糖体移码信号,对 ORF1b 编码的 RNA 依赖 RNA 聚合酶(RdRp)的翻译至关重要。此外,亚基因组 RNA 合成的启动子的一部分可能也存在于重叠区。

ORF1a 和 ORF1b 编码参与 RNA 转录与复制的非结构蛋白(nsP)。ORF1a 编码有解链酶结构域(HEL,尚存争议)、几个跨膜(TM)和卷曲螺旋(CC)结构域、一个蛋白水解酶(PRO)结构域、VPg、一个高变区(HVR)、一个核定位信号(NLS)和一个死亡结构域(DD,有争议)。ORF1b 编码 RdRp。ORF2 源自亚基因组 RNA,编码表达衣壳蛋白。ORF2 区是变异相对较高的区域,又可分为 4 个亚区,其中Ⅰ区在各血清型之间是高度保守的,而Ⅱ-Ⅳ区是相对变异性较高的区域。在哺乳动物星状病毒属,最近发现一个新的 ORFX,与 ORF2 的 5′端+1 读码框架重合,但翻译产物尚不清楚。

星状病毒基因组 RNA 具有感染性,能通过转染产生子代感染性病毒。体外将星状病毒基因组的全长 cDNA 克隆转染进宿主细胞,也能产生感染性病毒。

与人星状病毒结合的主要细胞受体尚不清楚。病毒通过网格蛋白依赖的胞吞作用进入细胞。病毒在低 pH 环境下脱衣壳。病毒 RNA 基因组开始翻译两个主要的非结构多蛋白前体:nsP1a 与 nsP1a1b,在病毒和细胞的蛋白酶作用下裂解为成熟的、基因组复制所必需的各种非结构蛋白。复制复合体的装配与细胞内膜密切相关。含有 VPg 结构域的非结构蛋白 nsP1a/4 或是其前体通过与 RdRp 蛋白相互作用,调节正链与负链 RNA 以及亚基因组 RNA 的合成。亚基因组 RNA 被用于表达衣壳蛋白。多聚衣壳蛋白 VP90 在细胞内膜上装配成未成熟病毒体后解离,在细胞半胱氨酸天冬氨酸蛋白酶作用下,形成非成熟病毒衣壳 VP70,进一步到细胞外,经胰蛋白酶裂解,最终形成成熟颗粒。VP70 颗粒的释放似乎不需要溶解细胞。

二、 致病性和免疫性

1. 致病性　人星状病毒是全球儿童胃肠炎重要病原之一,既可引起散发性腹泻,也可以引起暴发性腹泻,以及医院内感染。除老年人与免疫缺陷人群,导致成人急性胃肠炎的报道极少。感染后平均潜伏期为 4.5 天,典型的临床症状与体征包括持续 2～3 天的轻症水样腹泻,伴有呕吐、发热、食欲减退与腹痛。较之轮状病毒与杯状病毒感染,星状病毒感染症状较轻,呕吐不常出现。部分感染者可以是无症状,可能与体内存在抗体有关。有研究报道约有 2% 的儿童感染后无临床症状,但可排毒。在免疫缺陷儿童中,感染可以全身扩散,导致严重的全身弥漫性、致死性感染。儿童感染后可以导致肠套叠,但发生概率要低于轮状病毒、诺如病毒与腺病毒感染。人星状病毒引起腹泻的机制仍不完全清楚。

2. 免疫性　病毒感染后产生能长期存在的抗体,母传抗体在 6～8 月龄开始衰减。有关感染后免疫机制尚不完全清楚。流行病学研究发现在儿童中随着年龄的增长,血清抗体阳性率上升,到青年时期,基本都具有针对 8 种典型血清型,以及新型血清型的中和抗体。体液免疫可以保护感染与疾病发生。不同血清型间抗体是否有交叉保护作用尚待研究。

健康成人的小肠活组织检查标本体外培养,在灭活人星状病毒刺激后,能检测到组织中存在病毒特异性 CD4$^+$ 和 CD8$^+$ T 细胞,表明体液免疫与细胞免疫共同参与了保护再感染。B、T 细胞缺陷小鼠模型证明体液免疫与细胞免疫在初次感染时能限制病毒复制。此外,体内与体外实验也证实固有免疫在病毒初次感染时控制与减缓疾病症状方面具有重要作用。

三、 流行病学和防治

1. 流行病学　人星状病毒主要通过粪-口途径传播,污染的水与食物可以成为传播媒介。感染后能通过粪便大量排毒(可达 10^{13} 颗粒/g 粪便)污染环境,从而污染饮水与食物。此外,人与动物的病毒可以在环境中发生重组,从而形成新的毒株。一些非经典的病毒(基因 II 群)被发现与鼠病毒有共同祖先,因此病毒跨种传播给人成为可能。

经典人星状病毒感染具有明显的季节性,在温带地区,感染的流行季节主要为冬季,可能与病毒耐低温有关;而在热带地区则为雨季,可能与环境污染相关。新型毒株似乎季节性不明显。

人星状病毒主要感染 2 岁以下婴幼儿、老年人及免疫功能缺陷的人群。人星状病毒感染在全球广泛存在,约占儿童急性非细菌性腹泻的 $2\% \sim 9\%$,发展中国家感染率高于发达国家。感染既可引起散发,以婴幼儿为主;也可引起暴发,多见于成人与老年人群。

目前,全球范围主要流行基因型为 HAstV-1,但经典人星状病毒的检出率总体上呈持续下降趋势,可能被新型毒株的替代相关。

2. **实验室诊断** 免疫荧光法、酶联免疫法等可用于检测人星状病毒抗原。扩增病毒 ORF1a、ORF1b、ORF2,以及 $3'$-UTR 部分片段的 RT-PCR 方法被广泛用于病毒的检测与分型。

在细胞培养方面,1981 年,Lee 和 Kurtz 证实人星状病毒在经胰蛋白酶处理过的人胚肾(HEK)细胞中能增殖。1990 年,Willcocks 等采用传代细胞系 CaCo-2 细胞直接从粪便标本中分离人星状病毒,并获得成功,使 CaCo-2 成为人星状病毒培养的标准细胞系,用于培养人星状病毒 1~8 型,但是对于新型的人星状病毒,例如 HAstV-MLB1,无论用 BHK、CaCo-2、Vero 还是 HEK 293 细胞培养,均未成功。

3. **预防和治疗** 对人星状病毒感染尚无特异性治疗措施,症状较轻者只需对症处理即可,一般经数天后病情可自愈,症状较重者,需采取补液等支持治疗措施,以防发生脱水及其他严重并发症。对于免疫力低下的重症或持续性腹泻患者,可以考虑给予免疫球蛋白静脉注射。

预防人星状病毒感染主要依靠控制传播途径与保护易感者。控制传播途径主要包括灭活水与食物中的病毒、消毒病毒污染的传播媒介(物体表面等)。由于星状病毒所致胃肠炎症状较轻,不同血清型病毒间诱生的抗体可能不具有交叉保护作用,疫苗不具备商业研发价值。一些研究表明,肠道有益菌群可以干扰肠道病毒的生物学周期,因而可能有助于预防感染。此外,一些人工合成的黄酮类化合物可以干扰病毒在体内的复制。

肠 道 腺 病 毒

1975 年 Flewett 等首次应用电镜技术,从急性胃肠炎患儿粪便中发现与婴幼儿胃肠炎直接相关的腺病毒,称之为肠道腺病毒。肠道腺病毒(enteric adenovirus, EAdv)是导致儿童腹泻的重要病原体,发病率仅次于轮状病毒、杯状病毒与星状病毒。EAdv 以 F 亚群的 40、41 型最为常见,但近年来的研究发现 A、C、D、G 等其他亚群的 1~3、5、7、12~18、21、25、26、29、31 与 52 型腺病毒均可引起婴幼儿急性腹泻。

一、 生物学性质

腺病毒的形态、结构、感染和复制参见第二十七章。

原代人胚肾细胞是腺病毒最适培养细胞,其他常见的还有 KB、Hela、人羊膜细胞。不同于其他腺病毒,EAdv 在初次接种时能产生细胞病变效应,但不能连续传代。适合 EAdv 生长的有张氏结膜细胞、Craham293、HT－29、Hep－2、第 3 代猴肾细胞,其中 Craham293 细胞对 EAdv 最为敏感。Craham293 细胞是经人腺病毒 5 型基因 *E1A* 和 *E1B* 转化的人胚肾(HEK)细胞,该细胞中表达的早期腺病毒 5 型基因产物对 EAdv 复制起辅助作用。

二、致病性和免疫性

1. **致病性**　EAdv 的潜伏期为 3～10 天。主要症状是水样便或稀便,呕吐频繁,少数有发热。EAdv 呈自限性,Ad40 型发病初期症状较重,而 Ad41 型腹泻持续时间较长,Ad40 型和 Ad41 型腹泻平均天数分别为 8.6 和 12.2 天。病毒进入体内后,可能在小肠黏膜繁殖。急性期有排毒,每克粪便可达 10^{11} 个病毒颗粒。排毒时间约 10 天,无症状感染者排毒可以持续数周。

2. **免疫性**　病毒感染后,机体能有效地产生固有免疫与适应性免疫。固有免疫反应包括招募巨噬细胞,活化补体与 NK 细胞,产生促炎因子、干扰素等。适应性免疫是病毒清除的关键,其中体液免疫反应在控制感染中起主要作用。感染后,宿主体内产生群与型特异性的抗体,包括中和抗体、补体结合抗体及血凝抑制抗体。中和抗体具有保护作用,补体结合抗体无保护作用。中和抗体直接作用于衣壳上抗原表位,包括五邻体、纤维与六邻体,并且可以防止再次感染。

EAdv 区别于非肠道腺病毒的抗原主要是六邻体表面与中和反应相关的抗原决定簇和纤维突起上的血凝素,EAdv 与非肠道腺病毒间无交叉中和反应和血凝反应,但它们具有与非肠道腺病毒相同的组特异抗原。EAdv 间有交叉的血凝抑制反应,但是六邻体上的型特异性抗原却是有区别的,据此将它们定为 EAdv40 和 EAdv41 型。

三、流行病学和防治

1. **流行病学**　EAdv 可以通过飞沫、污染的水与食物、污染的物体表面传播,以及直接接触患者传播。EAdv 的感染在世界各国均有报道。EAdv40 与 EAdv41 检出概率大致相等。EAdv 在我国的感染很普遍,2010 年北京地区 EAdv 的检出率为 6.3%;2009 年上海的检出率为 6.5%。

EAdv 在婴幼儿各年龄段均可感染,但发病年龄主要是在 2 岁以下(73.7%),54.9% 发生在 1 岁以下,年龄最小的是 2 个月。新生儿腹泻标本中未检测到 EAdv,提示母传 EAdv 抗体发挥了作用。EAdv40 主要感染 12 个月左右的婴儿,而 EAdv41 则感染年龄稍大的婴幼儿。

无论发达国家,还是发展中国家,血清中和抗体检测发现抗体阳性率相似,且随着年龄的增长而上升。2～4 岁儿童抗体阳性率是 2 岁以下儿童 2 倍以上。不同于轮状病毒,EAdv 感染没有明显的季节性,一年四季均能发生散发,亦能导致暴发疫情,同时也可导致院内感染。

2. **实验室诊断**　电镜法具有直接、可靠的优点。但是,检测灵敏度较低,若要提高检测的灵敏度并分型可采用免疫电镜法。ELISA 测定方法灵敏度较低,改进的酶联免疫斑点法

(enzyme-linked immunospot assay，ELISpot)结合了细胞培养与 ELISA 技术,操作简单、结果直观、检测时间短,且能定量。

琼脂糖凝胶电泳是把 EAdv 的 DNA 用限制性内切酶 SmaI 消化后,电泳出现不同数量的条带(EAdv40 有 9 个片段,EAdv41 产生 11～12 个片段),可与非肠道腺病毒的基因型相区别。

PCR 与实时定量 PCR 是目前检测 EAdv 的最常规方法。

中和试验可以通过属和组特异性抗原的检测来鉴定病毒的血清型。但 EAdv 难以培养,实际应用不多。

3. 预防和治疗 EAdv 感染导致的腹泻呈自限性,一般只需对症处理即可。症状较重者,采取补液等支持治疗措施,以防发生脱水及其他严重并发症。EAdv 对干扰素敏感,在治疗 EAdv 导致的腹泻时可适当使用干扰素。预防主要依靠切断传播途径,隔离传染源。

(汪萱怡)

第二节　人肠道病毒

人肠道病毒(human enterovirus，HEV)是指小 RNA 病毒科(Picornaviridae)肠道病毒属(*Enterovirus*)下的 4 个病毒种,即甲～丁型人肠道病毒(HEV‑A、B、C、D)(表 28‑2)。HEV 通过粪-口途径或胃肠道感染,只引起人类疾病(主要为肠道外症状)。肠道病毒属中除 HEV‑A～D 外,可以感染人类的病毒还有引起普通感冒的甲～丙型人鼻病毒(见第二十七章第四节)。

表 28‑2　人肠道病毒种与血清型别

种(species)	对应血清型(serotype)
甲型人肠道病毒(HEV‑A)	CVA (Coxsackie virus A) 2‑8, 10, 12, 14, 16; EV (Enterovirus) 71, 76, 89‑92, 114, 119
乙型人肠道病毒(HEV‑B)	CVB (Coxsackie virus B)1‑6;CAV9;ECHO1‑7, 9, 11‑21, 24‑27, 29‑33; EV69, 73‑75, 77‑88, 93, 97, 98, 100, 101, 106, 107, 110
丙型人肠道病毒(HEV‑C)	PV (Poliovirus) 1‑3 CVA1, 11, 13, 15, 17, 19‑22, 24; EV95, 96, 99, 102, 104, 105, 109, 113, 116‑118
丁型人肠道病毒(HEV‑D)	EV68, 70, 94, 111

一、人肠道病毒的生物学性状

1. 病毒形态与结构 人肠道病毒形态结构高度相似,直径为 28～30 nm,无包膜,球形,衣壳由 60 个结构亚单位构成二十面体立体对称结构。

病毒无包膜,对环境理化因素的抵抗力较强,对破坏包膜的乙醚和去污剂不敏感。在胃肠道能耐受胃酸、蛋白酶、胆汁的作用。

病毒基因组为单正链 RNA,长约 7.4 kb,由 5′非编码区(5′‑UTR)、开放读码框(ORF)

以及 3′非编码区(3′-UTR)三部分组成。5′-UTR 约为基因组全长的 10%，其部分序列高度折叠，称为内部核糖体进入位点(IRES)，类似于起始 tRNA 的二级结构，可与核糖体 40S 亚基结合，招募核糖体进行翻译起始。病毒基因组只有一个 ORF，编码一个多聚前体蛋白，后者可水解形成多个结构蛋白和非结构蛋白。其中编码 VP1 的核酸序列与病毒基因分型有关。3′-UTR 约 70 多个核苷酸，其末端带有多聚腺苷酸尾 poly(A)。

肠道病毒的 RNA 基因组具有类似 mRNA 的结构和功能，进入细胞后可直接进行蛋白质翻译并产生子代病毒，具有感染性，故称为感染性核酸。

病毒编码的蛋白质包括：结构蛋白，由 3~4 个结构蛋白(VP1~VP4)组成病毒衣壳，VP1~VP3 位于衣壳外侧，VP4 在衣壳内侧，其中 VP1 可吸附宿主细胞，决定病毒的抗原性，具有种特异性；非结构蛋白共有 7 个，其中 2A、3C 及 3D 蛋白具有酶活性，决定子代病毒的基因组复制及增殖，其重要功能见表 28-3。

表 28-3　肠道病毒非结构蛋白及其功能

病毒非结构蛋白	功　　能
2A^{pro}(半胱氨酸酶)	参与切割病毒前体蛋白，切割细胞蛋白 eIF4G 和 PABP[poly(A)结合蛋白]，抑制干扰素等机体固有免疫功能
3B(viral protein genome-linked，VPg)	共价结合于病毒 RNA 5′末端，与病毒 RNA 复制有关
3C^{pro}(半胱氨酸酶)	切割病毒前体蛋白；切割细胞蛋白 PABP、CstF-64；抑制干扰素等机体固有免疫功能
3D^{pol}(RNA 依赖 RNA 聚合酶，RdRp)	催化子代病毒 RNA 基因组复制

2. 病毒感染和复制　包括人肠道病毒在内的小核糖核酸病毒的复制周期大致相似，在细胞质中完成(图 28-1)。首先病毒与细胞膜表面特异性受体结合，触发病毒构型改变，释

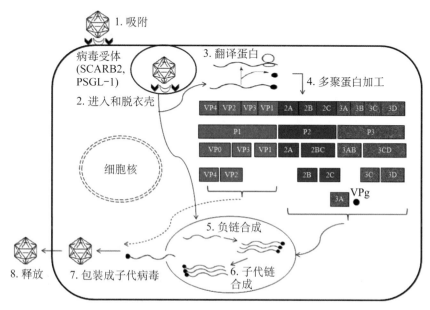

图 28-1　小核糖核酸病毒复制过程示意图(以 EV71 为例)

放病毒 RNA 进入细胞质。病毒 RNA 在胞质中首先指导合成子代病毒蛋白，在此基础上转录合成子代病毒 RNA，装配和释放子代病毒，整个复制周期需 5～10 小时。

细胞 mRNA 主要通过 5′帽结构（cap）和 3′端 poly（A）尾募集核糖体和多种真核细胞蛋白翻译起始因子，指导蛋白质翻译，称为帽依赖翻译（Cap-dependent translation）。病毒的 2A^{pro} 可切割真核细胞蛋白质翻译起始因子 eIF4G，2A^{pro} 和 3C^{pro} 均可破坏 poly（A）结合蛋白［poly（A）-binding protein，PABP］，因而帽依赖翻译受到抑制，导致细胞蛋白质合成障碍。小核糖核酸病毒的基因组无 5′帽结构，其 RNA 通过 5′- IRES 序列募集核糖体，从而启动病毒 IRES 依赖的蛋白质翻译（IRES-dependent translation）。IRES 依赖的蛋白质翻译无需 PABP 和完整的 eIF4G 参与，因此，小核糖核酸病毒复制过程中可选择性关闭宿主蛋白合成，但不影响病毒自身蛋白质翻译。这是小核糖核酸病毒完成自我增殖的一个重要策略。

二、致病性与免疫性

病毒主要经粪-口途径传播，人是其唯一自然宿主，90％以上的人肠道病毒感染为隐性感染，少数出现临床症状，健康病毒携带者不多见。人肠道病毒虽然通过肠道感染进入机体，但其主要危害是损伤肠道外的重要器官，包括中枢神经系统（脑和脊髓）、心肌、胰腺、骨骼肌等，引起脊髓灰质炎、无菌性脑膜炎、脑膜脑炎、心肌炎、心周炎和手足口病等。由于肠道病毒的血清型别众多，一个型别可致几种疾病或病征，而一种疾病又可由不同型别的病毒引起（表 28 - 4）。

表 28 - 4　人肠道病毒相关的疾病

病毒种类	疾　　病
脊髓灰质炎病毒	麻痹、无菌性脑膜炎、原因不明发热
A 组柯萨奇病毒	疱疹性咽峡炎、急性咽炎、无菌性脑膜炎、麻痹、皮疹、手足口病、婴幼儿的肺炎、普通感冒、肝炎、婴儿腹泻、急性出血性结膜炎（由 A24 变种引起）
B 组柯萨奇病毒	胸膜痛、无菌性脑膜炎、麻痹、婴幼儿全身性感染、脑膜脑炎、心肌炎、扩张型心肌病、心包炎、上呼吸道感染、肺炎、皮疹、肝炎、原因不明发热
埃可病毒	无菌性脑膜炎、麻痹、脑炎、共济失调、急性特发性多神经炎（Guillain-Barre syndrome）、皮疹、呼吸道疾病、腹泻、心包炎、心肌炎、肝脏疾病
肠道病毒 68～119 型	肺炎、细支气管炎、急性出血性结膜炎（70 型引起）、麻痹（70 和 71 型引起）、脑膜脑炎（70 和 71 型引起）、手足口病（71 型引起）

细胞通过 Toll 样受体（Toll-like receptor，TLR）等模式识别受体，识别病原相关分子模式（pathogen-associated molecular pattern，PAMP），例如，病毒的 RNA 导致干扰素和细胞因子的表达，启动固有免疫机制。某些肠道病毒的 3C^{pro} 和 2A^{pro} 可破坏干扰素信号通路或 NF - κB 信号通路的关键分子，导致细胞不能有效启动固有免疫机制，有利于病毒感染。

脊髓灰质炎病毒

脊髓灰质炎病毒仅感染人类，是脊髓灰质炎（poliomyelitis）的病原体。该病多见于儿童，亦称小儿麻痹症(infantile paralysis)。公元前1500～1300年埃及浮雕中有单腿萎缩的祭司画像,可能代表了3 000年前的脊髓灰质炎疫情。1840年德国Jacob von Heine医生首次描述了该病,推测与脊髓受损有关。1909年奥地利Karl Landsteiner和Erwin Popper医生确认脊髓灰质炎病毒是导致脊髓灰质炎的病原体。2005年将其归类为丙型人肠道病毒(HEV‐C)。

脊髓灰质炎病毒基因组与其他肠道病毒的核酸同源性很高。脊髓灰质炎病毒可分为3个血清型,各型间无免疫交叉反应。

病毒抵抗力较强。在污水和粪便中可存活数月,在室温下可存活数日,能耐受胃酸、蛋白酶和胆汁的作用;在pH3～9时稳定,对热、去污剂有一定抗性,但50℃可迅速灭活病毒。1 mol/L $MgCl_2$ 或其他二价阳离子,能显著提高病毒对热的抵抗力。

一、 致病性与免疫性

脊髓灰质炎病毒的传播主要通过粪-口途径,患者和无症状携带者是传染源,85%的病例由Ⅰ型脊髓灰质炎病毒所致。

脊髓灰质炎病毒的易感细胞受体是细胞黏附分子CD155,其只在脊髓前角细胞、背根神经节细胞、运动神经元、骨骼肌细胞和淋巴细胞等靶细胞表面中分布。

病毒首先感染口咽、消化道局部黏膜和扁桃体、咽壁淋巴组织以及肠道集合淋巴结并增殖,经过2次病毒血症传播至全身,绝大多数是隐性感染,1%～2%感染者中病毒可突破血-脑屏障侵犯到中枢神经系统,引起类脊髓灰质炎、无菌性脑膜炎;其中约0.1%感染者发展为脊髓灰质炎,表现为弛缓性肢体麻痹(flaccid paralysis),以下肢多见。极少数患者可因延髓麻痹而导致死亡。一般认为脊髓灰质炎病毒进入中枢神经系统的途径主要是通过病毒血症的扩散,或可能通过传入神经最后到达神经中枢。

目前野毒株感染病例已经罕见,但由疫苗相关脊髓灰质炎病毒(vaccine-associated poliovirus,VAPV)和疫苗衍生脊髓灰质炎病毒(vaccine-derived poliovirus,VDPV)所致的病例在世界各地时有发生,主要见于免疫功能低下人群。

脊髓灰质炎病毒感染可刺激机体产生保护性抗体,包括咽喉和肠道黏膜表面的sIgA抗体和血清中和抗体,对同型病毒有持久的免疫力,可阻止病毒自肠道感染和经血液播散。IgG类抗体可通过胎盘屏障,对6个月以内婴儿具有保护作用。

二、 微生物学检查和防治

提取粪便或脑脊液样本中的RNA,用RT‐PCR可特异、敏感地快速检测脊髓灰质炎病毒基因组,可用于鉴别野毒株和疫苗株。粪便标本加抗生素处理后,接种原代猴肾或人胚肾细胞,置37℃培养7～10天,若出现细胞病变,用中和试验进一步鉴定病毒型别。用发病早期和恢复期双份血清进行中和试验,若血清中和抗体滴度有4倍或4倍以上增高,则有诊断意义。可检测其IgM抗体进行快速诊断。

20世纪40年代,Enders,Weller和Robbins建立了脊髓灰质炎病毒的组织细胞培养技术,并于 1954 年共同获得诺贝尔生理学和医学奖。在此基础上,美国科学家成功研制出灭活脊髓灰质炎疫苗(inactivated polio vaccine,IPV,Salk 疫苗)和口服减毒脊髓灰质炎活疫苗(live oral polio vaccine,OPV,Sabin 疫苗)。由于这两种疫苗在全球广泛接种并取得良好免疫保护效果,1988 年 WHO 提出"2000 年在全球消灭脊髓灰质炎的决议"。2001 年 10 月 WHO 宣布我国为亚太地区消灭脊髓灰质炎的第二批国家之一。

口服 OPV 三价混合减毒活疫苗免疫效果优于 IPV,既可刺激机体产生血清中和抗体,又可产生 sIgA。口服后类似自然感染,可阻止野毒株在肠道增殖和预防麻痹性脊髓灰质炎的产生。疫苗病毒经粪便排出,扩大免疫接种范围。该疫苗有毒力返祖可能,可引起疫苗相关麻痹型脊灰炎(VAPP)。此外,热稳定性差,不易贮存和运输。

IPV 三价混合灭活疫苗较安全,不会发生毒力返祖。易运输、保存。IPV 三价疫苗接种后,抗 3 个型别血清抗体的产生率为 99%～100%,也能诱导低水平的黏膜免疫,此外,IPV 还适用于免疫缺陷病人及其接触者以及其他不适宜使用 OPV 者。该疫苗缺点是主要刺激机体产生血清中和抗体,黏膜中 sIgA 较少,故不能在感染早期中和病毒。欧、美国家使用改进的抗原性好的 IPV 增效疫苗,可获得良好的免疫保护效果。

由于 OPV 存在毒力回复可能,目前新免疫程序建议首先使用 IPV 免疫两次后,再口服 OPV 全程免疫,以排除发生 VAPP 的危险。

对脊髓灰质炎流行期间与患者有过密切接触的易感者给予 0.3～0.5 mg/kg 10% 丙种球蛋白注射做紧急预防,有望避免发病或减轻症状。

柯 萨 奇 病 毒

柯萨奇病毒包括 A、B 两组,其中 A 组柯萨奇病毒(CVA)有 23 个血清型,B 组柯萨奇病毒(CVB)有 6 个血清型。2005 年将其分别归类于甲～丙型人肠道病毒(HEV-A、B、C)。

柯萨奇病毒的形态、结构和基因组及其理化性状等与脊髓灰质炎病毒相似。柯萨奇病毒、埃可病毒与脊髓灰质炎病毒的区别在于对乳鼠和猴的致病性。A 组柯萨奇病毒感染乳鼠可以引起广泛性骨骼肌炎,导致迟缓性麻痹;而 B 组柯萨奇病毒感染乳鼠可以引起局灶性肌炎,导致痉挛性麻痹(spastic paralysis),并常伴有心肌炎、脑炎和棕色脂肪坏死等。

一、 致病性与免疫性

柯萨奇病毒型别多,分布广泛,感染机会多。患者与无症状携带者是传染源,主要通过粪-口途径传播,也可以通过呼吸道或眼部黏膜感染。柯萨奇病毒可引起中枢神经系统、心、肺、胰、皮肤、黏膜等多种组织的感染(见表 28-4)。

二、 微生物学检查与防治

通常采集咽拭、粪便和脑脊液等标本,通过接种猴肾细胞或乳鼠进行病毒分离;再用病毒特异性组合和单价血清做中和试验进行病毒型别鉴定,或者根据乳鼠病理学损伤和免疫学分析进行病毒型别鉴定。另外,用 ELISA 法检测病毒抗体或 RT－PCR 法检测病毒核酸等可以辅助诊断病毒感染。尚无有效的治疗药物和预防疫苗。

埃 可 病 毒

埃可病毒(Enteric cytopathogenetic human orphan virus,Echovirus)是一类从肠道粪便中分离的对人和细胞组织具有致病性,但对乳鼠等实验动物不致病的肠道感染病毒,称之为肠道致细胞病变孤儿病毒。埃可病毒最初用中和实验可分为 34 个血清型,后证实 10 型为呼肠病毒 1 型,28 型为鼻病毒 A1 型,34 型为柯萨奇病毒 A24 型,而 22 和 23 型由于基因结构、进化关系及生长特性与肠道病毒属的其他病毒明显不同而被归为小 RNA 病毒科中新的双埃可病毒属(Parechovirus)。因此,埃可病毒目前有 29 个血清型(1～9, 11～21, 24～27, 29～33)。

埃可病毒无易感动物,对乳鼠不致病,仅能利用人和灵长类动物组织细胞进行增殖和分离。在埃可病毒 29 个型别中,有 11 个型别含血凝素,具有血凝特性,能凝集人 O 型血红细胞,但血凝的温度依不同型病毒别稍有差异。

一、 致病性与免疫性

埃可病毒通常经粪口途径传播。少数亦可通过呼吸道感染。病毒感染多为隐性感染,严重病例较罕见。有些埃可病毒感染可导致无菌性脑膜炎、神经性麻痹等中枢神经系统疾病。有些埃可病毒型别使幼儿感染常出现红疹,有的型别使婴儿感染导致腹泻。但是,哪种型别的埃可病毒导致何种特定临床症状并没有直接依据。

埃可病毒感染后可诱导产生型特异性中和抗体及补体凝集抗体(complement-fixing antibody,CF 抗体),但 CF 抗体对病毒型别的鉴别诊断没有意义,因为多种型别之间存在交叉反应。还可以利用有些血清型与人 O 型血红细胞凝集的特性,使用血凝抑制试验来检测中和性抗体的产生,但与 A 群肠道病毒内的多种病毒血清型之间依然有交叉反应。中和性抗体的产生一般在感染 1～3 个月达到高峰,持续时间可达数年。

二、 微生物学检查与防治

对于埃可病毒的感染,临床和实验室诊断措施与柯萨奇病毒相似。是否是流行性感染,临床上一般应当考虑两点：①无菌性脑膜炎的暴发是否是夏季？②婴幼儿感染是否多具红疹等轻微症状？鉴别诊断需要利用实验室检测,如检测病毒基因组的 RT－PCR 技术,通常 RT－PCR 方法比病毒分离快速、简便。RT－PCR 方法很难确定病毒血清型,但血清型的确定对临床症状是由何种肠道病毒感染意义不大。病毒分离可以利用粪便、肛拭子、咽拭子以及脑脊液等。最后用免疫荧光、中和试验以及血凝抑制试验等进一步确定病毒血清型。

尚无有效的治疗药物和预防疫苗,做好个人清洁和环境卫生是预防该类病毒感染的关键。

肠道病毒 71 型

1969 年以来新发现的许多型别肠道病毒，按原来的柯萨奇病毒和埃可病毒标准，无法将其纳入。1976 年国际病毒分类委员会决定，将所有新发现的肠道病毒按发现顺序，依次以序号统一命名。由于之前发现的肠道病毒血清型总数为 67 个，因此后发现的新型肠道病毒分别命名为 EV68～EV72 等。EV68 主要引起婴幼儿毛细支气管炎和肺炎；EV70 是急性出血性结膜炎(acute hemorrhagic conjunctivitis)的主要病原体；EV71 是 20 世纪末至 21 世纪初婴幼儿手足口病(hand，foot and mouth disease，HFMD)的主要病原体，此外还经常引起其他神经性系统并发症；而 EV72 现在命名为甲型肝炎病毒。其他血清型的病毒引起的疾病症状比较广泛，包括：手足口病、咽峡炎；呼吸道感染症状；恶心、呕吐等消化道症状；脑膜炎、肌阵挛等神经性症状等。

自 1969 年 EV71 被发现以来，因 EV71 感染而导致在世界范围内暴发性流行已达 10 多次。例如，1975 年保加利亚，1998 年以来我国台湾地区，及近来包括我国大陆在内的泛亚洲太平洋地区。2008 年 5 月开始，我国已将手足口病纳入国家丙类法定传染病。人类是该病毒唯一已知的自然宿主，病毒主要通过粪-口传播，还可通过密切接触、飞沫等途径传播。6 岁以下儿童为主要易感人群，其他人群则多以隐性感染为主。

EV71 基因组结构与其他肠道病毒相似(图 28 - 1)。病毒的细胞膜表面受体 SCARB2 和 PSGL - 1(CD162)广泛分布于内皮细胞、白细胞以及神经细胞等细胞膜上。

一、 致病性和免疫性

EV71 感染主要引起患者手足口病，此外还能引起无菌性脑膜炎、脑干脑炎和脊髓灰质炎样麻痹等多种与神经系统相关的疾病。重症患儿可能发展为神经性肺水肿、肺出血，病情进展快，易导致死亡。手足口病是婴儿和儿童的常见疾病。3～6 岁以下儿童易发，临床上以发热、口腔溃疡和疱疹为主要特征。潜伏期一般为 2～7 天，患者初期有轻度上感症状，多出现口腔溃。手、足等远端部位出现或平或凸的斑丘疹或疱疹，一般无痛及痒感。通常在 7～10 天内痊愈，并发症不常见。对出现神经系统症状的疑似病例，应密切跟踪检查，包括血常规、脑脊液、肺部 X 线片、脑电图等，采取合理措施及时处理。

与其他导致婴幼儿手足口病的病原体相比，EV71 感染易引起神经系统疾病。EV71 导致神经源性重症的机制不十分清楚。一般认为病毒经病毒血症或经传入神经进入宿主神经系统，甚至神经中枢。病毒通过病毒蛋白如 2A^{pro}，3C^{pro} 等抑制机体细胞干扰素及其信号通路等非特异性免疫，逃逸宿主免疫监控，建立感染；并通过调节宿主细胞分泌大量致炎症因子、细胞因子等形成细胞因子风暴，对人体神经系统、肺脏和心脏等多器官正常代谢产生影响，诱导细胞凋亡。

二、 微生物学检查和防治

根据一般手足口病临床特征，很难区分 EV71 感染与其他肠道病毒如 CA16 的感染，而

EV71 感染所致的神经性疾病与脊髓灰质炎等病毒导致的疾病特征也很类似。

病毒的鉴别主要依靠实验室的检查,如利用 RT－PCR、免疫荧光、抗体中和分析等分子生物学技术。在临床诊断的基础上,依据检测目的,以及病毒感染和临床特征采用适当标本。如果实验室检查 EV71 核酸阳性,分离出 EV71 病毒,或 EV71 IgM 抗体检测阳性,或者 EV71 IgG 抗体 4 倍以上增高或阴性转为阳性,则可确诊为 EV71 感染。病毒的分离虽由于费时、费力、难以达到快速诊断的目的,但对确定 EV71 感染仍具有十分重要的意义。病毒分离通常采用传代细胞培养,如 RD 细胞(横纹肌肉瘤细胞)、Vero 细胞等。患者标本感染细胞 3～4 天后一般将出现肠道病毒感染导致的特殊 CPE 现象,如细胞皱缩、裂解、脱落等现象(图 28－2)。目前尚没有 EV71 的自然感染实验动物模型,1～3 日龄的 ICR 乳鼠可感染 EV71,经腹腔感染后可出现精神萎靡、肢体瘫痪、死亡等现象,实验动物明显病变的神经组织中可检测到病毒抗原和基因组。

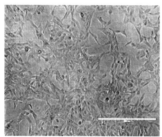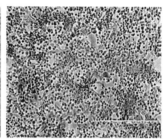

正常RD细胞　　　　　　　EV71感染RD细胞
后出现明显CPE

图 28－2　正常 RD 细胞感染 EV71 后出现明显细胞病变(CPE)

EV71 感染患者为主要传染源,患者在发病急性期可自咽部、疱疹破溃时病毒溢出。病后数周,患者仍可从粪便中排出病毒。主要经口感染易感人群,与患者密切接触成为目前 EV71 流行的主要传播方式。学龄前儿童为主要易感人群,尤以 3 岁以下儿童发病率最高。EV71 流行无明显季节性,四季均可发病,但夏秋季易高发。卫生条件较差、人口密度较大,以及病毒潜在变异等是 EV71 容易流行的主要原因。

有关 EV71 预防性疫苗的研制主要集中于灭活疫苗、减毒疫苗、亚单位疫苗等研究。2015 年 12 月,国家食品药品监督管理总局批准了 EV71 灭活疫苗的生产注册申请。

还没有针对 EV71 感染的特异性抗病毒药物,只能对一般患者及重症疑似病例进行跟踪,出现症状对症治疗。做好婴幼儿的个人卫生、家庭和幼托机构的环境卫生、大力宣传肠道病毒和手足口病知识是预防 EV71 感染的关键和有效手段。

(彭宜红,龙健儿)

第二十九章　肝　炎　病　毒

概　述

● 本章所述的肝炎病毒包括甲型肝炎病毒、乙型肝炎病毒、丙型肝炎病毒、丁型肝炎病毒和戊型肝炎病毒。这些病毒虽然都引起肝炎，但它们分别属于不同的病毒科。

● 甲型肝炎病毒和戊型肝炎病毒的感染一般引起急性肝炎，而乙型肝炎病毒、丙型肝炎病毒和丁型肝炎病毒能引起急性肝炎和慢性肝炎。

第一节　甲型肝炎病毒

甲型肝炎病毒(hepatitis A virus，HAV)为单股正链 RNA 病毒，最初被归入微小 RNA 病毒科(Picornaviridae)的肠道病毒属(*Enterovirus*)，但近几年 HAV 分子生物学的研究表明，HAV 基因结构比较独特，与肠道病毒属的病毒差别较大，所以将 HAV 单列为肝病毒属(*Hepatovirus*)。HAV 引起的甲型肝炎(甲肝)是一种古老的疾病，曾被称为"感染性黄疸"。1973 年，Feinstone 运用免疫电镜在甲型肝炎患者的粪便中首次发现了 HAV 颗粒。1979 年，Provost 与 Hilleman 在体外细胞培养 HAV 成功，对 HAV 的研究与疫苗的研制具有决定性意义。

一、生物学性状

（一）病毒形态和结构

HAV 形态上与其他小 RNA 病毒相似，无包膜，为直径 27～32 nm 球形颗粒，呈 20 面体对称。在电镜下，可见实心和空心两种病毒颗粒，后者是缺损形式。

（二）病毒感染和复制

HAV 基因组长约 7.5 kb，只有 1 个开放阅读框，分为 3 个功能区 P1、P2、P3。P1 编码衣壳蛋白，P2、P3 编码非结构蛋白，如蛋白酶、RNA 依赖性 RNA 多聚酶，以及与病毒复制和与蛋白质加工相关的功能蛋白。病毒衣壳由 60 个成分相同的亚单位壳粒组成，每一亚单位含 4 种多肽，即 VP1、VP2、VP3 和 VP4。

虽然不同毒株间的核苷酸序列有较大差异，但人 HAV 只有一个血清型。对 HAV 序列

(特别是对 *VP1*、*2A* 基因)进行分析,可将全球分离的 HAV 毒株分为 7 个基因型,以被发现的先后顺序编号。人 HAV 包括Ⅰ、Ⅱ、Ⅲ、Ⅶ型,其中Ⅰ和Ⅲ型内又各分 A、B 两个亚型。灵长类 HAV 属于Ⅳ、Ⅴ、Ⅵ型。不同基因型间核苷酸变异在 15%～25%。来源于中国的毒株均属于 IA 型。

HAV 宿主范围狭窄。在自然情况下,宿主主要是人类,但黑猩猩、短尾猴、恒河猴、狨猴等几种灵长类动物也能被 HAV 感染,其中黑猩猩与狨猴是最易感的动物。

HAV 可利用多种人源与非人源的细胞进行培养。常见的有原代/次代非洲绿猴肾细胞(vero 细胞)、胎猕猴肾细胞,及人二倍体成纤维细胞、人成纤维细胞等。病毒感染细胞后,复制十分缓慢,一般不产生细胞病变,易形成持续感染,不阻断宿主细胞的大分子合成。病毒适应过程中常伴有多种变异,包括 5′端非编码区病毒翻译相关的内部核糖体进入位点、RNA复制相关的非结构区 *2B*、*2C* 基因的变异等。经连续传代可培育出细胞培养适应株,通常 HAV 适应株毒力减弱。

HAV 对 pH 变化(pH2.0～10.0 范围内)有较强的耐受力。对热有很强的抵抗力,60℃ 1 小时对 HAV 感染性没有影响,但 100℃ 5 min 能使其灭活。HAV 可被紫外线迅速灭活,也可被多种消毒剂灭活。

二、致病性和免疫性

(一) 致病性

HAV 的致病过程仍不甚清楚。病毒进入人体后,可能穿透肠黏膜,在上皮细胞里复制,经门脉血进入肝脏,然后在肝脏复制,产生病毒血症,经胆汁进入粪便排出体外。病毒具有特异的肝细胞趋性,但不导致细胞病变。其肝细胞损伤机制亦不清楚,推测病毒特异性 T 细胞免疫在肝细胞损伤中起关键作用。临床研究表明,急性期患者血液中 $CD8^+$ 细胞针对自身感染 HAV 的成纤维细胞具有特异性细胞毒性。血液中还能分离到具有活化的自然杀伤细胞,提示固有免疫在肝细胞损伤中也起一定作用。

(二) 免疫性

针对病毒结构蛋白的 IgM 抗体先于临床症状产生,维持 3～6 个月;随后产生的 IgG 抗体能维持很长时间,甚至提供终身免疫保护。IgA 抗体在感染过程中也会短时间产生,但其在抗感染免疫中的作用不清楚,因 HAV 不诱生有效的肠道免疫。病毒复制相关的非结构蛋白亦能诱生相应的抗体,但由于缺乏中和能力,以及较低的浓度,其在维持免疫力上远不如结构蛋白诱生的抗体重要。

HAV 抗原决定簇主要位于 VP1 多肽上的一个中和位点附近,VP2 和 VP3 上也存在着独立的中和位点。纯化的 HAV 粒子有良好的抗原性,注射后体内能产生高效价的中和抗体,而人工合成的相应多肽较难产生中和抗体。

一般认为人源 HAV 只有一个血清型。但是,有报道从一起男男同性恋人群甲肝暴发中分离到 6 株抗原变异株,变异均发生在免疫显性位点,提示不完全免疫或免疫缺陷可能导致抗原变异株被选择,以致逃避疫苗免疫者体内的血清中和反应。

三、 流行病学和防治

（一）流行病学

HAV 的传播主要依赖于病毒感染者粪便大量排毒，可以达到每克 10^9 感染性颗粒，特别是在潜伏期末。此外，病毒含量较低的患者血液成分也可传播，其传播期限与粪便排毒时间基本一致。大多数患者唾液中均能检测到 HAV，但尚无流行病学证据支持经唾液传播。患者在临床症状期前 14～21 天（ALT 开始增高以前）粪便即可排毒，症状出现后排毒量减少，仍可持续 1～2 周。主要通过粪-口途径传播，常见传播方式包括：①日常生活接触传播：主要是通过患者的粪便污染外环境物体表面后，通过手接触携带感染；②水、食物传播：从事饮食服务业的隐性感染者或潜伏期患者可污染食物，大多为生冷食物如色拉等。水传播大都由于输水管网污染、生食不洁水；③男男同性性传播。

过去曾以为经血传播的意义不大，因为病毒血症期短，然而，病毒血症事实上可能贯穿整个潜伏期，最长可以延伸至前驱期。已经证实输血可以传播。经血传播的另一方式为静脉药瘾者共用注射器吸毒。

HAV 的传播与拥挤的居住条件，不良的卫生习惯和卫生设施，较低的社会经济地位等因素密切相关。人对 HAV 普遍易感，感染后可获得持久的免疫力。甲型肝炎在世界各地均有流行。根据人群感染率调查，世界各地区可分为高度流行区（累积感染率在 10 岁以前达到 90%）、中度流行区（在 10 岁时＜90%，但 15 岁时＞50%）、低度流行区（在 15 岁时＜50%，但 30 岁时＞50%）与极低流行区（在 30 岁时＜50%）。我国目前总体上属于低度流行区，但西北、西南部分省份仍存在中高度流行。

HAV 感染分为显性及隐性感染，两者的比例与感染年龄和流行状况有关。婴幼儿感染甲肝往往以隐性感染居多，症状少而轻；成人感染则往往表现为临床型，且症状也较重。显性、隐性感染比在流行期与非流行期不是恒定的。

（二）实验室诊断

甲型肝炎临床上与其他病毒性肝炎不能区分，均表现为食欲减退、恶心、厌油、乏力、巩膜黄染、茶色尿、肝脏肿大、肝区痛等。实验室生化检查有血清转氨酶（ALT）反复升高。实验室确诊主要依靠：①血清抗- HAV IgM 阳性（临床症状出现后 2 个月），但疫苗免疫后 1 个月内也会产生 IgM，应注意区分；②急性恢复期血清抗- HAV IgG 滴度呈 4 倍升高；③临床症状出现 1～2 周后免疫电镜在粪便中见到 27 nm 病毒粒子。如果 IgG 阳性，而 IgM 阴性，则表示既往感染过，或接种过甲肝疫苗。

基于核酸的检测技术更为敏感，包括限制性片段长度多态性、单链构象多态性、核酸杂交、核酸序列扩增 RT - PCR、抗原捕获 RT - PCR 等。目前，RT - PCR 被常规用于环境、食物，以及临床标本中抗原的检测。

（三）预防和治疗

甲型肝炎由于症状较轻，且为自限性，临床上以对症处理为主。尚无有效的甲肝抗病毒治疗药物。如出现凝血障碍、脑病等暴发性肝炎症状时，肝移植是唯一的治疗选择。

预防甲型肝炎的根本措施在于提高卫生水平，切断传播途径。随着经济发展、卫生条件的改善,及近十几年来甲肝疫苗的推广应用,我国 HAV 感染率和甲肝发病率急剧下降,甲肝的流行模式有了很大的变化。但是,环境中 HAV 散布仍很广泛,因此应用疫苗进行免疫预防尤为重要。2008 年,我国将甲肝纳入了儿童常规计划免疫,给 1 岁半儿童免费接种甲肝疫苗。

国外批准上市的为灭活甲肝疫苗,主要为葛兰素史克公司的 Havrix,默沙东公司的 VAQTA,巴斯德公司的 AVAXIM,瑞士国立血清与疫苗研究所的 Berna 等几种灭活疫苗,这些疫苗均具有良好的安全性与免疫原性。灭活疫苗具有较为理想的免疫持久性。国内研制的甲肝灭活疫苗也具有理想的安全性、免疫原性与保护效果。

减毒活疫苗为我国特有。该疫苗同样安全有效,近期保护效果不低于 90%,其免疫学效果与国外灭活疫苗相似。一剂活疫苗免疫后 17 年,抗体阳性率仍有约 70%。但是,即便在抗体检测不到的免疫者体内,仍能检测到特异性 T/B 细胞免疫记忆,表明活疫苗诱导的免疫具有理想的持久性。

暴露前或暴露后两周内接种人免疫球蛋白可以预防临床甲型肝炎,有效率达 80%~90%,但不能阻止 HAV 感染和病毒排出。暴露两周后接种,虽可以减轻症状,但不能防止临床症状发生。暴露前后的接种,应用免疫球蛋白剂量为 0.02~0.04 ml/kg 或 0.05~0.06 ml/kg,免疫保护期限分别为 2~3 个月和 4~6 个月。国外研究表明,灭活疫苗能用于暴露后预防,而国产减毒活疫苗由于病毒在体内繁殖需要时间,未观察到暴露后免疫效果。

(汪萱怡)

第二节　乙型肝炎病毒

1947 年 MacCallum 根据传播途径将病毒性肝炎分为感染性肝炎(甲型肝炎)和血清型肝炎(乙型肝炎)。1963 年 Blumberg 首次在澳大利亚土著人血清中发现一种新的抗原,该抗原与血友病患者的血清反应形成免疫沉淀线。该抗原后被命名为"澳大利亚抗原"(Australia antigen,AuAg),即现在所称的乙肝表面抗原(hepatitis B surface antigen,HBsAg),Blumberg 因此发现获得诺贝尔奖。1968 年 Prince,Murakami 和 Okochi 分别发现 AuAg 存在于血清型肝炎患者。1970 年 Dane 通过电镜观察发现了具有核衣壳且直径大于 AuAg 的病毒样颗粒,即为乙型肝炎病毒(Hepatitis B virus,HBV)完整病毒颗粒,也称作 Dane 颗粒。1978 年左右 Tiollais,Rutter 和 Murray 等克隆了 HBV DNA 基因组并进行测序。1982 年 Will 等将克隆的 HBV DNA 注入黑猩猩肝脏导致 HBV 高效复制和急性肝炎,进一步证明了 HBV 是病毒性肝炎的病原体。

乙肝病毒属嗜肝 DNA 病毒科(Hepadnaviridae)。该科病毒包含两个属:正嗜肝 DNA 病毒属(orthohepadnavirus)和禽嗜肝 DNA 病毒属(avihepadnavirus)。前者代表种为人乙肝病毒,还包括地松鼠、土拨鼠和蝙蝠肝炎病毒等;后者代表种为鸭乙肝病毒,还包括苍鹭和雪鹅乙肝病毒等。

一、生物学性状

(一) 病毒形态和结构

将乙肝患者血清超速离心,沉淀物作负染后在电镜下可观察到 3 种不同形态的颗粒:直径约 42 nm 的大球形颗粒、直径约 22 nm 的小球形颗粒和管形颗粒。大球形颗粒(Dane 颗粒)为完整的病毒颗粒,由包膜和核衣壳组成。小球形颗粒和管形颗粒为亚病毒颗粒,仅由包膜组成。亚病毒颗粒数量远超过 Dane 颗粒数量。包膜由脂质和乙肝表面抗原等组成。乙肝表面抗原包括 3 种包膜蛋白(大、中、小包膜蛋白)。它们有共同的羧基末端区(即 226 个氨基酸的小包膜蛋白),中包膜蛋白氨基末端多出 55 个氨基酸的 preS2 区,大包膜蛋白氨基末端比中包膜蛋白多出 108 或 119 个氨基酸的 preS1 区。小包膜蛋白翻译后,插入到内质网膜上。其中 99～169 位氨基酸位于内质网腔。病毒出芽时,该区域暴露在病毒颗粒外形成 HBsAg 的主要表位。大包膜蛋白氨基末端第 2 位甘氨酸发生十四烷基化(myristylation),该修饰对病毒的感染性至关重要。

Dane 颗粒的核衣壳包含衣壳、病毒 DNA 和多聚酶等。衣壳为 90 个或 120 个核心蛋白(又称核心抗原,HBcAg)二聚体组成的二十面体颗粒。

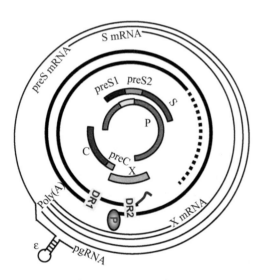

图 29 - 1　HBV 基因组结构

部分双链、松弛环状的 DNA 基因组用黑色粗线表示。虚线表示长度不同的正链 DNA。正链 5′端蓝色表示 RNA 引物,多聚酶 P 结合于负链 5′端。内部显示了衣壳蛋白(preC/C)、多聚酶(P)、表面蛋白(preS/S)和 X 蛋白的读码框的位置。由外至内的黑色线依次表示 pgRNA、preS/S mRNA 和 X mRNA,这些 RNA 具有共同的多聚腺苷酸化 Poly(A)信号。最外围的 pgRNA 5′末端茎环结构为包装信号。DR1,直接重复序列 1;DR2,直接重复序列 2

病毒基因组为部分双链的松弛环状 DNA(relaxed circular DNA,rcDNA),负链长度为 3 182～3 248 bp,正链不完整。HBV 基因组编码 4 个基因,即表面蛋白(surface protein),核心蛋白(core),多聚酶(polymerase)及 X 蛋白(图 29 - 1)。表面蛋白基因通过相同框架的 3 个翻译起始密码子分别表达大、中、小表面蛋白。核心蛋白基因除了表达核心抗原,还通过一个上游的翻译起始密码子表达前核心蛋白,经酶切后成为分泌的 e 抗原(hepatitis B e antigen,HBeAg)。核心抗原有很强的免疫原性,而 e 抗原却诱导免疫耐受,促进持续感染。X 基因编码的 X 蛋白是一种弱的转录激活蛋白,也参与调控细胞内多种信号传导途径。

多聚酶是 HBV 的复制酶。通过与 HIV - 1 等逆转录病毒的逆转录酶氨基酸序列的比对分析,将 HBV 聚合酶分为 4 个结构域:①末端蛋白(terminal protein,TP)是负链 DNA 合成的引物,其第 63 位酪氨酸共价连接负链 DNA 的第一个核苷酸;②间隔区(spacer);③逆转录酶

(reverse transcriptase，RT)，包含酶活性中心[酪氨酸-蛋氨酸-天门冬氨酸-天门冬氨酸(Y-M-D-D)基序]；④RNase H，病毒复制过程中降解 DNA-RNA 双链中的 RNA 前体。

（二）病毒感染和复制

HBV 通过低亲和力受体(如硫酸乙酰肝素、蛋白多糖等)黏附到肝细胞表面，再通过大包膜蛋白的 preS1 区与病毒受体结合介导病毒内吞(图 29-2)。钠离子-牛磺胆酸供转运多肽(sodium taurocholate co-transporting polypeptide，NTCP)是介导 HBV 进入细胞和建立感染的重要受体。在内吞体病毒包膜与内吞体膜融合将衣壳释放入胞质。衣壳被运送至核孔复合体将内部的病毒基因组 rcDNA 释放入核。在细胞核内，rcDNA 可能通过细胞的 DNA 修复机制转化成共价闭合环状 DNA(covalently closed circular DNA，cccDNA)。cccDNA 具有高度的稳定性，在细胞核内可维持数月甚至数年，这是抗病毒治疗结束后病毒反弹的根本原因。因此清除 cccDNA 对于根治乙型肝炎具有决定性意义。

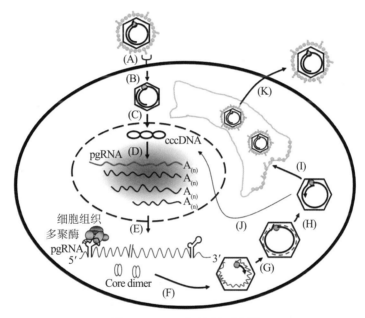

图 29-2 HBV 复制过程示意图

(A)病毒吸附和穿入；(B)病毒脱去包膜；(C)核衣壳释放 rcDNA 入核，后者修补成 cccDNA；(D)以 cccDNA 为模板转录 pgRNA、preS/S mRNA 和 X mRNA 等，其中 pgRNA 用红线表示；(E)转录物出核、翻译；(F)多聚酶、细胞组分和 pgRNA 等组装成核衣壳并合成负链 DNA；(G)多聚酶降解 pgRNA；(H)子代正链 DNA 合成；(I)核衣壳在内质网-高尔基体包膜化；(J)部分核衣壳重新进入细胞核，脱壳并修复成 cccDNA；(K)借助细胞分泌通路分泌出细胞而成为成熟的病毒体

宿主的转录酶以 cccDNA 为模板转录出 4 组不同长度(3.5 kb，2.4 kb，2.1 kb 和 0.7 kb)的 mRNA。它们的 5′末端不同(通过 4 个不同的启动子)但 3′末端共享(基因组只有一个转录终止信号)。3.5 kb mRNA 还可分为 precore mRNA 和前基因组 RNA(pgRNA)，precore RNA 编码 HBeAg 前体蛋白；pgRNA 编码核心蛋白和聚合酶；2.4 kb mRNA 编码大包膜蛋白；2.1 kb mRNA 编码中和小包膜蛋白；0.7 kb mRNA 编码 X 蛋白。

HBV 基因组的复制包括以下步骤：①核心蛋白组装成核衣壳,同时包装 pgRNA 与聚合酶；②聚合酶以 pgRNA 为模板,并以其 TP 区为引物合成负链 DNA,包括引发、转位与延长等过程；③聚合酶通过其 RNaseH 活性降解 pgRNA 但保留 5′端的几个核苷酸作为引物转位后合成正链 DNA,最终产物为 rcDNA。核衣壳被内质网上大、中、小包膜蛋白包裹成完整的病毒颗粒释放。部分核衣壳也可重新回到细胞核释放 rcDNA 并转换成 cccDNA,补充细胞核内的 cccDNA 库。

HBV 感染的高度宿主特异性和嗜肝性大大限制了感染模型的建立。现有的细胞感染模型主要为人和树鼩原代肝细胞、HepaRG 肝癌细胞系等,动物感染模型包括黑猩猩和人源化肝脏嵌合小鼠。另外,转染了 HBV DNA 的小鼠和一些人肝癌细胞系也支持病毒蛋白表达、基因组复制和病毒颗粒释放。NTCP 受体的发现为建立新的细胞和动物感染模型提供了可能。

二、 致病性和免疫性

HBV 急性感染预后与年龄相关,HBsAg 持续阳性超过 6 个月定义为慢性感染。超过 95%的新生儿、20%～30%的 1～5 岁儿童和小于 5%的成年人发展为慢性感染。HBV 感染后 2～10 周,血清即可检出 HBsAg;而在 4～6 个月时才出现临床症状和转氨酶升高。急性感染恢复的患者,抗 HBs 常在 HBsAg 清除前后数周出现。

HBV 慢性感染可分为免疫耐受期、免疫清除期和非活动期。免疫耐受期血清病毒 DNA 载量很高,HBeAg 和 HBsAg 阳性,但肝功能正常。失去免疫耐受则进入免疫清除期(HBeAg 阳性慢乙肝感染),表现为 HBV DNA 下降和转氨酶升高。有 10%～20%患者在 1 年内清除 HBeAg 并产生抗 HBe,即 HBeAg 血清学转换。HBeAg 血清学转换、HBV DNA 下降及转氨酶水平恢复正常标志着疾病进入非活动期。20%～30%非活动期患者经历 HBV 再激活,表现为 HBeAg 血清学转换后 HBV DNA 再次升高和(或)转氨酶升高。

HBV 在肝细胞内一般不引起细胞病变。HBV 感染引起急/慢肝炎主要由获得性免疫反应所致。一般认为体液免疫有助于清除血液中的病毒颗粒并防止病毒扩散,而细胞免疫尤其是 CD8[+] T 细胞负责清除感染病毒的细胞,在病毒清除和致病中起主要作用。HBV 免疫反应具有以下特征：①HBV 感染肝细胞可能不激活固有免疫。HBV 急性感染的早期并不诱生干扰素及激活干扰素刺激基因的表达。②表面抗体反应依赖于 T 细胞。急性感染后恢复的患者往往表面抗体滴度高,而慢性感染者的抗体反应弱。③急性感染恢复后患者的 CD4[+] T 细胞反应强,而慢性感染者 CD4[+] T 细胞反应弱。④HBV 特异的 CD8[+] T 细胞反应在病毒致病和清除中极为重要。急性感染恢复后患者的 CD8[+] T 细胞反应强,而呈多克隆性;而慢性感染者 CD8[+] T 细胞反应弱而单一。

HBV 持续感染导致慢性肝炎。新生儿免疫系统尚未发育完全,母婴传播致新生儿持续感染,e 抗原可穿过胎盘诱导免疫耐受。成人 HBV 持续感染的机制尚不明确,可能是多因素作用的结果。黑猩猩实验发现低病毒量感染有利于建立持续感染;HBeAg、HBsAg 和 X 蛋白都具有抑制免疫反应的作用。此外,病毒变异使病毒蛋白的 B 细胞和 T 细胞表位改变也可能起重要作用。

三、流行病学和防治

（一）流行病学和检测

HBV 感染是世界性的公共卫生问题。全球约 30％人口为 HBV 现症或既往感染,其中 3.5 亿人为慢性携带者。我国人群 HBsAg 携带率已低于 7％,5 岁以下人群 HBsAg 携带率低于 1％。我国仍有近 9 000 万慢性 HBV 感染者,现症慢性乙型肝炎患者 2 000 余万人,每年慢性乙型肝炎相关疾病造成约 30 万人死亡。

HBV 通过接触含有病毒的血液或精液传播,主要有 3 种传播模式。在 HBV 高流行地区,绝大多数为母婴传播。在低流行地区,以性传播为主。第三种为不安全注射、输血或者透析。

根据基因组核苷酸序列的差异可将 HBV 至少分成 A～H 8 个基因型。A 基因型主要分布在北美、北欧及非洲。B 和 C 基因型主要分布在亚洲。D 基因型主要分布在地中海国家、中东和印度。基因型影响疾病预后和对干扰素的应答。我国以 B(B2 亚型)或 C(C2 亚型)基因型为主。成人感染 C 基因型更易慢性化,而感染 B 基因型更易诱发暴发型肝炎。干扰素对 B 基因型的疗效明显优于 C 基因型。

HBV 感染的血清学标志物包括 HBsAg、HBs 抗体、HBeAg、HBe 抗体、抗- HBc IgM 和 IgG,其中 HBsAg 是感染的标志。在急性感染阶段,血清 HBsAg 出现后 1～2 周,抗 HBc (IgM 和 IgG)开始出现,同时伴随着转氨酶水平的升高及临床症状的出现。抗 HBc IgG 持续存在于整个慢性感染阶段。抗 HBs 出现表示获得 HBV 免疫。通过疫苗接种获得免疫者仅有抗 HBs 阳性,而 HBV 感染恢复者除了抗 HBs 阳性还伴有抗 HBc IgG 阳性。HBV 隐匿感染表现为 HBsAg 阴性,抗 HBc IgG 阳性,抗 HBs 阴性,肝脏内常可测到 HBV DNA。隐匿感染患者在化疗或免疫抑制治疗时出现感染再活动,HBsAg 再次呈阳性。病毒复制和具有传染性过去常以 HBeAg 和抗 HBe 为标志,目前已主要通过检测血清 HBV DNA 确定。临床上多采用实时定量 PCR 检测 HBV DNA,检测下限为 10～20 IU/ml,线性范围可达 10^9 IU/ml。

（二）预防和治疗

主动免疫可以保护未暴露人群免受 HBV 感染。乙肝疫苗于 1981 年问世,多为仅表达小包膜蛋白的基因重组疫苗。1992 年我国将乙肝疫苗接种纳入计划免疫管理。2002 年,经国务院批准,卫生部将乙肝疫苗纳入儿童免疫规划。对于免疫健全的人,约有 95％可获得对疫苗的应答,预计获保护的时间为 15 年以上。抗 HBs 效价随着时间的延长逐渐下降。

急性 HBV 感染是自限性的过程,以支持治疗为主,仅病程延长或急性重型肝炎需要抗病毒治疗。慢性乙肝的管理包括评估 HBV 复制状态,筛查 HIV、HCV 或 HDV 合并感染及评估肝病的严重程度。

抗病毒治疗的主要目标是抑制 HBV 复制和肝脏炎症,阻止疾病向肝硬化和肝癌发展。

目前有 7 种抗病毒药物被批准用于慢乙肝治疗:2 种 α 干扰素(普通和聚乙二醇干扰素)和 5 种核苷(酸)类似物(包括拉米夫定、阿德福韦酯、恩替卡韦、替比夫定和替诺福韦酯)。干扰素既有抗病毒作用也有免疫调节作用,以皮下注射方式给药。29%～32%的 HBeAg 阳性慢乙肝患者通过 1 年的聚乙二醇干扰素治疗发生 HBeAg 血清学转换;治疗后 24 周内,3%～7%患者可清除 HBsAg。25%的 HBeAg 阴性慢乙肝患者经 1 年聚乙二醇干扰素治疗获得持续病毒学应答(sustained virological response,SVR),即转氨酶水平正常,HBV DNA 控制在 10 000 IU/ml 以下。

干扰素治疗存在的主要问题是患者应答率较低和不良反应较大。核苷(酸)类似物主要作用机制是抑制 HBV 的逆转录,对已存在的 cccDNA 无直接作用,因此停药后易出现病毒反弹。早期核苷(酸)类似物的主要缺陷在于耐药率高,而新药恩替卡韦和替诺福韦酯的耐药率很低。

(王勇翔,童舒平)

第三节　丙型肝炎病毒

世界上约有 1.6 亿人感染丙型肝炎病毒(hepatitis C virus,HCV)。HCV 感染易慢性化,部分慢性感染患者会发展成肝硬化和肝癌。HCV 主要通过血液传播。

HCV 属于黄病毒科(Flaviviridae)丙型肝炎病毒属(*Hepacivirus*),为单股正链 RNA 病毒。20 世纪 70 年代甲型肝炎病毒及乙型肝炎病毒先后被发现,其他由输血引起的传染性肝炎被归为非甲非乙型肝炎(Non‐A,Non‐B Hepatitis,NANBH)。引起 NANBH 的病毒直到 1989 年才被 Michael Houghton 领导的小组采用 cDNA 表达克隆筛选的方法发现,并确认为 HCV。随后他们利用重组表达的 HCV 多肽对 NANBH 患者的血清进行筛查,发现约 80%的慢性 NANBH 及 15%的急性 NANBH 患者体内存在抗 HCV 抗体。

一、生物学性状
(一)病毒形态和结构

HCV 颗粒呈球形,含有包膜,大小为 30～80 nm。病毒颗粒常含有宿主载脂蛋白(apolipoprotein),使之密度范围分布较广(1.03～1.25 g/ml)。感染性最强的病毒颗粒密度较轻(<1.10 g/ml)。载脂蛋白如 ApoE 等在 HCV 感染中发挥作用,针对载脂蛋白的抗体在体外可以中和 HCV 感染。

HCV 基因组为一条正链线状 RNA,全长约 9.6 kb,由 5′非编码区(nontranslated region,NTR)、一个开放阅读框和 3′非编码区组成。5′NTR 及 3′NTR 中包含有起始病毒复制及翻译的识别信号,包括 5′NTR 中的内部核糖体进入位点(internal ribosome entry site,IRES)。开放阅读框编码单一多肽,在翻译时及翻译后由病毒和宿主蛋白酶切割为至少 10

个多肽(图 29－3)。

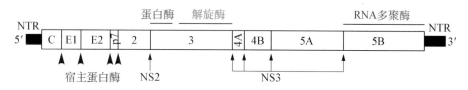

图 29－3 丙肝病毒的基因组结构

C、E1、E2 为结构蛋白。核心蛋白 C 参与核衣壳的形成;E1,E2 为包膜蛋白,参与病毒颗粒的包装,以及与宿主细胞表面受体结合介导病毒进入。非结构蛋白主要在病毒的复制中发挥作用,并调节病毒颗粒的包装及释放。p7 具有离子通道活性,参与病毒颗粒的包装和释放;NS2 为半胱氨酸蛋白酶,专一切割 NS2－3 多肽前体;NS3 具有丝氨酸蛋白酶和解旋酶活性,其蛋白酶活性需 NS4A 作为辅助因子,负责切割加工病毒的 NS3－NS4A－NS4B－NS5A－NS5B 多肽前体,解旋酶活性可能在病毒复制中发挥作用;NS4B 为多次跨膜蛋白,其寡聚化可能起始病毒复制复合体的组装;NS5A 为 RNA 结合蛋白,参与病毒复制及病毒颗粒包装。NS5B 为 RNA 依赖的 RNA 多聚酶(RdRp)。

（二）病毒感染和复制

HCV 颗粒表面的包膜蛋白与特异性的受体分子相互作用,病毒颗粒通过内吞途径进入细胞。HCV 受体包括 HSPG、CD81、SR－BI、CLDN1、OCLN、NPC1L1、EGFR、EphA2 等。病毒包膜蛋白、载脂蛋白及包膜富含的胆固醇等通过结合细胞表面的 HSPG、SR－BI,LDLR 等,介导病毒颗粒的非特异性吸附。CD81 及 SR－BI 与 E2 直接相互作用,在病毒进入后期发挥作用。CLDN1 不与 E2 直接相互作用,但能与 CD81 相互作用。EGFR、EphA2 的激活促进 CD81－CLDN1 复合物的形成。

除游离病毒颗粒的感染外,HCV 还能以细胞间传递的方式感染邻近细胞,其进入机制与游离病毒相似,也需要诸多病毒受体参与,但可以抵抗大多数中和抗体的中和作用。

病毒进入细胞后,其 RNA 基因组作为 mRNA 翻译出病毒蛋白前体,经过加工产生结构蛋白与非结构蛋白。非结构蛋白在内质网膜上形成复制复合物,进行基因组复制。复制产物与核心蛋白形成核衣壳,被包膜蛋白包装,从内质网出芽,经胞内运输途径释放。在释放过程中与宿主载脂蛋白融合。

HCV 体外感染培养肝细胞效率低且不易持续。去除结构蛋白基因的亚基因组复制子模型常用于研究 HCV 的复制。2005 年,Wakita 等从一位感染 *2a* 基因型的暴发性丙型肝炎患者体内分离获得了一株病毒株,建立了 HCV 感染肝癌细胞株 Huh7 的模型(HCVcc 模型),为研究 HCV 的完整复制周期提供了关键的细胞模型。

OCLN 与 CD81 决定 HCV 进入的种属特异性。OCLN 与 CD81 人源化小鼠能支持 HCV 进入,但 HCV 的复制受到小鼠细胞固有免疫的限制,使得 HCV 复制水平较低。

二、致病性和免疫性

（一）致病性

约85％的 HCV 感染转为慢性化。近一半的慢性 HCV 感染患者表现出慢性肝脏疾病，其中5％～20％的患者发展为肝硬化，肝硬化患者中每年有1％～2％发展为肝癌。

慢性感染者针对 HCV 的免疫反应不能有效清除病毒，而免疫反应引起的慢性炎症反应能激活肝纤维化过程（fibrogenesis），最终导致肝硬化。肝窦周的肝星状细胞（hepatic stellate cell，HSC）在肝纤维化过程中起重要作用。HCV 蛋白也可能直接激活肝星状细胞，使之转化为分泌细胞外基质的肌成纤维细胞，促进肝脏的纤维化瘢痕（fibrotic scarring）的形成。病毒蛋白也可能直接诱导细胞癌变，如病毒 NS5B 作用于抑癌基因 *Rb*，导致其降解；NS5A 干扰 Wnt 信号通路等。

HCV 核心蛋白等能引起宿主细胞脂类代谢紊乱，导致脂肪的堆积。慢性丙肝患者容易出现脂肪肝（hepatic steatosis）。HCV 感染还能引起肝外疾病。HCV 感染与胰岛素耐受（insulin resistance）及2型糖尿病（type 2 diabetes mellitus，T2DM）密切相关。近60％的慢性丙肝患者存在混合型冷球蛋白血症（mixed cryoglobulinemia，MC），即免疫球蛋白在低于37℃时不溶而形成大的聚合物，其中5％～20％的患者有临床表现。存在 MC 的慢性丙肝患者是非霍奇金淋巴瘤（non-Hodgkin lymphoma，NHL），尤其是 B 细胞非霍奇金淋巴瘤的高危人群。

（二）免疫性

HCV 感染肝细胞或其基因组成分被肝非实质细胞（non-parenchymal liver cells）摄取可被宿主细胞模式识别受体识别而激活干扰素诱生通路或炎症小体，产生干扰素或促炎因子，发挥抗病毒效应及免疫调节效应。具体而言，HCV 感染肝细胞能激活 RIG-I/MDA5 信号通路，主要产生Ⅲ型干扰素。病毒基因组可以通过外体（exosome）介导，被肝非实质细胞如肝窦内皮细胞（liver sinusoidal endothelial cells，LSECs）、Kupffer 细胞和浆细胞样树突状细胞（pDC）摄取，经 TLR7 信号转导途径激活干扰素诱生通路或炎症小体，产生Ⅰ型（IFN-α，IFN-β）、Ⅲ型（IFN-λ）干扰素或促炎因子；或被髓样树突状细胞（mDC）识别，通过 TLR3 信号转导途径，产生Ⅲ型干扰素。

HCV 具备拮抗固有免疫的多种策略。HCV NS3 蛋白酶可以降解干扰素诱生通路中的接头分子 MAVS 和 TLR 通路的接头分子 TRIF，抑制干扰素的产生；或通过激活蛋白激酶 R（PKR），通过翻译后修饰，抑制干扰素效应基因（interferon-stimulated genes，ISG）的表达，从而抑制干扰素的效应阶段。

针对 HCV 的获得性免疫一般出现较晚，病毒感染后8～12周才能被检测到。在 HCV 急性感染清除的患者体内，存在广谱的 CD4$^+$ T 细胞反应，相较慢性丙肝患者，他们的 CD4$^+$ T 细胞有更强的增值能力，并分泌较多的 IL-2、IFN-γ、TNF-α。

由于 HCV 复制酶缺乏纠错功能，易产生病毒突变，导致体内产生大量的序列突变的病毒准种（quasispecies），导致抗体及 T 细胞识别位点的突变，从而逃逸体液免疫及细胞免疫。此外，HCV 还存在细胞间传递的感染方式，对中和抗体不敏感，也可能导致免疫逃逸。

三、流行病学和防治

（一）流行病学

依据基因序列的相似程度，HCV 可分为 7 个进化枝（clade）或基因型（genotype）（以阿拉伯数字表示），每个基因型包含若干基因亚型（以小写英文字母表示），其中 1a、1b、2a、2b、3a、4a 和 6a 型较常见。不同基因型别有一定的地理分布特点，可能反映其近期传播规律。1b、2a 和 2b 型分布较广。我国以 1b、2a 和 2b 型为主。不同基因型对治疗的反应性不一，常需更换治疗方案。

HCV 主要通过血液传播，血液接触为传染危险因素。常因输血或公用注射器而感染。这也是 HCV 与 HIV 共感染率高的原因之一。

（二）临床检测

HCV 感染的诊断首要选择 HCV 抗体的检测。HCV 抗体可以利用酶联免疫方法检测。HCV 抗体阳性结合其他指标如转氨酶 ALT 的异常升高（大于正常上限 10 倍）、黄疸提示急性感染。急性及慢性患者的检测金标准为 HCV RNA 的定量检测。如果 HCV 抗体及 RNA 呈长期（4～6 个月）阳性则可诊断为 HCV 慢性感染。HCV 抗体阳性而 HCV RNA 阴性（阴性后 3 个月后再次检测确认 RNA 阴性）表明急性感染的清除。

（三）预防和治疗

HCV 还没有预防性疫苗，主要原因为病毒变异快，亚型多。

HCV 抗病毒治疗曾主要依靠干扰素与利巴韦林的联合用药，疗程 24 周或 48 周，以患者出现持续病毒学应答（sustained virological response，SVR）为治疗终点（病毒 RNA<10～15 IU/ml）。该方案治疗效果与 HCV 基因型和患者遗传背景（如 IL-28b 单核酸序列多态性）有关，对 HCV 基因型 2 型和 3 型患者治疗效果较好，应答率约 80%，对 HCV 基因型 1 型患者，应答率约 40%～50%。近年来，多种新的抗 HCV 药物研发成功并上市，如 NS3-4A 蛋白酶抑制剂（telaprevir 和 boceprevir）、NS5A 的抑制剂（daclatasvir）、多聚酶 NS5B 的抑制剂（sofosbuvir）等。有望利用直接抗病毒药物（directly acting antivirals，DAA）治疗方案完全替代干扰素达到治愈丙肝的目标。

（易志刚）

第四节　丁型肝炎病毒

1977 年 Rizzetto 等在乙肝表面抗原（HBsAg）携带者肝活检标本中发现了 delta（δ）抗原。后续实验发现携带乙肝病毒的黑猩猩接种 δ 抗原与 HBsAg 双阳性血清后其肝内出现大量 δ 抗原，而相同血清接种到 HBV 阴性或对 HBV 免疫且具有高滴度 HBsAg 抗体的黑猩猩后肝内 δ 抗原检测为阴性。进一步研究表明，δ 抗原是一种新型肝炎病毒所编码的蛋白质。该病毒依赖 HBV 生存，被命名为丁型肝炎病毒（hepatitis delta virus，HDV）。HDV 不同于其他动物病毒,而与类病毒(viroid)和植物的卫星 RNA 病毒相似。分类学上 HDV 归 *Deltavirus* 属。

一、 生物学性状

病毒形态和结构:HDV 为直径 35～37 nm 的球形颗粒。颗粒外包裹着 HBsAg,内含 δ 抗原(hepatitis delta antigen,HDAg)与 RNA 基因组的复合体。HDV 基因组为负链的单链环状 RNA,长度为 1 672～1 694 个核苷酸,富含鸟嘌呤和胞嘧啶并通过碱基配对折叠成杆状结构。HDV 基因组分为类病毒样区和蛋白质编码区。后者只包含一个开放读码框,编码 HDAg。HDAg 有两种异构体:小 HDAg 和大 HDAg,分别由 195 个氨基酸和 214 个氨基酸组成。小 HDAg 为起始病毒复制所需,而病毒复制后期生成的大 HDAg 抑制病毒复制,为病毒粒子组装所必需。

目前认为 HDV 进入肝细胞的机制与 HBV 相同。最近发现钠离子-牛磺胆酸共转运多肽是介导 HBV 和 HDV 进入细胞的重要受体。HDV 在肝细胞内脱去包膜,然后 HDAg 介导基因组进入细胞核,在核内 HDV 基因组以双滚环模式(double rolling cycle mode)复制。先以环状基因组为模板通过细胞的 DNA 依赖的 RNA 多聚酶作用合成线状多倍体反义基因组(antigenomic)中间体,后者借助自身核酶活性切割成线状单倍体反义基因组,并利用细胞 RNA 连接酶环化。再以环状反义基因组为模板,通过第二轮滚环模式复制子代环状 RNA 基因组。同时,HDV 也以环状基因组为模板通过细胞的 RNA 多聚酶合成 0.8 kb 亚基因组 mRNA,该 mRNA 编码小 HDAg。但是,基因组复制时,细胞的 RNA 腺嘌呤脱氨酶(adenosine deaminase)作用于反义基因组 RNA 将小 HDAg 编码区终止密码(UAG)转换成色氨酸密码子(UGG),从而将 HDAg 读码框延伸 19 个氨基酸以表达大 HDAg。大 HDAg 与小 HDAg 及基因组 RNA 形成复合体。该复合体与 HBV 表达的 HBsAg 作用包装成病毒颗粒分泌到细胞外。因此,HDV 是缺陷病毒,在病毒颗粒的释放及感染肝细胞时需要 HBV 作为其辅助病毒。

目前,用于研究 HDV 感染和致病的动物模型与 HBV 相同。

二、 致病性和免疫性

HDV 感染包括两种方式:①HBV 和 HDV 共感染(coinfection);②HBV 慢性感染者的 HDV 超感染(superinfection)。共感染可致中度、重症肝炎或暴发性肝炎,通常为自限性,约 20% 病例发展为肝硬化。超感染常使慢性乙肝患者疾病加重或恶化。70%～90% 的 HDV 超感染病例发展为慢性感染。HDV 超感染疾病进程快于单独感染 HBV 的慢性肝炎,两年内 10%～15% 的 HDV 超感染病例发展为肝硬化。HBV 合并 HDV 慢性感染的患者发展为肝癌的风险显著高于慢性 HBV 单感染的患者。HDV 致病机制仍不清楚。特异性细胞毒性 T 淋巴细胞在清除病毒和决定疾病转归中发挥重要作用。免疫反应延迟或过弱与感染慢性化相关,免疫反应过强则与暴发性肝衰竭相关。

三、流行病学和防治

据估计全世界有 1 500 万～2 000 万人被 HDV 感染。根据核苷酸序列差异，HDV 分为 8 个基因型。1 型在全世界分布，2～8 型多呈地域性分布。我国以 1 型为主。HDV 的传播途径与 HBV 相似，主要通过血液和血制品、性传播和母婴垂直传播。血清抗 HDV‐IgM 型抗体可作为早期诊断的可靠依据。HDV RNA 特异的定量反转录聚合酶链反应是检测病毒载量的可靠方法。由于 HDV 合并 HBV 的急性共感染和超感染病例的预后和管理不同，两者鉴别诊断非常重要。急性共感染者通常先出现 IgM 型抗 HDV 抗体，然后转换为 IgG 型抗体；血清中 HDV RNA 水平较高；HBc 抗体为 IgM 型。超感染也先出现 IgM 型抗 HDV 抗体，后转为 IgG 型抗体，但 HBc 抗体为 IgG 型；伴随慢性化过程 HBV 和 HDV 抗体均可升高；血清中 HDV RNA 水平也较高。

乙肝疫苗接种不但预防 HBV 感染，也是控制 HDV 传播的有效方法。加强血液和血制品管理，加强卫生宣传教育等都是预防的重要措施。单用核苷（酸）类似物治疗 HDV 感染无效。α 干扰素治疗的持续病毒学应答率低于 20%。

（王勇翔，童舒平）

第五节　戊型肝炎病毒

1955 年首次记载印度新德里一次大规模肝炎流行的样本中存在戊型肝炎病毒（hepatitis E virus，HEV）。当时城市的供水系统受到污染，造成 29 000 例患黄疸型肝炎。另一次流行发生于 1978 年印度克什米尔，估计造成 1 700 人死亡。HEV 曾被归为杯状病毒，1980 年戊型肝炎被认定为一种新型疾病，将 HEV 归于戊型肝炎病毒科（Hepeviridae）。HEV 存在 4 种主要的基因型，但只有一种血清型。基因 1 型常见于发展中国家，如印度、中国、巴基斯坦；基因 2 型常见于墨西哥；基因 3 型常见于美国和欧洲，此型曾在猪群中流行。基因 4 型分离自中国患者血清。

一、生物学性状

（一）病毒形态和结构

HEV 为二十面对称、表面带棘状球形颗粒，无包膜，直径 27～34 nm。HEV 为单股正链 RNA 病毒，基因组全长约 7 300 个碱基，包括 3 个重叠的开放读码框（ORF）（图 29‐4）。ORF1 编码非结构蛋白，包括甲基转移酶、蛋白酶、解旋酶以及依赖 RNA 的 RNA 聚合酶。ORF2 编码衣壳蛋白，ORF3 编码多功能小分子蛋白质。

（二）病毒的感染和复制

与其他正链 RNA 病毒相似，HEV 在细胞质中复制。HEV 通过细胞表面受体（未明确何种受体）进入宿主细胞，脱壳后的正链 RNA 充当模板合成 ORF1 的编码基因。经病毒编

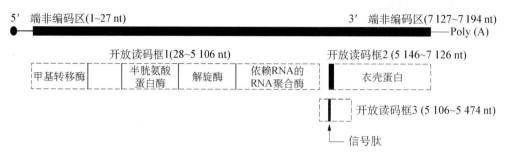

图 29-4 HEV 基因组及其编码的病毒结构蛋白及非结构蛋白

码 RNA 聚合酶(RdRp)转录生成一条临时性负链 RNA,作为亚基因组和全长度基因组 RNA 的模板。亚基因组 RNA 合成 ORF2 及 ORF3。病毒在细胞质中完成装配,并在 ORF3 的帮助下由感染细胞向外释放。用人肝肿瘤细胞株可在体外培养 HEV,HEV 可在人及猪肝细胞内复制。HEV 基因型 1 和 2 只在人类感染,而基因型 3 和 4 有动物源性疾病特点,可在不同种系感染,如猪、兔等。灵长类动物是研究 HEV 感染、传播及发病的最好动物模型。

二、致病性和免疫性

HEV 的潜伏期为 2～8 周,平均潜伏期为 40 天。HEV 经消化道侵入人体后,通过小肠经由门脉循环到达肝脏,并在肝脏中复制,随后被分泌至胆道系统,具有感染性的病毒颗粒通过粪便排出。

HEV 肝炎临床表现与其他类型病毒性肝炎相似。HEV 感染患者主要有肝区疼痛、发热、恶心、厌食等症状,并常伴有肝轻度肿大。有部分患者出现黄疸。感染 2～8 周后血清转氨酶升高,随后血清胆红素升高。凝血酶原时间(PT)国际正常化比值(INR)>1.5 与肝性脑病并不常见,但是预示重症肝炎。儿童比成人转归好。一小部分 HEV 感染患者出现肝外表现,主要包括神经系统并发症,如多发性神经病、双侧肱神经炎和格林-巴利综合征。在部分地区,孕妇感染 HEV 的高发病率与高死亡率相关,其比例甚至接近 25%。造成此现象的病理机制尚未明确,可能与 CD4/CD8 比值降低、类固醇激素水平升高所造成的孕酮受体表达下降、IL-12/IL-10 的上升,以及高病毒载量相关。然而,这些解释并不具有普遍性。在埃及,因急性戊肝至医院就诊的孕妇与其他地区相比,并未出现 HEV 高发病率和高死亡率。这可能与儿童期接触病毒,早期产生抗体有关,也可能与埃及地区的 HEV 病毒致病力较南亚地区低有关。

三、流行病学和防治

(一) 流行病学

HEV 通过粪-口途径传播。全球每年约有 2 000 万 HEV 感染病例,包括超过 300 万急性病例以及近 70 000 死亡病例。大部分 HEV 感染发生在卫生条件差的发展中国家,包括亚洲和非洲等,并在这些地区反复流行。发达国家如美国等的感染病例,多数为输入病例或来自感染国家地区的移民。

(二) 临床检测

临床诊断通过检测 HEV‑IgM 和 IgG 抗体确诊。IgM 阳性是近期感染的标志(近几个月),IgG 阳性反映机体具有免疫力,并会持续至病毒被清除后。由于 HEV 病毒颗粒仅在临床起病前从患者血液、粪便和肝脏中短时间内释放,不能保证 RT‑PCR 法都能检出 HEV‑RNA,因此仅用于科研。

(三) 预防和治疗

HEV 感染常为自限性疾病,针对戊型肝炎无特异病因治疗,视患者情况给予对症治疗和营养支持,急性期应进行隔离。预防 HEV 感染需尽可能减少食物和水产品的粪便污染,建立良好的卫生习惯,不饮用未煮沸的水,在流行地区避免食用生冷瓜果蔬菜及未煮熟的海鲜。对于重症肝功能衰竭患者,肝移植是唯一的治疗手段。中国和印度的研究表明,HEV 疫苗可有效预防 HEV 感染,HEV‑239 疫苗已获批在中国上市。HEV 免疫球蛋白还未被获批上市。

(吴 健)

第三十章 出血热病毒

概 述

- 出血热病毒是一类导致病毒性出血热的人畜共患病毒。
- 病毒性出血热的症状根据病毒种类的不同有所差异,一般以发热、出血和可能导致休克为特征。
- 出血热病毒的种类有很多,在我国流行的主要有汉坦病毒、克里米亚-刚果出血热病毒和登革病毒。

第一节 汉 坦 病 毒

汉坦病毒(Hantavirus)属于布尼亚病毒科(Bunyaviridae)汉坦病毒属(*Hantavirus*)。该病毒家族中最早被发现的成员——汉滩病毒(Hantaan virus,HTNV),于韩国汉滩江(Hantaan river)附近被发现,汉坦病毒由此得名。除汉滩病毒外,汉坦病毒还分为首尔病毒(Seoul virus,SEOV)、普马拉病毒(Puumala virus,PUUV)、辛诺柏病毒(Sin Nombre virus,SNV)等20多种型别。

汉坦病毒可引起两种不同类型的急性传染病,一种为肾综合征出血热(hemorrhagic fever with renal syndrome,HFRS),以发热、出血、急性肾功能损害和免疫功能紊乱为突出表现;另一种为汉坦病毒肺综合征(hantavirus pulmonary syndrome,HPS),以肺浸润及肺间质水肿,迅速发展为呼吸窘迫、衰竭为特征。HFRS的病原体如汉滩病毒、首尔病毒、普马拉病毒等主要分布于欧亚大陆,因此被称为旧世界汉坦病毒(Old World hantavirus);HPS的病原体如辛诺柏病毒等主要分布于南北美洲,因此被称为新世界汉坦病毒(New World hantavirus)。

一、 生物学性状

(一)病毒形态和结构

汉坦病毒颗粒多数呈圆形或卵圆形,直径为 75~210 nm,有包膜,包膜表面有糖蛋白突起。核酸类型为分节段的单股负链 RNA,基因组分为大(L)、中(M)、小(S)3 个片段,每个片段的 5′末端和 3′端均为高度保守的互补序列,通过非共价的碱基配对使得病毒基因组 RNA

形成环状或柄状结构,从而保持 RNA 的稳定性,并可能与病毒的复制和装配有关。

汉坦病毒对酸和脂溶剂敏感;一般消毒剂如来苏儿、苯扎溴铵等能灭活病毒;56～60℃ 1 h 以及紫外线照射(50 cm、1 h)也可灭活病毒。

(二) 病毒感染和复制

汉坦病毒的复制主要发生在肺和肾的巨噬细胞和血管内皮细胞中。病毒基因组的 L、M、S 3 个片段分别编码病毒的 RNA 多聚酶(L)、包膜糖蛋白(G1 和 G2)和核衣壳蛋白(NP)。病毒通过与细胞表面的受体($\alpha_v\beta_3$ 整合素)作用,利用内吞和膜融合的方式将核衣壳释放到细胞质中。病毒基因组片段大量复制后,病毒的 RNA 多聚酶和核衣壳蛋白在游离的核糖体上直接合成,而包膜糖蛋白则先在内质网上合成后再转运至高尔基体上进行糖基化。最终,在高尔基外膜形成病毒颗粒,并出芽进入高尔基池内并迁移至分泌囊泡中,经胞吐作用释放。

多种原代、传代及二倍体细胞均对汉坦病毒敏感。实验室常用 Vero E6、A549 等细胞株来培养该病毒。汉坦病毒在培养的细胞中生长较为缓慢,病毒滴度一般在接种病毒后的 7～14 天后才达高峰。

汉坦病毒的易感动物有多种,如黑线姬鼠、长爪沙鼠、小白鼠及大白鼠等,但多数感染均无明显症状。目前,HFRS 的唯一致死性动物模型是安第斯病毒(Andes virus)感染的叙利亚仓鼠模型。此外,普马拉病毒感染猕猴(*cynomolgus macaques*)可导致与 HFRS 相似但较轻微的症状,也可作为 HFRS 研究的动物模型。对于 HPS,美国科学家于 2014 年利用辛诺柏病毒感染猕猴,成功建立了有效的 HPS 动物模型。

二、致病性和免疫性

(一) 致病性

由于汉坦病毒感染细胞并不引起可见的细胞病变,体外培养时内皮细胞的通透性也没有发生变化,显示汉坦病毒感染引发的血管通透性变化是由一些体外培养时没有的体内因素(如抗病毒免疫应答等)造成的。

HFRS 和 HPS 临床表现差异很大。HFRS 典型的临床表现为发热、出血和急性肾功能损害。在发病初期患者眼结膜、咽部、软腭等处充血,软腭、腋下、前胸等处有出血点,常伴有"三痛"(头痛、眼眶痛、腰痛)和"三红"(面、颈、上胸部潮红);几天后病情加重,可表现为多脏器出血及肾衰竭。HFRS 的病死率根据型别不同而差别较大,1%～15% 不等。HPS 以发热、进行性加重的咳嗽和急性呼吸衰竭为主要临床特征,一般没有严重的出血现象,表现为急骤发病,发病初期有畏寒、发热、肌肉疼痛、头痛等非特异性症状,2～3 天后迅速出现咳嗽、气促和呼吸窘迫,继而发生呼吸衰竭,病死率可高达 50%。

HFRS 和 HPS 具有共同的病理表现,如小血管和毛细血管的广泛性损伤,血管内皮细胞肿胀、坏死、血管通透性增高、渗出、水肿和出血。但是,又具有各自的病理特征:HFRS 的病理改变主要在肾脏,表现为肾小管坏死、肾小球血管充血和出血、肾间质水肿、炎细胞浸润;HPS 的病理改变以肺组织最为明显,表现为严重肺水肿、血管内血栓、间质性肺炎并伴有不同程度的充血及单核细胞浸润。

（二）免疫性

HFRS 和 HPS 患者在疾病进程中可产生多种抗体（IgM、IgG、IgA 和 IgE）。最多的是病毒特异性的 IgG 抗体，其在 HFRS 和 HPS 的急性感染期即出现，并在恢复期的早期进一步增加。近年来研究结果表明，对机体起免疫保护作用的主要是由汉坦病毒 G1 和 G2 糖蛋白刺激产生的中和抗体。HFRS 和 HPS 病后可获得对同型病毒稳定而持久的免疫力。细胞免疫在对机体的免疫保护中也起重要作用。

三、流行病学和防治

（一）流行病学

汉坦病毒主要宿主动物为啮齿动物。不同型别的汉坦病毒有不同的啮齿动物宿主，因此不同型别汉坦病毒的分布主要由宿主动物的分布所决定。

汉坦病毒可能的传播途径有 3 类 5 种，包括动物源性传播（呼吸道、消化道和伤口途径）、虫媒（螨媒）传播和垂直（胎盘）传播。其中动物源性传播是主要的传播途径，通过动物唾液、尿、粪等排出病毒污染环境，人或动物通过呼吸道、消化道摄入或直接接触感染动物受到传染。汉坦病毒一般不能在人与人之间水平传播，但之前曾于阿根廷偶发过人与人之间水平传播 HPS 的病例。

人类对汉坦病毒普遍易感，但多呈隐性感染，仅少数人发病。HFRS 主要流行于欧亚大陆，其中我国是目前世界上 HFRS 疫情最严重的国家，每年有数万病例报道，占全球所有病例的 90％。我国流行的汉坦病毒主要（70％）为汉滩病毒和首尔病毒。HFRS 的发生和流行具有明显的地区性和季节性，与宿主动物的分布与活动密切相关。在我国，汉坦病毒的主要宿主动物是黑线姬鼠（汉滩病毒）和褐家鼠（首尔病毒），主要存在姬鼠型疫区、家鼠型疫区和混合型疫区。姬鼠型疫区的 HFRS 流行高峰主要在 11～12 月间（6～7 月间还有一小高峰），家鼠型疫区的流行高峰在 3～5 月间，而混合型疫区在冬、春季均可出现流行高峰。HPS 主要流行于美国、阿根廷等美洲国家，每年约有数百例病例报道。迄今为止，我国尚未见 HPS 的病例报道。

（二）临床检测

具有 HFRS 或 HPS 临床症状的患者，可通过多种实验室检测手段进行确诊，包括血清学检测病毒特异性抗体、免疫组化检测病毒抗原、分子生物学检测标本中病毒核酸片断等。

（三）预防

一般预防主要采取灭鼠、防鼠、灭虫、消毒和个人防护措施。目前针对 HFRS 有数种源自鼠脑或细胞培养的灭活疫苗，在接种人体后均可刺激产生中和抗体，对预防 HFRS 有较好效果。针对 HFRS 的重组疫苗也正在临床实验中。

（四）治疗

对于汉坦病毒感染所致疾病一般使用支持性护理，如对 HFRS 患者输液调节水与电解质平衡，对 HPS 患者氧疗和机械通气等综合对症治疗措施。病程早期使用利巴韦林有一定治疗效果。国内研制的鼠源单抗"注射用抗肾综合征出血热病毒单克隆抗体"已于 2014 年获批上市,其疗效确切,优于常规治疗药物。

第二节　埃博拉病毒

埃博拉病毒(Ebolavirus)属于丝状病毒科(Filoviridae)埃博拉病毒属(*Ebolavirus*)。1976 年发现于苏丹南部和刚果(金)(旧称扎伊尔)的埃博拉河地区,埃博拉病毒由此得名。埃博拉病毒目前被发现有扎伊尔埃博拉病毒(Zaire ebolavirus,EBOV)、苏丹埃博拉病毒(Sudan ebolavirus,SUDV)、雷斯顿埃博拉病毒(Reston ebolavirus,RESTV)、科特迪瓦埃博拉病毒(Taï Forest ebolavirus,TAFV)、邦地布优埃博拉病毒(Bundibugyo ebolavirus,BDBV)5 种型别。埃博拉病毒是人类迄今所发现的致死率最高的一种病毒,生物安全等级为4 级,其感染可引起埃博拉出血热,以高热、全身疼痛及广泛性出血、多器官功能障碍和休克为主要特征。

一、生物学性状

(一)病毒形态和结构

埃博拉病毒颗粒为细长丝状,长短不一,一般长约 800 nm,最长可达 14 μm,直径约 80 nm。病毒颗粒表面有包膜,包膜表面有糖蛋白突起。病毒基因组为单股负链 RNA。

埃博拉病毒在常温下较稳定,对热有中度抵抗力,56℃不能完全灭活,60 ℃ 30 min 方能破坏其感染性;对化学药品敏感(乙醚、甲醛等);一般消毒剂如次氯酸钠等可完全灭活病毒;紫外线照射可完全灭活病毒。

(二)病毒感染和复制

病毒基因组由一条负链 RNA 分子构成,共编码 9 种病毒蛋白,包括病毒的包装和出芽相关的基质蛋白(VP24、VP40)、包膜蛋白基因编码的 3 种蛋白质(GP、sGP、ssGP),及病毒基因组复制、转录、核酸包装相关的核衣壳蛋白(NP)、RNA 多聚酶(L)、VP30、VP35。其中GP 蛋白以三聚体形式存在于病毒包膜表面,介导病毒侵入细胞。病毒由 TIM‐1 等细胞表面膜蛋白介导的细胞内吞作用进入胞内体,在内体中病毒包膜蛋白被细胞蛋白酶切割后与内体膜上的受体相互作用,包膜蛋白构象改变并介导膜融合,释放病毒基因组 RNA 进入细胞质。基因组 RNA 在细胞质中依靠自身的多聚酶转录、表达蛋白质,并完成基因组的复制。子代基因组 RNA 与病毒蛋白在细胞膜内侧装配、出芽释放完整的子代病毒颗粒。

埃博拉病毒能在多种人或灵长类组织来源的细胞系中复制、扩增。常用的病毒增殖细胞系是 Vero E6 细胞系。为更安全方便地开展研究,发展出了埃博拉假病毒和复制子模型。假病毒模型使用埃博拉病毒的 GP 蛋白替代慢病毒或水口炎疱疹病毒的包膜蛋白,通过假病毒携带的报告基因的表达状况测定感染效率以研究病毒侵入细胞的过程;复制子模型用于模拟病毒核酸复制、基因表达等过程。

埃博拉病毒相关研究最理想的动物模型是非人灵长类动物模型。由于伦理学、实验成本等因素的限制，也常使用一些小动物模型进行初期实验，如使用鼠适应埃博拉病毒株建立小鼠感染模型。

二、 致病性和免疫性

（一） 致病性

埃博拉病毒通过体液传播，病毒经黏膜或破损的皮肤侵入宿主，首先在单核细胞、巨噬细胞、树突状细胞等免疫系统细胞中增殖，继而转移到局部淋巴结、肝脏、脾脏等，大量增殖和大规模扩散。埃博拉病毒可以感染许多细胞类型。被感染的细胞释放大量的促炎细胞因子和趋化因子，包括干扰素和肿瘤坏死因子 α 等。这些因子增加血管内皮细胞的通透性，诱导表达内皮细胞表面黏附和促凝因子，组织破坏后血管壁胶原暴露，释放组织因子等，最终导致弥散性血管内凝血。

埃博拉出血热的潜伏期为 2～21 天，临床特征是突发起病，初期表现为高热、头痛、肌痛、乏力等非特异症状，随后病情迅速进展，呈进行性加重并出现呕吐、腹痛、腹泻等。发病 5～7 天后，可发生出血现象，表现为呕血、黑便、瘀斑，身体任何孔及静脉穿刺处都可能会流血不止。病后 7～14 天常因休克、多器官功能障碍、弥散性血管内凝血和肝肾衰竭而死亡，病死率可高达 90％。

（二） 免疫性

埃博拉病毒首先攻击宿主的免疫系统，导致严重的免疫抑制和全身性炎症反应。患者在疾病进程早期如能产生抗体，及较少的淋巴细胞耗竭，往往能有效清除病毒并最终存活。

三、 流行病学和防治

（一） 流行病学

埃博拉病毒的天然宿主仍未完全清楚，大多数人认为果蝠很可能是其天然宿主。埃博拉出血热是一种具有高度传染性的疾病，人群普遍易感，无年龄性别差异，无明显的季节性。感染者（包括人和其他灵长类动物）为传染源，接触感染者的血液、体液和排泄物是产生感染病例的最重要原因。医护人员或患者家庭成员与患者密切接触是造成埃博拉出血热扩大蔓延的一个重要因素。

埃博拉出血热目前为止主要呈现地方性、间歇性流行，主要局限在非洲，但已从开始的苏丹、刚果（金）（1976 年）扩展到刚果（布）、中非共和国、利比亚、加蓬、尼日利亚、肯尼亚、科特迪瓦、喀麦隆、津巴布韦、乌干达、埃塞俄比亚以及南非等。非洲以外地区如美国、英国、瑞士等偶有病例报道，均属于输入性或医护人员、实验室意外感染，未发生流行。2014 年西非爆发的疫情是史上最大、最复杂的埃博拉出血热疫情。

（二） 临床检测

埃博拉病毒是高度危险的病原体，病毒的分离与鉴定必须在严格安全防护的生物安全实验室内进行。可通过多种实验室检测手段检测埃博拉病毒，包括血清学检测病毒特异性抗体、免疫组化检测病毒抗原、分子生物学检测标本中病毒核酸片断等。

（三）预防

主要采取综合性措施预防，包括发现可疑患者应立即隔离，建立屏障治疗和护理常规，严格消毒患者接触过的物品及其分泌物、排泄物和血液等，尸体应立即深埋或火化，对与患者密切接触者应进行监测等。此外，应加强对进口灵长类动物的检疫。截至 2015 年，有数种疫苗已经在非人灵长类动物中证明了对埃博拉有很好的防护效果，正在进行临床试验。

（四）治疗

埃博拉出血热尚无获批药物，主要是支持和对症治疗，包括注意水、电解质平衡，控制出血；肾衰竭时进行透析治疗等。一些单克隆抗体、血液制品、RNA 多聚酶抑制剂等在动物模型中证明了对埃博拉有较好的治疗效果，部分药物的临床试验在进行中。

第三节　克里米亚-刚果出血热病毒

克里米亚-刚果出血热病毒（Crimean-Congo hemorrhagic fever virus，CCHFV）属布尼亚病毒科（Bunyaviridae）内罗病毒属（*Nairovirus*），为分节段单股负链 RNA 病毒，因在前苏联的克里米亚半岛和刚果相继发现而得名，引起以发热、出血、高病死率为主要特征的克里米亚-刚果出血热。1965 年，在我国新疆也发生此种出血热，从患者的血液、尸体内脏及疫区捕获的硬蜱中分离出的病毒当时称为新疆出血热病毒，后来被证实即为克里米亚-刚果出血热病毒。

一、生物学性状

该病毒的形态、结构、培养特性和抵抗力等与汉坦病毒相似，但抗原性、传播方式、致病性以及部分天然宿主却不相同。乳鼠、新生地鼠、大鼠等均能作为实验动物，感染病毒后可发病死亡。

二、致病性和免疫性

血管内皮细胞、单核巨噬细胞和肝细胞是克里米亚-刚果出血热病毒感染的主要靶细胞。出血热的发病的机制可能与病毒直接引起的损伤及免疫病理损伤都有关系。

克里米亚-刚果出血热潜伏期为 7 天左右，急骤起病，初期表现为高热、剧烈头痛和肌痛等全身中毒症状，部分患者病后 3～5 天开始发生皮肤、黏膜、胃肠道和泌尿生殖道广泛出血，严重者因大出血、休克、广泛弥散性血管内凝血而死亡，病死率为 10%～40%。

发病后一周左右血清中出现中和抗体，两周左右达高峰，并可持续多年。病后免疫力持久。

三、流行病学和防治

克里米亚-刚果出血热病毒的天然宿主包括啮齿类动物、牛、羊、野兔等各种野生和家养动物。传播途径包括虫媒传播、动物源性传播和人际传播,其中虫媒传播,特别是携带病毒的硬蜱叮咬,是主要的传播途径之一。接触感染者的血液、分泌物、器官或其他体液,可造成人际传播。人群普遍易感,患者以青壮年居多,可能与这组人群与传染源接触机会较多有关。流行具有明显的地区性和季节性,我国主要见于新疆,云南也有自然疫源地。4~5月为发病的高峰期,6月份以后病例较少,这与蜱在自然界的消长情况及牧区活动的繁忙季节相一致。

克里米亚-刚果出血热的主要预防措施为加强个人防护、避免与传染源和传播媒介接触、控制和消灭传播媒介及啮齿类动物。对患者应进行严格隔离;医护人员必须进行严密的防护以防止人际传播。灭活鼠源脑疫苗已在部分国家地区使用,免疫预防效果有待进一步考察。治疗症状时主要是给予支持性护理。抗病毒药利巴韦林已用于治疗克里米亚-刚果出血热病毒感染,并有一定疗效。

第四节　其他出血热病毒

引起出血热的病毒还有多种。这些病毒多归属于丝状病毒科(Filoviridae)、布尼亚病毒科(Bunyaviridae)、黄病毒科(Flaviviridae)、沙粒病毒科(Arenaviridae)和披膜病毒科(Togaviridae),如马尔堡病毒(Marburg virus,MARV,丝状病毒科)、登革病毒(Dengue virus,DENV,黄病毒科)、黄热病病毒(Yellow fever virus,YFV,黄病毒科)等。由登革病毒导致的登革热也是在我国发生过疫情的一种重要出血热,登革热病毒参见第三十一章。

(应天雷)

第三十一章 虫媒病毒

概 述

- 人类可通过被携带病毒的虫媒叮咬而感染,这些病毒统称虫媒病毒。
- 由于虫媒的分布、活动与自然环境和季节密切相关,因此由虫媒病毒导致的疾病具有明显的地方性和季节性。
- 不同的虫媒病毒对人所致疾病呈多样性。流行性乙型脑炎病毒、西尼罗病毒、森林脑炎病毒等主要导致人出现脑炎等中枢神经系统感染症状;登革病毒、克里米亚刚果出血热病毒、严重发热伴血小板减少症病毒等则主要导致人出现全身性出血热等症状。

与人类病毒性疾病相关的节肢动物有蚊、蜱、蝇、蚤、螨和白蛉等,蚊类和蜱类是最主要的病毒传播媒介。

常见的虫媒病毒(Arthropod borne viruses,Arbovirus)主要归属 3 个病毒科:黄病毒科(Flaviviridae),布尼亚病毒科(Bunyaviridae)和披膜病毒科(Togaviridae)。世界范围内对人类健康危害比较严重的虫媒病毒主要有:①广泛分布于热带、亚热带地区的登革病毒(Dengue virus,DENV);②主要分布于东南亚地区的流行性乙型脑炎病毒(Japanese encephalitis virus,JEV);③主要流行于北美和欧洲的西尼罗病毒(West Nile virus,WNV);④蜱传森林脑炎病毒(Forrest encephalitis virus/Tick-borne encephalitis virus,TBEV)和新发现的严重发热伴血小板综合征病毒(Severe fever with thrombocytopenia syndrome virus,SFTSV)等。其他虫媒病毒还包括黄热病毒(Yellow fever virus,YFV)、克里米亚-刚果出血热病毒、基孔肯亚病毒(Chikungunya virus,CHIKV)、罗斯河病毒(Ross River virus,RRV)等。

本章将着重介绍流行性乙型脑炎病毒、登革病毒、西尼罗病毒和蜱传森林脑炎病毒。

第一节 流行性乙型脑炎病毒

流行性乙型脑炎病毒,简称乙脑病毒,国际上称日本脑炎病毒(JEV),1935 年由日本学者首先从脑炎死亡者脑组织中分离到。1940 年从我国脑炎死亡患者中分离到该病毒,证实我国存在此病。

一、生物学性状

（一）病毒形态和结构

乙脑病毒跟其他黄病毒属的病毒一样，病毒颗粒为球形，直径 30～40 nm，表面有包膜糖蛋白（E）形成的刺突，即病毒血凝素，包膜内有内膜蛋白（M）；衣壳蛋白（C）包裹着病毒 RNA 构成病毒核心。

（二）病毒的感染和复制

乙脑病毒基因组为单股正链 RNA，长约 10.9 kb，基因组排列顺序为 5′UTR - C - PrM - E - NS1 - NS2a - NS2b - NS3 - NS4a - NS4b - NS5 - 3′UTR。病毒复制过程中，病毒正链 RNA 直接作为模板，翻译成一个 3 400 多个氨基酸的多蛋白前体，然后在蛋白酶的作用下，切割成 3 个结构蛋白（C，PrM，E）和 7 个非结构蛋白（NS）。病毒的 RNA 多聚酶（NS5）承担病毒的复制。在细胞内粗面内质网上，合成的病毒正链基因组 RNA 和衣壳蛋白组成病毒核心，E 蛋白和 M 蛋白组成包裹病毒核心组成病毒颗粒，出芽释放。

病毒表面 E 蛋白决定病毒的细胞嗜性与毒力，与病毒和细胞结合、内吞、融合等过程密切相关。E 蛋白具有凝血活性，能凝集鸡、鹅、绵羊等的红细胞。E 蛋白含有中和抗原表位，与其他黄病毒属成员，如西尼罗病毒和圣路易病毒的 E 蛋白有交叉抗原性。

乙脑病毒能感染多种传代细胞和原代细胞。常用传代细胞系有幼仓鼠肾细胞、绿猴肾细胞、白纹伊蚊细胞等。病毒在上述细胞中增殖并引起细胞圆缩、颗粒增多、细胞脱落等细胞病变效应。细胞培养的上清中含有感染性病毒颗粒。

乳鼠是最常用的乙脑病毒敏感动物。乳鼠脑内接种病毒 3～4 天后发病，出现典型的神经系统症状，如兴奋性增高、肢体痉挛直至死亡。

乙脑病毒不耐热，56℃ 30 min 即可灭活。在酸性条件下不稳定，此外乙醚、去氧胆酸钠及常用消毒剂均可灭活病毒。

二、致病性和免疫性

（一）致病性

当带毒雌蚊叮咬人后，病毒随蚊子唾液进入人体皮下。首先感染树突状细胞和血管内皮细胞，病毒增殖后随微血管和淋巴管进入血流，引起第一次病毒血症。病毒随血液进入肝、脾等器官，在单核/巨噬细胞中继续大量增殖，4～7 天后再次入血，引起第二次病毒血症。临床上表现为发热、寒战、全身不适等流感症状，绝大多数感染者病情不再发展，数日后即可自愈。少数免疫力不强的患者中，病毒可突破血-脑屏障侵犯中枢神经系统。黄病毒突破血-脑屏障的具体机制仍不明确，一般认为病毒可直接感染血-脑屏障中微血管内皮细胞或者由其感染的免疫细胞携带而浸润。病毒感染脑神经胶质细胞、神经元，引起脑膜炎和脑实质炎症。

致脑炎的黄病毒引起大脑炎症通常经历如下几个步骤：①病毒通过感染微血管内皮细

胞或者由感染的免疫细胞浸润,突破血-脑屏障;②病毒感染星形胶质细胞,释放大量趋化因子,募集更多单核/巨噬细胞浸润;③病毒感染神经元,导致神经元凋亡;感染小胶质细胞,释放炎性细胞因子和趋化因子;④炎性细胞因子和组织蛋白酶等导致血-脑屏障的进一步破坏,大量 T 细胞浸润;⑤大量免疫细胞浸润导致进一步的炎症反应和免疫病理损伤。

病毒导致的脑炎临床上表现为高热、意识障碍、抽搐、颅内压升高。重症患者可能死于呼吸衰竭(病死率达 10%～25%);5%～20% 的患者留下失语、痴呆、瘫痪等严重后遗症。

(二) 免疫性

人受乙脑病毒感染后,大部分为隐形感染,感染后免疫力持续而稳定。机体对乙脑病毒的免疫包括完整的血-脑屏障、体液免疫和细胞免疫,其中中和抗体(主要针对 E 蛋白)介导的体液免疫是最重要的。中和抗体在感染后 1 周出现,在较长时间内维持高水平。流行区人群因反复受到带毒蚊虫叮咬,免疫力逐渐增强,抗体阳性率常随年龄而增高。

三、 流行病学和防治

(一) 流行病学

乙脑病毒主要由库蚊传播。跟其他黄病毒属的虫媒病毒一样,乙脑病毒感染蚊子后,通常在蚊子体内贮存 8～12 天,然后再传播给下一个哺乳动物宿主。蚊子一旦感染病毒,将终身携带病毒,并具有传染性。可经卵传播,成为传播媒介和贮存宿主。鸟类、家畜和家禽经带毒蚊子叮咬后,可成为乙脑病毒的中间宿主。在我国,仔猪是最重要的传染源和中间宿主。

乙脑主要在亚洲和大洋洲的热带和亚热带区域流行。我国是乙脑病毒的主要流行区。流行季节与蚊子密度高峰期一致,以夏秋季流行为主。在乙脑流行地区,全世界每年有 3.5 万～5 万病例,其中以 0～15 岁人群居多。

(二) 临床检测

病毒特异性核酸片段可由 RT - PCR 的方法进行快速检测,近年来已广泛用于乙脑的早期快速诊断。病毒蛋白抗原可由免疫荧光和 ELISA 技术检测,患者血液和脑脊液中的乙脑病毒抗原阳性结果有早期诊断意义。

血清学检测包括乙脑特异性 IgM 和 IgG 检测。乙脑特异性 IgM 抗体在感染后 4 天开始出现,2 周左右达到高峰,乙脑感染者 IgM 阳性率高达 90%,可用于早期快速诊断。

病毒的分离培养可用细胞培养法和乳鼠脑内接种法。病毒鉴定可采用观察细胞病变和单克隆抗体中和实验、免疫荧光试验等方法。

(三) 预防

预防乙型脑炎的措施包括疫苗接种、防蚊灭蚊和宿主管理(如流行区仔猪的疫苗接种等)。我国自 1968 年开始接种用地鼠肾细胞培养的灭活乙脑疫苗;1988 年起研制成功减毒活疫苗,免疫保护效果更好,已大量接种人群。我国计划接种乙脑疫苗后,乙脑发病率已由 1971 年的 $20.9/10^5$ 下降到 2011 年 $0.12/10^5$。

（四）治疗

对乙脑尚无特异性治疗方法，仍采用对症处理和支持疗法。高特异性的中和抗体经动物实验安全有效，已进入临床试验。

第二节　登革病毒

登革病毒是登革热、登革出血热/登革休克综合征的病原体。最早于18世纪末在亚洲、非洲和北美发现类似登革疾病的疫情。如今，登革病毒已成为全球分布最广，感染人数最多的虫媒病毒。登革病毒主要由白纹伊蚊和埃及伊蚊传播。目前已发现4种不同的血清型（DENV1～DENV4），同一型中不同毒株也有抗原差异。我国于1978年首先在广东佛山发现本病例，以后逐年均有报道。

一、生物学性状

（一）病毒形态和结构

跟乙脑病毒类似，登革热病毒是一种具有包膜的单股正链RNA病毒。病毒包膜由来自宿主细胞的脂质和病毒糖蛋白E和内膜蛋白M组成。C蛋白构成正二十面体结构的衣壳，包裹着病毒RNA。

（二）病毒的感染和复制

与乙脑病毒基因组类似，登革病毒基因组也编码3个结构蛋白和7个非结构蛋白。病毒ORF被翻译成380 kD大小的多蛋白前体后，经细胞和病毒的蛋白酶加工和处理后成为3个结构蛋白（prM，C，E）和7个非结构蛋白（NS1，NS2A，NS2B，NS3，NS4A，NS4B和NS5）。病毒NS蛋白参与病毒基因组的复制过程。新合成的正链基因组RNA随后被C蛋白包裹形成病毒核衣壳。通过出芽方式获得含有膜蛋白M和E蛋白的病毒包膜，成为完整的病毒颗粒。E蛋白是病毒颗粒表面的主要糖蛋白，决定病毒的抗原性、细胞嗜性和凝血特性等。prM蛋白在病毒成熟时，经酶解形成病毒内膜蛋白。NS1蛋白可分泌到胞外，产生保护性抗体。NS2A、NS2B、NS3具有蛋白酶活性，NS4A、4B可能与RNA复制有关，而NS5是病毒RNA多聚酶。

在自然感染中，单核/吞噬细胞（单核细胞、巨噬细胞、树突状细胞），以及皮肤朗格汉斯细胞，是登革病毒感染的主要靶细胞。在蚊子体内，登革病毒最初感染肠道，随后在多种组织和器官中复制。在体外，登革病毒感染许多传代细胞，包括人、蚊子、猴子、仓鼠的多种细胞，以及鼠巨噬细胞系。登革病毒可能通过细胞表面的受体介导的内吞作用进入细胞。长期研究确定了多个病毒候选受体和辅助受体，如细胞内黏附分子3（ICAM - 3）、非整合素蛋白（DC - SIGN/CD209）、甘露糖受体（MR）和C -型凝集素结构域家族成员A（CLEC5，MDL - 1）等。

正常小鼠感染登革病毒不会致病，因此登革病毒尚无合适的小鼠模型。近年来，一些基因敲除或人源化小鼠能感染登革病毒，但所导致的疾病症状与人感染登革病毒症状不一致，仍不是理想的动物模型。猩猩、猕猴等灵长类动物对登革病毒易感,并可诱导特异性免疫反应,可作为疫苗开发的动物模型。

二、致病性和免疫性

登革病毒感染机体后,首先在毛细血管内皮细胞和单核细胞中增殖,入血形成病毒血症后,进一步感染多种组织细胞,引起登革热、登革出血热和登革休克综合征。多数登革病毒感染者表现出无症状或自限性登革热,仅为发热、头痛、肌肉关节痛、淋巴结肿大和皮疹等症状。少数患者发展为严重的出血,表现为皮肤大片紫癜及瘀斑,消化道出血,并可能进一步发展为出血性休克,病死率高。

登革出血热和登革休克综合征的发病机制仍不明确,普遍认为以下两种因素与严重登革疾病相关。

1. 抗体依赖的增强作用(antibody-dependent enhancement, ADE) 流行病学研究表明,异种血清型的二次感染能显著增加发展为严重疾病的风险。登革病毒含有4种不同的血清型,感染了一种血清型的登革病毒产生的抗体能与其他3种血清型病毒起交叉反应,但其较弱的亲和力导致其不能起到有效的中和作用。这些异型抗体或者亚中和浓度抗体与病毒形成复合物,通过IgG的Fc片段结合于携带Fc受体的细胞,如单核细胞、巨噬细胞和树突状细胞,介导病毒感染这些细胞导致更高的病毒载量,并激活释放大量炎性因子,最终导致疾病的增强。此外,登革病毒抗原抗体复合物可激活补体系统而引起血管通透性增加,与出血和休克的发生亦有关系。

2. 细胞免疫作用 细胞毒性CD8$^+$T细胞具有血清型交叉反应性,能够杀死所有4型病毒感染的细胞,可能导致了病毒再次感染期间的严重免疫病理损伤。病毒感染激活的各类免疫细胞释放多种炎性细胞因子,如IL-2、TNFα、IFNγ、组胺、补体C3a、C5a等,加重了血管破坏,导致出血、休克和衰竭等严重后果。

三、流行病学和防治

(一)流行病学

登革病毒是世界上分布最广的虫媒病毒,主要由埃及伊蚊和白纹伊蚊传播。登革热广泛流行于非洲、美洲、地中海东部、东南亚和西太平洋等地,全球每年新增数百万的登革病毒感染者,因登革病毒感染导致死亡的人数约2.5万。近年来,登革病毒感染的病例呈上升趋势,2014年,中国广州就报道近4万例感染。

登革热患者和隐形感染者是人群中的主要传染源,而丛林灵长类动物、蝙蝠、鸟类等是自然界中的病毒贮存宿主。登革病毒在丛林和人群中存在两个循环。值得注意的是未带毒的蚊子叮咬登革病毒感染的患者后,可将病毒传播给其他健康人,这一点与乙脑病毒和西尼罗病毒不同。对于乙脑病毒和西尼罗病毒,人通常被认为是终末宿主(dead end),即病毒不大可能再由人回到蚊子,并感染下一个健康人。至于在丛林中循环的登革病毒是否会传播给人类,仍不明确。

（二）临床检测

病毒特异性核酸检测：由 RT － PCR 的方法检测登革病毒 RNA，其灵敏度优于病毒分离培养，可用于发病初期的病原学诊断和病毒分型。

血清型检测：感染早期（3～4 天）的登革病毒特异 IgM 的检测检出率约为 40%。特异性 IgG 抗体检测需取急性期和恢复期双份血清，恢复期病毒特异性 IgG 比急性期 IgG 高 4 倍以上，具有诊断意义。

病毒的分离培养：登革早期患者的血清接种白纹伊蚊 C6/36 细胞进行培养和分离，阳性率可达 80%。

（三）预防

尚无安全有效的登革疫苗。由于登革 4 种血清型之间的交叉反应可能导致抗体依赖的增强作用，因此登革疫苗需要对全部四种血清型病毒起到同等的保护效果。

（四）治疗

对登革病毒感染尚无特异性治疗方法，以对症疗法为主。根据病情严重程度，采用退热、止血、维持电解平衡、输血、降低颅内压等方式缓解相应症状。

第三节　西尼罗病毒

西尼罗病毒是西尼罗脑炎的病原体，于 1937 年 12 月在非洲乌干达西尼罗河地区被发现而得名。该病毒曾先后在非洲、中东、欧洲、西亚/中亚地区流行，1999 年开始，在美国纽约地区发现。2011 年，我国新疆出现西尼罗病毒血清阳性的病例。

根据最近几次流行的西尼罗病毒毒株 E 蛋白基因进行序列分析，可将西尼罗病毒分成Ⅰ系和Ⅱ系。大多数西尼罗病毒流行株属于Ⅰ系，包括 1999 年和 2000 年美国株、1996 年罗马尼亚株、1999 年俄罗斯株。Ⅱ系包括在非洲中部流行的大多数地方流行病毒株。

一、生物学性状

（一）病毒形态和结构

与其他黄病毒属病毒一样，西尼罗病毒颗粒呈球形，直径 20～60 nm，有包膜，基因组为单股正链 RNA。

（二）病毒的感染和复制

西尼罗病毒基因组与乙脑病毒基因组类似，其单股正链 RNA 同样编码 3 个结构蛋白和 7 个非结构蛋白。病毒蛋白翻译和加工方式也与乙脑病毒类似。

西尼罗病毒感染多种传代细胞，常用白纹伊蚊细胞、绿猴肾细胞等进行病毒培养。

西尼罗病毒能感染正常实验小鼠，引起跟人类相似的病毒性脑炎。小鼠感染 3～4 天后血液中病毒血症达到高峰，病毒开始侵犯血-脑屏障，小鼠出现神经系统症状，7～8 天开始死亡。

二、 致病性和免疫性

西尼罗病毒经蚊虫叮咬传播给人,不通过人与人之间传播,感染的潜伏期一般为 2～14 天。绝大多数(80%)为隐性感染,不出现任何症状,少数人表现为西尼罗河热,病人出现发热、头痛、肌肉疼痛、恶心、呕吐、皮疹、淋巴结肿大等类似感冒症状,持续 3～6 天。极少数人(1%)感染后表现为西尼罗河病毒性脑炎和脑膜炎,出现剧烈头痛、昏迷、抽搐等中枢神经系统症状,甚至引起死亡。大部分严重病例发生于免疫力低下的老年患者,病死率为 3%～15%。

体外和小鼠模型研究表明,西尼罗病毒感染激活 RIG-Ⅰ、MDA5、TLR3、TLR7 和 cGAS 等信号通路,诱导宿主细胞产生Ⅰ型干扰素,继而由干扰素诱导抗病毒效应基因的表达,来限制病毒的复制。同时,黄病毒属病毒普遍都能利用其结构蛋白和非结构蛋白抑制宿主的抗病毒反应。西尼罗病毒的包膜蛋白 E 和非结构蛋白 NS1 能抑制Ⅰ型干扰素的产生;非结构蛋白 NS4b 能抑制干扰素下游的 JAK-STAT 信号通路,减少抗病毒基因的表达。病毒蛋白的这些免疫调控功能,帮助其逃避宿主天然免疫反应,从而维持病毒感染早期的复制。

三、 流行病学和防治

(一) 流行病学

西尼罗病毒主要由库蚊属传播,但目前已在如伊蚊、按蚊等多个属的蚊虫中检测到了该病毒。1999 年前,该病主要分布在非洲、中东、欧洲、西亚、中亚;1999 年起,主要分布在北美。近年来,在中国新疆开始发现人感染西尼罗病毒病例,提示该病可能由候鸟经中东传入我国。鸟是该病毒最重要的贮存宿主,是西尼罗病毒感染的主要传染源。已查明有 70 多种鸟与传播该病毒有关,其中有些鸟被病毒感染后的死亡率很高,如乌鸦、大乌鸦、喜鹊、蓝鸟和灰鸟等。人类、家禽与鸟类之间无法直接传播。病毒通常沿着鸟迁移的路径而传播到新的地方。该病毒近年来呈现以下流行趋势:①在人和马中爆发频率增加;②严重的患者显著增加,表现为中枢神经系统损害的疾病如脑炎、脑膜炎病例增加;例如 2012 年西尼罗病毒在美国暴发,报道 5 674 多例,286 例死亡;③鸟的死亡率很高。

(二) 临床检测

病毒学检查包括病毒分离、RT-PCR 和病毒核酸序列分析等。血清学检查包括 ELISA、血凝抑制试验、间接免疫荧光试验、蚀斑减少中和试验和血清中和试验以检测西尼罗河病毒抗体。最常用的方法是 ELISA 检测西尼罗病毒特异性 IgM 抗体,其特异性和敏感性都较高。在急性发病阶段或渐愈病人(发病后 10 天收集)容易检测出。

(三) 预防

尚无安全有效的西尼罗病毒疫苗。2001～2006 年间,美国陆续有针对西尼罗病毒灭活疫苗、DNA 疫苗等短暂上市,但因报道有严重不良反应而退市。其他一些包括亚单位疫苗在内的多个西尼罗病毒疫苗正在临床试验中。因此,对西尼罗病毒的预防仍以防蚊控蚊、鸟类监测为主。

（四）治疗

尚无针对西尼罗河病毒的特效药,轻症患者为自限性,但脑炎患者需积极治疗,以对症疗法为主。治疗原则是加强护理、增强机体的抵抗力,防止继发感染。

第四节　森林脑炎病毒

森林脑炎病毒主要由蜱传播,又称蜱传脑炎病毒。因在春夏季节流行于俄罗斯及我国东北森林地带,又称苏联春夏脑炎病毒(Russian spring-summer encephalitis virus)。该脑炎最早于1931年由奥地利科学家描述,1939年前苏联科学家鉴定该病由全沟硬蜱传播的一种病毒所致。我国于1942年发现该病,1952年从患者和蜱中分离到该病毒。蜱传森林脑炎病毒目前分为3个亚种:欧洲亚种、西伯利亚亚种和远东亚种。中国境内流行的主要是远东亚种。

一、 生物学性状

（一）病毒形态和结构

森林脑炎病毒颗粒呈球形,直径30～40 nm,具包膜,其上有突起不明显的由包膜糖蛋白E组成的刺突,外观呈绒毛球状,包膜内侧为膜蛋白M,内为核衣壳,为正二十面体对称结构。

（二）病毒的感染和复制

森林脑炎病毒基因组为单股正链RNA,全长约10.7 kb。病毒基因组同样编码3个结构蛋白(E, PrM, C)和7个非结构蛋白(NS)。病毒包膜蛋白E能凝集鹅和雏鸡的红细胞,病毒能在多种原代和传代细胞中培养。

森林脑炎病毒培养特性及抵抗力似乙脑病毒,但嗜神经性较强,接种成年小白鼠腹腔、地鼠或豚鼠脑内,易发生脑炎致死。

二、 致病性和免疫性

森林脑炎病毒的致病性与乙脑病毒相同,影响中枢神经系统。非疫区易感人被带有病毒的蜱叮咬后,易感染发病。另有报道称,饮用生羊奶可引起感染(羊感染时奶中有病毒或被蜱类污染)。病毒侵入人体后,在局部淋巴结等单核/吞噬细胞中复制后入血,引起病毒血症,由于特异性抗体的形成,大多数患者呈隐性感染或表现为轻型的不典型病例,仅一小部分患者,病毒进入中枢神经系统而产生病变。普通型患者急起发病,1～2日内达高峰,并出现不同程度的意识障碍、颈和肢体瘫痪和脑膜刺激征。轻型患者起病多缓慢,有发热、头痛、全身酸痛、耳鸣、食欲不振等前驱症状,经3～4天后出现神经系统症状。重型患者起病急骤,突发高热或过高热,并有头痛、恶心、呕吐、感觉过敏、意识障碍等,迅速出现脑膜刺激征,数小时内进入昏迷、抽搐、延髓麻痹而死亡。死亡率可达30%。

森林脑炎病毒感染中枢神经系统的机制仍未明确，根据其他黄病毒脑炎感染模型推测，病毒感染的白细胞浸润、炎症因子导致血-脑屏障破坏，以及病毒通过气溶胶感染嗅球，从而进入大脑可能是主要途径。病毒感染神经元后，引起 T 细胞募集，杀伤性 T 细胞在清除病毒感染细胞的同时，造成了严重的免疫病理损伤。

居住在森林疫区的人，因受少量病毒的隐性感染，血中有中和抗体，对病毒有免疫力。病愈后皆产生持久的免疫力。

三、流行病学和防治

（一）流行病学

森林脑炎病毒主要由硬蜱属传播，在俄罗斯远东地区主要是全沟硬蜱（*Ixodes persulcatus*）。在中国，革蜱和血蜱属也是该病毒的重要传播宿主。该病毒感染人和其他哺乳动物（如羊、鹿、刺猬、松鼠、野兔等），其中啮齿类动物是主要的贮存宿主。蜱是森林脑炎病毒传播媒介，又是长期宿主。当蜱叮咬感染的野生动物，吸血后病毒侵入蜱体内增殖，在其生活周期的各阶段，包括幼虫、稚虫、成虫及卵都能携带病毒，并可经卵传代。

蜱传森林脑炎病毒每年在欧洲导致约 8 000 例感染，在俄罗斯和远东地区导致可高达 1 万例。森林脑炎的流行有严格的季节性，每年 5 月上旬开始出现患者，6 月达到高峰，7～8 月逐渐下降，呈散发状态；约 80% 的病例发生于 5～6 月间。森林脑炎分布有严格的地区性，我国主要多见于东北和西北的原始森林地区。人群普遍易感，但职业特点更为明显，林业工人和经常接触牛、马、羊的农牧民容易感染发病，非疫区的人群进入原始森林野营、旅游亦可感染此病。

（二）临床检测

森林脑炎病毒的检测仍采用病毒培养、病毒核酸检测及血清检测等方法。可用病毒特异性 RT－PCR 检测病毒核酸，测序鉴定病毒基因型。检测急性期单份血清或脑脊液标本中特异性 IgM 抗体，可作为早期病原性诊断。（IgM 峰值在血清中约为感染后 6 天，脑脊液中约为感染后 9 天。）ELISA 检测急性期和恢复期双份血清特异性 IgG 抗体，如果恢复期抗体滴度≥4 倍增高，则有明确诊断意义。

患者病毒血症期，取其血清进行病毒分离细胞培养，但成功率低。

对疫区森林蜱类样本进行 RT－PCR 检测，或者检测经蜱样品叮咬过的实验小鼠的血清特异性 IgM 和 IgG 可检测该地区的病毒流行强度。

（三）预防和治疗

蜱传森林脑炎可通过疫苗接种来预防。给去森林疫区的人接种地鼠肾细胞培养的灭活疫苗，效果良好。此外，应穿着防护衣袜，皮肤涂擦邻苯二甲酸酯，以防被蜱叮咬。

对森林脑炎没有特效的治疗方法，治疗以对症处理为主，高热、抽搐、昏迷、呼吸衰竭等症状处理与乙型脑炎相同，重危患者可使用恢复期患者或已患过本病的人血清。

（戴建锋）

第三十二章 人乳头瘤病毒

概 述

- 人乳头瘤病毒(human papillomavirus,HPV)为双链DNA病毒,是乳头瘤病毒科中一类特异性感染人类皮肤或黏膜组织的病毒。
- 不同型的人乳头瘤病毒感染具有组织特异性,一般通过密切接触或性接触传播,可分别导致皮肤疣、生殖器疣、口咽部乳头瘤样增生、宫颈癌等疾病。
- 根据致癌的风险高低可以将人乳头瘤病毒分为高危型或低危型,高危型人乳头瘤病毒是一类重要的肿瘤相关病毒,是造成宫颈癌的主要因素。预防性疫苗能有效地保护人体免于与疫苗同型的人乳头瘤病毒感染。

关于皮肤疣(skin warts)和生殖器疣(genital warts)的记载可上溯古希腊和古罗马时代。疣为人皮肤或黏膜组织的增生病变,是由人乳头瘤病毒(Human papillomavirus,HPV)的感染引起。但是,HPV和疾病的相关性直到20世纪70年代才被关注并证明。

乳头瘤病毒曾与多瘤病毒(polymavirus)划分在一个科,但病毒基因组测序结果显示这两种病毒在基因层面的相似度很低,因此在2000年国际病毒分类委员会将乳头瘤病毒设为单独的一科,即乳头瘤病毒科(Papillomaviridae)。该科成员除了约170型(type)特异性感染人类的乳头瘤病毒外,还包括许多感染动物的乳头瘤病毒。乳头瘤病毒的分型根据其衣壳蛋白L1的基因序列差异,若差异10%以上,则可以划分为新的基因型。L1蛋白的序列相似度在60%以上的乳头瘤病毒归为同一个属。所有已发现的HPV都被归于alpha、beta、gamma、mu、nu五个属中。

一、 生物学性状

(一) 病毒的形态和结构

HPV是无包膜的双链DNA病毒,病毒颗粒由结构蛋白L1、L2和双链环状基因组DNA构成,呈正二十面体结构,直径50～55 nm。HPV基因组长度约为8 kbp,基因组中不携带包装信号,相似大小的环状DNA均能被包装进入病毒颗粒,L2蛋白与基因组DNA包装相关。单独表达L1蛋白也可形成不携带核酸的病毒样颗粒(virus-like particle,VLP)。

HPV病毒颗粒耐受性较强,在干燥环境中仍具有感染性,高温消毒和戊二醛等消毒剂处理可使 HPV 灭活。

（二）病毒的感染和复制

HPV 具有较严格的感染和复制的组织特异性,alpha 属包含感染人皮肤或黏膜组织的一些临床上常见的 HPV 病毒,其他四属中的 HPV 病毒均只感染人类皮肤组织。临床上除了将 HPV 分为嗜皮肤型和嗜黏膜型两大类外,还根据其感染与恶性肿瘤发生的关联性分为高危型和低危型两类。高危型 HPV 不仅引起表皮组织病变,而且在持续感染过程中诱发细胞转化,发生癌变的概率较高。如 HPV16、HPV18 型等病毒持续感染生殖道黏膜使得患者发生宫颈癌的概率显著提高,因此被划分为"嗜黏膜高危型"HPV;低危型 HPV 感染只引起皮肤或黏膜组织的表皮增生病变,产生疣体,一般不导致癌症发生。如 HPV6、HPV11 型等病毒,被划分为"嗜黏膜低危型"HPV。由于临床上感染嗜皮肤型 HPV 导致癌症的病例十分罕见,因此"高危型"和"低危型"一般只用于划分嗜黏膜 HPV。

HPV 基因组编码两类蛋白,以 HPV16 为例,一类由早期表达启动子(early promoter)调控表达,包括 6 种非结构蛋白 E1、E2、E4、E5、E6、E7,另一类为晚期表达启动子(late promoter)调控表达的结构蛋白 L1、L2。这些蛋白的编码序列有的相互重叠,但全部由双链 DNA 中的同一条链编码。除了启动子和编码区域,环状 DNA 基因组还包括一个长调控区(long control region,LCR)和两个 Poly(A)加尾信号序列(图 32 - 1)。

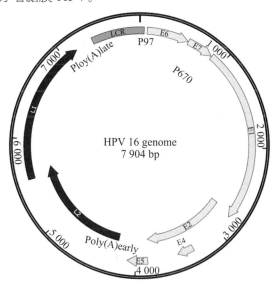

图 32 - 1　HPV16 的基因组结构

HPV 感染特定的皮肤或黏膜组织的基底层细胞(basal cells)。病毒完成一轮完整的复制周期,依赖于基底层细胞的增殖和分化。HPV 经由皮肤或黏膜伤口与基底膜上的硫酸类肝素蛋白多糖(heparan sulfate proteoglycan)结合,并以整合素 a_6(a_6-integrin)作为受体,通过内吞途径进入细胞。随后,病毒基因组 DNA 进入细胞核,以"迷你染色体"(mini-chromosome)的形式存在,早期表达启动子起始转录早期基因。在早期表达的非结构蛋白和宿主蛋白的共同作用下,环状基因组 DNA 进行复制,每个被感染的细胞含有 50～100 个病毒环状 DNA,基底细胞增殖使病毒基因组分散于子代细胞。随着基底细胞向表皮细胞的分化,L1 和 L2 相继开始表达,病毒 DNA 也开始大量复制,并与运输进入细胞核的 L1、L2 蛋白包装形成病毒颗粒。HPV 病毒的复制不产生明显的细胞裂解效应,病毒颗粒的释放依赖于皮肤或黏膜最外层细胞的自然脱落和死亡(图 32 - 2)。

由于 HPV 的复制周期与细胞分化密切相关,因此病毒无法在一般的细胞系细胞中复制。在很长的一段时期,HPV 的研究者只能通过直接获取疣或研究动物乳头瘤病毒来间接

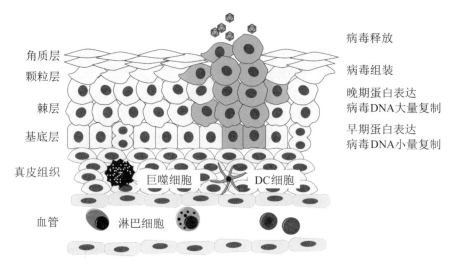

图 32 - 2　细胞分化与 HPV 感染

研究 HPV。

　　为了直接研究病毒进入宿主细胞的过程,研究者发明了 HPV 假病毒系统,其原理是在 HEK 293T 细胞共转染表达 HPV L1、L2 蛋白的质粒以及大小约 8 kbp 的报告基因质粒,L1、L2 蛋白在细胞中表达并在细胞核内包装形成含有报告基因质粒的假病毒颗粒,裂解细胞可以收获 HPV 假病毒颗粒。将 HPV 假病毒与易感细胞孵育,可通过检测报告基因的表达水平研究假病毒的感染情况。HPV 假病毒系统在病毒进入的基础研究、进入抑制药物筛选以及疫苗评价等方面应用广泛。

　　细胞筏式培养技术(raft culture)使得角质化细胞(keratinocytes)能够进行长时间的人工培养,向角质化细胞中转染含有 HPV 基因组的质粒,能够得到感染性的 HPV 颗粒。这项技术使得在细胞水平研究 HPV 完整的生活周期成为可能。

　　HPV 的研究中仍然缺乏活病毒动物感染模型。现有的 HPV 小鼠感染模型建立在 HPV 假病毒感染的基础上,即制备黏膜嗜性型的 HPV 假病毒颗粒,通过在生殖道黏膜人为制造伤口感染小鼠,应用免疫组化、小动物活体成像等技术检测报告基因的表达,进而研究 HPV 的感染,以及药物、疫苗的保护机制。

二、致病性与免疫性

(一)致病性

　　不同型的 HPV 的感染位置、症状各不相同。HPV 使其感染部位的细胞分化和增殖异常,细胞不能形成完整、正常的表皮或黏膜结构,患处往往生成疣体。HPV 感染可引起皮肤疣、生殖器疣、宫颈癌、咽喉癌、直肠癌、阴茎癌等疾病。

　　嗜皮肤型的 HPV 通过直接接触皮肤伤口,并在患处形成皮肤疣,根据感染位置和疣体性状不同分为普通疣(common warts,由 HPV2、7、22 等型引起)、甲周疣(subungual or periungual warts,指甲周围或内侧)、跖疣(plantar warts,足部,由 HPV1,2,4,63 等型引起)、扁平疣(flat warts,常见于手臂或面部皮肤,由 HPV3、8、10 等型引起)等。皮肤疣往往具有自限性,发生癌变的病例很少。

嗜黏膜类的 HPV 病毒,常见的有 HPV16、18、6、11、31、33、45、52 等型,它们的感染与生殖器疣、生殖器癌、口咽乳头瘤状病变、口咽癌等疾病直接相关。一般通过性接触传播,在生殖器部位感染,是尖锐湿疣等生殖器损伤病变的病因。临床上还可见黏膜型 HPV 感染口咽部位甚至是肺部感染的病例。生殖道感染 HPV 的产妇,如果在分娩前未经过抗病毒治疗,有可能在分娩时将病毒传染给新生儿,造成新生儿的口咽部位感染。

HPV 病毒的感染可能是一过性的,或属于亚临床感染(症状很轻),可以被人体控制或清除,也可能形成持续感染。高危型 HPV 病毒的持续感染易诱发恶性肿瘤,如 90% 以上宫颈癌由高危型 HPV 感染造成。高危型病毒的 E6、E7 蛋白分别与宿主细胞内的抑癌蛋白 P53 和 Rb 蛋白相互作用,促进这两种重要的抑癌蛋白的降解或失活,从而使细胞发生转化。HPV 病毒 E2 蛋白对 E6、E7 蛋白功能有一定抑制作用,但细胞的癌变过程常常伴随着病毒 DNA 在宿主染色体上非定点整合,在癌变细胞的基因组中,通常只保留病毒 DNA 的 LCR 和 E6、E7、L1 编码区,其他蛋白的编码区丢失,使得 E6、E7 蛋白的表达完全不受限制。高危型 HPV 感染造成癌症需经过一定时间的持续感染,经历宫颈上皮内瘤变(cervical intraepithelial neoplasia, CIN)Ⅰ、Ⅱ、Ⅲ级病变过程,最终发展成原位癌,癌症发生距高危型 HPV 初次感染往往大于 10 年。

低危型 HPV 的持续感染诱发癌变的概率很低,主要是由于低危型 HPV 的 E6、E7 抑制 P53 和 Rb 蛋白功能的效率远低于高危型 HPV,不易使细胞发生转化。不过,低危型感染造成的损伤增加了高危型病毒的感染概率。

近年研究还发现,女性生殖道微生态的失衡与 HPV 感染以及宫颈癌的发生有较高的相关度,一方面阴道正常菌群在种类、比例、数量等方面的改变可能增加了 HPV 等病原微生物感染和炎症发生的风险,另一方面 HPV 的感染也可能会破坏阴道微生态平衡。研究发现约 70% 的 CIN 患者阴道微生态失衡,也有研究发现 CIN 的发生与阴道乳酸杆菌(正常阴道微生态的一种优势菌)的减少密切相关。

(二) 免疫性

由于缺乏 HPV 活病毒的动物感染模型,HPV 与宿主免疫系统的互作关系只能通过研究临床病例以及对疫苗接种者采样调查等方式进行研究。

HPV 感染者中有些人能清除病毒,而有些人终身被持续感染,虽然造成该现象的关键因素仍未被破解,但普遍认为获得性免疫系统的特异性激活对 HPV 感染的预防、控制和清除起关键作用。针对 HPV 结构蛋白的中和抗体能防止同型病毒的感染。HPV 感染者体内一般很难检测到针对早期表达蛋白的抗体,但宫颈癌患者中约有一半人产生针对 E6、E7 蛋白的抗体。特异性细胞免疫可以清除被 HPV 感染的细胞,对感染组织的修复起着重要作用。在 HPV16 的感染者体内能检测到特异性针对 E2、E6、E7 蛋白的辅助性 T 细胞和细胞毒性 T 细胞,而 E6 特异性 T 细胞的出现与病毒清除有一定相关性。

另一方面,作为与人类长期共存的一类病毒,HPV 具有其独特的免疫逃逸策略。由于病毒只感染基底层细胞,且只在分化终端细胞中包装病毒颗粒,因此天然的感染过程很难激发有效的免疫反应;HPV 感染造成的组织损伤使患处的树突状细胞(Langerhans cell)数量下降,影响抗原递呈效果;HPV 的 E5 蛋白可以下调宿主细胞 MHC Ⅰ类分子的表达,影响 CTL 细胞对感染细胞的识别;E6、E7 蛋白抑制宿主细胞的干扰素信号通路;HPV 血清型非常多,且各型之间没有明显的交叉保护作用,反映出变异也是其一项重要的免疫逃避策略。

三、 流行病学与防治

(一) 流行病学

嗜皮肤型 HPV 的感染非常普遍,一般通过密切接触感染,多见于 25 岁以下的青少年,多数皮肤疣能在病发后 1～2 年内消退,但是仍有 10% 左右的成年人患有反复发作的多发性皮肤疣。

嗜黏膜型 HPV 感染是世界范围内最常见的性接触疾病,也可通过密切接触、医源性感染、母婴传播等方式感染。据估计约有 90% 的人在一生中的某一阶段感染过 HPV,绝大多数感染不出现明显症状,且是一过性,所以 HPV 的感染率很难完全统计。我国还未有流行病学筛查的大样本报告,但尖锐湿疣的发病率连年上升,高感染率导致宫颈癌等 HPV 相关癌症的发病率和死亡率也呈上升趋势。

(二) 诊断方法

由于嗜黏膜型 HPV 的癌变风险远高于嗜皮肤型 HPV,因此 HPV 感染的筛查和诊断主要针对于嗜黏膜型 HPV。临床上常用的诊断方法主要分为两种:一种是检测 HPV DNA 并对其进行分型,以确定是否存在 HPV 感染及病毒型别;另一种是 TCT 液基薄层细胞学检测,直接筛查是否存在因 HPV 感染发生异常或病变的细胞,同时可以鉴定是否已经发生癌前病变或已经出现癌细胞。

用于 HPV DNA 分型检测的样品取自生殖道分泌物、疣体、宫颈脱落细胞等,使用 HPV 特异性引物对样品 DNA 进行 PCR 扩增,然后使用 HPV 型别特异性的荧光标记的核酸探针与 PCR 产物作用,通过荧光值换算得到样品中的 HPV 型别。

TCT 检测主要用于女性宫颈部位的筛查,刷取宫颈表层细胞悬于保存液中,经过离心、染色、镜检等步骤,通过鉴定样本细胞形态而判断是否存在感染或异常。TCT 检查对宫颈损伤小,信噪比高,已逐渐代替传统的宫颈涂片检查方法。

除了上述两种诊断方法还可通过血清学检测诊断是否存在 HPV 感染。

(三) 预防

不同型别 HPV 的传播方式和感染部位不同,因此预防策略也不同。预防嗜皮肤型 HPV 感染最重要的是妥善处理皮肤组织的伤口,对新发伤口进行有效的消毒处理和包扎,防止环境中的 HPV 接触伤口。预防生殖道 HPV 感染需要在性接触中采取必要的预防措施,如使用避孕套,在发病期间避免性接触。育龄妇女定期进行 HPV 的筛查,在妊娠前对已感染的 HPV 进行控制和治疗;对于感染 HPV 的孕妇,需要在妊娠全过程尤其是分娩过程中对感染进行控制,预防母婴传播。

疫苗是预防 HPV 感染的有效手段，HPV 预防性疫苗采取 VLP 的形式（仅由 L1 蛋白形成）。已上市的有针对 HPV16、18、6、11 的四价疫苗和针对 HPV16、18 的双价疫苗，其中 HPV16、18 与 70％以上的病毒源性宫颈癌相关，而 HPV6、11 是最常见的低危型 HPV。疫苗需在 HPV 感染前进行免疫，受免者产生中和抗体和有效的黏膜保护，但疫苗的保护作用只限于上述病毒型别，针对其他型别的交叉保护作用微弱。针对更多高危型别的 HPV 预防性多价疫苗正在研发中，包含 HPV16、18、6、11、31、33、45、52 和 58 共 9 种基因型的 HPV 九价疫苗已经获得批准，由于覆盖了除 16、18 型外的 5 种临床上较常见高危型别，该疫苗将宫颈癌的预防保护作用从 70％提高到 90％。

（四）治疗

临床上主要依靠切除、冷冻或激光等物理治疗和消除 HPV 相关疣体，配以局部涂抹 DNA 复制阻断剂（如平阳霉素）、水杨酸等药物。抗巨细胞病毒药物西多福韦（Cidofovir）对于抗 HPV 感染也有一定效果。虽然临床上也使用干扰素治疗 HPV 感染，但由于 HPV 对干扰素通路的抑制作用，因此其疗效尚不明确。

CIN 患者可以通过抑制 HPV 的复制而延缓或阻断癌症的发生，CIN Ⅰ、Ⅱ 期患者通过控制 HPV 感染，患处有一定概率可以自行逆转和恢复；CIN Ⅲ 期、宫颈癌以及 HPV 相关癌症患者仍需要进行相应的肿瘤外科手术治疗和放、化疗。

治疗性 HPV 和宫颈癌疫苗正在研究中，但距离临床应用仍有距离。

（陆　路）

第三十三章　疱疹病毒

概　述

- 疱疹病毒为一类有包膜的双链DNA病毒,属于疱疹病毒科,可感染人类和动物。
- 已知有8种疱疹病毒可造成多种多样的人类疾病,这些病毒被称为人类疱疹病毒,包括单纯疱疹病毒Ⅰ型和Ⅱ型、水痘-带状疱疹病毒、人巨细胞病毒、EB病毒、人疱疹病毒6型和7型和卡波氏肉瘤病毒。
- 人疱疹病毒的感染非常普遍,对多数疱疹病毒的感染还缺乏有效的预防疫苗,抗病毒药物治疗对部分疱疹病毒有效。

疱疹病毒(herpesvirus)是一类有包膜的DNA病毒,属于疱疹病毒科(Herpesviridae),可感染人类和动物造成疾病。疱疹病毒家族具有相似的生物学特性,现在已知有8种疱疹病毒可造成人类疾病,这些病毒被称为人类疱疹病毒(human herpesvirus, HHV),包括单纯疱疹病毒(HSV)Ⅰ型和Ⅱ型、水痘-带状疱疹病毒(VZV)、人巨细胞病毒(HCMV)、EB病毒(EBV)、人疱疹病毒6型和7型(HHV-6/7)、卡波氏肉瘤病毒(KSHV)。

人疱疹病毒颗粒呈球形,大小在180～200 nm,核衣壳直径在75 nm以内,呈二十面体对称结构。衣壳和包膜间有称为被膜(tegument)的填充区。

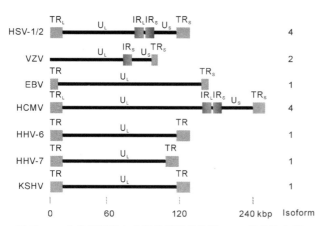

图33-1　人类相关疱疹病毒基因组结构图。U$_L$:长独特序列;U$_S$:短独特序列;IR:反向重复序列;TR:末端重复序列

病毒基因组为线性双链DNA,大小125～240 kb。因基因组中间或两端含有重复序列,常发生重组和形成异构体(图33-1)。编码多种病毒蛋白(>75 种)。由于疱疹病毒常感染非分裂细胞,因此病毒编码多种酶类(如DNA多聚酶、解旋酶、胸苷激酶、蛋白激酶等),以满足自身DNA合成和表达调控等的需要。各种疱疹病毒的基因组序列、编码的蛋白序列差别很大。基于基因组相似度,人疱疹病毒分为3个亚科(表33-1)。

表33-1 人类疱疹病毒

亚科	属	正式名	常用名	传播途径	初次感染部位	潜伏部位	所致疾病
Alpha(α)	Simplex	人疱疹病毒 I 型(HHV-1)	单纯疱疹病毒 1 型(Herpes sim-plex virus type 1, HSV-1)	亲密接触	黏膜上皮细胞	神经元(三叉神经节和颈上神经节)	口咽炎,唇、眼,脑感染
	Simplex	人疱疹病毒 2 型(HHV-2)	单纯疱疹病毒 2 型(Herpes sim-plex virus type 2, HSV-2)	性传播,亲密接触	黏膜上皮细胞	神经元(骶神经节)	生殖器疱疹
	Varicello	人疱疹病毒 3 型(HHV-3)	水痘-带状疱疹病毒(Varicella-zoster virus, VZV)	呼吸道,亲密接触	黏细胞	神经元(脊髓后根神经或颅神经节)	水痘(初次感染),带状疱疹(复发)
Beta (β)	Cytomegalo	人疱疹病毒 5 型(HHV-5)	人巨细胞病毒(human cytomegalo-virus, HCMV)	性传播,亲密接触,输血	T 和 B 细胞,单核细胞	中性粒细胞,单核细胞,血管内皮细胞	单核细胞增多症;严重的先天性感染;免疫功能低下感染(胃炎,视网膜炎,肺炎)
	Roseolo	人疱疹病毒 6 型(HHV-6)	人疱疹病毒 6 型(human herpes-virus 6, HHV-6)	呼吸道亲密接触	T 细胞	T 细胞,单核细胞,巨噬细胞	婴儿玫瑰疹(初次感染);移植后感染(肺炎,骨髓衰竭)
	Roseolo	人疱疹病毒 7 型(HHV-7)	人疱疹病毒 7 型(human herpes-virus 7, HHV-7)	睡液亲密接触	T 细胞	CD4 T 细胞	部分红疹(初次感染)
Gamma(γ)	Lymphocrypto	人疱疹病毒 4 型(HHV-4)	EB 病毒(Epstein-Barr virus, EBV)	睡液,接吻	B 细胞	B 细胞	传染性单核细胞增多症;淋巴增生性疾病和肿瘤(鼻咽癌和Burkitt 淋巴瘤等)
	Rhadino	人疱疹病毒 8 型(HHV-8)	卡波氏肉瘤病毒(Kaposi's sarco-ma-associated herpesvirus, KSHV)	性传播	B 细胞,外周血单核细胞	感染病毒的肿瘤组织	卡波肉瘤,原发积水性淋巴瘤,Castleman 淋巴瘤等

HSV 宿主范围广,可在多种动物和人细胞内复制,但只在人类中引发疾病。VZV 只感染人类和人源细胞,但有些实验室适应株能感染灵长类动物细胞。HCMV 仅在人二倍体成纤维细胞系复制。EBV 虽在多数细胞系不能复制,但可在人类或灵长类动物淋巴母细胞连续传代。HHV-6 和 HHV-7 则存在于 T 淋巴细胞。KSHV 可感染内皮细胞和 B 淋巴细胞。

疱疹病毒感染细胞后,可表现为溶细胞性感染(裂解复制)、潜伏感染或使细胞永生化。病毒可通过细胞间桥直接扩散,感染细胞可与邻近未感染的细胞融合,形成多核巨细胞。

所有疱疹病毒在初次感染后会建立一段时期的潜伏感染。在潜伏期宿主细胞中,病毒基因组 DNA 以未整合的附加体(episome)形式存在,但病毒不增殖复制,仅维持潜伏期的几个病毒基因的表达。在某种因素的作用下,潜伏病毒可再激活而复制子病毒,并导致病情反复发作。

HSV 的复制模式可作为疱疹病毒复制的一个典型代表。HSV 通常在上皮细胞中裂解复制,而在神经元细胞潜伏感染。HSV 包膜糖蛋白与细胞受体如硫酸肝素相互作用,发生细胞膜融合,使病毒核衣壳进入细胞质,病毒基因组释放至核内。基因组转录主要以级联方式进行有序调控。根据转录翻译的先后顺序将病毒蛋白分为:①即刻早期蛋白(immediate early, IE):由 α 基因 mRNA 编码,在感染后 2～4 h 表达,主要为 DNA 结合蛋白,可激活 β 基因和 γ 基因,促进早期蛋白和晚期蛋白的合成。②早期蛋白(early, E):由 β 基因 mRNA 编码,主要是转录因子和多聚酶等(如 DNA 多聚酶,胸苷激酶)。由于病毒的胸苷激酶和 DNA 多聚酶与宿主细胞的同类蛋白明显不同,成为了抗病毒治疗的重要靶点。③晚期蛋白(late, L):由 γ 基因 mRNA 编码,在病毒基因组复制后(感染后 12～15 h)表达,主要是结构蛋白(>35 种,包括了 7 种衣壳和 10 多种包膜糖蛋白)。

病毒 DNA 复制和装配在细胞核内进行,核衣壳通过核膜或高尔基体获得包膜。病毒基因表达调控是有序的,在裂解复制期,早期基因合成蛋白可关闭即刻早期基因表达,并启动基因组复制。病毒 DNA 的复制模式很复杂,先产生高分子量 DNA 多联体,然后基因组多联体被切割并包装入预装配的衣壳内。病毒基因组的复制触发晚期基因的转录,并合成病毒结构蛋白。待衣壳蛋白合成后,这些蛋白质被转运至细胞核内并与 DNA 组装,以产生感染性病毒颗粒;而在潜伏感染时,环化的 DNA 基因组潜伏在细胞内,仅与潜伏相关的部分转录本被转录或表达。

第一节　单纯疱疹病毒

一、生物学性状

单纯疱疹病毒(HSV)是最早被发现的人类疱疹病毒。在人群中分布广泛,感染率高。根据抗原性的差别可分为 HSV-1 和 HSV-2。HSV 具有长期潜伏、反复发作及嗜神经组织的特点。

HSV 基因组为双链线性 DNA,大小约 150 kbp,可编码至少 80 种蛋白质,包括了即刻早期、早期和晚期 3 个阶段的蛋白质。HSV-1 和 HSV-2 基因组序列具有约 50% 的同源性。两者编码的大部分蛋白质极其类似,而仅有少量不同的蛋白质:如 gB 糖蛋白 HSV-1 为 gB1,而 HSV-2 则为 gB2。因此,可根据 gB 蛋白的抗原性、DNA 序列分析或限制性内切酶谱分析等方法,对两者进行区分。

二、致病性和免疫性

(一)致病性

HSV-1 主要通过密切接触感染,并引起面部和腰上的皮肤和黏膜以及中枢神经系统的病变,偶见于外生殖器;HSV-2 则主要通过性接触传播或新生儿经母体生殖道感染,并引发生殖器和腰以下的皮肤和黏膜病变,偶见于口腔病变。

急性感染阶段:HSV-1 和 HSV-2 均原发感染黏膜上皮细胞,并复制和引发裂解性感染,造成典型的皮肤损伤,即浆液中充满感染性病毒颗粒的水疱。急性感染期的病理变化包括多核巨细胞、上皮细胞局灶性坏死、嗜酸性核内包涵体和炎症反应,其特征表现为多形核中性粒细胞(PMN)渗透和随后单核细胞浸润。后期病毒可通过内外神经元、蜂窝轴突或神经细胞网络传播,导致在感觉和自主神经节潜伏感染。病毒传播亦可通过细胞与细胞间接触转移,从而避免了血液中抗体的干扰。

潜伏感染:在人体内 HSV-1 可以潜伏在三叉神经、颈上神经节和迷走神经,偶尔在背根感觉神经节;HSV-2 则在骶神经节区域。HSV 潜伏感染神经组织不会导致细胞的死亡。在每个 HSV 潜伏感染的神经细胞内病毒基因组拷贝数仅为几个,并以游离的环形染色体形式存在于细胞核中,仅有一小部分病毒基因转录表达。因为潜伏感染时 HSV 并不合成裂解复制早期或晚期病毒抗原,靶向病毒胸苷激酶或 DNA 多聚酶的抗病毒药物不能根除潜伏状态的 HSV。

一般认为,生殖器疱疹和口唇疱疹感染和复发的病因缘于神经节细胞中潜伏感染 HSV 的重新激活,并释放感染性病毒颗粒。但是,关于潜伏感染的 HSV 如何被激活的机制尚不清楚。HSV 潜伏感染的活化因子包括紫外线、阳光暴晒、发热、兴奋、紧张情绪和创伤(如经口插管)等。关于潜伏的 HSV 如何达到外周部位,曾有神经节触发和皮肤触发两种观点。神经节触发的观点认为,细胞代谢类型的变化激活了 HSV 裂解复制周期,而释放的子病毒颗粒顺着末梢神经传递至皮肤组织,感染表皮细胞后在其内复制而引发病变;皮肤触发的观点则认为,HSV 在神经节中慢性增殖时,间歇性脱落的病毒通过神经轴突传递至皮肤上。

(二)免疫性

多数情况下 HSV 感染为无症状或仅有轻微症状。初次感染引发的临床症状通常比复发更严重,可能是由于复发感染者已存在抗 HSV 抗体和特异免疫淋巴细胞。针对 HSV-1 和 HSV-2 的免疫反应具有一定程度的交叉保护作用。细胞和体液免疫反应对抗 HSV 感染均很重要。针对 HSV 包膜糖蛋白的中和抗体可以阻断外源性 HSV 再感染。抗体依赖性细胞毒性(ADCC)则对限制 HSV 早期传播很重要。感染后两周内,可检测到细胞毒性 T 淋巴细胞反应。在免疫抑制患者中,特别是细胞免疫受到抑制的患者中,长期的病毒释放和持久病变可能与 HSV 激活密切相关。

三、流行病学和防治

(一) 流行病学和检测

HSV 分布广泛,人类是其唯一的天然宿主,主要以直接接触含病毒的分泌物传播。随着人口年龄和社会经济状况的不同, HSV 感染流行率存在差异。在大多数发展中国家,90% 的 30 岁人群存在 HSV-1 感染。在青春期前发现有 HSV-2 抗体,一般与性活动有关。在西方发达国家中有 15%～30% 性活跃的成年人有 HSV-2 感染。

HSV 可采用细胞系接种含病毒的分泌物或病变组织进行培养。在感染后 24～48 h 内,可见细胞病变效应。通过病毒特异性的单克隆抗体染色感染细胞可区分 HSV-1 或 HSV-2。虽然疑似病变部分可直接涂片,用姬姆萨或巴氏方法染色,可见核内包涵体或多核巨细胞(Tzanck 试验),但该方法相对于病毒培养方法来说,敏感度较差,特异性不强。酶免疫分析和免疫荧光检测手段相对快速且灵敏。此外,血清学检查可用于检测无症状的 HSV-2 感染。利用 PCR 检测脑脊液(CSF)和血则是诊断 HSV 相关脑炎的最好方法。

(二) 预防和治疗

虽然避免与疾病个体亲密接触可有效地减少 HSV 传播的风险,但无明显病变的个体中 HSV 亦可能脱落,并经唾液、尿道和子宫颈传播。安全性行为可以一定程度地防止 HSV 传播。抗病毒药物阿昔洛韦可减少无症状脱落和生殖器疱疹的传播,特别是从男性到女性的传播。由于 HSV 对新生儿感染的高发病率和死亡率,因此分娩时须特别注意防止传播。考虑到 HSV 再激活引发的病变一般存在于母体组织,采用剖宫产分娩方法可以最大程度避免婴儿与被感染产妇生殖器分泌物的接触。

HSV 疫苗研究至今已有一段时间,其中最具有潜在效果的 gD 糖蛋白疫苗被初步证明可能有效预防 HSV-2 生殖器原发感染。

一些抗病毒药物可抑制 HSV 复制。最有效和最常用的药物是核苷类似物阿昔洛韦。阿昔洛韦经病毒编码的胸苷激酶作用被转换为单磷酸化形式,然后通过细胞内酶类再转换为三磷酸化形式,成为对病毒 DNA 多聚酶有效的抑制剂。阿昔洛韦可显著降低原发感染 HSV 的持续时间,且对黏膜皮肤 HSV 感染者复发有明确的抑制效果。如果患者每天服用,也可以抑制生殖器、口腔和唇 HSV 的复发。经静脉途径给药则可有效地减少 HSV 诱发脑炎的死亡率和新生儿疱疹。但是,在有持续病变的免疫功能低下患者,尤其是艾滋病患者中已发现有阿昔洛韦抗性 HSV 复发。膦甲酸钠则可有效地抑制阿昔洛韦抗性 HSV。伐昔洛韦和泛昔洛韦两种药物可用于治疗生殖器疱疹复发。

第二节　水痘-带状疱疹病毒

一、生物学性状

水痘-带状疱疹病毒(VZV)基因组长约125 kb,是人疱疹病毒基因组中最小的。与HSV相似,VZV也编码胸苷激酶,对阿昔洛韦敏感。VZV感染细胞也可引起如多核巨细胞和核内嗜酸性包涵体等细胞病变表征。VZV虽较HSV难用细胞培养分离,但容易在人二倍体成纤维细胞缓慢增殖。VZV倾向附着宿主细胞膜,因而较少释放子病毒颗粒进入体液传播。

二、致病性和免疫性

(一)致病性

人类是VZV的唯一宿主,皮肤是其主要靶组织。VZV可引起两种疾病:水痘和带状疱疹。前者通常发生在儿童身上,后者一般是VZV潜伏在体内神经节,当潜伏病毒激活后(尤其在老年人中)可引发带状疱疹。VZV主要通过呼吸道分泌物传播。VZV初次感染和再激活对免疫功能低下者均能引发严重病情。

VZV初次感染起始于上呼吸道黏膜,在局部淋巴结增殖复制后,进入肝和脾中复制,约2周后,引起网状内皮系统与T淋巴细胞相关的第二次病毒血症,播散至全身的皮肤。在2～3周潜伏期后皮肤出现斑丘疹、水痘疹,并可发展为脓疱疹。皮疹以向心性分布,躯干较多,常伴有发热等症状。

VZV主要在感觉神经节潜伏。VZV重新激活后,经感觉神经节复制,并随感觉神经传播到皮肤上。

(二)免疫性

体液免疫和细胞免疫水平是决定VZV感染和重新激活频率的重要因素。特异性抗体能限制VZV经血液播散,防止再感染,细胞免疫则似乎与抑制VZV再激活有关。细胞免疫抑制患者,特别是骨髓移植、霍奇金病、艾滋病和淋巴增殖性疾病等患者,VZV再激活更频繁更严重。

带状疱疹的发生率和严重程度,与年龄相关的VZV特异性细胞免疫力下降密切相关。有研究表明,50岁以上的人群对VZV的细胞免疫能力明显下降。

三、流行病学和防治

(一)流行病学和检测

VZV感染无处不在。在温带地区,平均感染年龄在10岁之前;在热带地区,平均感染年龄则是20多岁。VZV具有高度传染性。水痘常发生在冬春两季,潜伏期为11～21天。虽与水泡性脓疱或病灶直接接触,可能会导致传染,但VZV传播的主要模式是呼吸道途径。传染性最强的阶段是在皮疹出现24～48 h之前,持续3～4天到出疹。通过呼吸道途径获得的水痘,通常发生在成年以前。

临床上水痘或带状疱疹病变均较容易确诊。病灶刮检通常可以分辨疱疹病毒感染后的多核巨细胞特征,但细胞学检查有时也难以区分 HSV 或 VZV 引发的病变。快速诊断 VZV 感染的最好方法是利用 VZV 特异的抗原免疫荧光进行检测。

(二) 预防和治疗

水痘是一种传染性极强的疾病,对住院患者必须实行强制隔离措施。

高滴度的免疫球蛋白在给药 96 小时内可预防初次感染或减缓患者病情。然而,一旦有皮损发生,没有证据表明高滴度免疫球蛋白可以减轻病情或预防传播,或预防再激活。

由日本科学家研发的一种 VZV 活疫苗似乎对免疫抑制或免疫敏感人群有一定效果,建议在年龄超过 12 个月的健康儿童中使用。实验还表明该疫苗对于易患水痘的免疫功能低下人群,以及 VZV 阴性的成年人,尤其是风险职业人群(如卫生保健工等),可能有一定的保护作用。另一个成人 VZV 活疫苗现已可用于刺激老年人细胞免疫以预防或减轻带状疱疹。有人建议对所有 60 岁以上的老年人单次接种,即使他们有的曾得过带状疱疹。此疫苗对于患有慢性疾病如肾功能衰竭、心脏疾病和糖尿病等的人群并不适用。

阿昔洛韦可减少水痘患者发热和皮损,建议在 18 岁以上一般患者中使用。对免疫抑制患者,阿昔洛韦已被证明可有效地减少 VZV 传播。阿昔洛韦在免疫功能低下的带状疱疹患者的治疗中表现出有效性。对于带状疱疹免疫敏感成年人,阿昔洛韦对带状疱疹后神经痛等关键并发症的治疗效果则一般。由于 VZV 较 HSV 对阿昔洛韦敏感性差,治疗剂量较大。因此,泛昔洛韦或伐昔洛韦可能较阿昔洛韦更方便更有效。

第三节 EB 病 毒

一、 生物学性质

EB 病毒(EBV)是由 Epstein 和 Bar 于 1964 年从非洲儿童恶性淋巴瘤(Burkitt's lymphoma)中分离鉴定的一种疱疹病毒。EBV 基因组大小约为 172 kb。

EBV 是唯一能在人和高等灵长类的 B 细胞衍生的淋巴母细胞系进行体外培养的疱疹病毒。体内 EBV 可感染人 B 淋巴细胞和上皮细胞,前者主要是潜伏感染,而后者则可以增殖性感染。EBV 通常不引发细胞病变效应或核内包涵体表征。EBV 感染的人淋巴母细胞可在体外连续培养,该过程被称为"细胞转化"或"永生化"。

潜伏感染的 EBV 基因组常以环状、游离的附加体形式存在,很少整合到宿主细胞基因组中。在 EBV 潜伏感染的 B 细胞核内,存在一组共 6 个被称为 EBV 核抗原(EB nuclear antigens,EBNAs)的 DNA 结合蛋白,在细胞膜表面还表达类似生长因子受体,具有致癌性的潜伏膜蛋白(latent membrane protein,LMP),包括 LMP1、LMP2 和 LMP3。EBV 的结构蛋白衣壳抗原(VCA)在晚期大量表达,存在于细胞质和细胞核内,可用于检测是否有成熟病毒颗粒产生。在不含成熟病毒颗粒的 EBV 转化细胞系中,常表达一些病毒非结构蛋白,称为 EBV 早期抗原(EA)。EA 表达与否是 EBV 进入增殖周期的标志,可被分成弥漫于胞质和胞核的 D 型和局限于胞质的 R 型两种类型。EBV 在不同感染状态,表达的抗原不同,因此,EBV 特异性的抗原谱具有重要的临床诊断意义。

二、致病性和免疫性

(一)致病性

EBV 感染常见的临床症状表现如下。

1. **传染性单核细胞增多症(infectious mononucleosis)** 常见发热、不适、咽炎、淋巴结和脾肿大。可持续数天至几周,恢复慢。1％～5％的患者可能会发生如喉梗阻、脑膜炎、脑炎、溶血性贫血、血小板减少症或脾破裂等并发症。

2. **淋巴细胞增生综合征(lymphoproliferative syndrome)** 原发性或继发性免疫缺陷的患者是易发人群,如肾移植患者感染率为 1％～2％,心脏肺移植病人为 5％～9％。其中初始感染 EBV 患者病情较再激活者要严重。常见持续发热、淋巴结肿大和肝脾肿大。艾滋病患者亦常会发生 EBV 相关淋巴瘤等。

3. **伯基特淋巴瘤(Burkitt lymphoma)** 非洲撒哈拉地区儿童多发的恶性淋巴瘤,每年发病率为 8～10 例/10 万,在疟疾高发的非洲赤道地区最为严重。可检测 VCA 和 EBV 早期抗原的 IgA 抗体水平进行早期诊断。

4. **鼻咽癌(nasopharyngeal carcinoma)** 鼻咽癌主要流行于我国南方,约有 25％的致死率。中国南方人群鼻咽癌的高发表明遗传或环境因素与 EBV 的共同作用对鼻咽癌的发病至关重要。

虽然 EBV 通常初始感染上皮细胞,但 EBV 引发疾病主要是激活 B 淋巴细胞的增生,而被感染的 B 细胞能刺激 T 细胞增殖,从而形成非典型淋巴细胞增多症。

EBV 感染 B 淋巴细胞 18～24 h 后,在细胞核内可检测到 EBV 的一些核抗原(如 EBNA 和 LMP)。在传染性单核细胞增多的急性期,血液中高达 20％的 B 淋巴细胞中可检测到 EBV 抗原。

EBV 感染诱导癌症的机制尚未完全明晰。对于 EBV 感染相关的非洲儿童恶性淋巴瘤,一般认为有传染性辅助因子如疟疾共同作用,从而导致免疫抑制和诱发恶性淋巴瘤。对于 EBV 感染相关的鼻咽癌,外环境中致癌物质则可能造成癌前病变,从而促进了 EBV 致癌。在体内,EBV 相关的淋巴瘤既有单克隆来源的也有多克隆来源的。在 EBV 相关的 Burkitt 淋巴瘤细胞中,常见 c-myc 基因和免疫球蛋白基因的位点易位,涉及特定染色体断裂,这些易位导致癌基因的表达。此外,由于免疫抑制患者更容易诱发 EBV 相关的 B 细胞淋巴瘤,因此免疫监控的故障也被认为在一些 EBV 相关恶性肿瘤的发展中发挥作用。

(二)免疫性

人体感染 EBV 后能诱生多种抗 EBV 抗体(表 33-2),可用于实验室和临床检测。一般认为,细胞免疫(如 T 淋巴细胞的细胞毒反应)对控制 EBV 再激活和清除转化的 B 淋细胞起关键作用。

表 33-2　EBV 特异性抗体

抗体特异性	出现时间	持续时间	特　点
病毒衣壳抗原(VCA)			
IgM	发病早期	1～2 个月	初始感染指标
IgG	发病早期	终生存在	可作为评估既往感染的标记;如存在 VCA IgG 但没有 EBNA 抗体,表明正处于病毒感染期
EBNA IgG	发病后 3～6 周	终生存在	传染性单核细胞增多症中抗 EBNA IgG 抗体出现较晚
早期抗原(EA)			
弥漫性 EA(EA-D)	发病后 3～4 周最高	3～6 个月	在 IM 患者中出现;其 IgA 抗体可作为鼻咽癌高危人群预测标志
限制性 EA(EA-R)	发病后数周	数月至数年	在 Burkitt 淋巴瘤高滴度;可作为 EBV 活化的指标

传染性单核细胞增多症患者发病早期血清中出现一种 IgM 型抗体,能非特异性地凝集绵羊红细胞,称为"嗜异性抗体",与 EBV 抗体无交叉反应,可用于该疾病的诊断检测,不过嗜异性抗体的滴度和疾病的严重程度之间的相关性不强。

三、流行病学和防治

(一) 流行病学和检测

EBV 在人群中感染非常普遍,在 4～5 岁儿童 EBV 阳性率高达 90% 以上。在经济较发达的国家和地区,EBV 初次感染人群的年龄较发展中国家或经济较落后地区要晚。在人青春期初次感染 EBV 时,约 50% 的人伴随着传染性单核细胞增多症状出现。10%～20% 健康成人唾液中可分离 EBV,多数血清 EBV 阳性个体可间歇性自主康复。EBV 传染性低,大多数情况下是易感者与无症状病毒携带者之间的反复密切接触(如唾液)而被感染。传染性单核细胞增多症的二次攻击率较低(低于 10%),因为大多数接触者已经有 EBV 的抗体。传染性单核细胞增多症也可通过输血传染,但大多数输血相关单核细胞增多症都是由于人巨细胞病毒感染。基因组学研究结果提示,EBV 似乎较其他疱疹病毒的突变株要少得多,其中两个类型(A 型和 B 型)均流行甚广,且两者可以同时感染同一个体。

(二) 诊断

实验室检测 EBV 传染性单核细胞增多症的手段,通常是检测异型淋巴细胞和嗜异性抗体,或 EBV 特异性抗体。异型淋巴细胞,虽然不是 EBV 特异的,但与症状发作和消除密切相关,可伴随肝功能改变,常有肝脾肿大。嗜异性抗体可被羊红细胞吸附,但不被豚鼠肾细胞识别。嗜异性抗体通常可在患病的第一周后出现,但偶尔也会延迟到第 3 或第 4 周后,并可持续多月。5%～15%EBV 感染引起的传染性单核细胞增多症的成年人患者不产生嗜异性抗体,儿童和婴儿患者此比例更高。在一些情况下,如表 33-2 所示的 EBV 特异性血清学试验可用于检测诊断。

(三) 预防和治疗

Burkitt 淋巴瘤和鼻咽癌发生具有区域性,为利用病毒抗原免疫预防带来了可能性,如亚单位疫苗已被证明可有效防止猴子中 EBV 的致癌作用。95% 以上传染性单核细胞增多症患者可自主恢复,小部分患者易发生脾破裂,在急性患病过程中需避免剧烈运动或重体力劳动。EBV 的 DNA 多聚酶对阿昔洛韦敏感,但临床上系统使用阿昔洛韦药效并不明显或没有作用。

第四节 人巨细胞病毒

一、生物学性质

人巨细胞病毒(human cytomegalovirus,HCMV)是疱疹病毒家族中基因组最大的成员(约 240 kb),可编码 200 多种蛋白质。HCMV 感染宿主范围较窄,人类是其唯一宿主,尚无感染动物模型。HCMV 裂解复制增殖较缓慢,周期较长,除形成核内包涵体("猫头鹰眼细胞"),HCMV 具有能引发核周和细胞质包涵体产生和细胞肿胀(巨细胞)的特性,并因而得名。根据基因组和表型异质性的不同,HCMV 可分为多种毒株,虽然病毒株之间存在一定的抗原变异,但并不具有临床重要意义。

二、致病性和免疫性

(一)致病性

不同于 HSV 和 VZV,HCMV 感染不会引起皮肤疾病,但 HCMV 感染可引发内脏疾病,包括在健康人体引发单核细胞增多症。其主要危害是高比率的先天性感染(约 1% 婴儿)。虽然大部分感染者是无症状的,但约 20% 患者可出现神经功能缺损。此外,HCMV 原发或重新激活也是免疫功能低下患者发病和死亡的重要原因。

HCMV 可感染血管内皮细胞和白细胞,并在内皮细胞中诱发典型的包涵体特征。在体外单核细胞感染实验中,病毒并不能引起相应的细胞病理学现象,表明 HCMV 在单核细胞中增殖受限制,推测这类细胞可能是 HCMV 的潜伏感染场所。HCMV 可通过多种不同的机制诱发疾病的发生,包括直接组织损伤和免疫损伤。虽然肺部 HCMV 感染直接造成黏膜上皮细胞损伤可能是 HCMV 感染引起的肺炎的致病机制,但在动物模型上的实验表明,针对 HCMV 感染的免疫应答引起的免疫损伤可能是 HCMV 引发肺炎的主要机制。与之相应的,肺组织 HCMV 滴度并不能反映肺炎的严重程度,并且,此类肺炎对抗病毒治疗反应预后不好。

(二)免疫性

对于免疫功能正常者,HCMV 感染如果出现临床疾病症状,通常是由病毒原发感染引起,并伴有宫颈分泌物或精液中存在病毒等表征。对免疫功能低下的患者,初始感染和再激活均可引发病症,而且由于 HCMV 感染单核细胞导致细胞活性紊乱,大大增加了患者并发真菌和细菌感染。此外,如果将 HCMV 潜伏感染的单核细胞与活化的 T 淋巴细胞进行共培养,前者可被激活并分化成可产生感染性病毒的巨噬细胞。这种单核细胞-T 细胞相互作用现象常出现在输血或器官移植患者,表明在移植受体中,不仅存在 HCMV 传染的可能性,也存在潜伏病毒被重新激活的可能性。

三、流行病学和防治

(一)流行病学和检测

HCMV 在人群中感染非常普遍,在发达国家成年人 HCMV 抗体阳性率约为 50%,我国则高达 60%～80%。10%～15% 儿童在 5 岁之前初次感染 HCMV,5 岁后感染的比例大幅下降。在成年人中感染比率逐年增加 1%～2%,可能与带毒人群密切接触和性接触有关。HCMV 可从感染数月至几年患者的唾液、宫颈分泌物、精液、尿液和白细胞等分离获得。先天性和围产期感染 HCMV 的婴儿排泄病毒的时间较长,35% 感染者排泄病毒的时间可长达 5 年。研究表明,儿童在幼儿园感染非常常见,并可传染给血清阴性的父母。

HCMV 感染的实验室诊断依赖于:①检测感染组织中 HCMV 细胞病理学、抗原或 DNA;②检测体液中病毒 DNA 或抗原;③血清学转换验证;④分离来自组织或分泌物中的病毒。

尿液、血液、唾液和乳汁中都可分离 HCMV。HCMV 可以容易地在二倍体的成纤维细胞中不断繁殖。HCMV 病毒繁殖一般需要 1～14 天,取决于样品中病毒的浓度。目前通过培养检测 HCMV 的手段多已被对外周血白细胞进行 HCMV 抗原定量,或利用 PCR 方法检测血浆或白细胞病毒 DNA 的方法所取代。

由于存在高比率无症状带毒者和 HCMV 在体内可持续感染数周或数月,通常难以确定疾病与分离的 HCMV 之间的相关性。对 HCMV 病毒性肺炎或胃肠疾病最好的方法就是进行 HCMV 包涵体的组织活检诊断。

以下列出不同临床病情下检测 HCMV 感染的要点。

1. 先天性感染(congenital infection) 出生前或 1～2 周婴儿病毒培养或病毒 DNA 检测阳性。

2. 围产期感染(perinatal infection) 产前标本培养阴性但出生后 4 周以上标本阳性,表明婴儿出生前或分娩早期感染 HCMV,可能是外源性如输血感染。

3. 非免疫缺陷的患者的 HCMV 单核细胞增多症 血清转换和特异性 IgM 抗体的存在是 HCMV 原发感染的最佳指标。血样中 HCMV 抗原或 DNA 是否阳性是患者主要诊断标准。

4. 免疫功能低下患者 血液中病毒抗原或 DNA 阳性可以确定为病毒血症。在患病组织(如肺、食道或结肠)检测到 HCMV 包涵体或抗原,可证实 HCMV 感染,但不能证明 HCMV 为疾病的病原,除非排除了其他病原体。血清转化可用来诊断,但很少出现,特别是在艾滋病患者中,因为 95% 以上患者在感染人类免疫缺陷病毒前都为 HCMV 血清阳性。HCMV 特异性 IgM 抗体在免疫功能低下的移植患者中可能不存在,特别是在病毒重新活化期间。相反,在艾滋病患者中,这种抗体频繁出现。

(二)预防和治疗

使用血清 HCMV 阴性或经处理除去白细胞的供体血液可减少输血相关 HCMV 感染。

同样的处理,可避免血清 HCMV 阴性受体在接受器官移植时感染 HCMV 的风险。安全性行为可以降低传染。重组 HCMV 包膜糖蛋白 B 疫苗已经研制成功,有望降低产妇和先天性感染的风险。

更昔洛韦(Ganciclovir)是一种结构上类似于阿昔洛韦的核苷类似物,能有效抑制 HCMV 复制,可预防艾滋病患者和器官移植患者出现 HCMV 相关疾病和降低一些 HCMV 综合征(如视网膜炎和胃肠道疾病)的严重程度。与免疫球蛋白联合使用,更昔洛韦可明显减轻骨髓移植导致 HCMV 相关肺炎的死亡率。膦甲酸和西多福韦也有效抑制 HCMV 的复制,后者可用于治疗视网膜炎。更昔洛韦具有抑制骨髓造血功能的毒副作用,膦甲酸和西多福韦都有一定的肾毒副作用。

第五节　人疱疹病毒 6 型和 7 型

人类疱疹病毒 6 型(HHV-6)于 1986 年从淋巴组织增生病患者的外周血淋巴细胞中分离鉴定。HHV-6 最初被认为仅在新鲜分离 B 淋巴细胞增殖,从而被称为人 B 淋巴细胞病毒,但事实上 HHV-6 主要在 T 淋巴细胞内复制,特别是 CD4 阳性 T 淋巴细胞,HHV-6 有 A 和 B 两种类型。人类疱疹病毒 7 型(HHV-7)于 1990 年从健康个体活化的 CD4 阳性 T 淋巴细胞中分离获得。

密切接触可能是 HHV-6 和 HHV-7 传播的主要方式。HHV-6 和 HHV-7 感染可引发幼儿急疹(玫瑰疹)。HHV-6 是疱疹病毒家族中最易蔓延传播的成员,几乎所有 5 岁龄儿童都有该病毒抗体。HHV-6A 和 B 型均可引起急性发热性疾病,并可能伴有皮疹。幼儿急疹一般发生在 6 个月～1 岁婴儿,主要特点是发热(通常约 39℃)3 天,退热期间微弱斑丘疹开始从躯干向四肢蔓延。HHV-6 在器官移植受体中也出现重新激活现象,可引起移植器官排斥和临床病症,如脑膜脑炎、肺炎和骨髓移植后的骨髓抑制等。HHV-6 也在其他免疫缺陷患者如艾滋病、淋巴瘤和白血病患者中重新激活,但其临床意义尚不清楚。HHV-6 不易感染静息淋巴细胞和来自正常人的淋巴细胞。

原发性 HHV-6 感染可通过血清学转换进行检测。活病毒感染可通过检测血液中病毒培养情况、抗原或 DNA 进行确证。因为无症状病毒血症很常见,导致很难证明 HHV-6 是发热或其他综合征的病因。

尚未有针对 HHV-6 和 HHV-7 的有效治疗策略,但体外实验表明,HHV-6 对更昔洛韦和膦甲酸敏感,而由于不具有胸苷激酶,对阿昔洛韦不敏感。

第六节　卡波氏肉瘤病毒

卡波氏肉瘤疱疹病毒(KSHV)或人类疱疹病毒 8(HHV-8),由 Chang 和 Moore 夫妇于

1994年从艾滋病患者卡波氏肉瘤组织中利用差异杂交分析分离鉴定。

KSHV感染B淋巴细胞,也可感染内皮细胞。除诱发卡波氏肉瘤外,KSHV感染与原发性渗出性淋巴瘤(primary effusion lymphoma,PEL)、多中心卡斯特莱曼病(multicentric Castleman's disease,MCD)等淋巴组织增生疾病密切相关。

KSHV主要感染艾滋病患者、器官移植患者或免疫力低下的老年人群。在非洲撒哈拉以南地区、地中海附近区域广泛存在,在北欧、亚洲和北美的大部分地区感染率较低。KSHV通过性接触或输血传播,多发于多种性取向人群,尤其是男男同性恋人群。我国新疆维吾尔自治区等省市亦有较高的发病率。α-干扰素对卡波氏肉瘤有抑制效果,可能是促进了机体免疫,而非特定的抗病毒活性。在卡波氏肉瘤组织中KSHV复制是否活跃尚未定论,因而也无法评价抗病毒药物在卡波氏肉瘤治疗中的作用。

（蔡启良）

第三十四章　逆转录病毒

○○○

概　述

- 感染人类造成疾病的逆转录病毒主要是人免疫缺陷病毒Ⅰ型（Human immunode-ficiency virus 1，HIV-1）和人嗜T淋巴细胞病毒Ⅰ型（Human T-lymphotropic virus 1，HTLV-1）。此外，内源性逆转录病毒的序列广泛分布于人类基因组中。
- 在临床潜伏期中，HIV-1可持续存在于感染者体内。随着时间推移，HIV-1引起细胞病变并杀死被感染及未被感染的细胞，损害宿主免疫系统，从而导致疾病和机会性感染的发生。HTLV-1不杀死所感染的细胞，但可使细胞发生转化，导致成人T细胞白血病。

逆转录病毒又称反转录病毒，为单股正链RNA包膜病毒。逆转录病毒编码的逆转录酶可以使病毒基因组RNA转变为双链DNA。感染人类造成疾病的逆转录病毒主要为两种：均属于逆转录病毒科（Retroviridae）的正逆转录病毒亚科（Orthoretrovirinae），分别是慢病毒属（*Lentivirus*）的人免疫缺陷病毒1型和丁型逆转录病毒属（*Deltaretrovirus*）的人嗜T淋巴细胞病毒Ⅰ型。此外，内源性逆转录病毒的序列广泛分布于人类基因组中。

第一节　人类免疫缺陷病毒

1981年美国加州大学洛杉矶分校Michael S. Gottlieb以《卡氏肺囊虫肺炎——洛杉矶》为题简述了最初发现的5例艾滋病病例。这些患者均为青年同性恋者。同年，纽约大学医学中心Alvin E. Friedman-Kien发表的《男同性恋者中的卡波西肉瘤和卡氏肺囊虫肺炎》论文引起了国际医学界的关注。这两种疾病的患者，均出现了严重的免疫缺陷。后经研究证明，这类疾病可通过血液制品、性传播，美国疾控中心将其命名为"获得性免疫缺陷综合征"（acquired immune deficiency syndrome，AIDS），即艾滋病。1983年，法国病毒学家Luc Montagnier、Françoise Barre-Sinoussi等分离到导致AIDS的病原体——人类免疫缺陷病毒（human immunodeficiency virus，HIV）。

HIV分为Ⅰ型（HIV-1）和Ⅱ型（HIV-2）。由于HIV-1是导致AIDS的主要原因，因此,目前大多数关于 HIV 的知识源于对 HIV-1 的研究。

一、生物学性状

(一)病毒形态和结构

HIV-1 病毒颗粒的直径约为 100 nm,具有包膜,核衣壳为二十面体对称结构,内含有单股正链 RNA 基因组的两个副本,为二倍体。包膜表面糖蛋白(gp120)和跨膜糖蛋白(gp41)由病毒基因所编码。衣壳和包膜之间为基质蛋白(MA,P17)(图 34-1)。病毒颗粒核心还包含复制过程必不可少的病毒蛋白质(酶):逆转录酶(RT),蛋白酶(PR)和整合酶(IN)。

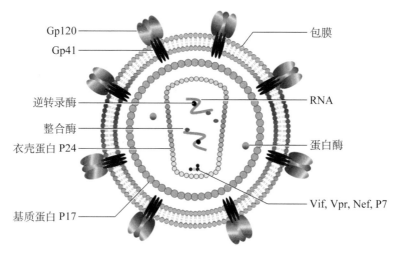

图 34-1　HIV-1 病毒结构

HIV-1 基因组长约 9.2 kb(图 34-2)。逆转录病毒都具有 *gag*,*pol* 和 *env* 基因,且 *gag-pol-env* 三者基因的排列顺序也相同。这些基因与它们编码的蛋白质间的关系如表 34-1 所示。*gag*(group-specific antigen)基因编码 HIV-1 的结构蛋白(衣壳蛋白、基质蛋白);*pol*(polymerase)基因编码逆转录酶、整合酶和蛋白酶;*env*(envelope)基因编码表面糖蛋白 gp120 和跨膜糖蛋白 gp41。此外,HIV-1 还编码多个调控蛋白和辅助蛋白(Tat,Rev,Nef,Vif,Vpr,Vpu),这些基因的表达,需要 mRNA 剪接。

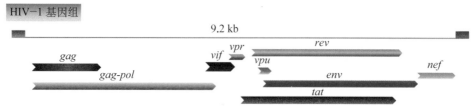

图 34-2　HIV-1 基因组

表 34-1 HIV-1 基因、编码蛋白及其功能

基因	蛋白	功能
Gag	基质蛋白(Matrix,MA)	病毒结构蛋白
	衣壳(Capsid,CA)	病毒核衣壳蛋白
	核壳蛋白(Nucleocapsid,NC)	结构蛋白结合 RNA 基因组
pol	蛋白酶(Protease,PR)	蛋白质加工
	逆转录酶(Reverse transcriptase,RT)	使 RNA 逆转录为 DNA,合成 DNA
	整合酶(Integrase,IN)	将 DNA 整合入宿主基因组
env	表面糖蛋白(Surface glycoprotein,SU,gp120)	吸附细胞
	跨膜蛋白(Transmembrane protein,TM,gp41)	介导病毒包膜与靶细胞质膜相融合
tat	Tat	转录激活
rev	Rev	促进部分剪接和未剪接的病毒 mRNA 从核转运至细胞质
nef	Nef	下调细胞 CD4 及 MHC Ⅰ型分子的表达
vpu	Vpu	促进病毒组装和释放病毒
vpr	Vpr	促进在未分裂细胞中整合前复合物的入核,分裂细胞 G2/M 期的阻滞
vif	Vif	在某些细胞类型中,增强病毒感染能力

表面糖蛋白 Gp120 具有 5 个可变区和几个恒定区。病毒受体 CD4 结合结构域位于恒定区,而共受体(CXCR4 / CCR5)的结合域在可变区 3(V3 环),V3 区也是 HIV-1 的主要中和域,也是病毒变异频繁的区域。Gp41 镶嵌在包膜中,并介导感染过程中病毒包膜与细胞质膜之间的融合,相比 Gp120 变异较少。根据对共受体的偏好性,HIV-1 分为 T 淋巴细胞嗜性(X4,CXCR4 偏好)、巨噬细胞嗜性(R5,CCR 偏好)和双嗜性(X4/R5)。

(二)病毒的感染和复制

HIV-1 的表面糖蛋白 Gp120 与跨膜糖蛋白 Gp41 以非共价方式连接,在病毒颗粒表面以多聚体(常为三聚体)的形式存在。细胞受体为 CD4 分子,共受体为趋化因子受体 CXCR4 或 CCR5。受体和共受体主要位于 CD4$^+$ T 淋巴细胞、单核细胞/巨噬细胞谱系的细胞,及其他一些靶细胞,如朗格汉斯细胞、树突细胞和某些脑细胞的质膜上。gp120 与 CD4 分子结合,形成 gp120-CD4 复合体,此复合体与 CCR5 或 CXCR4 结合,使 gp120 与 gp41 分离,导致跨膜糖蛋白 gp41 的构象改变,暴露出融合多肽,融合多肽插入到靶细胞膜中,使病毒颗粒与细胞紧密接触,从而介导病毒包膜与细胞膜的融合,使核衣壳进入细胞质中。在感染早期,病毒往往是巨噬细胞嗜性(R5 病毒),优先使用 CCR5 共受体。随着感染进程推移,HIV-1 可使用 CXCR4 共受体,属于 T 型淋巴细胞嗜性(X4 病毒)。

HIV-1 也能低效地感染成纤维细胞及某些缺乏 CD4 表面分子的细胞(如脑细胞),在这些情况下,趋化因子共受体与 gp41 的相互作用以及诱导融合可能足以使病毒进入细胞。细胞融合活性也可能在增强病毒感染尤其是后期感染的过程中发挥重要作用,被感染的细胞表达的病毒膜上糖蛋白与未被感染的 CD4$^+$ T 淋巴细胞相融合,形成合胞体,为细胞与细胞间病毒传播提供了便利。

HIV-1 核衣壳进入细胞后,脱壳释放出 RNA。该 RNA 被逆转录酶反转录成互补 DNA(cDNA),并进一步转化成双链 DNA(dsDNA),病毒 RNA 模板由逆转录酶的 RNA 酶

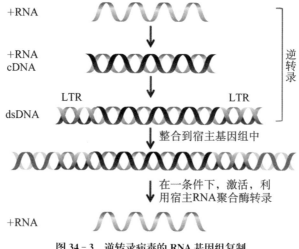

图 34 - 3　逆转录病毒的 RNA 基因组复制

H 活性从 RNA - DNA 杂交体中去除,整个过程被称为逆转录(图 34 - 3),在病毒因子和宿主细胞因子帮助下,产生了包含 dsDNA 的整合前复合体(pre-integration complex,PIC)。

HIV - 1 的逆转录酶在复制时出错率很高,导致每逆转录一次病毒 RNA,则有 3～4 个新的突变被引入转录后的 DNA 产物中,突变体的基因组在感染过程中快速地积累,最终在同一感染个体中形成一系列具有许多核苷酸差异的病毒准种。这是 HIV 容易获得抗药性,机体免疫系统难以控制 HIV 感染,以及科学家难以研发出有效抗 HIV 疫苗的重要原因。

整合前复合体进入细胞核并通过整合酶的作用整合到宿主细胞染色体中,整合位点的选择似乎是随机的,但优先选择转录活跃的基因。整合状态的病毒基因组称为原病毒(provirus),在宿主细胞核内呈潜伏状态,随细胞分裂进入子代细胞。只要感染细胞不断分裂,则病毒基因组不断被复制。在一定条件下,原病毒被激活,开始进行转录。原病毒的末端包含相同的长末端重复序列(LTR),其中含有启动子、增强子以及指导 RNA 多聚酶 Ⅱ 转录的信号。在宿主细胞的 RNA 多聚酶 Ⅱ 的作用下,转录产生全长 RNA 基因组及多个剪接的 mRNA。mRNA 在细胞核糖体上翻译出病毒的结构蛋白和非结构蛋白。

除了调控和辅助蛋白之外,所有的逆转录病毒的蛋白质均是以多蛋白前体形式进行初始翻译,随后被蛋白酶水解为单个蛋白。如 HIV - 1 包膜蛋白的前体蛋白(gp160)由细胞内蛋白酶裂解,而 Gag 和 Gag-Pol 前体由 *pol* 基因所编码的病毒特异性蛋白酶(PR)裂解。

HIV - 1 产生一系列的调控蛋白和辅助蛋白,这些蛋白质与病毒复制、致病和疾病进程相关。Tat 和 Rev 蛋白是病毒复制所必需的。Tat 是转录激活因子,其结合序列靠近病毒 mRNA 的起始部位,称为 TAR,Tat 结合 TAR,进而招募胞内蛋白,修饰 RNA 多聚酶 Ⅱ,以防止过早终止转录。Rev 蛋白调节病毒 mRNA 的剪接和运输。未剪接的细胞转录物通常保留在细胞核中,而只有充分剪接的 mRNA 被运送至细胞质进行翻译。

在 HIV - 1 中,Tat、Rev 和 Nef 蛋白是由完全剪接的 mRNA 翻译而来,Vif、Vpr、Vpu 以及 Env 多蛋白前体是由不完全剪接的转录本翻译,而 Gag 和 Pol 多蛋白前体是由未剪接的基因组 RNA 翻译。转运不完全剪接和未剪接的病毒 RNA 到细胞质中是十分必要的。Rev 蛋白通过结合病毒 RNA 上 Rev 结合位点(RRE),然后与细胞中负责蛋白质运输的物质相互作用,再通过核孔运输出去。Rev 促进了病毒结构蛋白和一些辅助蛋白的翻译。

Nef 蛋白可能具有干扰免疫识别感染细胞的功能。Nef 引起 CD4 的内化和降解,可能防止重复感染并通过阻止细胞受体和新合成的病毒颗粒之间复合物的形成来促进病毒释放。Nef 也导致细胞表面的主要组织相容性复合体(MHC)Ⅰ类分子的表达下调,防止细胞毒性 T 淋巴细胞识别被感染的细胞。Vpu 蛋白对病毒出芽过程具有重要的作用,vpu 基因的突变与病毒粒子在宿主细胞表面持续的时间有关。其在感染的晚期阶段似乎扮演着两个不同的角色。Vpu 可能促进 Env 蛋白被招募纳入新合成的病毒颗粒;Vpu 的第二个作用是促进病毒从被感染的细胞释放。

Vpr 在 HIV-1 复制中可能有多种功能,包括对 LTR 适度的反式激活作用,增强在新感染的非分裂细胞(如巨噬细胞)中整合前复合体的核迁移,抑制慢性感染的建立,处于细胞周期 G2/M 期细胞的捕获并诱导潜伏细胞产生高产量病毒。HIV-2 编码 Vpx 而不编码 Vpu。Vpx 与 Vpr 的基因具有同源性。HIV-2 的 Vpr 与 Vpx 的功能已有所分工,如 Vpr 维持诱导 G2 期阻滞的能力,而 Vpx 具有增强病毒对非分裂细胞感染的能力。

Vif 蛋白的作用可能是将 HIV-1 的宿主细胞范围扩展到通常不被感染的细胞类型。Vif 还抑制一种 RNA 编辑酶 APOBEC3G(固有免疫系统的效应分子之一),在逆转录之后可导致 HIV 的 DNA 高频突变。

病毒子代基因组 RNA 与病毒蛋白装配成核心颗粒,经出芽方式获得包膜,从而组装成完整的病毒。

二、致病性和免疫性

临床上将 HIV-1 感染病程主要分为 3 个阶段:急性感染期、潜伏期、发病期。

(一) 急性感染期

病毒初入人体,HIV-1 选择性地感染表面带有 CD4 分子的细胞,主要有 $CD4^+$ T 淋巴细胞、单核巨噬细胞、树突状细胞等。随后病毒被传递给已激活的 $CD4^+$ T 细胞,一旦病毒感染的 $CD4^+$ T 细胞转移到淋巴结中,则成功建立感染。为了维持有效感染,病毒必须感染足够多的已经被激活的细胞,出现病毒血症。病毒血症大概维持 5~7 天,在此期间,可以在血浆中检测到大量的病毒 RNA($>10^7$/ml)。急性感染期 $CD8^+$ T 细胞数增加,各种细胞因子和趋化因子合成与分泌,导致感染者出现发热、咽痛、头痛、腹泻、疲乏无力等症状。急性感染后期,病毒血症缓解,病毒数下降,$CD4^+$ T 细胞耗竭,急性期症状慢慢消失,血清出现阳转。

(二) 临床潜伏期

在急性感染后 3~6 个月内,$CD4^+$ T 细胞的数量慢慢恢复,接近正常水平。之后,其细胞数量通常会以每年 25~60 个细胞/微升的速度持续下降。病毒潜伏在淋巴结等组织细胞中,进行低水平复制,但是血液中检测不到病毒。HIV-1 可以潜伏长达数年至数十年。

(三) 发病期

在大多数处于临床潜伏期的感染者中,HIV-1 保持低水平复制而不致病,但当在缺乏有效的免疫反应和其他机体保护因素时,病毒活化,出现高水平复制,血液病毒载量明显上升。HIV-1的高水平复制主要造成 CD4$^+$ T 淋巴细胞的大量死亡,导致艾滋病的发生,出现严重的免疫缺陷,并可出现其他的艾滋病并发症。机会性感染是艾滋病的主要并发症。

HIV-1 感染难以防治的原因有以下 3 点:①HIV-1 的逆转录具有很高的突变率,病毒很快会对现有治疗产生抗性;②HIV-1 通常会在体内潜伏感染至少数年,在感染者不知情的情况下通过性行为或血液交换进行传播。③即使药物清除了血液中所有的 HIV-1 病毒颗粒后,潜伏在感染组织中的 HIV-1 仍能保存下来,因为整合在宿主细胞中的原病毒处于潜伏状态,药物不会对其产生效应。当细胞分裂和复制的时候,病毒活化,开始复制。

许多因素影响 HIV-1 的感染和致病过程,包括性滥交、性病、毒品、免疫激活、其他病毒感染、免疫抑制(药物、细胞因子、调节性 T 细胞等)和生活方式(酗酒吸烟、抑郁等)等。

三、 流行病学和防治

(一) 流行病学

HIV-1 是造成全球艾滋病的主要原因。非洲中西部的黑猩猩可能是 HIV-1 的天然宿主,是 HIV-1 感染人类的源头。根据对艾滋病患者的回顾性血清学研究表明,HIV-1 感染早在 20 世纪 50 年代和 70 年代便分别存在于非洲和美国。HIV-2 于 1986 年在西非患者体内被发现。HIV-2 主要分为 A 亚型和 B 亚型。相对于 HIV-1,HIV-2 致病性和感染性较弱,感染 HIV-2 的病人体内的病毒载量水平较低,疾病进程较为缓慢。

根据对病毒基因 *env* 和 *gag* 进行 PCR 扩增及序列测定,有助于不同毒株之间的差异比较。根据病毒全基因组测序的结果,HIV-1 可分为 3 个组(进化枝):M 组(主要组),包含 A~K 在内的 11 种亚型;O 组(外围组),有 9 个亚型;N 组(非 M 非 O 组)。M 组的不同亚型在包膜蛋白的氨基酸组成上至少有 20% 的差异,*gag* 区至少有 15% 的差异。HIV-1 M 组 A 亚型主要分布于中非、泰国;B 亚型主要分布于北美、南美、西欧、日本、澳大利亚、泰国;C 亚型主要分布于中非、南非、印度、巴西;D 亚型分布于中非;E 亚型分布于中非、泰国、日本和东南亚地区;F 亚型主要分布于南美、中非和欧洲。M 组内其他亚型还包括主要来自于俄罗斯的 G 亚型、非洲和中国台湾的 H 亚型、扎伊尔的 J 亚型和喀麦隆的 K 亚型。

不同亚型的 HIV-1 间会产生重组。重组病毒株已成为 HIV-1 流行病学上的重要株系。重组株系被称为流行重组模式(CRF),根据来源毒株名称对其进行依次命名,如 CRF01_AE 重组株,即是由 A 和 E 毒株重组而来,主要在泰国流行。由 4 种或更多亚型发生重组的重组毒株被称为复合型毒株(CPX)。

在我国,HIV-1 流行最广泛的毒株为 CRF01_AE 和 CRF07_BC 重组型,以及 B′亚型(泰国 B 亚型),但不同地区之间存在一定差异。CRF07_BC 主要存在于西北地区;B′亚型主要存在于华中地区;东北、华北、华东、华南地区主要以 CRF01_AE 为流行株,其次为 B 亚型及 CRF07_BC;西南地区的流行毒株分布较为复杂,不仅包括 CRF01_AE、CRF07_BC、CRF08_BC,还包括其他重组型。CRF01_AE 主要在性传播人群中流行,包括异性之间以及男男同性恋之间的性传播,但在吸毒人群中也有一定传播。CRF07_BC 亚型在男男同性恋间及异性性传播人群中具有一定的流行。B′亚型主要在输血人群中传播。此外,在男男同性恋人群中,可以发现许多新的重组病毒株。

据世界卫生组织统计,自 HIV-1 被发现以来,共有 7 800 万人被 HIV-1 感染,3 900 万人死于艾滋病。艾滋病给人类健康和社会发展带来了极大的威胁。自 2005 年开始,使用抗逆转录病毒疗法(ART)的艾滋病患者的存活率大为提高。

根据我国国家疾控中心的统计结果,在 2006～2012 年间,我国艾滋病患者死亡率持续上升,同样,艾滋病的发病率也持续上升。艾滋病在 2012 年甲乙类主要传染病总死亡数中占 69.22%,位居第一。

(二) 病毒传播途径

HIV-1 通过性传播、病毒污染的血液或血液衍生品传播,及母婴传播。HIV-1 感染者的精液和宫颈分泌物中存在高滴度的病毒。异性性接触是全球最主要的传播途径,同性传播比例不断上升,由于直肠黏膜易损伤,男同性恋者成为艾滋病传播的焦点人群,肛交、口交具有更大的传播风险。

性交造成的生殖器官黏膜微创伤,以及其他感染性或炎症疾病可导致阴道黏膜完整性被破坏,增加了 HIV-1 传染的风险。一旦病毒被沉积在阴道黏膜,病毒可穿过阴道粘膜层,到达朗格汉斯细胞的树突状凸起,随后感染巨噬细胞、T 淋巴细胞和树突状细胞。不采取任何保护措施的性行为,每一次性行为被感染 HIV-1 的概率为 0.03%～0.05%。

不使用任何抗逆转录病毒疗法,感染 HIV-1 的妈妈传给孩子的概率是 15%～40%。母婴传播可发生在产前(经胎盘传播)、分娩(经产道传播)、产后(经母乳传播)。在怀孕期间接受抗逆转录病毒疗法可显著减少母亲传染 HIV-1 给孩子的风险。

对血液和血液衍生品的 HIV-1 的检测基本消除了 HIV-1 经输血传播的风险。通过共用针头和注射器注射毒品是目前经血液传播 HIV-1 的主要途径。医护人员通过污染的针头感染的概率较小(远低于 1%),可能是因为感染者血液中的感染性病毒较少,必须大体积反复暴露才能显著增加感染的机会,但仍需格外小心处理针头、尖锐物件等。与 HIV-1 感染者日常的非性接触不会被感染,也不会通过昆虫叮咬等媒介被感染。艾滋病患者的唾液、泪液、尿液和母乳中可以检测到病毒,但是,除了母乳喂养婴儿造成母婴传播外,其他体液并不具有明确的感染性。

(三) 检测

HIV-1 的检测主要检测感染者体液中的病毒病原和抗 HIV-1 抗体,其中抗体检测更为普遍。抗体筛检的方法主要为 ELISA,具有很高的灵敏度和特异性。颗粒凝集实验是一种成本低廉的检测方法,检测结果可肉眼判定,但特异性较差。斑点印迹检测操作极为简便,整个过程多数在数分钟内即可结束,但检测费用高于 ELISA 和颗粒凝集试验。确证抗体阳性血清的常用方法是蛋白质印迹法,但该法操作较繁琐。

在感染最初的 2～4 周内,抗体无法被检测到。在此期间,感染者仍然可以通过性接触或献血将 HIV-1 传给他人。因此,填补此检测漏洞对保护输血安全尤其重要。虽然可以将病毒培养在混合淋巴细胞中,但此法不切实际,可能达 1 个月都得不到阳性结果。更为实际和简便的方法是基于病毒核酸的测定法如逆转录 PCR 实验（RT - PCR）、核酸序列扩增实验（NASBA）、分支 DNA 杂交实验（bDNA）等，可检测血浆中是否存在 HIV - 1 RNA 或 DNA。HIV - 1 的核酸检测可用于 HIV - 1 感染的辅助诊断、病程监控、指导治疗、预测疾病进展等。

ELISA 检测 HIV - 1 p24 抗原（核心抗原）是常用的病毒抗原检测，可用于 HIV - 1 抗体不确定或窗口期的辅助诊断。

（四）预防

性观念的改变、吸毒、工业化和城镇化带来的社会和家庭结构的变化都促进了 HIV - 1 的传播。因此，预防 HIV - 1 传播最首要的措施是通过适当的教育使处于 HIV - 1 感染风险中的人们了解 HIV - 1 传播的途径，采取正确的预防措施（如使用安全套及安全针头）。

HIV - 1 疫苗还未见研发成功的曙光。主要缘于 HIV - 1 的高突变性使疫苗开发变得复杂而艰难。此外，HIV - 1 能在细胞间传递而使病毒免受中和抗体的中和作用，更进一步加剧了疫苗研制的困难。2009 年在泰国试验的 RV144 疫苗，临床试验显示有 31.2% 的保护作用，是迄今最好的疫苗试验效果。

抗病毒药物组合治疗可以避免或降低因意外暴露而造成的潜在感染风险，必须在意外发生后尽快实施。对 HIV - 1 阳性孕妇而言，建议选择剖腹产分娩，避免母乳喂养。

（五）治疗

抗艾滋病药物的作用机制是通过抑制 HIV - 1 复制周期的某个必要环节，从而抑制病毒的复制和感染。国际上（如美国 FDA）批准用于治疗艾滋病的药物主要分为以下 6 类。

1. 核苷（酸）类逆转录酶抑制剂（NRTI） HIV - 1 逆转录酶底物脱氧核苷酸的类似物，在体内转化成活性的三磷酸核苷衍生物，与天然的三磷酸脱氧核苷竞争性与逆转录酶结合，抑制其作用。这类药物现在主要 8 种，如齐多夫定、拉米夫定等。这类抑制剂会引起宿主细胞线粒体损坏，毒副作用比较大，长期单独用药会使病毒产生抗药性。

2. 非核苷类逆转录酶抑制剂（NNRTI） 一类通过与逆转录酶聚合位点附近的疏水结合口袋结合而发生作用的药物小分子。这类药物目前主要有 5 种，如地拉夫定、利匹韦林等。此类药物也容易产生抗药性。

3. 整合酶抑制剂 这类药物能与 HIV - 1 整合酶-DNA 复合物的催化核心区域结合，使其处于一个非活性的状态，从而抑制 HIV - 1 的基因整合到人类基因组中。整合酶抑制剂目前有 3 种，其中埃替格韦（Elvitegravir）于 2014 年 9 月上市。

4. 蛋白酶抑制剂 该类抑制剂可有效地抑制 HIV - 1 基因编码的蛋白酶，导致病毒多蛋白前体不能裂解和形成成熟病毒体，从而阻断病毒的装配。现有阿扎那韦、茚地那韦、利托那韦等 8 种抑制剂。

5. 融合和进入抑制剂 该类抑制剂通过阻断病毒与靶细胞膜的融合或阻止病毒与靶细胞受体的结合从而抑制病毒进入靶细胞。HIV 融合抑制剂现只有恩夫韦肽（Enfuvirtide，又叫 T20）一种。进入抑制剂马拉韦罗（Maraviroc）使 HIV - 1 gp120 不能与共受体 CCR5 结合，从而使 HIV - 1 不能感染宿主细胞。

6. 组合疗法　将上述多种药物组合使用。最典型的例子是美籍华裔何大一教授首创的"鸡尾酒疗法"，即"高效抗逆转录病毒疗法"（HAART），3 种药物联合用药，包括 2 种逆转录酶抑制剂和 1 种蛋白酶抑制剂。自 1995 年"鸡尾酒"疗法应用于临床后，已经有很多患者受益。它可以控制病体内的 HIV-1，使得患者的免疫系统有机会修复，但是不能清除体内病毒和治愈疾病。鸡尾酒疗法的局限性主要表现在：对早期艾滋病病人相当有效，但对中晚期患者的帮助不大；毒性大，副作用大；此外此疗法的花费也较高。一旦停药，立即反弹，使病毒产生抗药性。

艾滋病难治愈的一个重要原因是 HIV-1 的潜伏感染，病毒不能被彻底清除。HIV-1 可潜伏在脑、消化道、外周血、骨髓、淋巴结，潜伏的细胞包括静息 $CD4^+$ T 淋巴细胞、单个核巨噬细胞、星形胶质细胞、树突状细胞。

自艾滋病被发现以来，只有一名患者（蒂莫西·雷·布朗，又称"柏林病人"）被成功治愈。该患者同时患有艾滋病和白血病。在治疗白血病时，医生给布朗移植了 CCR5 缺陷的骨髓细胞，移植后检测不到 HIV-1，也找不到潜伏感染细胞的踪迹，至今仍健康地活着。虽然该例仅是个案不易推广，但给 HIV-1 基因治疗提供了新思路。

第二节　人类嗜 T 细胞病毒

人类嗜 T 淋巴细胞病毒 1 型（HTLV-1）是在 20 世纪 70 年代末 80 年代初发现的第一个感染人类的逆转录病毒。1980 年，美国 NIH 的 Robert C. Gallo 团队在成人 T 细胞白血病（ATL）T 细胞系中分离鉴定了第一个逆转录病毒 HTLV。1982 年，日本科学家 Yoshida 利用分子生物学方法在 MT-2 细胞系中鉴定了一种逆转录病毒，这种病毒被称为人嗜 T 淋巴细胞病毒（ATLV）。经过序列鉴定，美国发现的 HTLV 与日本发现的 ATLV 属于同一种病毒，最终被命名为 HTLV-1。1982 年日本 Kalyanaraman 报告一例 T 细胞变异的多毛细胞白血病患者，其血清包含的抗体和前面所述的 HTLV-1 中的核心蛋白 P24 有反应，随后分离的新型病毒被称为 HTLV-2。

HTLV-1 和 HTLV-2 是 HTLV 最主要的两种类型。除此之外还有 HTLV-3 和 HTLV-4。HTLV-3 和 HTLV-4 于 2005 年在西非喀麦隆被发现。

一、生物学性状
（一）病毒形态与结构

HTLV-1 颗粒呈球形，直径约为 100 nm。外面有类似 HIV-1 包膜蛋白 gp120 的糖蛋白 gp46，膜上嵌有跨膜蛋白 gp21。病毒颗粒内含有正二十面体结构的核衣壳，由衣壳蛋白（p24，CA）组成，内含有核壳蛋白（p15，NC）以及两条单链 RNA 基因组。

（二）病毒感染与复制

HTLV-1、HTLV-2、HTLV-3 和 HTLV-4，具有 60%～70% 的序列同源性，均具

有 *gag*、*pol*、*env* 三种主要基因。HTLV-1 基因组全长约有 8 507 bp(图 34-4)。

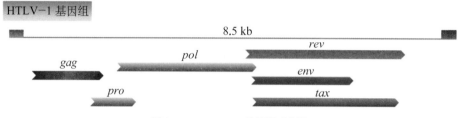

图 34-4　HTLV-1 基因组示意图

HTLV-1 *gag* 基因编码前体蛋白 P55,P55 经切割为主要结构蛋白核壳蛋白(NC,P15)、衣壳(CA,p24)以及基质蛋白(MA,P19)。CA 组成病毒颗粒的衣壳结构,NC 结合在 RNA 上。*pro* 基因编码蛋白酶。*pol* 基因主要编码逆转录酶和整合酶。在合成由 *pro* 和 *pol* 基因编码的蛋白质的过程中,需要发生阅读框移码事件来保证基因组 RNA 产生 Gag-Pro 和 Gag-Pro-Pol 多蛋白前体,这些蛋白质均由蛋白酶进行加工处理。*env* 基因主要编码表面糖蛋白(SU,gp46)以及跨膜蛋白(TM,gp21)。这两种蛋白质在病毒进入和组装具有感染性的病毒颗粒过程中扮演着重要的角色。HTLV-1 的 3′端基因 *pX* 主要有 4 个开放阅读框 I-IV,表达调控蛋白和非结构蛋白。ORF-I 和 ORF-II 主要编码 P12、P30 和 P13。ORF-III 和 ORF-IV 编码 Tax 和 Rex 蛋白。在病毒的复制周期中,Tax 具有激活 LTR 转录活性的功能,在病毒复制过程中必不可少。此外,Tax 还可促进细胞的生长。Rex 在剪接和转运病毒 mRNA 过程中发挥重要作用。

HTLV 的一个重要特征是编码亮氨酸拉链蛋白因子(HBZ),它由一条互补的负链 RNA 所编码,行使负调控病毒复制和增强病毒持续感染的功能。

HTLV-1 的生活周期同许多的逆转录病毒相似,均经过以下阶段:吸附、膜融合、进入、脱壳、逆转录、病毒整合到宿主基因组中、适当条件下转录翻译、合成蛋白质、组装和出芽释放病毒。

与 HIV-1 在复制过程中释放大量游离病毒不同,HTLV-1 复制的子代病毒主要与细胞粘连。此外,HIV-1 的逆转录易于出错使 HIV-1 表现出极大的遗传多样性,而 HTLV 的基因组高度保守。

在非人灵长类动物模型上的研究显示,HTLV-1 的主要储存库可能是外周淋巴细胞、脾脏和淋巴结。在恒河猴中注射可产生 HTLV-1 的细胞系后,可发展为关节炎、葡萄膜炎、多发性肌炎等多种疾病。转基因大鼠已成为 HTLV-1 致瘤和发病机制免疫机理研究的主要模型。给成年裸鼠接种非致死性 HTLV-1 细胞系,能够引起一种类似于人类 ATL 的淋巴组织增生疾病,提示免疫缺陷大鼠是一种较好的 ATL 和肿瘤疾病模型。

二、致病性和免疫性

HTLV-1 可引起成人 T 细胞白血病(ATL)、人 T 淋巴细胞病毒 I 型相关性脊髓病/热带痉挛性截瘫(HAM/TSP)、葡萄膜炎、HTLV-1 相关的感染性皮炎(HAID)、淋巴腺炎等。

HTLV-2致病性较弱,可引起T-多毛细胞/巨粒细胞白血病。

HTLV-1最初发现于$CD4^+$ T细胞,还可以感染外周血中的$CD8^+$ T细胞、树突状细胞,以及B细胞等多种类型的细胞,但有效感染只发生在T淋巴细胞在内的少数细胞。在感染人类后,HTLV-1主要靶细胞为$CD4^+$ T细胞。较HTLV-1而言,HTLV-2转化$CD8^+$ T细胞的能力较强,而且优先感染$CD8^+$ T细胞。HTLV-3和HTLV-4的致病性,还未明确。

HTLV-1是一种并不编码任何来源于宿主的癌基因的致瘤病毒,主要通过激活宿主细胞内的一些基因来诱导淋巴组织增生及神经性疾病。Tax蛋白主要通过招募包括cAMP结合应答元件(CREB)、血清应答因子(SRF)、NF-κB、CREB结合蛋白(CBP)等在内的一些细胞转录因子和共激活子,来发挥激活转录功能。Tax蛋白还能够与T细胞内的蛋白质相互作用,影响T细胞增殖、细胞调控、p53依赖的细胞凋亡以及DNA修复。

ATL是一种罕见的血液系统恶性肿瘤,其特征是T淋巴细胞不受控制的增生并伴分化障碍以及功能缺陷,最终导致患者发生严重免疫缺陷和多系统并发症而死亡。病人临床表现为淋巴结肿大、肝脾肿大、皮肤和骨骼病变。恶性的T细胞有花形的核,并具有多形性。它是由HTLV-1感染导致$CD4^+$ T淋巴细胞恶性转化引起的。

HTLV-1引起的另一种疾病是HLTV相关脊髓病(HAM)或热带痉挛性截瘫(TSP),这是一种大脑和脊髓,尤其是运动神经元的脱髓鞘疾病,常见症状是痉挛、下肢无力、腰背痛。花形T细胞可在脑脊液中发现。HAM的发病机制是自身免疫反应诱导神经元损伤及杀伤性T细胞杀死神经元。

HTLV-1可在宿主体内潜伏20～30年,或缓慢进行复制转化而不引起细胞病变效应。

三、 流行病学和防治

(一) 流行病学

HTLV-1在加勒比地区、日本、夏威夷、非洲、南美等较为普遍。在西欧和美国,静脉吸毒者中HTLV-1的发病率呈上升趋势。在一些地方性流行区,HTLV-1感染率可达20%以上。在感染者中,有2%～5%的人可发展成不同种类的疾病,并且伴随一生。在我国几乎不存在HTLV病毒流行的情况,部分沿海地区会有极少数人被检测出HTLV-1抗体阳性。

(二) 病毒传播途径

HTLV-1主要通过血液传播、性传播、静脉注射吸毒、母婴传播等。感染母亲的乳汁中含有滴度较高的病毒,是母婴传播的一个重要渠道。与HIV-1不同的是,HTLV不通过无细胞的体液传播,而必须通过含细胞的体液传播。

(三) 临床检测

HTLV感染的检测方法主要有以下3种:①细胞学检查。可通过细胞的形态学特征来进行初步筛查,如ATL患者中的白细胞形状异常,主要特征为核分叶。②血清中HTLV-1和HTLV-2等抗体检测。主要检测技术有蛋白印迹(WB)、酶联免疫吸附试验(ELISA)等,其中ELISA最常用。③PCR检测法。PCR检测可以明确区分HTLV-1和HTLV-2。此外,诊断 HAM/TSP 可检测脑脊液中是否存在 HTLV 抗体和 HTLV 核酸。

（四）预防

避免接触患者的血液或含细胞的体液;对供血和献血者进行 HTLV 抗体的筛查,保证血源为 HTLV 抗体阴性;性行为中使用安全套;感染 HTLV 的母亲不使用母乳喂养婴儿,可以减少 HTLV 传播的风险。尚无疫苗预防 HTLV 感染。

（五）治疗

没有针对 HTLV-1 特异性的药物。使用糖皮质激素、达那唑胶囊、活脑灵等药物治疗 HAM/TSP 具有短暂的效果,但是无法改变长期残疾。一般采用抗癌化疗治疗 ATL。

（姜世勃,陆　路,应天雷）

第三十五章 其他重要病毒

概 述

- 狂犬病病毒是重要的经动物媒介感染人类的病毒,引起的狂犬病致死率几乎为100%。
- 天花病毒在历史上曾对人类健康造成重大威胁。通过人工免疫接种,天花病毒已经被消灭。

　　本章简要介绍与人类疾病和健康有明确或潜在相关性的 4 个病毒科:弹状病毒、痘病毒、细小病毒和博尔纳病毒。其中弹状病毒科狂犬病病毒是重要的动物源性病原体;痘病毒科天花病毒在历史上曾对人类健康造成重大威胁,已通过人工免疫接种得以消灭;人细小病毒B19 全球流行,在部分感染者中预后较严重,除 B19 以外的细小病毒科成员以及博尔纳病毒科成员与人类疾病的关系尚有待进一步研究。

第一节 狂 犬 病 病 毒

　　狂犬病病毒(rabies virus, RABV)属于单负链 RNA 病毒目(Mononegavirales)弹状病毒科(Rhabdoviridae)狂犬病病毒属(*Lyssavirus*),为该属典型种,也是该科及该属中最重要的人类病毒。RABV 感染哺乳动物和人,具有高度的嗜神经性,可引起以脑炎为主的中枢神经系统受损,称狂犬病(rabies)或恐水症(hydrophobia)。RABV 主要通过感染动物带毒唾液经咬噬传至其他个体及物种。人类狂犬病属动物源性疾病,通常源自 RABV 感染的犬、狐、猫鼬等食肉目动物咬伤,及蝙蝠咬伤、抓伤或密切接触,人间传播偶见于组织或器官移植受体。狂犬病中枢症状出现后的死亡率接近 100%,无有效治疗方法,控制主要依靠免疫预防,包括疫源性动物群体的预防接种、高危人群的暴露前预防接种及动物咬伤后的暴露后预防接种。每年 9 月 28 日为世界狂犬病日。

一、生物学性状
(一)病毒的形态和结构
　　弹状病毒基因组为单股负链 RNA,长度 11～15 kb,包括至少 5 个相互独立的开放阅读框,分别编码核蛋白 N、磷蛋白 P、基质蛋白 M、被膜糖蛋白 G、聚合酶 L 等病毒蛋白,开放阅读框之间为基因间隔区(intergenic region,IGR)(类似第二十七章所述的副黏病毒)。

弹状病毒粒子为具有包膜的子弹形或短杆形,平均直径 75 nm 左右、长度 180 nm 左右。病毒包膜中紧密镶嵌数百个由病毒糖蛋白 G 构成的刺突,为受体结合位点和中和抗体作用位点。包膜下方为 M 蛋白组成的基质层,基质层内为螺旋缠绕的核糖核蛋白 RNP,由 N 蛋白包裹基因组 RNA 形成,其上还结合有 P 蛋白和 L 蛋白。

狂犬病毒耐低温,可在 4℃ 存放数周、−70℃ 存放数年不丧失感染力。不耐热,对脂溶剂、去垢剂、蛋白酶和极端 pH 条件敏感。

(二) 病毒感染和复制

动物体内 RABV 自然感染呈现显著的嗜神经性,但病毒在体外可感染 BHK - 21 及鸡胚成纤维细胞等非神经细胞,病毒在体内(犬、家兔、小鼠等)或体外连续传代亦可获得组织嗜性发生改变的变异株。RABV 可能的细胞受体包括 N 型乙酰胆碱受体(nicotinic acetylcholine receptor,nAchR)、神经细胞黏附分子 1(neuronal cell adhesion molecule 1,NCAM1)和神经生长因子受体(nerve growth factor receptor,NGFR),近年的研究倾向于认为 RABV 可能在感染不同类型细胞时和(或)感染过程的不同步骤利用不同的受体,此外细胞表面多糖、神经节苷脂和脂类等分子也可能参与介导 RABV 黏附靶细胞。

RABV 与受体结合后通过受体介导内吞作用进入内吞囊泡,进而由病毒 G 蛋白介导发生依赖于低 pH 条件的膜融合,将 RNP 释放入细胞质;而在病毒感染神经细胞轴突末端时,含有 RABV 的内吞囊泡通过未知机制经逆向轴突运输到达细胞体后才发生膜融合。

RABV 的转录和复制在细胞质中进行。进入细胞质的 RNP 在 L 蛋白聚合酶的催化下启动转录,以负链基因组为模板,分别转录出引导 RNA(leader RNA,leRNA)和各开放阅读框的对应 mRNA,L 蛋白并负责对 mRNA 进行加帽和加尾。IGR 控制转录暂停和重启,可决定下游开放阅读框的转录水平。mRNA 随后在宿主细胞核糖体作用下翻译产生病毒蛋白。N 蛋白积累到一定水平时抑制病毒转录、启动病毒复制,L 蛋白以负链基因组为模板转录出完整正链反基因组,进而产生子代负链基因组。近年研究认为,**内基小体**(RABV 感染的神经细胞在胞质中可出现特征性的嗜伊红包涵体样颗粒,检出时具辅助诊断价值)是 RABV 进行转录和复制的主要场所,并有特定的宿主因子参与其形成及功能。

N 蛋白在 P 蛋白等协助下与子代负链基因组 RNA 结合形成 RNP,M 蛋白分别与 N 蛋白和质膜上 G 蛋白发生相互作用,介导子代 RNP 在质膜处出芽成子代病毒。

二、 致病性和免疫性

(一) 致病性

通常认为感染动物唾液中的 RABV 通过撕咬或舔舐皮肤伤口等方式进入易感个体,感染首先在横纹肌终板的神经肌肉接头处发生。病毒通过突触后膜感染肌肉细胞并在其中复制扩增,释放的子代病毒进而通过突触前膜感染运动神经元,再逐步感染上级神经元和中枢神经系统。这一阶段临床表现为潜伏期。脑和脊髓感染后,病毒的大量复制对神经元功能造成影响,临床症状才开始出现。同时病毒由中枢进一步侵犯感觉神经和自主神经,最终扩散到唾液腺、皮肤、脏器等外周组织器官。RABV 导致死亡的具体原因尚不明确,但病毒在其中的大量复制可导致多个器官系统出现功能障碍和衰竭。病程中不出现病毒血症,唾液是最主要的排毒途径,但呈现断续性,且病程中若发生血清抗体阳转,唾液排毒会终止。

RABV 感染后的潜伏期通常为 1～3 个月,但也可短至数天或长至数年,可能与不同的毒株变体、暴露方式、感染剂量、感染部位距中枢的距离、患者年龄以及先存抗 RABV 免疫水平等因素有关。中枢症状出现前数天,可能有流感样不适,初始暴露部位亦可能出现疼痛、瘙痒或感觉异样等前驱症状,由病毒上行感染局部背根神经节引起。中枢神经系统感染后,70%～80% 的狂犬病例表现为经典/脑炎/狂躁型(classical/encephalitic/furious form),典型症状包括时而神志不清、躁动不安、时而清醒,大量分泌唾液但吞咽困难,对声、光等外界刺激敏感,常出现恐水、恐风,恐水发展到极端时见到水或听到水声即可发生咽喉肌肉痉挛、剧烈干呕,最终进展为昏迷、心肺衰竭、死亡;其余狂犬病患者表现为麻痹/瘫痪型(dumb/paralytic form),在蝙蝠来源的感染中多见,特点是病程早期由初始暴露部位开始出现进行性肌肉无力,与脑炎型病例相比进展到昏迷和死亡的速度较缓慢。

动物感染 RABV 除上述症状外,往往表现出攻击性增强,加之唾液大量分泌和唾液排毒,对于病毒的个体间传播有利。

(二) 免疫性

天然感染条件下,针对 RABV 的免疫反应仅在中枢感染发生后能够观察到,表现为干扰素等细胞因子在中枢神经系统感染部位的高表达,同时招募大量免疫细胞进入中枢神经系统,但上述机制均不足以控制中枢感染。在进入中枢前的外周感染阶段,RABV 利用 P 蛋白等通过多种机制抑制感染细胞的固有免疫反应,逃避宿主免疫监控。由于病程中血-脑屏障完整性不发生明显改变,狂犬病毒入侵中枢后,天然产生或外周引入的中和抗体无抗病毒效果。

三、 流行病学和诊断防治

(一) 流行病学

除南极大陆外,全球均有狂犬病分布,主要集中于亚、非发展中国家,保守估计每年造成数万人死亡,数百万人因暴露或可疑暴露需接受应急预防接种。犬是亚非最主要的传染源动物,其他大洲的大部分地区、特别是西欧和北美已消灭犬源狂犬病,病例和暴露主要来自其他野生食肉目如红狐、猫鼬、浣熊等以及蝙蝠类,或由疫区通过国际旅行或动物进口方式输入。因组织或器官移植感染 RABV 的案例偶有报道。

(二) 诊断与临床检测

虽然恐水等典型症状对于狂犬病、特别是高流行地区脑炎型狂犬病的诊断有帮助,但相当数量的临床病例仅在患者死后才能做出确定诊断。临床上对于原因不明的脑炎患者,应考虑狂犬病可能性,高流行区应关注与传染源动物的接触史。

狂犬病患者临床检测手段主要包括:提取唾液,通过 RT‐PCR 检测病毒核酸,及接种培养细胞或实验动物进行病毒分离;提取后颈含毛囊皮肤样本,检测毛囊底部皮神经细胞中的病毒抗原；提取血清和脑脊液，检测病毒抗体。有时需采取不同时间、部位的样本，不同检测方法的结果应综合考虑，并结合暴露史及临床症状进行诊断。死后诊断通常开颅采取多部位脑组织拭片或印片，利用免疫荧光或免疫组化等方法检测 RABV 抗原，阳性标本可进一步检测病毒核酸及进行病毒分离培养。

（三）治疗

目前对于已出现中枢症状的 RABV 感染无有效疗法，临床以使用镇静及麻醉药物缓解患者痛苦为主，死亡率接近 100%。

（四）预防

传染源动物群体及高危人群中的暴露前预防（pre-exposure prophylaxis，PreEP）和一般及高危人群中的暴露后预防（post-exposure prophylaxis，PEP），是目前控制狂犬病的唯一有效途径。PreEP 和 PEP 都依赖于有效的 RABV 疫苗，PEP 有时还需联用 RABV 抗体（rabies immune globin，RIG）。

1880 年前后，Louis Pasteur 及其合作者已认识到狂犬病由脑、脊髓感染引起，并通过将上述感染组织接种家兔实现实验室感染。Pasteur 等随后在尚不确定狂犬病病原体本质的条件下，将狂犬病**野毒株/街毒株**（street virus，由天然感染动物或人体内分离得到的 RABV 毒株，接种实验动物后潜伏期不固定、致病性不稳定）在家兔中连续传代得到**固定株**（fixed virus，街毒株经实验动物或培养细胞连续传代后，实验动物中的潜伏期和致病性、细胞系中复制活性等性质不再发生改变、表型固定的 RABV 毒株），并以固定株感染的家兔脊髓为原料制备狂犬病疫苗。经多次动物和人体实验，终于在 1885 年获得首次成功，以 PEP 方式救治一名遭病犬重度咬伤的患儿 Joseph Meister，由此狂犬病成为继天花之后第二个可通过接种疫苗进行预防的人类传染病。此后，狂犬病疫苗生产系统经历了由哺乳动物、禽类胚胎、原代仓鼠肾细胞、人二倍体细胞系直至目前的禽类胚胎细胞和永生化非洲绿猴肾细胞系（Vero）的演变，剂型也由最初的组织粗提物发展为高度纯化的高滴度病毒制备物。由于多方面的原因，部分狂犬病流行国家和地区仍在使用已经过时的低效价、高不良反应率的疫苗品种。

目前对于人和宠物的狂犬病预防采用灭活疫苗，通行的注射方案均需皮下/肌肉或皮内注射 4~5 次，一定程度上影响依从性，未来研发方向是更高效的疫苗和更有效的接种方式以减少注射次数。对于野生动物群体中的狂犬病控制则主要采用口服减毒活疫苗，以饵料形式投放野外。

遭咬伤或通过其他形式暴露/接触潜在传染源动物后的 PEP 处理应结合多方面因素综合考虑，包括当地狂犬病流行情况、攻击动物是否能够捕获进行检测及观察、宠物及伤者是否曾接种狂犬病疫苗、伤口暴露程度等。伤口应做充分清创，以大量肥皂水清洗，有条件时以碘伏等清洗，必要时接种或补种破伤风疫苗。伤者若无狂犬病疫苗接种史，还应注射 RIG 于伤口周边和底部肌肉，同时在其他部位注射疫苗；有接种史的伤者，不可使用 RIG，同时疫苗注射次数减半。PreEP 目前主要面向职业性高风险人群和前往高流行区的旅行者。

第二节　痘　病　毒

痘病毒科(Poxviridae)为一大类有包膜的大型双链 DNA 病毒,感染脊椎动物和昆虫,是最大、最复杂的动物病毒。病毒粒子呈砖形或卵形,直径 140~260 nm,长度 220~450 nm,结构复杂,中部核心的两侧有两个侧体(lateral body)。基因组长度 130~375 kb,两端存在反向末端重复序列(inverted terminal repeat,ITR)将两条链共价连接。基因组通常编码数十至数百个基因,根据转录时相可大致分为早期基因、中期基因和晚期基因。

与大多数双链 DNA 病毒不同,痘病毒感染细胞后在细胞质内进行转录和复制,由病毒编码的 RNA 聚合酶和 DNA 聚合酶及相关的转录、复制因子催化进行。最先转录表达的早期基因包括基因组复制所需蛋白质、多种抑制宿主细胞抗病毒反应的蛋白质以及中期基因转录所需的调控因子;在早期基因产物作用下,病毒基因组开始复制,中期基因表达产生晚期基因转录因子;晚期基因产物主要为病毒结构蛋白,与子代病毒基因组在细胞质内组装形成的有膜结构覆盖的病毒粒子,称为胞内成熟病毒(intracellular mature virus,IMV),具感染性,在细胞裂解后释放,是主要的子代病毒形式。IMV 也可通过高尔基体获得两层额外的包膜,质膜出芽后丧失外层包膜,以胞外包膜病毒(extracellular enveloped virus,EEV)形式释放,此外 IMV 也可直接通过在质膜处出芽形成 EEV。EEV 也具有感染性,表面包膜中也镶嵌有病毒来源蛋白。

痘病毒科分为脊椎动物痘病毒(Chordopoxvirinae)和昆虫痘病毒(Entomopoxvirinae)两个亚科,前者包括感染人、灵长类、猪、牛、马、羊、骆驼、啮齿类等哺乳动物以及鸟类的多种病毒。其中正痘病毒属(*Orthopoxvirus*)包括以天花病毒和痘苗病毒为代表的多种哺乳动物痘病毒,系统发生和抗原性十分接近,免疫反应可提供交叉保护。软疣痘病毒属(*Molluscipoxvirus*)含传染性软疣病毒(Molluscum contagiosum virus,MOCV)一种,人类是其唯一宿主。

一、天花病毒

天花是曾经困扰人类数千年的重要传染病,据推算累计造成的死亡人数可能超过其他所有传染病之和。天花病毒(variola virus,VARV)具有严格的宿主专一性,仅感染人类并主要以飞沫形式在密切接触者之间传播。VARV 主要通过呼吸道入侵造成病毒血症和系统性感染,典型症状为集中分布于头颈和四肢的斑疹,逐步发展为丘疹、水疱和脓疱,最终结痂愈合,后遗症包括失明和大面积结痂导致的皮肤毁形。天花也可表现为不出疹的轻微型,或表现为出血伴持续高热的高致死率严重型。VARV 不同株型的致病性和致死率有显著差异,可分为病死率 10%~30% 的主要株(VARV major strains)和病死率约 1% 的次要株(VARV minor strains)。

天花无有效治疗方法,但患者自愈后通常终身免疫,古代中国在此基础上发明了人痘接种预防天花的技术,其本质为通过低剂量皮肤接种 VARV 诱生保护性免疫。英国医生 Edward Jenner 于 19 世纪初基于经验观察发展、完善了更安全的牛痘接种预防天花方法,成为现代天花疫苗的基础。经过一个多世纪的广泛接种,特别是 20 世纪六七十年代针对当时剩余的少数天花流行国家、地区的围堵式普遍接种,至 1980 年 WHO 正式宣布天花成为第一个通过预防接种得以消灭的人类传染病。目前仅美国和俄罗斯保存有天花毒株。

骆驼痘病毒(camelpox virus,CMLV)与 VARV 高度同源,是旧大陆骆驼种群中重要病原体,所致症状与天花相似,人类密切接触者感染罕见,且多为局部自限性。

二、 痘苗病毒

痘苗病毒(vaccinia virus,VACV)因被 Jenner 用于制备天花疫苗得名,包括近两个世纪以来在活体和培养细胞中传代获得的众多株型。痘苗病毒致病性和传染性均远远弱于天花病毒,接种一般通过皮肤划痕进行,经过短暂的自限性局部感染后获得持久免疫,接种部位会遗留永久瘢痕。免疫缺陷、有湿疹或湿疹病史、孕妇及 1 岁以下儿童不应接种天花疫苗,亦应避免与刚接种疫苗者密切接触,防止发生个体间传播及宫内感染。

VACV 作为天花疫苗显示了良好的免疫原性和安全性,特别是其中一些高度减毒的株型。目前除继续用于天花疫苗生产和作为模式痘病毒用于基础研究外,还因其可同时诱生体液和细胞免疫、胞质复制不发生基因组整合、外源基因载量大等特点,作为疫苗载体用于针对其他传染病疫苗和肿瘤治疗性疫苗的开发。

三、 牛痘病毒

牛痘病毒(cowpox virus,CPXV)的天然储存宿主可能是某些啮齿类动物,除牛外可感染多种野生和饲养动物,偶尔亦可通过皮肤伤口感染与患病动物密切接触者,通常为局部自限性感染,免疫缺陷和湿疹患者可能出现严重系统性感染甚至死亡。

四、 猴痘病毒

猴痘病毒(monkeypox virus,MPXV)目前在中非和西非的部分国家地方性流行,其天然储存宿主可能是某些啮齿类动物,可感染包括人类在内的多种灵长类和其他动物。人类通常通过接触感染动物被传染,症状与天花类似,是重要的新现动物源性疾病。人间传播有报道,存在不断适应人类宿主获得更高人间传染能力的可能性。

五、 传染性软疣痘病毒

人类是传染性软疣病毒(MOCV)唯一宿主。MOCV 仅感染基底角质细胞,临床表现为小型软疣,感染者多为儿童和免疫缺损人群,一般呈自限性,无特异治疗药物,长期不愈可考虑手术切除。愈后无免疫保护,可再次感染。

第三节　细 小 病 毒

细小病毒科(Parvoviridae)是一类小型无包膜的单链DNA病毒。病毒粒子即为裸露的核衣壳,直径18～26 nm,二十面体对称,由60个核心蛋白(CP)分子构成,其中包裹着长度4～6 kb的单链DNA基因组,基因组两端为相同或不同的发夹序列。病毒与受体结合后通过受体介导的内吞作用进入细胞,然后穿过内吞体膜进入胞质,脱壳后的基因组DNA进入细胞核,在宿主细胞S期蛋白和(或)共感染的辅助病毒编码蛋白的作用下修补形成双链DNA作为复制和转录的模板,并以滚动发夹(rolling hairpin)方式进行基因组复制。病毒编码的非结构蛋白在基因组复制和某些种属双链DNA整合至宿主细胞染色体上的过程中起作用。部分种属在子代病毒基因组包装时对不同极性的单链DNA呈现程度不同的选择性。包装完成的子代病毒主要通过细胞裂解释放。感染细胞不发生裂解时,病毒DNA可能以游离体(episome)形式在感染细胞中持续存在。天然条件下细小病毒可能主要通过呼吸道、粪-口等途径传播,感染后往往获得较持久的体液免疫。

细小DNA病毒科分为主要感染脊椎动物的细小病毒亚科(Parvovirinae)和感染昆虫的浓核病毒亚科(Densovirinae)。以下简要介绍前者中与人类相关的病毒。

一、 腺（病毒）相关病毒

腺(病毒)相关病毒(Adeno-associated virus，AAV)最早是由腺病毒体外培养体系中分离得到,迄今在哺乳动物和鸟类中已分离得到多个种/血清型的AAV,具有由核心蛋白决定的、不同的物种和组织嗜性。AAV的有效复制需要辅助DNA病毒的共感染,如腺病毒或疱疹病毒。人群中可检测到血清AAV抗体,但目前为止未发现AAV与人类疾病有因果联系。至少某些野生型AAV在特定条件下可将自身基因组整合入宿主细胞染色体,并且整合位点呈现一定的选择性,因而成为基因治疗领域的重要载体。近年来的研究显示,重组AAV的整合效率和整合位点选择性非常低,但重组AAV基因组能以游离体形式在感染细胞中持续存在并表达外源基因,实现靶细胞的转导。

二、 人细小病毒 B19

人细小病毒B19(Human parvovirus B19，B19)最初由从无症状献血者的血中分离得到,后在人类和多种灵长类中陆续发现了相似的病毒。本属病毒在体内和体外均呈现高度嗜红性,体内主要感染骨髓中活跃分裂的晚期红系前体细胞,但在有辅助病毒共感染时,有可能在其他细胞类型中完成生活史。

B19病毒全球流行,主要通过飞沫经呼吸道传播密切接触者,血清学证据表明约一半人在20岁之前感染过B19。B19感染通常无症状或症状轻微。相关症状:儿童传染性红斑(erythema infectiosum)轻度发热,由脸部开始出红疹,可扩散至躯干;多关节病变综合征

(polyarthropathy syndrome)见于50％左右的成人感染者,尤其是女性,通常表现为两侧手部小关节的疼痛以至关节炎,有时其他肢端也可出现,通常数周内自愈,但症状可能迁延或反复数年;溶血性、镰刀形细胞等贫血患者感染 B19 可出现一过性再生障碍性危象(transient aplastic crisis,TAC),必须进行输血干预;免疫缺陷或免疫抑制状态患者由于无法清除 B19 病毒,会出现持续性感染,表现为高滴度病毒血症、单纯红细胞再障和慢性贫血,需静注人源 B19 病毒抗体进行治疗,化疗患者也可暂停化疗等待机体清除病毒感染。孕妇感染 B19 可导致流产,宫内感染的胎儿可出现胎儿水肿和先天性贫血。其他较不常见的 B19 感染后果包括肝炎、脑炎等。

因病毒特异性 IgG 在 B19 感染后长期存在,人群中阳性比例高,免疫健全个体中的 B19 感染主要通过检测血清 IgM 进行诊断。免疫缺陷个体和出现 TAC 的感染者,IgM 和 IgG 基本不发生阳转,需检测血液中病毒核酸。由于病毒核酸可能在感染组织中长期存在,区分急性感染和历史感染需使用定量 PCR。宫内感染诊断可检测羊水或胎盘组织中的病毒核酸。

目前对 B19 感染无特异性治疗药物,抗体注射对红斑和关节症状无改善。免疫健全个体感染自愈后获得持久体液免疫,基于重组表达的病毒样颗粒的 B19 疫苗仍处于研制阶段。由于 B19 对普通病毒灭活方法不敏感,极易通过血液和血制品传播,应在献血和血制品制备、使用等环节给予重视并加强筛查。

三、人博卡细小病毒

人博卡细小病毒(human Bocaparvovirus,HuBoV)最初是通过随机 PCR 方法由不明原因呼吸道感染儿童的呼吸道样本混合物中扩增得到,之后在儿童肠道疾病粪便标本中也有发现,成人样本中相对较少扩增到。流行病学证据提示 HuBoV 很可能与小儿气喘和呼吸道感染有关,但与小儿胃肠道疾病是否有联系需进一步研究。

四、人细小病毒 4 型

人细小病毒 4 型(human parvovirus 4,PARV4G1)最初通过类似发现 HuBoV 的非特异方法由静脉毒品注射者血液中 PCR 扩增得到,之后在人、灵长类和蝙蝠中先后发现多个近缘种或基因型。血清学证据表明 PARV4 可通过血液和血制品传播,也可能发生母婴传播。PARV4 感染基本呈自限性,但和其他细小病毒类似,病毒 DNA 可能长期持续存在。PARV4 感染是否导致疾病尚待研究。

第四节　博尔纳病毒

博尔纳病毒科(Bornaviridae)属单负链 RNA 病毒目,仅含博尔纳病毒属(*Bornavirus*)一属,成员包括感染哺乳动物的博尔纳病病毒(borna disease virus,BDV)和感染鸟类的鸟博尔纳病毒(avian bornavirus，ABV)。病毒粒子为球形包膜病毒，直径 70～130 nm，包膜下有基质蛋白层。基因组为单股负链 RNA，长度约 9 kb，编码至少 6 个蛋白质。病毒与受体结合后通过网格蛋白介导的内吞作用入胞，在内吞体中发生膜融合。转录和复制在细胞核内进行，由病毒聚合酶催化，病毒聚合酶同时还负责 mRNA 加帽和加尾，部分转录本可发生剪切。新生核心蛋白和子代病毒基因组在核内组装成核衣壳后出核，在质膜处出芽进入邻近细胞或细胞间隙。BDV 具有嗜神经性，体内主要感染神经元，也可感染髓鞘细胞，感染细胞中表达大量病毒 RNA 和蛋白质，但子代病毒产生和释放水平很低。与大多数 RNA 病毒不同，BDV 变异性明显偏低，机制不明。

博尔纳病是马、羊等动物中出现的慢性、进行性脑膜脑脊髓炎，主要出现于德国、瑞士等欧洲中部国家，常导致感染动物出现神经和行为症状。有关 BDV 的天然宿主和传播途径尚无定论，但流行病学研究结果提示小型野生动物如啮齿类可能是天然宿主，通过尿液及其他分泌物排毒，经呼吸道感染其他动物的鼻腔嗅神经，进而侵犯中枢，中枢感染后可向外周神经组织和实质细胞扩散。BDV 自然感染主要见于马、羊，但其他家畜、宠物、动物园圈养或放养动物也可发生，人类感染偶有报道，其传染源和传播途径尚不明。基于血清学和 PCR 的流行病学调查曾提示 BDV 感染可能与人类神经和行为疾病有关，但未得到近年采用更严格、可靠检测方法研究的证实，因此 BDV 在人体中的致病性仍有待研究。

近年的研究还发现包括人类在内的多种脊椎动物基因组中存在远古博尔纳病毒基因组片段整合形成的内源病毒序列，其中某些序列具有转录甚至翻译活性。培养细胞中的实验表明 BDV 确实可在宿主细胞内源逆转录酶活性(来自内源逆转录病毒、转座子等)作用下发生逆转录和染色体整合。上述机制在 BDV 感染性和致病性中是否起作用需深入研究。

（刘　晶）

第三十六章　朊　　粒

概　述

- 朊粒是引起人和动物海绵状脑病（spongiform encephalopathy）的蛋白质，具有感染性。
- 朊粒所导致的人类海绵状脑病根据不同病因及病程，主要分为 3 个亚类：遗传型、获得型与散发型。朊粒的复制是通过人或动物的 *Prnp* 基因编码的正常 α-螺旋构象体（PrP^c）经朊粒的诱导转变为异常的 β-折叠构象体（PrP^{Sc}）而实现。

朊粒（Prion），又称朊病毒。朊粒的发现与其基因的克隆经历了一段曲折而非凡的过程，拓宽了感染与复制的概念，并解释为何一种疾病同时具有传染性与遗传性。在欧洲，人们早已注意到绵羊和山羊身上患有一种"羊痒疫"（scrapie）。其症状表现为：共济失调、站立不稳、烦躁不安、奇痒难熬，直至瘫痪死亡。在 1930 年左右，发现这种病可通过接种在羊群中传播，并能传播至小鼠，怀疑病原为一种"慢病毒"（slow virus）。同一时期，有科学家发现新几内亚群岛土著人由于民俗性分食先人遗体而持续传播着一种脑部疾患——库鲁病（Kuru），其脑部病变与羊痒疫非常类似。类似的症状与病变还见于可遗传的神经病变——家族性克雅病（Creutzfeldt-Jakob disease，CJD）。1968 年，学者发现克雅病患者的脑提取物可以通过接种传播至大猩猩，表明其传染性。

20 世纪 60 年代，英国病理学家 Alper 通过放射处理破坏羊痒疫脑组织的 DNA 和 RNA后感染性依然存在，因而认为羊痒疫的致病因子并非核酸，而可能是蛋白质。美国生物化学家 Stanley Prusiner 利用仓鼠模型研究羊痒疫，分离出较纯的羊痒疫致病因子，确认其核酸成分很少，故将此致病因子命名为 Prion，意即 proteinaceous infectious particles（感染性蛋白颗粒）。继而提出，羊痒疫、疯牛病以及人克雅病由类似的致病因子造成，他为此获得 1997 年诺贝尔生理医学奖。

一、生物学性状

（一）形态与结构

研究者通过氨基酸测序技术以及 cDNA 文库筛选法发现朊粒在宿主体内（人类基因组的 20 号染色体短臂上）有编码基因——*Prnp*，编码一种含 253 或 254 个氨基酸的细胞膜糖蛋白,即细胞朊蛋白(PrP^c,cellular prion protein),相对分子质量为 33 000～35 000。其三维结构具有 4 个 α 螺旋,没有 β 折叠,不易沉淀聚集,对蛋白水解酶有高度的敏感性。PrP^c 主要附着于神经细胞膜表面,并在神经元的信号转导行为方面可能发挥重要作用。当细胞朊蛋白中的 2 个 α 螺旋转换为 4 个 β 折叠,就形成朊粒(PrP^{Sc},Scrapie prion protein,或称羊痒疫朊蛋白)。该蛋白质抵御蛋白水解酶的能力较强,且容易沉淀。PrP^{Sc} 聚集成细丝状,积累于细胞质小泡,并破坏神经元正常功能且引起细胞死亡。朊粒与正常型朊蛋白具有相同的氨基酸序列,仅仅是构象不同而已。

（二）复制

目前对 PrP^{Sc} 如何诱导 PrP^c 构象发生改变有不同的理论模型,较为普遍认可的模型是"重折叠模型"(refolding model):认为 PrP^{Sc} 对神经元细胞表面的 PrP^c 行使分子伴侣的作用,与其结合后诱使后者转变成 PrP^{Sc},从而形成了 PrP^{Sc} 二聚体。于是,一个 PrP^{Sc} 分子就变成了 2 个 PrP^{Sc} 分子,并以此方式倍增。构象发生改变的 PrP^{Sc} 从细胞表面释放,在脑组织中聚合成淀粉样蛋白斑块,而细胞表面则会有新表达的正常朊蛋白 PrP^c 补充。此过程的不断重复最终引起海绵状脑病(transmissible spongiform encephalopathy, TSE),由于神经元的死亡而引起的脑实质海绵化,形成如奶酪状的孔洞。小鼠实验中如果将小鼠的 PrP 基因敲除,能抵抗羊痒疫的传播。

二、致病性与免疫性

（一）致病性

朊粒引起的海绵状脑病包括羊痒疫、疯牛病、人克雅氏症、库鲁病和格斯综合征,而阿兹海默症、帕金森氏病等中枢神经系统疾病也可能涉及类似的致病机理。由于朊蛋白是人和动物正常细胞基因的编码产物,所以朊粒诱发的疾病既具有遗传性,同时又具有传染性,是它的特殊性所在。该类疾病的特征是潜伏期长,逐步发病,并最终致命。

朊粒所导致的人类疾病根据不同病因及病程,主要分为 3 个亚类:遗传型、获得型与散发型(表 36-1)。

表 36-1　朊粒所致的人类疾病

类型	疾　病	病　因
遗传型	家族性克雅病(familial Creutzfeldt-Jakob disease, fCJD)	Prnp 基因的多个位点突变均可导致此病,但大多数与氨基酸 129 位点是否为甲硫氨酸纯合子有关
	格斯特曼综合征(Gerstmann-Sträussler-Scheinker Syndrome, GSS)	一种仅限于家族遗传的罕见的神经退化性脑部疾病,为 Prnp 基因编码的 102 位亮氨酸被脯氨酸取代或 117 位的缬氨酸被丙氨酸取代所致
	致死性家族性失眠症(fatal familial insomnia, FFI)	一种非常罕见的遗传性失眠脑病,为 Prnp 基因编码的 178 位的天冬酰胺被天冬氨酸取代所致
获得型	医源性克雅病(iatrogenic Creutzfeldt-Jakob disease, iCJD)	由医疗过程导致感染
	变种克雅病(variant Creutzfeldt-Jakob disease, vCJD)	与食用污染了牛海绵状脑病(疯牛病)朊粒的牛肉和牛乳制品相关

类型	疾 病	病 因
散发型	库鲁病（Kuru） 散发型克雅病（Sporadic Creutzfeldt-Jakob disease，sCJD） 散发型致命失眠症（sporadic fatal Insomnia，SFI）	20世纪发生在新几内亚伴随食人习俗而传播的地方性疾病 该两种病病因还不清楚

（二）免疫性

朊蛋白是由宿主基因编码的，所以感染朊粒无法引起免疫系统察觉，不诱发体液免疫使宿主产生抗体，但巨噬细胞能降低朊粒的感染性。研究表明，不同的动物之间，朊粒的传染与朊蛋白氨基酸差别程度有关。

三、诊断和防治

（一）诊断

由于朊粒引起的病症潜伏期达数月至数十年，在此期间患者几乎没有任何症状，且朊粒在血液、尿液或其他体液中的含量极低，因此到目前为止，除对死亡的朊粒感染患者脑部进行神经病理分析和组织化学分析外，没有其他行之有效的检测方法。

2010年有报道联合使用特异性的抗体和环绕光纤免疫法（surround optical fiber immunoassay，SOFIA）来放大免疫信号，可以利用很少量的大脑组织检测出其中的朊粒。SOFIA检测法是通过浓缩 PrP^{Sc} 与放大免疫信号后，用荧光抗体标记样品后填入透明微毛细管中，激光激发该样品发光后由智能光纤来获取荧光数据，判断是否存在朊粒。优点是周期短，程序简易。后续研究表明，该法可以从感染朊粒早期的绵羊血液里检测出其存在。

2014年研究者首次提出检测克雅病患者的方法，即实时震荡诱导转换检测法（real-time quaking-induced conversion，RT-QuIC assay）。该法通过对患者鼻嗅上表皮获得的鼻拭物进行酶联免疫检测。其敏感度约达97%，特异性达100%。

（二）预防和治疗

由于朊粒不具备病毒基因组，所以比病毒和细菌更能够耐受高温加热、甲醛以及紫外线照射。值得注意的是朊粒能够耐受人类通常使用的烹调温度而不被灭活，这也是其被怀疑可通过食物传播的重要依据。

朊粒能够被某些可破坏蛋白质或脂质结构的化学试剂灭活，如苯酚、乙醚、氢氧化钠或次氯酸盐等。世界卫生组织也对于朊病毒患者相关治疗过程中的设备及器械消毒做出了严密细致的规程要求，其中包含了高温（121℃及以上）、高压、强碱以及次氯酸处理等方法。

朊粒相关疾病还没有治疗方法。两性霉素B、刚果红及阿的平等药物可延长朊粒感染的小鼠或仓鼠的存活时间。在鼠源神经细胞模型上研究发现联吖啶化合物可以降低致病性朊粒的浓度；经过修饰的阿的平药物可以有效阻止朊粒重新聚合为纤维；通过细胞高通量筛选法发现多酚类抑制剂、抗疟疾类药物以及抗组胺类等化合物可以有效抑制朊粒聚集。

朊粒相关疾病的免疫治疗发展也待深入。2005 年,发现鼠源朊蛋白 DNA 核酸疫苗可以打破朊蛋白基因敲除鼠对朊粒的免疫耐受,减缓病程。但朊粒抗体在动物实验中,不能长效抑制朊粒复制和疾病复发,也由于分子较大,不能通过血-脑屏障发挥作用。

(童舒平)

名词索引

主要参考文献

1. 闻玉梅. 现代医学微生物学. 上海：上海医科大学出版社，1999
2. 李凡，徐志凯. 医学微生物学. 第 8 版. 北京：人民卫生出版社，2013
3. 李明远，徐志凯. 医学微生物学. 第 3 版. 北京：人民卫生出版社，2015
4. 倪语星，尚红. 临床微生物学检验. 第 5 版. 北京：人民卫生出版社，2014
5. 吴移谋，叶元康. 支原体学. 第 2 版. 北京：人民卫生出版社，2008
6. 吴移谋. 人类衣原体螺旋体立克次体. 北京：人民卫生出版社，2009
7. 吴移谋. 衣原体. 北京：人民卫生出版社，2012
8. 钱利生. 医学微生物学. 第 2 版. 上海：复旦大学出版社，2003
9. Salyers AA，Wilson BA，Whitt DD，et al. Bacterial Pathogenesis：A Molecular Approach. 3rd edition. Washington：American Society for Microbiology，2010
10. Levinson W. Review of Medical Microbiology and Immunology. 12th edition. New York：McGraw-Hill Companies，2012
11. Brooks GF，Carroll KC，Butel JS，et al. Medical Microbiology. 26th edition. New York：McGraw-Hill Companies，2013